U0142334

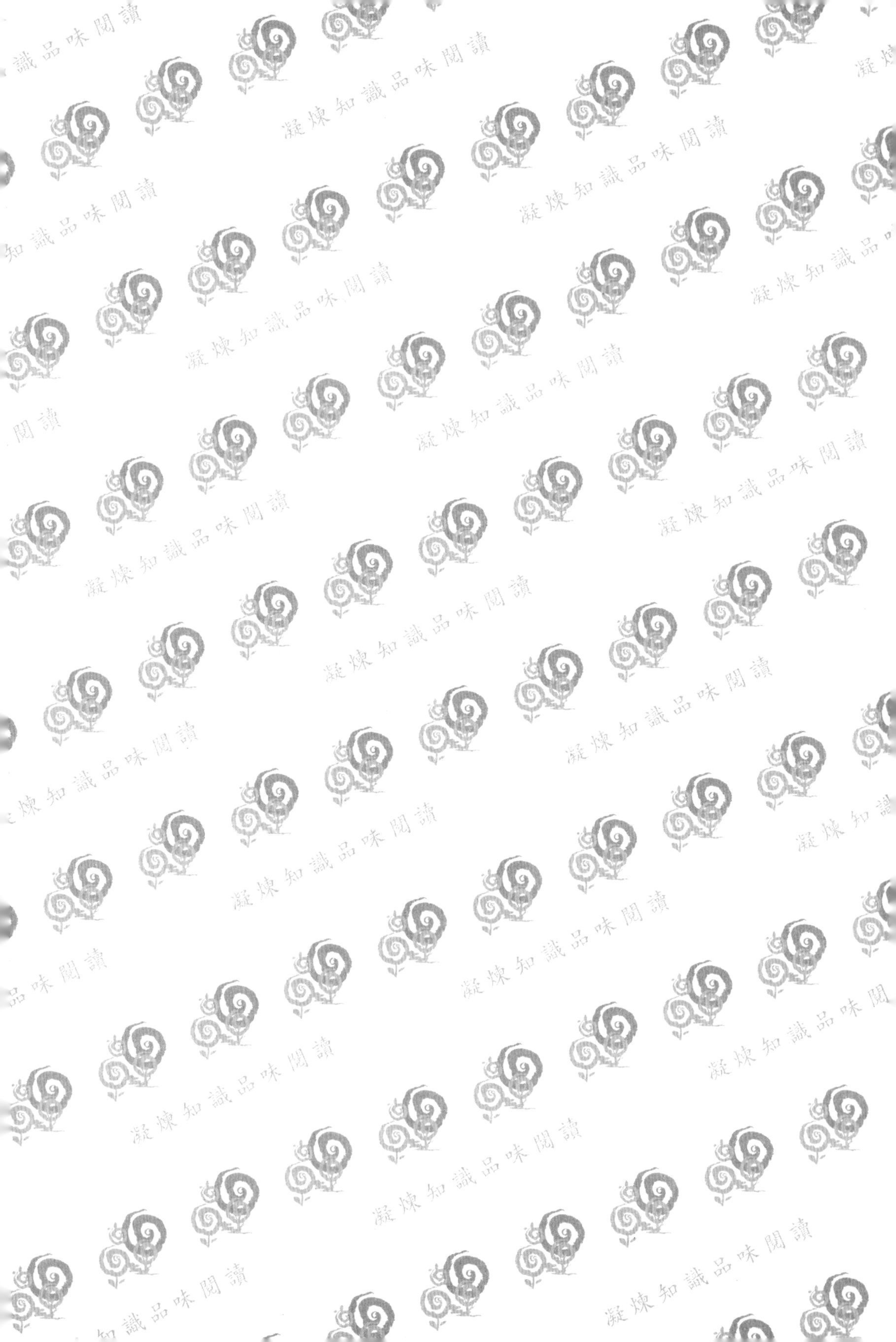

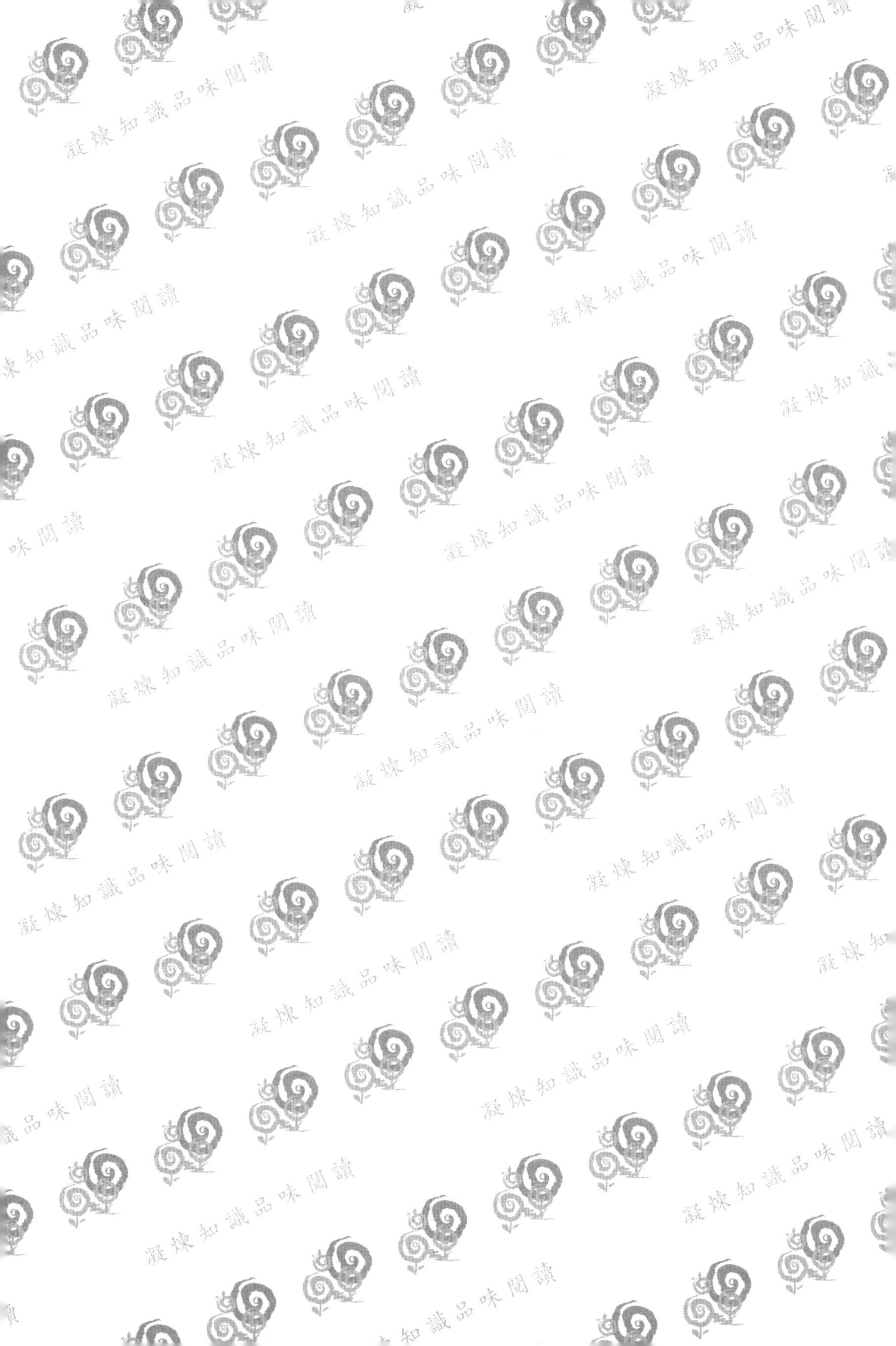

Emergency

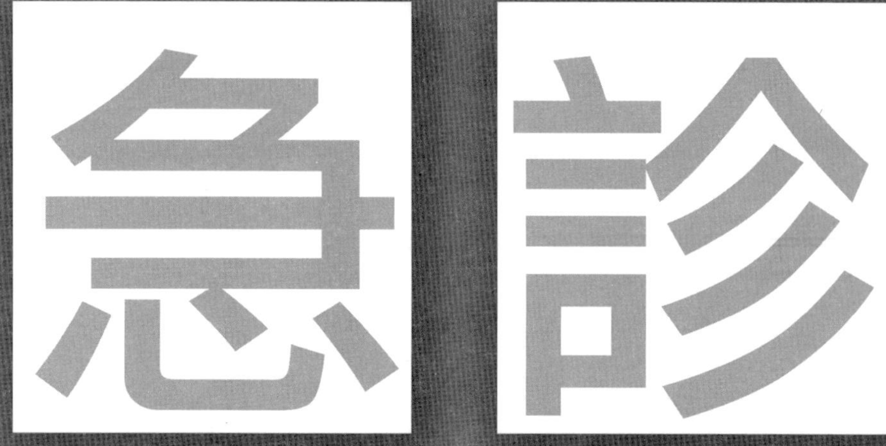

Instruction of Emergency Medicine

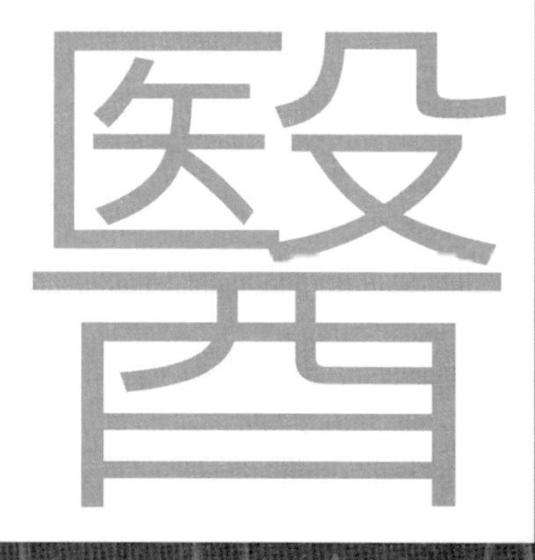

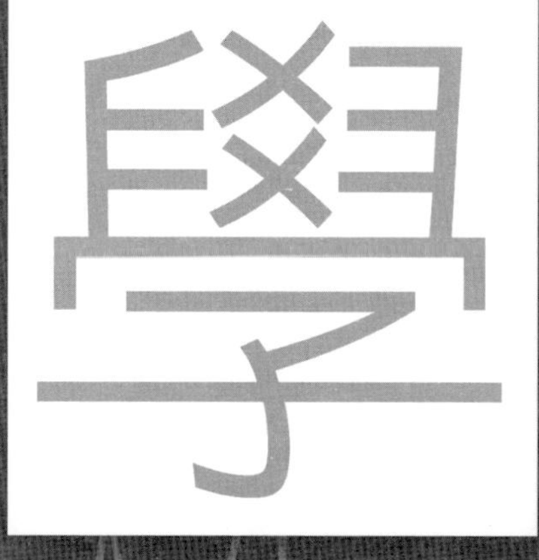

| 王國新 著 |

歡迎詞

歡迎大家加入急診這一行，這是個很特殊的行業，急診是醫院的門面、醫療的最前線，適合急公好義、勇往直前的人。在健保時代，醫院營運困難，醫師收入銳減，唯有急診不必追求業績，這就是爲什麼最近十年來，急診醫學成爲主流醫學的原因，很多業績奄奄一息的科別如外科和婦產科醫師都轉行到急診，無法堅持初衷固然悲哀，但人總得活下去。

醫療是對社會是有價值的行業，但是並非人生的全部。一般來說，生病的人才會進醫院，但看病的醫生卻必須終身堅守崗位，甚至殉職方休，看看上一代的名醫皆如此，賺得到卻用不到，孤寂含恨以終，博得良醫虛名，其實很可憐。

但是急診醫師則否，上班救人濟世，下班後就自由自在，工作歸工作，休息就休息。不愁沒工作，不怕沒業績，既可以四處行醫，隨時又可以救人，理論簡單現場實用，既有醫療專業，又可以另謀人生興趣，有人登山、有人繪畫、有人養魚、有人寫作，各取所需，各得其所，皆大歡喜。

只是，急診無名醫，所以嚮往名利雙收功成名就者，要敬謝不敏。孤苦寒夜值班要忍耐到天明；遇到暴力要知及早拔腿就跑；大量病人湧入要咬牙硬撐討救兵……

我從不相信，人有那麼多病，急診壅塞人潮洶湧是社會問題，有待解決；白色巨塔勾心鬥角毫無意義，不如歸去；但健保仍有存在之必要，否則窮苦貧病百姓將流離失所。

學好急診，可以救人，也可以救己；可以深入，也可以淺出；可以洞悉人性，也可以療傷止痛；這是個好工作，但是先得學好本職學能，急診的本職學能，就從這裡開始。

王國新

推薦序之一

回憶三十幾年前本人踏入了外科醫師的學習領域，從第一年的住院醫師開始，除了三天兩頭的病房值班以外，還要擔任急診外科的診療工作，當時雖也有資深住院醫師及總醫師從旁指導與協助，自身除了體能心智上需要堅強的意志才得以克服之外，最感苦惱的就是沒有一本淺顯易懂又實用的急診教科書來作爲工作上的好幫手。

及至有幸瀏覽國新兄之大作《急診醫學》，眞有相見恨晚之感。國新兄甫到本院服務數月，在與其面談間了解到王醫師博學多能，在國內急診醫學界學經俱優，更有堅定的毅力撰寫本書嘉惠學弟妹，堪稱爲醫學界之奇葩。

本書深入淺出含括了所有急診醫學可能遇到的疑難雜症，段落分明。從病人主訴、過去病史、臨床症狀、理學檢查、實驗診斷、處方用藥等都有詳盡的解說，實在是一本急診醫護同仁的最佳臨床指引。更難能可貴的是王醫師在本書中特別著墨於急診的醫學倫理，相信對於有志於急診醫療的年輕學子亦有莫大的啓發與幫助。

前行政院衛生署樂生療養院院長

李乃根

推薦序之二

自 1995 年〈緊急醫療救護法〉實施後，急診醫學的發展就日益蓬勃，到現在地區教學以上之醫院多半皆已有急診醫學科的設置，並成爲各級醫院經營中相當重要的科別，而今急診醫學科專科醫師已能以專業服務急重症患者。

國新兄來自醫學中心、學養俱優，幾年前毅然投入臺北市立聯合醫院，爲提升區醫院醫療品質而奉獻，適時我亦服務於該院，並忝爲急診醫學科的一員，與國新兄有很好的互動。三年前，我奉派至臺北縣立醫院服務，隨後國新兄亦加入本院急診陣容，我們一起努力打拚。去年底，終獲醫策會評鑑委員肯定，本院升格成爲區域教學醫院，在此個人必須對國新兄表達萬分的敬意與謝意。

很高興國新兄貢獻其所長於本院，並於公餘重回學術領域，以其學經歷撰寫《急診醫學》一書，從檢傷分類、兒科急症、婦產科急症、外科、老人急症到心肺復甦術等，各章節均脈絡分明、清楚易懂，相信本書終將成爲急診醫學界各路好漢信賴的「教戰守則」。

國新兄除嘉惠病人外，亦能努力於承先啓後、提攜後進，身爲臺北縣立醫院院長，我很樂意爲他撰寫此序文。

前臺北縣立醫院院長

沈希哲

推薦序之三

與王國新醫師曾經在急診共事長達十年之久，致力於急診醫學之品質提升，不遺餘力，只是因廟大人多，有志難伸，後來他離職出走，效法孔子周遊列國，又述又作，幾年下來成就斐然。

然而在健保制度下，對醫界產生前所未有的衝擊，改變很多醫師的生涯規劃，專業尊嚴與倫理逐漸式微，甚至有很多醫院倒閉，一蹶不振。我們承受這樣的共業，彼此支持，互相打氣，繼續於急診崗位上爲民眾的健康努力與把關。

王醫師離開醫學中心後，轉戰北部各地醫院，常表示更能深刻體驗醫療環境之人情冷暖和世態炎涼，看著他堅持到底，始終如一，我從本書字裡行間，感受到其積極而正面的心力，相信醫學界之年輕學子、急診後起之秀，必也能從本書之研讀中，發現急診醫學之眞諦和醫學倫理之體現，故樂於作序推薦。

馬偕醫院急診資深主治醫師
臺北醫學大學助理教授
陳若齊

推薦序之四

大學畢業後，懷抱史懷哲濟世救人的遠景，從事醫業已匆匆近二十年。歷經勞保進入健保的時代，也見證了醫師這個行業漸漸邁入艱困的歷程。急診醫業的多年經驗，眼見著人生的各種病苦痛悲，也深知醫護人員在健保制度及財團寡占的強大壓力下，日益辛苦忙碌，卻只能逆來順受。

隨著解嚴之後的時代變遷，趕鴨子上架的健保制度造就了許多營利掛帥的醫院財團，以管理爲手段，迫使醫師、護士在很惡劣的工作條件下診治病患，一味地追求績效，而忽視醫療的人性化及醫師人文倫理的教化。

初識王主任是在××醫院，時任急診部主任，那時醫院開業不久，我也心懷景仰，每週從彰化搭凌晨四點的夜車前往支援。醫院門庭若市，急診人滿爲患，記得第一次上班時，從早上七點一直到下午三點多才喝到第一杯水，晚上九點才吃「中餐」！那時醫護人員皆忙得不亦樂乎，但面對潮水般的苦痛病患，所有的工作人員確也不計代價，辛苦撐持。

然而，急診人力和空間一直沒有增加，醫護人員實在無法長久負荷這樣眾多的病患，很多病人必須要久久等候，這時抱怨連連，也有許多投訴，但院方卻未積極改善整體環境，懷抱著愛心慈悲的醫護人員也只有忍辱負重，默默承受。在那個最艱困的時刻，我看到眞正身體力行的大愛，急診的王主任幾乎每天都到急診幫忙，由於他的醫術高明，看診快且處置明確，紓解大家不少壓力，也讓所有的醫護人員能更同心協力救治病患。除此之外，王主任也利用看診的空檔，不辭辛勞地與各科醫師溝通病情，延請幫忙，態度誠懇，十分的謙卑爲懷。

由於要求改善就醫品質的投訴眾多，醫院未能就實際醫護人力過於缺乏、就醫空間過於狹小、設備完善度不足，來做積極的改善，反而是要求已經忙碌不堪的醫師，想辦法找藉口，自己道歉回覆，這對辛勤勞苦的醫師而言，不啻是澆了一盆冷水。在××醫院的醫師，頂著兩三個醫師的工作量，常誤餐加班，不冀求病患的感激，也不奢望醫院的嘉獎，但卻換來這樣的羞辱，情何以堪？但我目睹王主任仍把投訴案件一一扛下，並予以理性回覆，體恤照顧急診同仁，也免除急診同仁揹黑鍋之委屈，但是院方似乎並不領情。

後來發現，原來投訴都是社工代筆，故意打壓醫護人員，因而引發一陣離職潮。王主任很有擔當的據理力爭，希望能力挽狂瀾，以確保醫護人員的工作品質，保護病患的就醫權利。只是經營階層不思檢討改善，反而惱羞成怒，以不續聘報復，王主任立即拂袖而去，毫不戀棧。

而今，王主任轉而從事急診教育，才更能發揮其作育英才的理想，過去白色巨塔的恩恩怨怨早已煙消雲散，君子懷德、小人懷惠，我樂於推薦本書，讓急診年輕學子有緣見識，眞正理論和實務、醫術和品德，是可以並存不悖的。

秀傳醫院急診部主任
彰化縣醫師公會監事
彰化縣防癌協會常務監事

再版感言

一日急診人，終身急診人。

接到總編來電改版加印，我在提交校正稿時，已退出醫院急診自行開業，由於旁觀者清，反而更能洞悉急診之操作和經營管理。

急診作業緊張而繁忙，終究不是終身職業，不過急診本職學能，的確有助於救死扶傷，用於開業就更顯得游刃有餘。

我很感謝健保和署醫官僚，爲我設下這急診生涯之種種挑戰以及最後解套，我得以脫離急診回歸家庭，而開業生涯正要開始還是要精進不息，勇敢而積極地走下去。

王國新

2015.8.5　於台北市華崗

自序

這是一本急診教戰手冊！

「急診」這一行，不是輕鬆的工作，也不是件愉快的工作，面對社會環境變遷，健保給付日益嚴苛，而醫院經營愈發困難、人力吃緊之際，給予急診更大的挑戰，要做急診這一行，實在要有點勇氣。

現今急診要兼看內、外、婦、兒各科，還得驗傷、通報、寫診斷書、安撫留觀病人，有如醫療便利超商，人力裁減讓急診醫療風險更是增加，此非常人可以承擔，這需要相當智慧，唯有透過不斷地教育和訓練，才足以讓急診醫護人員勝任挑戰。

爲了提升急診醫學之診療品質，個人從十多年前，時值馬偕醫院急診草創初期，即與急診科內志同道合之醫師，開始編寫急診處置標準流程，根據急診醫學會對於急診專業素養訓練規劃和要求，參酌美國與日本方面之資料，將急診醫學這一科所必備之知識和技術以及經驗納入教材，讓年輕一輩的住院醫師能夠及早趕上進度，有效率地學習急診專業知識和技術。個人深信，透過這樣的學習傳承，必定有助於急診醫學品質之提升，而且是終身學習之典範，放諸四海皆準。

爲了驗證急診醫學訓練之成果，追隨當初草創急診之諸位前輩，由醫學中心勇敢出走，周遊列國，前後歷經耕莘、海軍診療所、仁愛、仁康、高長、北醫、博仁、馬偕、仁德、淡馬、陽明、國泰、慈濟、羅東聖母、西園、中醫、三重、板橋、樂生等醫院，以及各種大小醫院急診洗禮，進而深入了解各醫院經營文化，流離顛沛而增長見聞，困學知勉而磨練鬥志，淬鍊出急診人適者生存，隨遇而安之道。

急診醫學的訓練手冊規範，將急診診療需要的技術和知識分成基本與參考（Basic and optional）兩大項，其實站在第一線的急診醫師懂得越多，越有經驗，就能適應各種急診環境，爲病人提供更多的協助，避免疏漏，防止糾紛，所以保持學習熱誠，精進不輟，與時並進，是急診醫學訓練之本位，也唯有透過人際協調和人性管理，才可以讓急診經營，得到眞正效率提升和安全維護。

拜健保大業之賜，醫界一片凋零，中小地區醫院倒閉連連，醫病之間糾紛不斷。雖然大環境很難立即改變，但是急診經營，仍可以透過人性管理，創造出急診醫學這一行的價值，擴展急診醫療內容與領域，甚至涵蓋加護病房、災難醫學和海外緊急醫療轉送，也讓急診醫學生涯變得更加多采多姿。但是，急診醫療最終的品質，終究仍需要專業本位和團隊合作，此乃是亙古不變的眞理。

醫療本是資本集中而人力密集之行業，健保以按件計酬的方式，財團醫院以績效考評以及轉包值班，在在抹煞醫師的專業價值，打壓醫療團隊之發展空間。但是急診醫療，確是可以由急診醫師本身做起，發揮潛移默化的力量，影響急診同儕，提升其品質和效率，專默精誠，全力以赴，就在急診值班時段發揮到淋漓盡致，下班就得完全自由，不亦快哉？而又能得到病人的肯定和自我的成就感。急診醫師要出乎其類，拔乎其萃，事在人爲，爲人就是要有志氣！

回歸本位，這本書的宗旨，在於讓急診醫學之年輕學子，及早把握急救要領，而能在急診崗位上駕輕就熟、勝任愉快。不僅如此，走出急診室外，人生是彩色繽紛，抑或灰白黯淡？這是急診醫護人員可以自由選擇的生活方式，不該被醫院制度所綁架。自由，原是人類共同追求的最可貴價值。

一路走來，我感謝妻子的鼓勵，也感謝五南出版社的賞識，給我表現的機會，來證明急診醫學「雖小道，亦有可觀焉」。而且我也可以藉此重新來審視過去將近二十年來，從事急診醫學工作之心得，對年輕學子傾囊相授，善盡一名急診醫學前輩承先啓後之責任，十分開心！

王國新

研讀導言

本書分成十一章，總計有檢傷分類、兒科、婦女、老人、外傷、急症之判別與處置、內科急症、五官問題、用藥技巧、臨床技術及急診管理等。內文中僅列入常見急診疾病以供參考，導入急救標準流程、急診醫療之思考方式、圖解說明、衛生教育及參考資料延伸閱讀。略去與急診無密切關聯的內容，例如基礎醫學、移植、癌症、電療、基因、標靶治療等。

急診醫療內容包羅萬象，病情千變萬化，而常有急迫危機，醫護人員沒有十全十美，各家醫院急診硬體環境也可能天差地遠。筆者認爲一家所謂的醫院至少應該有固定班底的內、外、兒科和急診，由於少子化，婦產科已非必要，但是內、外、兒科和急診缺一不可，否則只能成爲診所或是專科醫院。未來緊急醫療網之構建，必然也是要從各醫院有多少本事，來決定救護車是否有送來的價值。

急診醫學之訓練，除了加強醫學知識外，提綱挈領更勝於鉅細靡遺，沒有教科書能無所不包，因此須把握要領，遵循標準流程，虛心學習，另外還要強化心理訓練，常保鎭定平和之心，勇敢面對困境，掌控急救現場狀況，尤爲重要。

急診到底可以做到什麼程度，要看病人在急診待多久、急診的背後有怎樣的醫院後援規模以及急診醫師之專業水準，如同統計學所提到的右偏的標準分布，有個長尾理論，只要病人繼續留在急診，無論是待床或留觀，治療就得要持續下去。在大醫院一床難求的情況之下，很多病人甚至待床好幾天；而在偏遠地區，急診就等同於全科，只要病人留置急診時，急診醫師就要代替次專科醫師，來開立醫囑和執行如同住院之治療計劃。

比如說，病人以尿路結石之症狀表現求診，我們在做完身體檢查、尿液分析與 X 光檢查後，就可以注射止痛與平滑肌鬆弛劑來改善症狀，並且開立止痛藥與促使結石溶解的口服藥物；若是病人疼痛症狀仍未改善，我們可以加做腎臟超音波，檢視腎臟水腫程度，打上靜脈點滴，追加止痛劑和平滑肌鬆弛劑；如果仍然疼痛，則肌注更強止痛藥，並照會泌尿科安排腎臟攝影以及震波碎石術；若是合併尿路感染，則加做尿液培養，投予抗生素；若有發燒與敗血症傾向，則安排靜注抗生素與住院……，這個右偏的長尾，可以一直延續下去，我們能夠爲病人做的還有很多很多，而不是以鄰爲溝壑，把病人當人球趕走。急診醫護人員切不可畫地自限，推託卸責。

其實最好的教科書，應該由每位醫護人員自己來撰寫，如此能根據自己所處急診環境來截長補短，增補闕漏，而且隨時自我更新。編寫本書之目的，在於取得急診處置之導引，在臨床處置上有個 Checking list，在急診生涯中不斷地反躬自省，以提升急診醫療品質。況且醫學進步一日千里，我們也應該跟上時代的腳步，與時俱進。

所以，這本書並非回憶錄，而是備忘錄，可以提供急診醫護人員參考，增進診療自信，避免闕漏，但是眞正的實力仍須來自於急診現場的實戰經驗，所以旁徵博引，隨機應變，解決危機。有學長提攜當然是福氣，自我摸索則風險很大，對病人來説更是如此，人命關天，更要特別小心。

此外，本書針對醫病關係，導正觀念與做法，避免醫療疏失，防止醫療糾紛，也冀望醫療疏失之去刑化早日實現，以化解醫病間之疑慮，達到醫病雙贏之境。特別強調急診修煉，除了在基本技巧之純熟，理性判斷、博學多聞、隨機應變、果敢任事之心理建設外，團隊合作更是不可或缺的。總之，急診並非拚體力而已，選擇急診亦非營利導向，心理建設、知識與經驗累積也是必備要素，而功成不居、見義勇爲，則爲急診俠客之風也。

而今在健保時代，醫療全部納入規範，給付刧刪操之人手，醫護人員已非自由之身，相對而言，急診醫學科比較自由，急診醫護人員身懷一技之長，可以遊走四方，到處而且隨時救人可以行醫濟世。三年前起，我創立了「醫林漫話」部落格（http://blog.udn.com/wangkwo），戮力經營，持續加入行醫心得和閱讀見聞，立馬成爲百萬部落格主，這代表了我在急診醫學生涯上反省驗證、持續進修，念茲在茲，永不休止的努力，願共勉之。

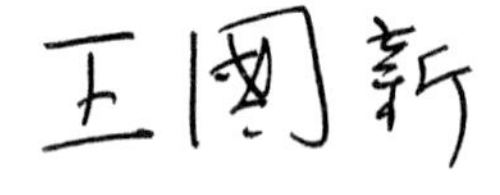

2010.6.20

醫師公約

一、我願意貢獻我的全力爲救人濟世服務。

二、我願意尊敬和感謝我的老師。

三、我願意盡我一切的力量尊重生命，妥善加以維護，並以良知、專業知識與嚴謹之態度執行我的救人聖職。

四、我願意時常爲追求醫學之進步與社會常識之素養而努力，使我的學識不陷於偏僻、落伍之弊。

五、我願意最優先考慮病人之利益，在法理的許可下，盡量減少任何對病人不利的事情干預我的職責。

六、在醫療及健康保險及其他相關法規之約束下，我願意不違背病人之信託，不洩露病人之祕密。

七、我願意不接受任何在醫療上非法之報酬，不接受任何以營利爲目的及違反醫學倫理之職務。

八、我願意不做不能勝任之醫療行爲，不爭奪病人就醫、不避忌共同會診，使病人有選擇醫師之自由權。

九、我願意對同仁有禮貌，互敬互信，協力維護醫師之社會地位。

十、我願意服從公會之指導，遵守醫師公約及公會章程，履行會員應盡的一切義務。

以上各條簽約人誓以至誠遵守，如有違背，願受嚴厲制裁。

簽約人：　　　　　　　　　　　　　　　　　　　（蓋印）

醫院（診所）：

地　址：

中華民國　　　　　年　　　　　月　　　　　日

目錄

第一章　檢傷分類

第一節　急診工作的特性

急診是爲醫院的最前線，過去是基層醫師入門值班之所，隨著社會進步，於 1997 年進入專科時代，而適逢 1995 年全民健保開辦，急診成爲醫療各科式微衰敗時之另一出路，隨著緊急醫療網構建和天災人禍之橫行，急診甚至一度成爲顯學，以致很多醫院升任副院長和院長，都要有急診專職之經歷，以至於今。急診工作的特性說明如下：

- 連續性：二十四小時不打烊，和便利超商一樣。
- 專業性：從事急診要有專科認證，定期訓練以換證。
- 時段性：急診醫師上班不得擅離職守，但下班則交班給下一位。
- 全科性：急診醫師要接受全科一般醫學訓練，和家庭醫師一樣，內、外、婦、兒科都要學習。
- 階段性任務：對於急重症患者，急診主要是穩定病情，再安排住院或手術，病人離開急診，階段任務即結束。
- 處置目標：在於處理緊急和嚴重患者，在來者不拒的大量病患中篩選急重症，所以有檢傷分類。
- 處置重點：以搶救和穩定生命徵象爲主，不在於最後診斷，所以著重於流程之快速有效。
- 記時收費不求績效：和其他各科按件論酬不同，急診沒有慕名而來的病人，無法苛求績效。但急診醫師值班有時間限制，以確保品質。
- 急診無團隊品牌，但有個別差異，急診醫師本身能力個別差異頗大，但是整個急診團隊的能力難以評估。

快速發現問題，解決問題，是急診處置最高指導原則，所以病人一走進急診就要仔細觀察，全神貫注，鎖定對象，密切注意與介入，直到離院爲止。

第二節 綜論

檢傷分類（Triage）的眞諦，在於以科學方法將急診病人做初步評估，並區別急診病人之輕重緩急，來決定看診次序先後，可以增進急診診療效率，縮短看病流程，對於大量病患發生時，找出需要立即處置者，尤其重要。過去，也曾在檢傷判別病人屬於內、外、婦、兒科別，進而照會各科，而今，全部都歸急診醫學科先行處理，再視需要照會各次專科（圖1-1）。

檢傷分類已經修正改版，從現行四級改成五級檢傷（Five-level triage）（已於 2010 年 1 月公布施行）。有鑑於現今四級檢傷之缺失，急診醫學會引進加拿大的五級檢傷分類（Canadian Triage and Acurity Scale, CTAS），發展出臺灣五級檢傷與急迫度量表（Taiwan Triage and Acurity Scale, TTAS），配合電腦化執行 e 化檢傷（e-triage），主要依據病人情況和主訴，分成外傷與非外傷兩大系統，其下再區分成 14 個系統，包括呼吸、心血管、腸胃、神經、骨骼、泌尿、一般、耳鼻喉、眼、皮膚、婦產、精神心智、環境、物質濫用等，並納入疼痛指數，調整變數包括生命徵象、疼痛指數、受傷機制，依照程度不同來調整級數，希望能更精確地達到檢傷之實用而有效，而讓急診病患診療更安全、有效率，甚至推廣到院前檢傷，讓緊急醫療救護技術員（EMT）參與現場檢傷，把病人送到最適當等級的醫院處理，其目的在於快速篩檢病人，決定後送醫院層級以求適時、適地、施行最適當處置，改善緊急醫療之效率和品質。在歷次急診醫護人員之共識營

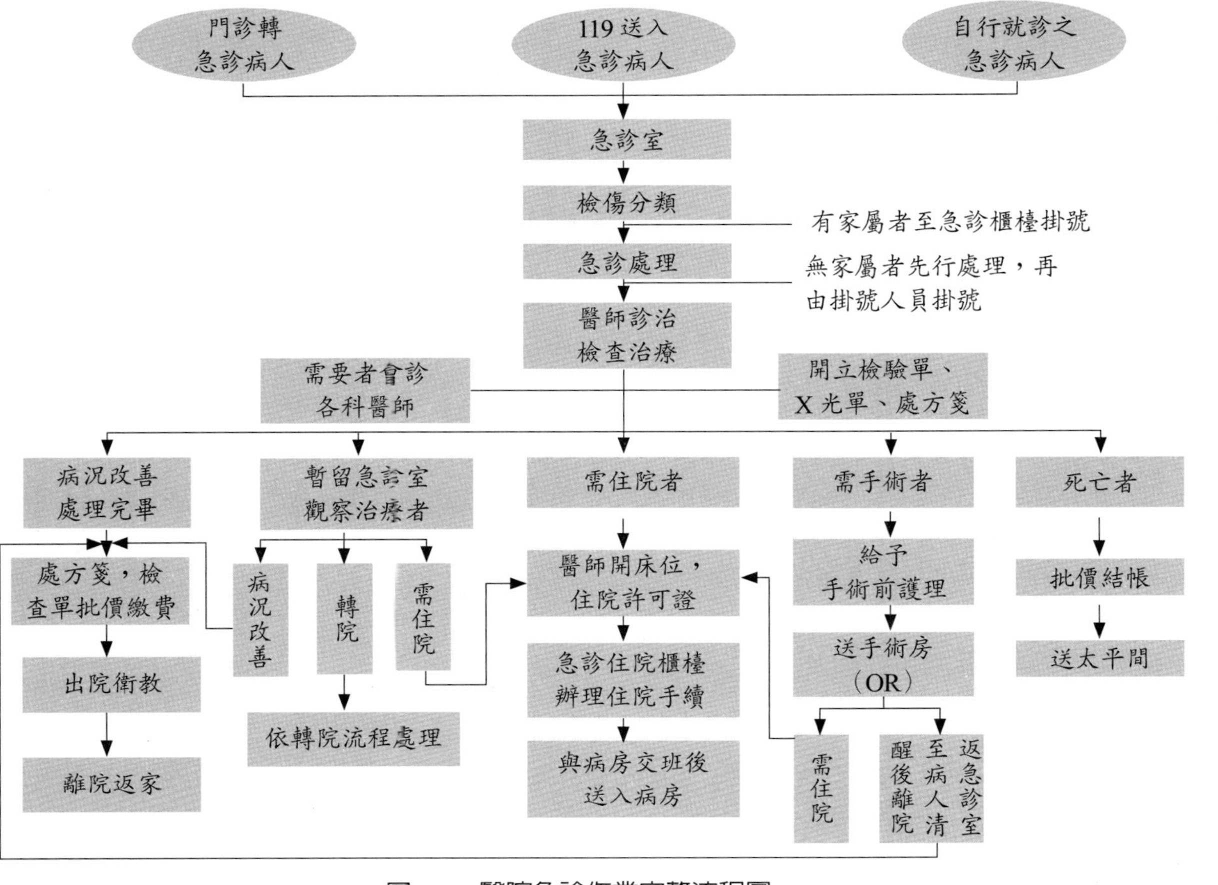

圖1-1　醫院急診作業完整流程圖

後，已取得急診界醫護同仁之共識，公布頒行。

現今四級檢傷之缺失，包括外傷檢傷過度嚴重、檢傷級數不一致、過於主觀、個別差異很大且訓練曠日持久、品質很不穩定，易造成糾紛。而健保署以檢傷級數作爲健保給付依據，也會造成人爲過度檢傷，一到三級檢傷占 99%，第四級檢傷很少用到，形同虛設，反而失去檢傷的學術價值（表 1-1）。經由急診醫學會協調，配合電腦檢傷分成五級檢傷。

然而，檢傷系統終究不能偏離其基本精神，效率和安全是基本考量。同時，檢傷也必須得到病人認同，所以必須先透過社會教育與媒體傳播宣導，讓社會大衆了解，造訪急診和看門診先到先看的診療法則不同，要有輕、重、緩、急的概念，也就是先處理急重症病人，再處理輕緩疾病，或是轉介給門診，病人應該學習尊重急診專業判斷。而引入電腦檢傷，將更具客觀性，寄望能減少檢傷不一致造成之醫病紛爭。

一、檢傷分類之程序：(1)病人身分資料。(2)是否爲流行病。(3)分科別爲外傷、非外傷和兒科。(4)若進入外傷，再選擇職災與高危險性機轉。(5)疼痛程度。(6)特殊個案，包括自殺、毒癮、兒虐、家暴、傳染病、性侵害等六個項目。(7)結合意識、體溫、脈搏、呼吸、血壓、血氧濃度，完成電腦檢傷。

表 1-1 檢傷分級簡表

第一級（Level I）	救命（Resuscitation）	立即處理（Immediate treat）
第二級（Level II）	緊急（Emergent）	15 分鐘內處理（≤ 15 min）
第三級（Level III）	急迫（Urgent）	30 分鐘內處理（≤ 30 min）
第四級（Level IV）	次急（Sub urgent）	稍待無妨
第五級（Level V）	不急（Non-urgent）	門診

二、一般原則：(1)家庭暴力、婦幼受虐者，皆爲檢傷第一級，必須立即處理。(2)昏迷不醒、呼吸急促、大出血不止、急迫生產、休克者爲第一級。(3)有暴力傾向、大吵大鬧者皆立即處理，急召保全介入，及早打發排除，以策安全。(4)擦傷、感冒、輕微動物抓傷爲第四級。(5)換藥、拆線、開診斷書者爲第五級。也就是可以建議轉門診處理者。(6)舉凡傷口流血，需要縫合者皆爲第三級（表1-2）。

三、對於急診業務繁忙的大醫院，擁有兩位以上急診醫師，應該適度調整人力，將主力放在檢傷一、二級，把簡單工作檢傷三、四級交給資淺醫師處理即可，若是能再分急診內、外、婦、兒科，就更好管理了。

第三節　急診五級檢傷作業操作說明（根據衛生福利部公告辦理）

作業位置一

急診醫令系統→急診五級檢傷→急診五級檢傷分類作業

一、新增：進入五級檢傷分類作業，開檔完成後會詢問是否有IC卡讀卡機（圖1-2）。

- 選「是」進入讀卡機驗證，驗證通過則可使用IC卡流程及非IC卡流程。
- 選「否」或驗證未通過者只能使用非IC卡流程，無法使用IC卡流程。

1. IC卡流程

- 驗證通過，使用者可使用「IC卡」按鈕讀取IC卡病患資料（圖1-3）。
- 讀取到的病患資料會與資料庫中之病患資料核對是否爲複診病患。若爲複診病患，則帶出資料庫之資料；若爲初診病患，則帶出IC卡之資料。

表 1-2　急診五級檢傷分類基準

<table>
<tr><th>項目</th><th>第一級
甦醒急救</th><th>第二級
危急</th><th colspan="2">第三級
緊急</th><th>第四級
次緊急</th><th>第五級
非緊急</th></tr>
<tr><td>體溫</td><td>＜32°C or＞41°C</td><td>32～35°C or 39～40°C</td><td>有病容</td><td rowspan="4">（指臉色潮紅、脈搏加快、脈壓變寬、焦慮、激動、或混亂的情形。）</td><td>無病容</td><td></td></tr>
<tr><td>心跳</td><td>＜50 or＞140（合併有休克）</td><td>＜50 or＞140（無休克）</td><td>有病容</td><td>無病容</td><td></td></tr>
<tr><td>血壓</td><td>＜70～90（合併有休克）</td><td>＞200/110mmHg
＜90（無休克）</td><td>有病容</td><td>無病容</td><td></td></tr>
<tr><td>呼吸</td><td>＜10次</td><td></td><td>有病容</td><td>無病容</td><td></td></tr>
<tr><td>SPO_2</td><td>＜90%</td><td>＜92%</td><td colspan="2">＜92～94%</td><td></td><td></td></tr>
<tr><td></td><td>呼吸窘迫、無法言語</td><td>呼吸費力、使用呼吸輔助肌片語或不成句、有喘鳴聲</td><td colspan="2">呼吸困難，活動時有呼吸急促的現象</td><td></td><td></td></tr>
<tr><td>GCS</td><td>3～8分</td><td>9～13分</td><td colspan="2">14～15分</td><td></td><td></td></tr>
<tr><td></td><td>突然昏迷病人</td><td>暈眩嚴重者、曾昏厥過病人</td><td colspan="2">昏厥但意識恢復者</td><td>局部發炎</td><td>換藥</td></tr>
<tr><td></td><td>抽搐不止</td><td>剛抽搐結束</td><td colspan="2"></td><td>泌尿道症狀</td><td>轉診</td></tr>
<tr><td>免疫功能</td><td></td><td>白血球過少、曾接受移植手術、長期使用類固醇、疑似敗血性休克、癌症、ESRD等病人</td><td colspan="2">黑質、咖啡狀嘔吐
高血壓
已緩解胸痛及抽搐</td><td>輕度燙傷
急性輕度咳嗽</td><td>慢性咳嗽</td></tr>
</table>

（續）

項目	第一級 甦醒急救	第二級 危急	第三級 緊急	第四級 次緊急	第五級 非緊急
疼痛指數		中樞型8～10分	中樞型4～7分	中樞型0～3分	
			周邊型8～10分	周邊型4～7分	周邊型0～3分
創傷		汽機車車禍			
		行人或腳踏車被車輛撞到			
		大於1公尺或5階梯高處跌落			
		各部位穿刺傷／槍傷			
		頭頸部鈍器攻擊（拳腳除外）			
		頭部被垂直撞擊者			
非創傷與創傷，請配合生命徵象危急者屬第一級；若無，則配合疼痛指數給級數。（99.01.01）					

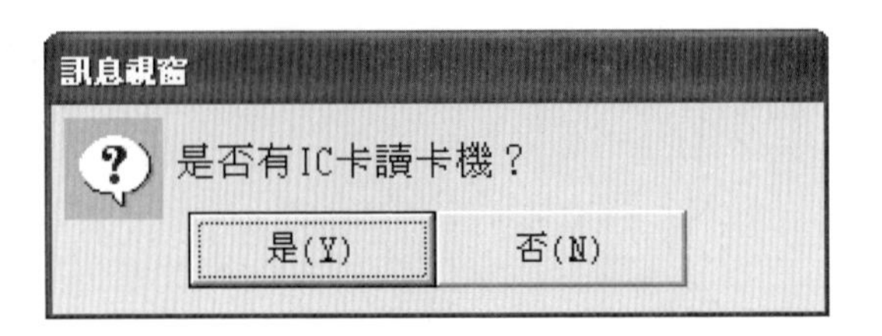

圖 1-2　判定有無 IC 卡讀卡機

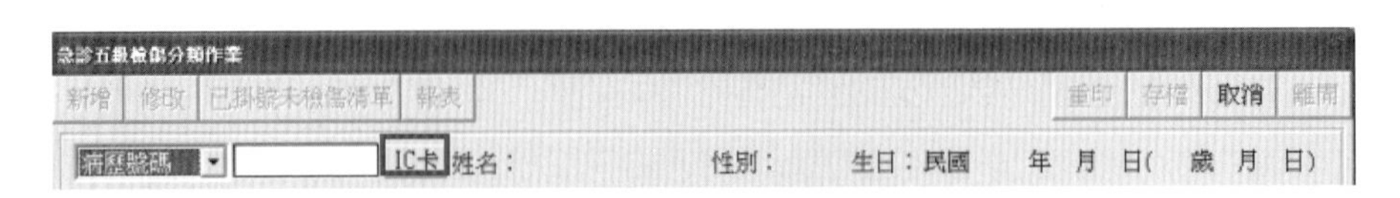

病患查詢結果

取值　離開

病歷號碼	身分證字號/護照	姓名	性別	生日
2000872	0000000000	陳小玫	女	066/03/01
2000894	0000000000	陳小玫	女	066/03/01
2001052	0000000000	陳小玫	女	066/03/01
10000053	0000000000	陳小玫		066/03/01
10000055	0000000000	陳小玫		066/03/01
10000062	0000000000	陳小玫		066/03/01
10000063	0000000000	陳小玫		066/03/01
10000064	0000000000	陳小玫		066/03/01
14214255	0000000000	陳小玫		066/03/01

圖 1-4　選擇病患資料

- 若 IC 卡之病患資料與資料庫之病患資料有多筆符合時，會跳出視窗讓使用者選擇病患資料（圖 1-4）。

2. 非 IC 卡流程

- 以下拉式選單選擇以何種方式查詢病患資料（圖 1-5）。
- 若病患為路倒病人且身上無任何證明身分之證件時，可於下拉選單中選擇「姓名」並輸入以「患者」開頭之名稱，先為病患做檢傷作業（圖 1-6）。

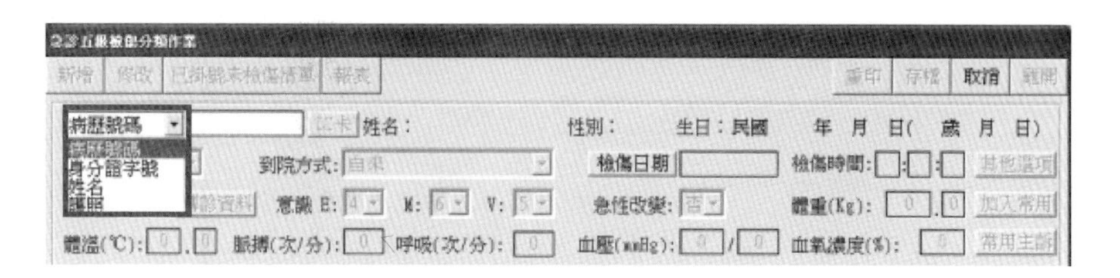

圖 1-5 選擇查詢病患資料的方式

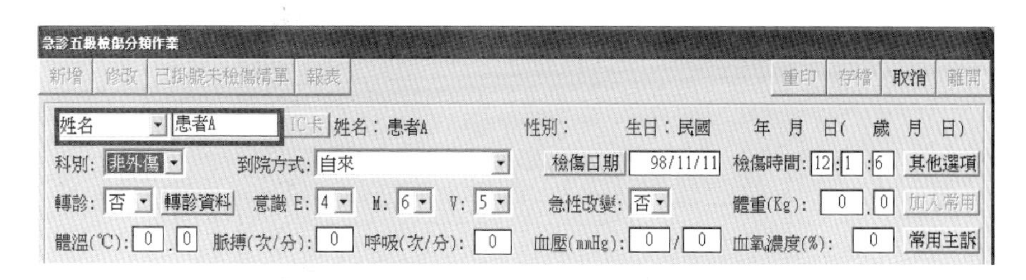

圖 1-6 身分不明者，先做檢傷作業

訊息視窗
查無此人，請問是否手動輸入病患基本資料？
是(Y)
否(N)

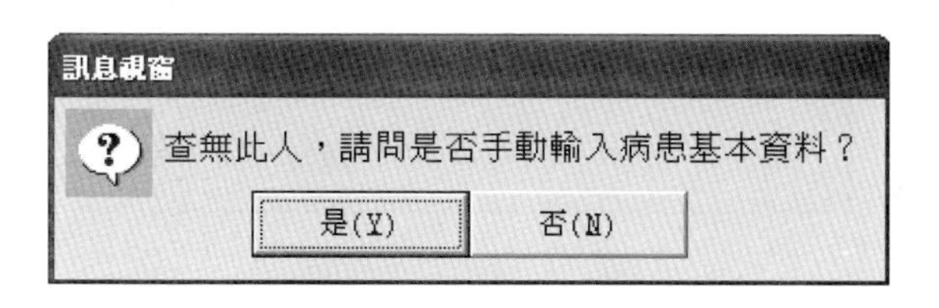

圖 1-7 詢問是否以手動方式輸入病患資料

- 輸入之身分證字號、姓名或護照資料於資料庫病歷檔中查無此人時，會跳出視窗詢問是否以手動方式輸入病患基本資料（圖 1-7）。
- 若選擇手動輸入病患資料，會出現基本資料輸入視窗。病患姓名一定要輸入，而其他資料可視情況輸入（圖 1-8）。

3. 檢傷流程

(1) 輸入病患基本資料後，會跳出流行病視窗，使用者可勾選符合之欄位。使用者亦可在「其他選項」中開啓「流行病」視窗進行修改（圖 1-9）。

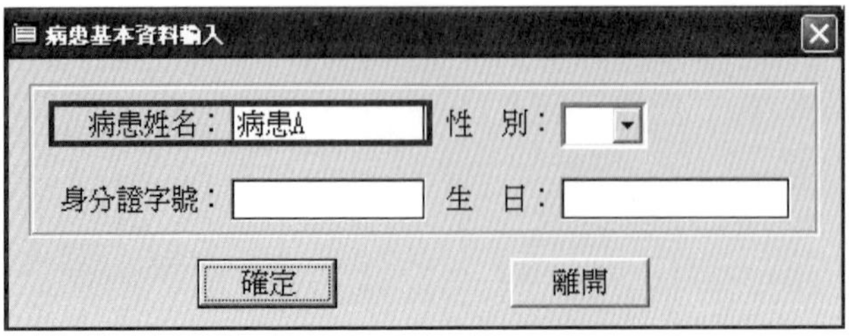

病患基本資料輸入
病患姓名：病患A 性 別：
身分證字號： 生 日：
確定 離開

圖 1-8 輸入病患姓名

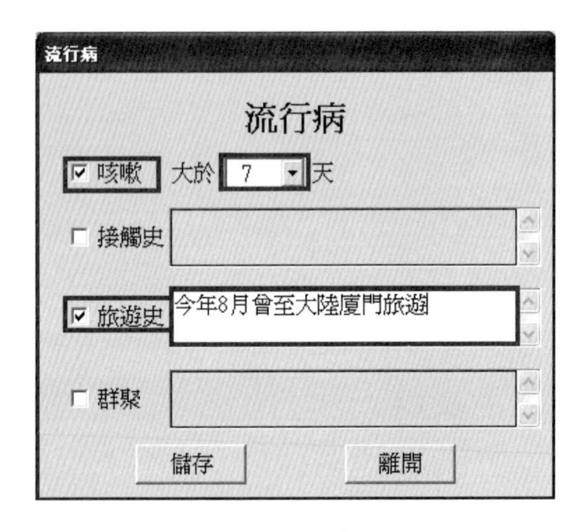

圖 1-9 流行病視窗

- 咳嗽天數預設爲 1～31 天。
- 接觸史、旅遊史、群聚勾選後可於後方輸入相關之說明內容。

(2) 科別分爲「非外傷」、「兒科」及「外傷」三類，選擇不同科別，下方之大分類、主訴及判定依據內容也不相同。

(3) 科別選擇「外傷」，於第一次點選大分類時會跳出「職災／高危險性機轉」視窗，該視窗也可在「其他選項」中開啓編輯。

- 於「職災／高危險性機轉」中勾選之項目會以紅色字體顯示，以利於分辨（圖 1-10）。

- 「懷孕婦女遭受外傷」選項下方以紅色字體打上「懷孕婦女遭受外傷，本系統會依五級檢傷原始判定級數再自動往上調高一級」之註解提醒使用者（圖 1-11）。

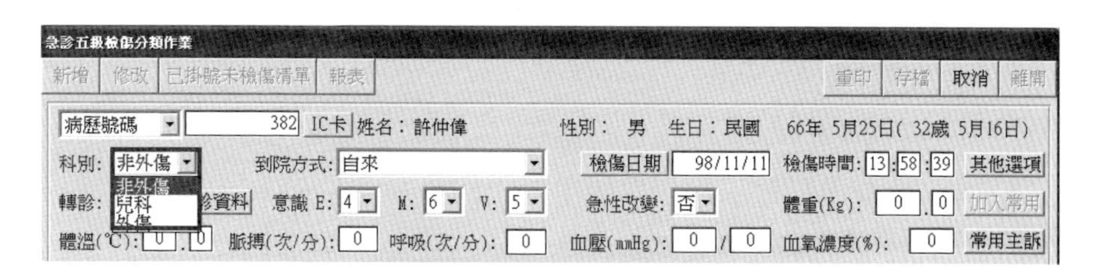

圖 1-10　紅色字體利於分辨

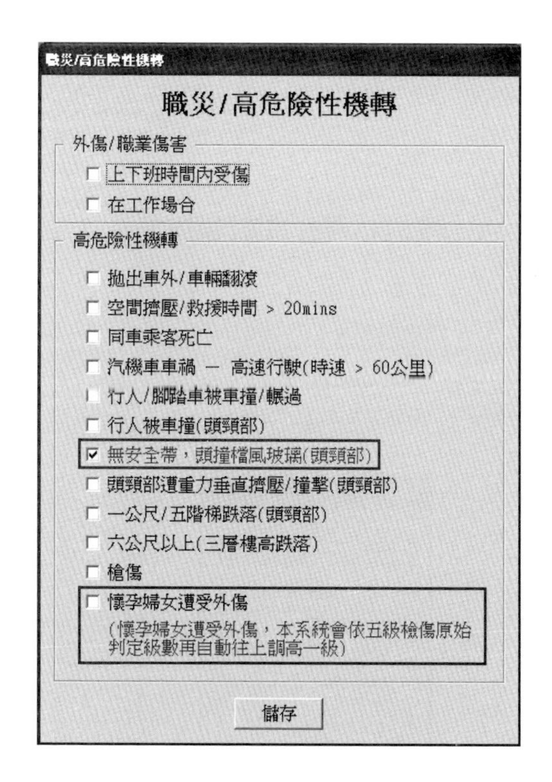

圖 1-11　補充註解提醒使用者

(4) 檢傷日期及檢傷時間預設會帶入目前之日期、時間，使用者亦可更改其檢傷日期及檢傷時間（圖 1-12）。

(5) 視窗右邊之「其他選項」中含有「職災／高危險性機轉」、「疼痛評估」、「流行病」、「特殊個案」及「修改記錄」等按鈕（圖 1-13）。

- 科別爲「外傷」時，「職災／高危險性機轉」之按鈕才能使用。
- 「修改記錄」按鈕爲使用者以修改方式進入時，若該筆資料有修改之紀錄才能使用。

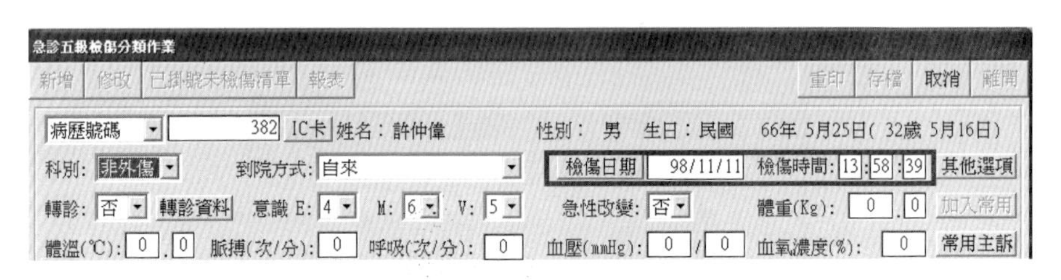

圖 1-12 顯示檢傷日期和時間

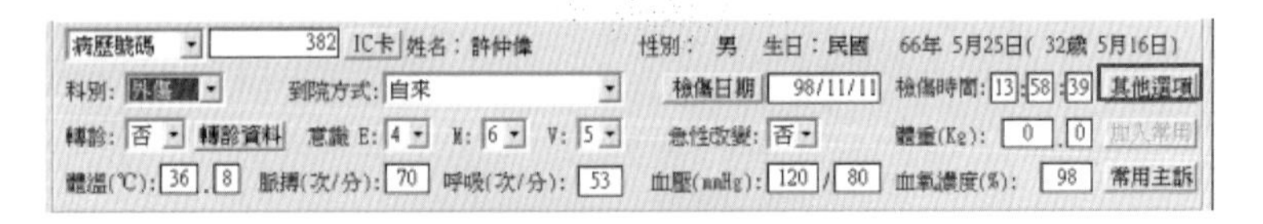

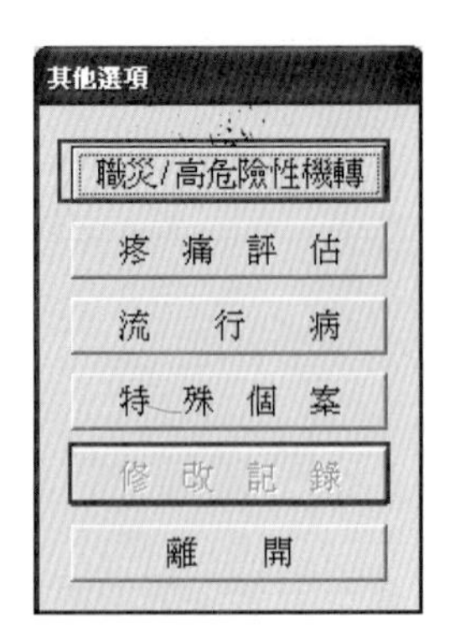

圖 1-13 其他選項之按鈕

(6)「特殊個案」中包含「自殺」、「毒癮」、「家暴」、「傳染病」、「性侵害」及「兒虐」六種情況（圖 1-14）。

- 勾選「家暴」、「性侵害」及「兒虐」三種，一定要輸入加害人。
- 「特殊個案」視窗下方之日期，為通報日期，預設為檢傷當天。

(7)使用者選取判定依據後，可用「加入常用」按鈕，於輸入主訴說明後，將判定依據加入常用主訴中（圖 1-15）。

(8)使用者可透過「常用主訴」按鈕顯示常用主訴，並可於視窗中選取主訴帶入檢傷判斷中，或於視窗中刪除不用的常用主訴（圖 1-16）。

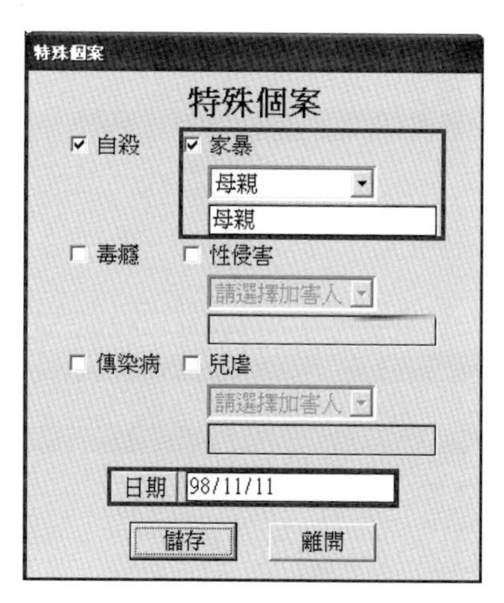

圖 1-14　特殊個案

急診五級檢傷分類作業
新增　修改　已掛號未檢傷清單　報表　重印　存檔　取消　離開
病歷號碼 382 IC卡 姓名：許仲偉　性別：男　生日：民國 66年 5月25日(32歲 5月16日)
科別: 非外傷　到院方式: 自來　檢傷日期 98/11/11　檢傷時間: 13:58:39　其他選項
轉診: 否　轉診資料　意識 E: 4　M: 6　V: 5　急性改變: 否　體重(Kg): 0 . 0　加入常用
體溫(℃): 36 . 8　脈搏(次/分): 70　呼吸(次/分): 53　血壓(mmHg): 120 / 80　血氧濃度(%): 98　常用主訴

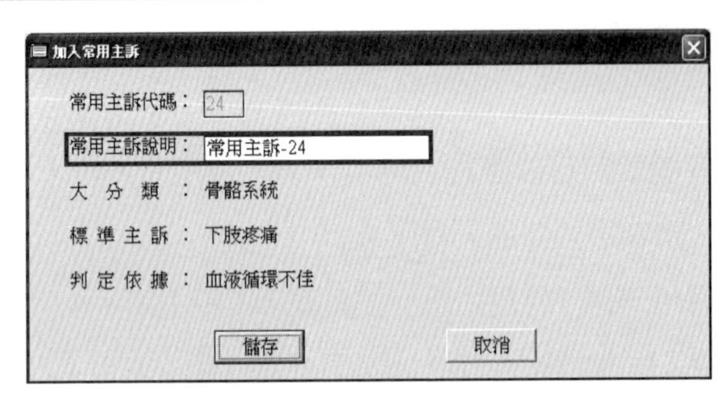

圖 1-15　「加入常用」按鈕

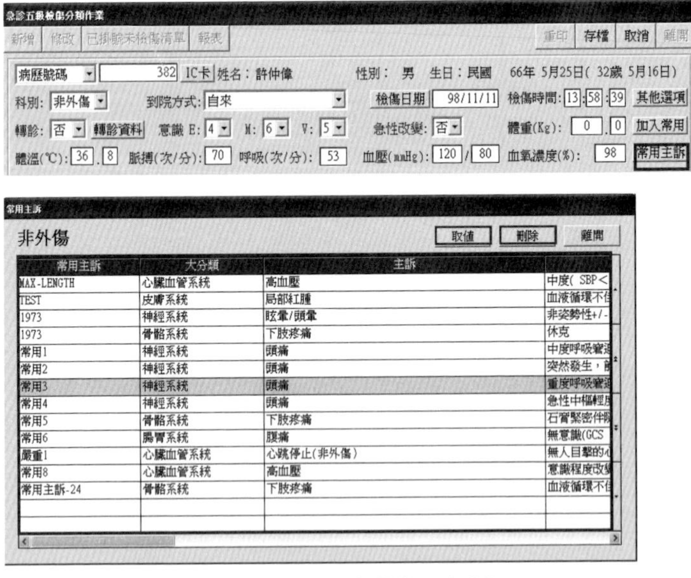

圖 1-16　增加或刪減「常用主訴」

(9) 當點選的判定依據中含有「輕度疼痛」、「中度疼痛」等疼痛程度之形容時，會自動跳出疼痛評估視窗，讓使用者記錄病患的疼痛程度（圖 1-17）。

(10) 系統會依據使用者輸入的意識、體溫、脈搏、呼吸、血壓、血氧濃度及判定依據等自動產生電腦綜合分級，並依照所選取之主訴及判定依據產生「護理記錄」（圖 1-18）。

- 判定依據前方之數值爲該判定依據之級數。

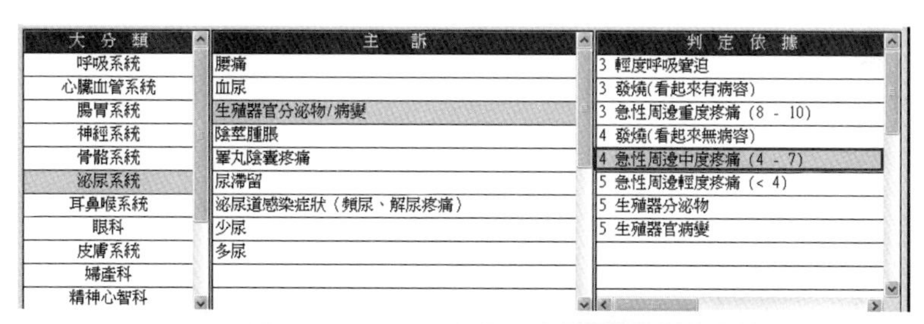

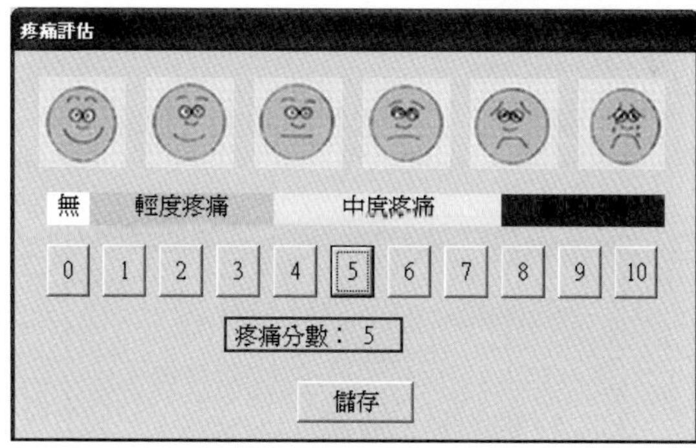

圖 1-17　評估疼痛程度

(11) 若生命徵象之級數高於所選判定依據級數時，會跳出分級錯誤視窗（圖 1-19）。

- 分級錯誤視窗下方顯示生命徵象級數大於判定依據級數之資料。
- 使用者可勾選下方「於本次檢傷作業結束之前，不要再顯示」選項設定不再顯示錯誤視窗。

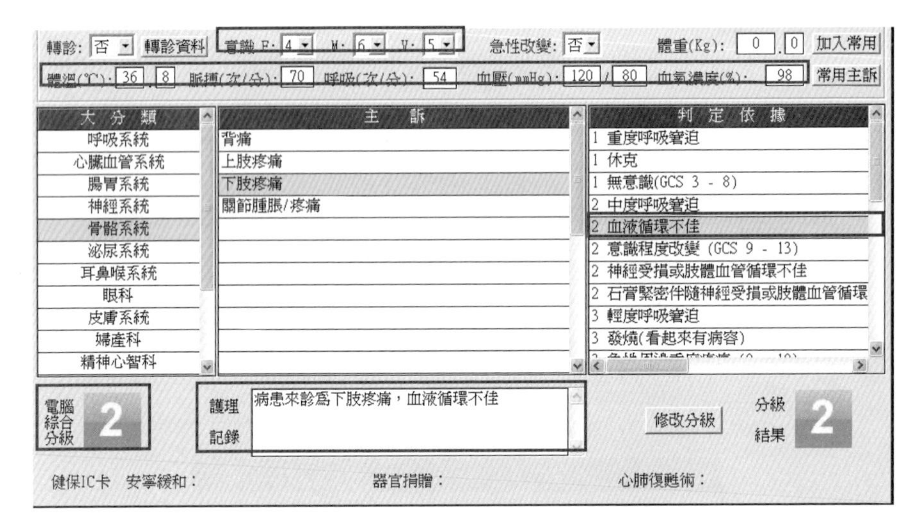

圖 1-18　自動產生電腦綜合分級

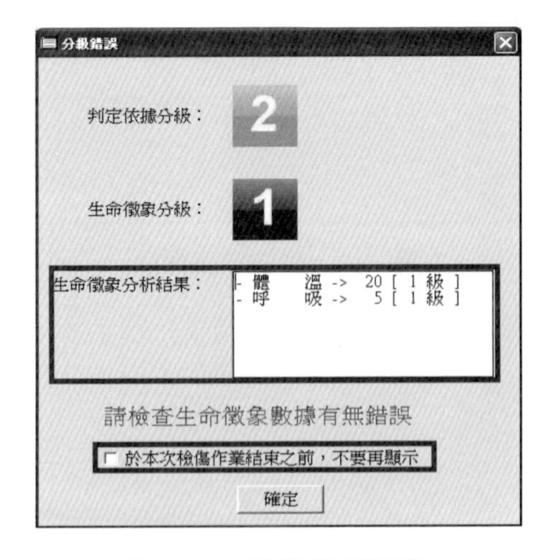

圖 1-19　分級錯誤視窗

(12) 若使用者對於系統自動判斷之級數有意見時，可用「修改分級」按鈕來修改級數（圖 1-20）。

- 進入修改分級視窗後，可選擇欲修改之級數，且修改原因必須要填寫。
- 修改之級數會顯示在分級結果上，且修改之後不論如何修改生命徵象及判定依據，分級結果之級數皆不會改變。
- 欲取消修改之級數，可於修改分級中，按下「重設」按鈕即可。

(13) 檢傷完成按下存檔，儲存成功後會自動產生報表檔列印檢傷紀錄（圖 1-21）。

二、修改：按下「修改」按鈕會進入查詢作業，於欲修改之檢傷資料上連按兩下進入修改狀態。若該筆資料曾修改過，「修改記錄」中會顯示所有修改紀錄。

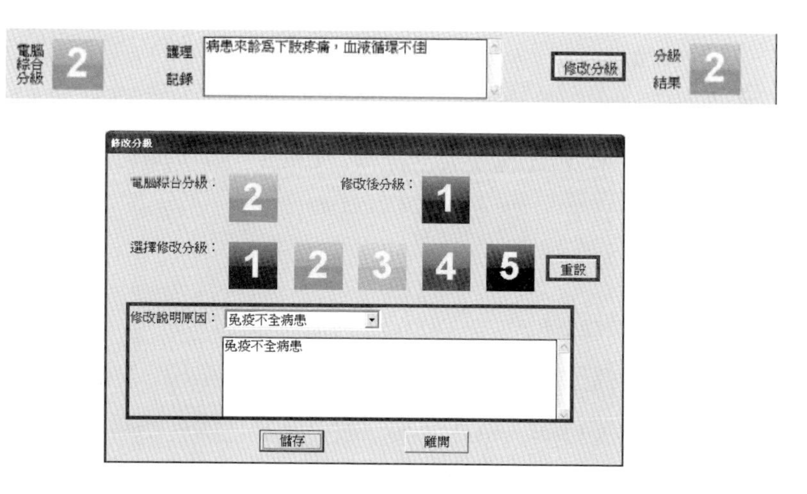

圖 1-20　修改分級

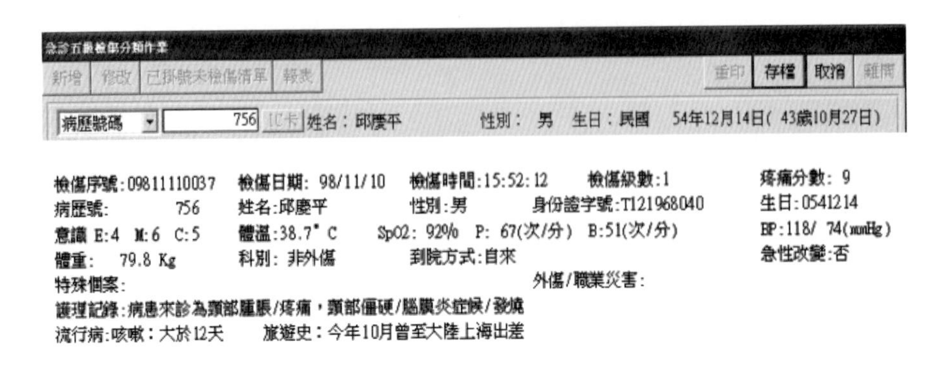

圖 1-21 儲存後自動產生報表檔

1. 查詢

(1) 選擇「病歷號碼」、「身分證字號」、「護照」、「科別」、「檢傷人員代號」及「檢傷日期」等篩選條件。

- 「檢傷人員代號」爲檢傷人員之員工編號。
- 「檢傷日期」可輸入欲查詢之日期區間，但日期不得大於當天。

(2) 查詢完會顯示符合筆數並將資料顯示於下方。於資料上連點兩次或點選至該筆資料後按下鍵盤「Enter」鍵，即可進入修改狀態（圖 1-22）。

2. 修改

(1) 以醫師身分登入

- 醫師可修改病患的檢傷資料，包含生命徵象、判定依據、分級結果、流行病、特殊個案、職災／高危險性機轉等，但不得修改病患之基本資料（圖 1-23）。
- 只有修改姓名爲「患者」開頭之病患資料時，可透過 IC 卡、病歷號碼、身分證字號、姓名或護照等方式修改爲正確之病歷資料。

檢傷查詢作業
病歷號碼
科別：
非外傷
檢傷日期
98/11/10
到
98/11/19
檢傷人員代號
2
查詢結果共 27 筆資料
查詢
清除
離開
病歷號碼　身分證字號/護照　姓名　分級結果　申報分級　檢傷日期　檢傷時間
159　0000000000　蘇文彬　2　2　098/11/17　19:08:39
10000527　0000000000　健保卡測試卡　2　2　098/11/17　18:16:44
159　0000000000　蘇文彬　2　2　098/11/17　09:40:15
159　0000000000　蘇文彬　1　2　098/11/16　18:23:23
111　0000000000　A1　2　5　098/11/12　14:17:13
994　0000000000　林相妤　3　3　098/11/11　12:00:02
52698　0000000000　王悅洽　1　1　098/11/10　17:38:39
666　0000000000　林小小　4　4　098/11/10　17:34:06
666　0000000000　林小小　2　2　098/11/10　16:03:49
666　0000000000　林小小　1　1　098/11/10　16:03:20
756　0000000000　邱慶平　2　1　098/11/10　15:52:12

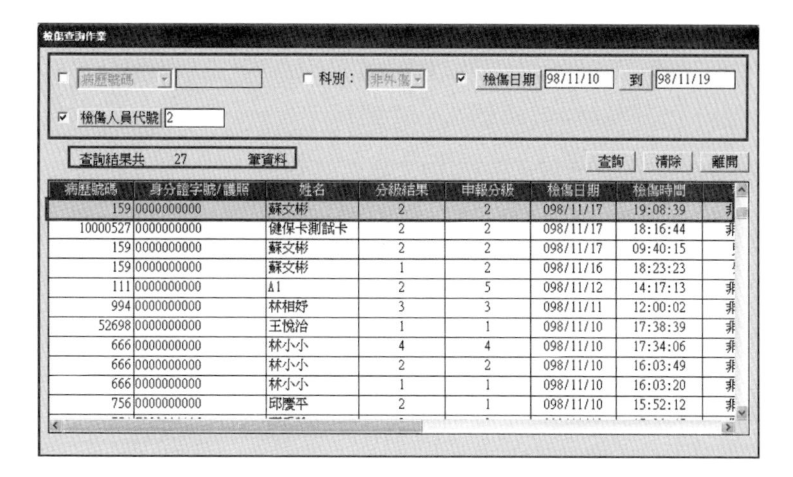

圖 1-22　進入修改狀態

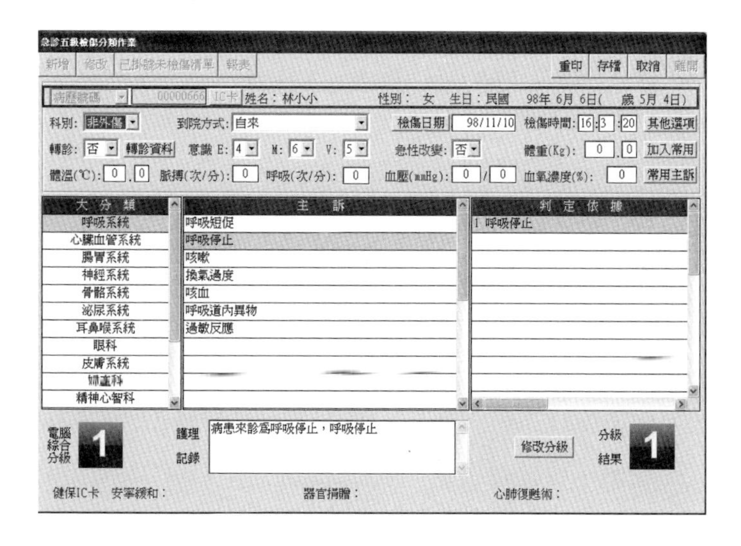

圖 1-23　以醫師身分登入修改

- 若病患之檢傷資料曾經修改過，則可於「其他選項」的「修改記錄」中查看修改紀錄。紀錄中會顯示出修改日期、時間、修改人及修改內容（圖 1-24）。

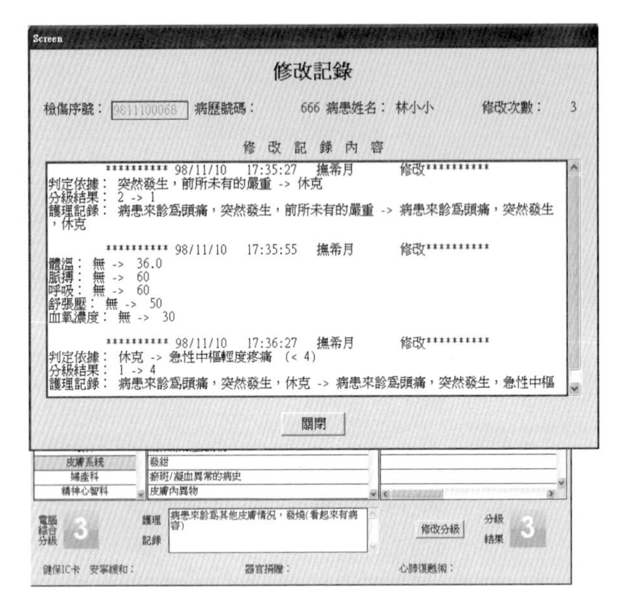

圖 1-24　查看修改紀錄

(2) 以普通員工身分登入

- 普通員工不得修改病患之檢傷資料，只能查看檢傷資料及「重印」檢傷紀錄（圖 1-25）。
- 只有修改姓名爲「患者」開頭之病患資料時，可透過 IC 卡、病歷號碼、身分證字號、姓名或護照等方式修改爲正確之病歷資料（圖 1-26）。

三、已掛號未檢傷清單：可依照使用者輸入的門診日期查詢從該日期至當天爲止所有已掛急診但尚未檢傷之病患，使用者點選病患後便會將該病患資料直接帶入並進入檢傷流程（圖 1-27）。

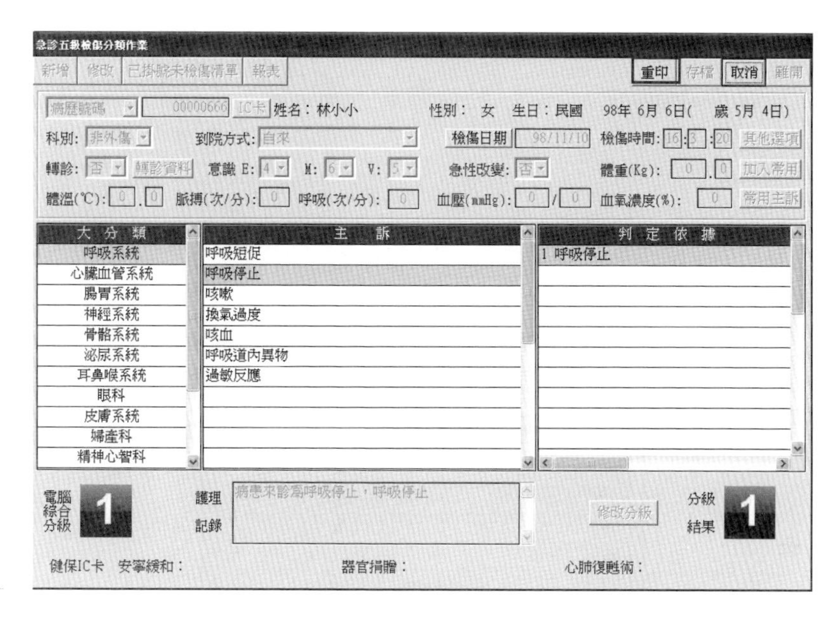

圖 1-25　普通員工只能查看和重印檢傷紀錄

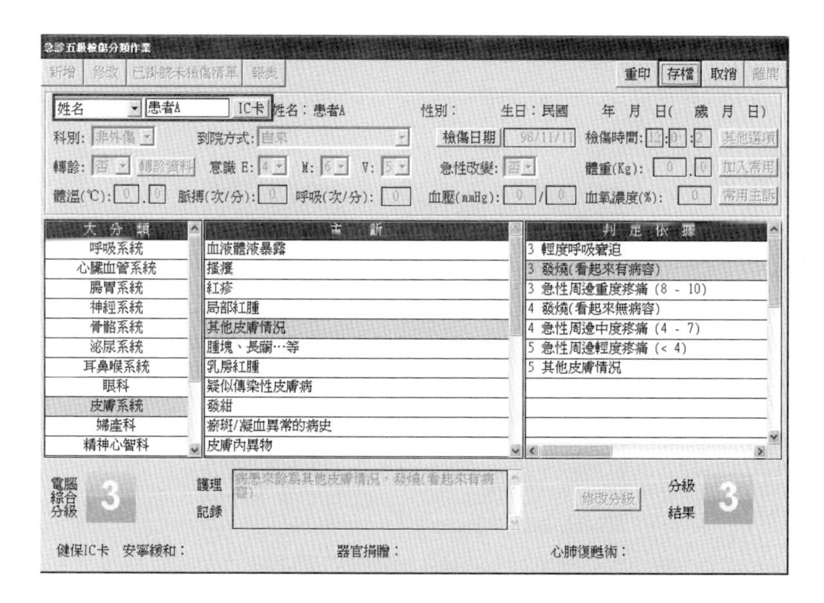

圖 1-26　以普通員工身分進入，修改病歷資料

四、印表：印表中包含三個報表，「急診品質指標查詢統計表」、「流行病監測病患明細表」及「特殊個案通報明細表」（圖 1-28）。

已掛號未檢傷清單
門診日期
98/11/11
門診序號
病歷號碼
病患姓名
09811110015 68888888 1111
09811110016 68888888 1111
09811110017 22114 黃緞
09811110019 68888888 1111
09811110020 136 韋禎慶
09811110021 95132 高偲蘋
09811110022 51444 彭煥偉
09811110027 51442 張思敏
09811110030 41882 詹淑瀾
09811110031 32556 歐秋清
取值
離開

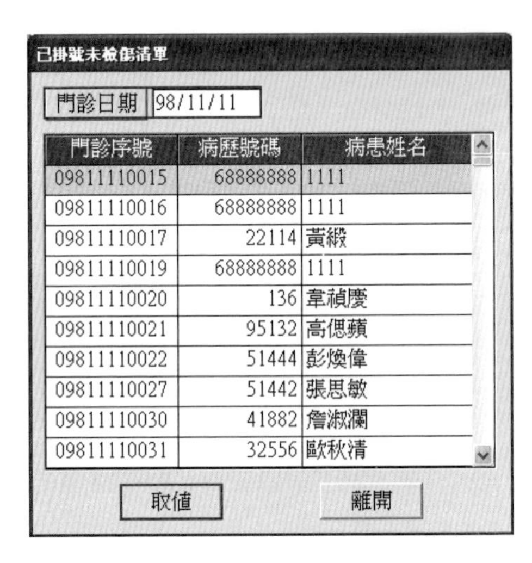

圖 1-27　已掛號未檢傷清單

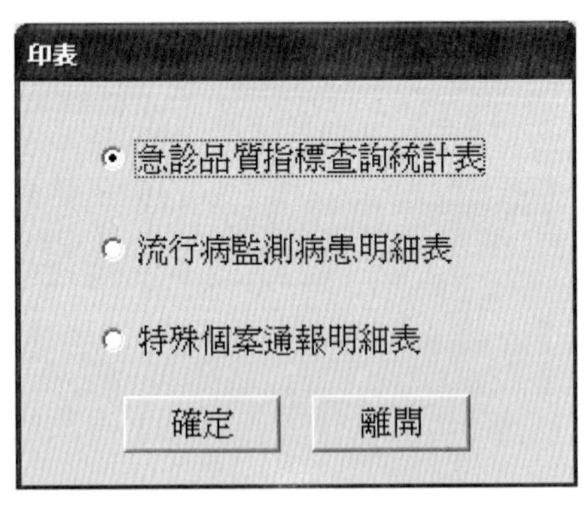

圖 1-28　印表中包含三個報表

1. 選擇「急診品質指標查詢統計表」，輸入檢傷日期區間或由「檢傷日期」按鈕選取日期區間，執行「印表」（圖 1-29）。
2. 選擇「流行病監測病患明細表」，輸入查詢日期區間或由「查詢日期」按鈕選取日期，執行「印表」（圖 1-30）。
3. 選擇「特殊個案通報明細表」，輸入查詢日期區間或由「查詢日期」按鈕選取日期，執行「印表」（圖 1-31）。

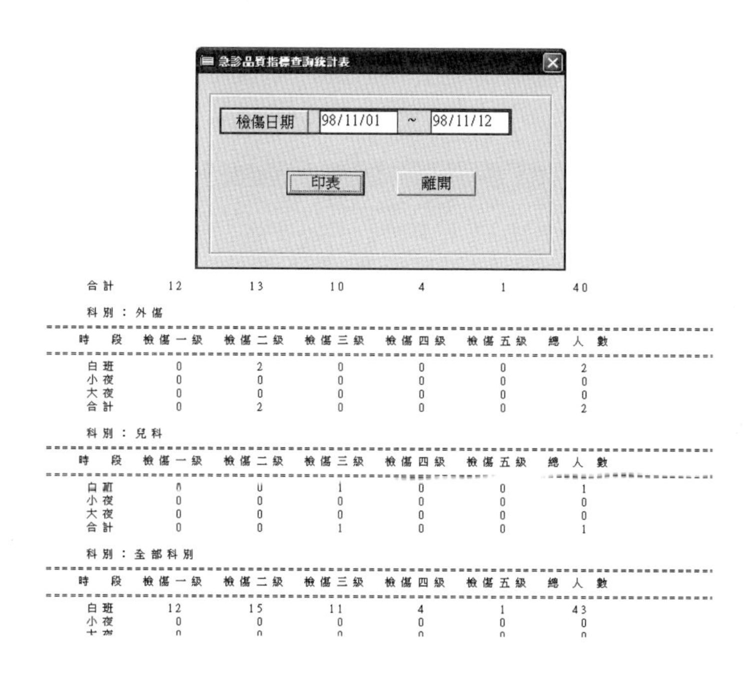

合計	12	13	10	4	1	40

科別：外傷

時段	檢傷一級	檢傷二級	檢傷三級	檢傷四級	檢傷五級	總人數
白班	0	2	0	0	0	2
小夜	0	0	0	0	0	0
大夜	0	0	0	0	0	0
合計	0	2	0	0	0	2

科別：兒科

時段	檢傷一級	檢傷二級	檢傷三級	檢傷四級	檢傷五級	總人數
白班	0	0	1	0	0	1
小夜	0	0	0	0	0	0
大夜	0	0	0	0	0	0
合計	0	0	1	0	0	1

科別：全部科別

時段	檢傷一級	檢傷二級	檢傷三級	檢傷四級	檢傷五級	總人數
白班	12	15	11	4	1	43
小夜	0	0	0	0	0	0

圖 1-29　急診品質指標查詢統計表

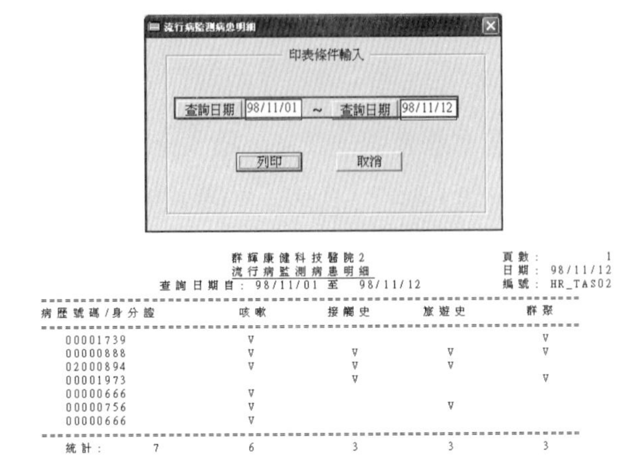

群輝康健科技醫院2
流行病監測病患明細
查詢日期自：98/11/01 至 98/11/12

頁數：1
日期：98/11/12
編號：HR_TAS02

病歷號碼/身分證	咳嗽	接觸史	旅遊史	群聚
00001739	V			V
00000888	V	V	V	V
02000894	V	V	V	
00001973		V		V
00000666	V			
00000756	V		V	
00000666	V			
統計：7	6	3	3	3

圖 1-30 流行病監測病患明細表

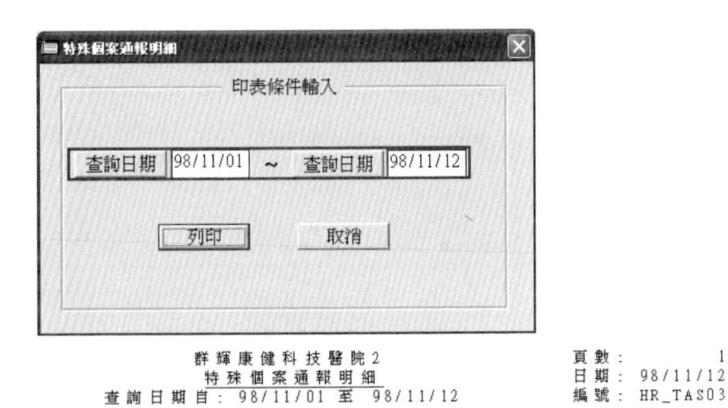

群輝康健科技醫院2
特殊個案通報明細
查詢日期自：98/11/01 至 98/11/12

頁數：1
日期：98/11/12
編號：HR_TAS03

病歷號碼/身分證	自殺	傳染史	毒癮	性侵害	家暴	兒虐	日期
00001739			V		V	V	98/11/03
00000888	V	V	V	V	V	V	98/11/03
02000894	V	V	V	V	V	V	98/11/05
00000666			V				98/11/06
00000666			V				98/11/06
00000999			V				98/11/06
00000669						V	98/11/06
00005645					V		98/11/06
00000877					V		98/11/09
00000332			V		V	V	98/11/09
00052336					V		98/11/10
00000666				V			98/11/10
00052698						V	98/11/10
統計：13	2	2	7	3	7	6	

圖 1-31 特殊個案通報明細表

作業位置二

急診醫令系統→急診五級檢傷→報表列印作業（圖 1-32）

1. 8-2-1「急診品質指標查詢統計表」與急診五級檢傷分類作業→「印表」中的「急診品質指標查詢統計表」相同。
2. 8-2-2「流行病監測病患明細表」與急診五級檢傷分類作業→「印表」中的「流行病監測病患明細表」相同。
3. 8-2-3「特殊個案通報明細表」與急診五級檢傷分類作業→「印表」中的「特殊個案通報明細表」相同。
4. 8-2-4「特殊個案通報清單」，輸入就診日期或「就診日期」按鈕選擇日期區間、選擇通報類別及條件、勾選是否轉爲 Excel 檔案，執行「印表」。通報類別分爲家暴、性侵害及兒虐三種。
   - 家暴可選擇通報性別及是否轉爲 Excel 檔（圖 1-33）。
   - 性侵害可選擇通報性別、年齡及是否轉爲 Excel 檔（圖 1-34）。
   - 兒虐只能選擇是否轉爲 Excel 檔（圖 1-35）。

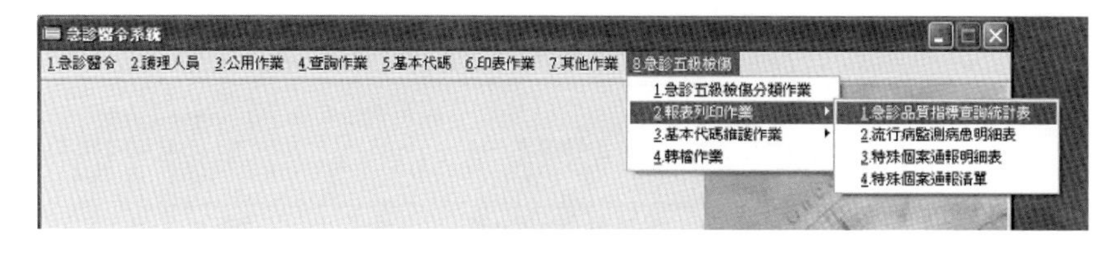

圖 1-32　急診醫令系統-報表列印作業

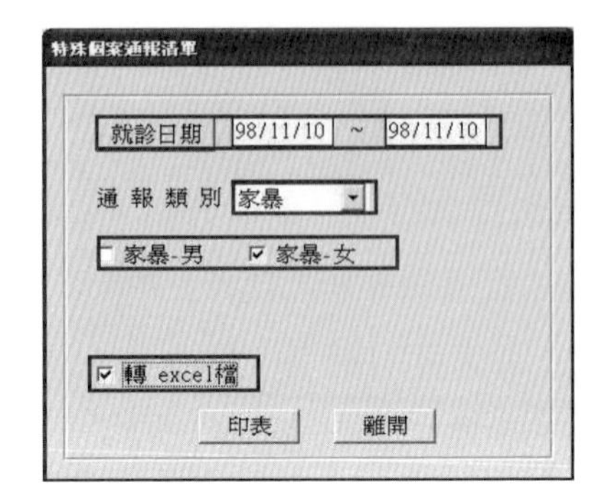

群輝康健科技醫院2
家暴女性通報清單
日期區間: 98/11/01 - 98/11/10

頁次: 1
日期: 98/11/12
編號: HR_TAS4

就診日期	姓 名	年 齡	病 歷 號	掛號時間	加 害 人	通 報 人
98/11/ 6	林小小	0	666	11:44:06	母親	

圖 1-33 特殊個案清單（家暴）

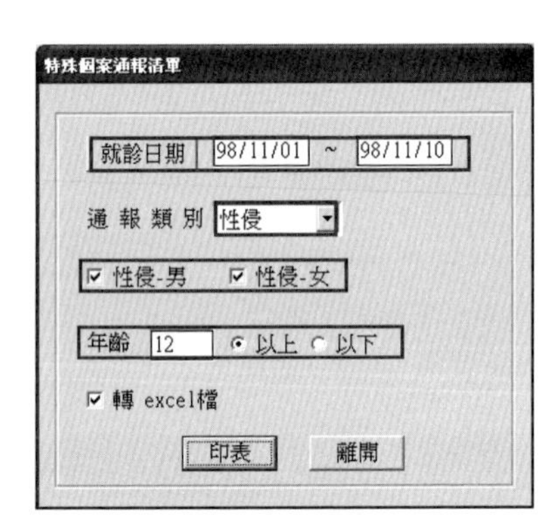

群輝康健科技醫院2
性侵男性,女性 12歲以上通報清單
日期區間: 98/11/01 - 98/11/10

頁次: 1
日期: 98/11/12
編號: HR_TAS4

就診日期	姓 名	年 齡	病 歷 號	掛號時間	加 害 人	通 報 人
98/11/ 6	黃雲鳳	29	5645	10:02:23	父親	
98/11/ 9	陳佩如	24	877	16:13:18	母親	
98/11/10	林秀貞	36	52336	13:28:22	同事	

圖 1-34 特殊個案通報清單（性侵）

作業位置三

急診醫令系統→急診五級檢傷→基本代碼維護作業（圖 1-36）

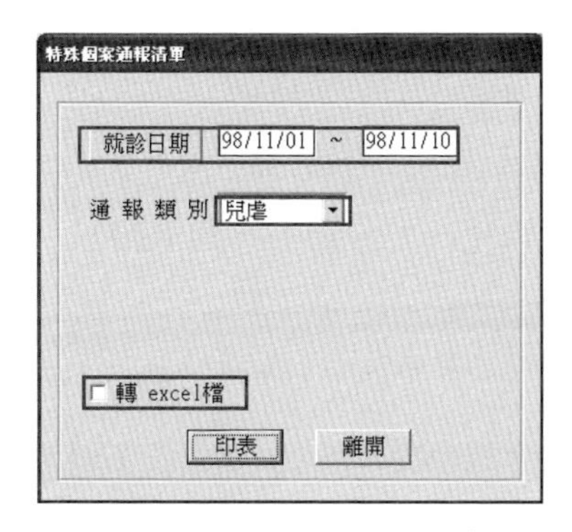

群輝康健科技醫院2
受虐兒童通報清單
日期區間: 98/11/01 - 98/11/10

頁次: 1
日期: 98/11/12
編號: HR_TAS4

就診日期	姓 名	年 齡	病 歷 號	掛號時間	加 害 人	通 報 人
98/11/ 6	郭玲端	35	669	15:25:48	父親	
98/11/10	王悅治	75	52698	08:32:35	先生	

圖 1-35　特殊個案通報清單（兒虐）

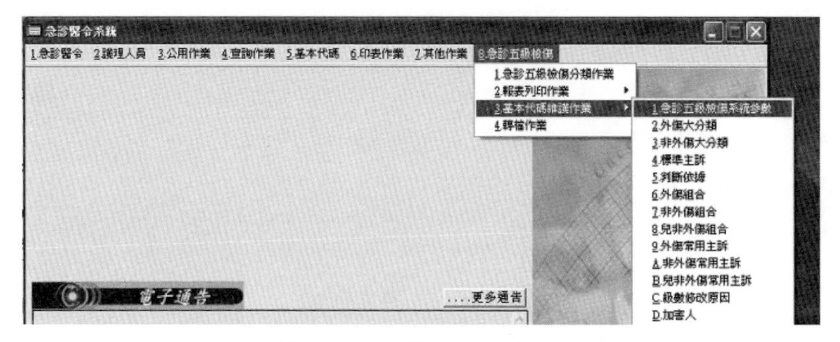

圖 1-36　急診醫令系統-基本代碼維護作業

1. 8-3-1「急診五級檢傷系統參數」爲維護急診檢傷時段（圖 1-37）。
2. 8-3-2「外傷大分類」爲維護急診五級檢傷的外傷大分類（圖 1-38）。
3. 8-3-3「非外傷大分類」爲維護急診五級檢傷的非外傷及兒科大分類。
   - 若於「僅歸類在大人」項目上「Y」表該分類只會於非外傷中顯示，不會顯示於兒科大分類中（圖 1-39）。

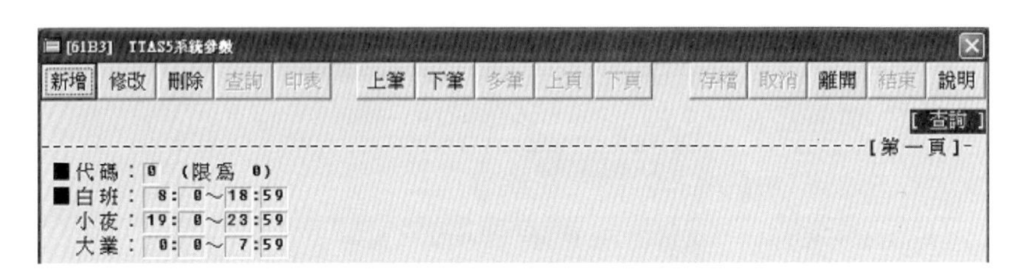

圖 1-37　急診五級檢傷系統參數

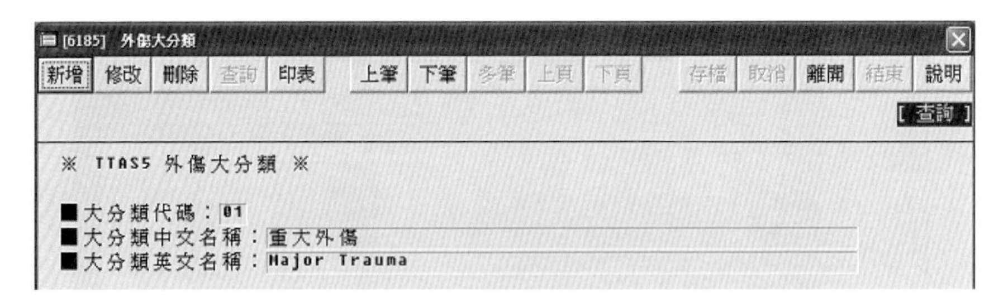

圖 1-38　外傷大分類

4. 8-3-4「標準主訴」為維護急診五級檢傷的主訴代碼、中英文名稱（圖 1-40）。
5. 8-3-5「判斷依據」為維護急診五級檢傷的判定依據代碼、中英文名稱（圖 1-41）。
6. 8-3-6「外傷組合」為維護外傷的大分類、主訴及判定依據間關聯、判定依據之順序及檢傷級數（圖 1-42）。

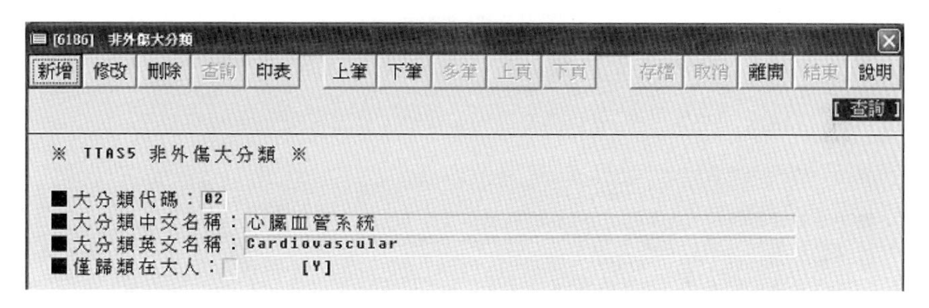

圖 1-39　非外傷大分類

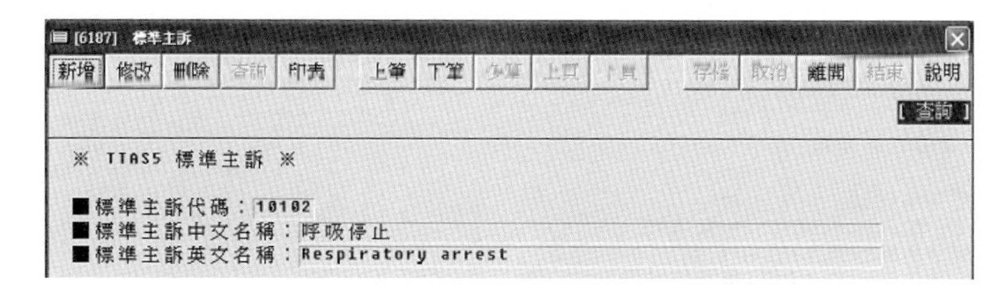

圖 1-40　標準主訴

7. 8-3-7「非外傷組合」為維護非外傷的大分類、主訴及判定依據間關聯、判定依據之順序及檢傷級數（圖 1-43）。

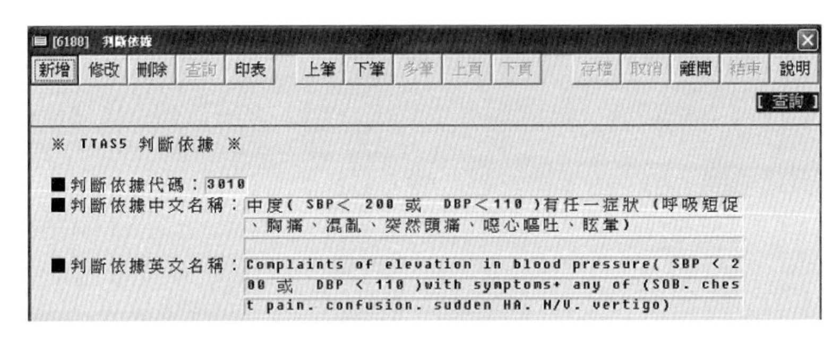

圖 1-41　判斷依據

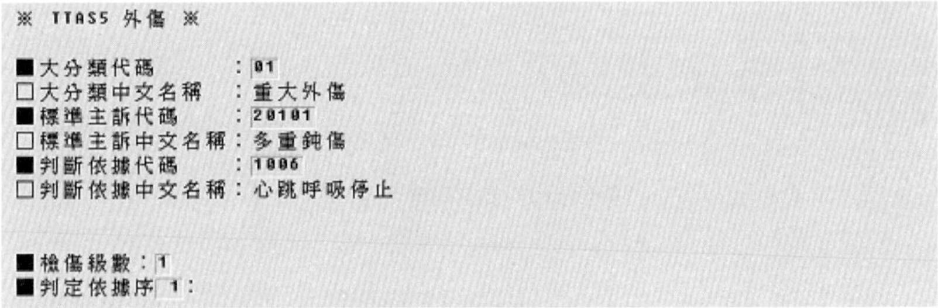

※ TTAS5 外傷 ※

■大分類代碼　　　：01
□大分類中文名稱　：重大外傷
■標準主訴代碼　　：20101
□標準主訴中文名稱：多重鈍傷
■判斷依據代碼　　：1006
□判斷依據中文名稱：心跳呼吸停止

■檢傷級數：1
■判定依據序 1：

圖 1-42　外傷組合

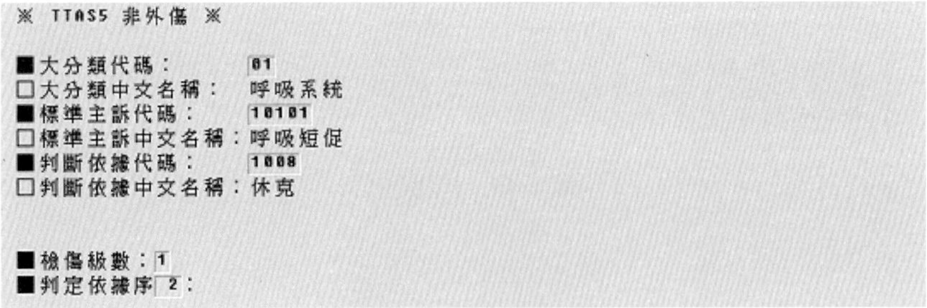

※ TTAS5 非外傷 ※

■大分類代碼：　　01
□大分類中文名稱：　呼吸系統
■標準主訴代碼：　　10101
□標準主訴中文名稱：呼吸短促
■判斷依據代碼：　　1008
□判斷依據中文名稱：休克

■檢傷級數：1
■判定依據序 2：

圖 1-43　非外傷組合

8. 8-3-8「兒非外傷組合」爲維護兒童非外傷（兒科）的大分類、主訴及判定依據間關聯、判定依據之順序及檢傷級數（圖 1-44）。
9. 8-3-9「外傷常用主訴」爲維護外傷的常用主訴說明及外傷組合（圖 1-45）。
10. 8-3-A「非外傷常用主訴」爲維護非外傷的常用主訴說明及非外傷組合（圖 1-46）。

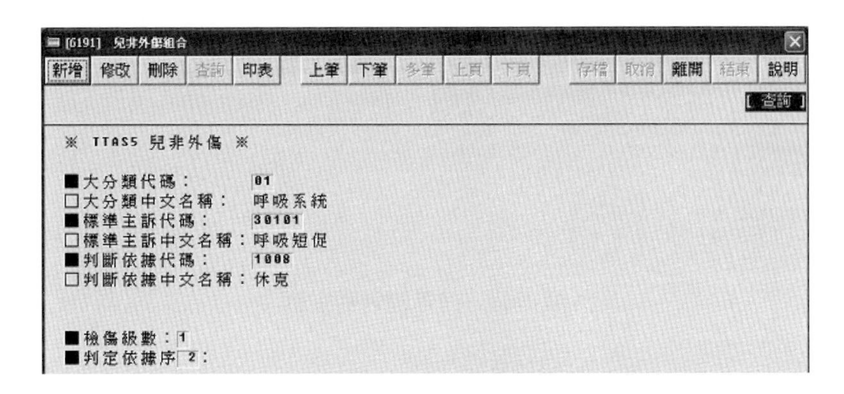

圖 1-44　兒非外傷組合

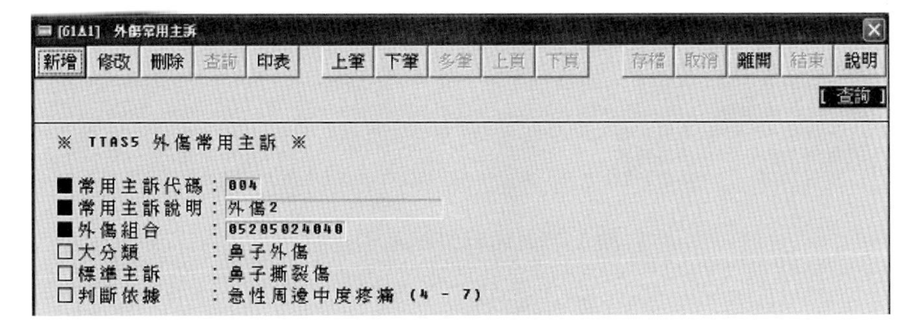

圖 1-45　外傷常用主訴

11. 8-3-B「兒非外傷常用主訴」爲維護兒科常用主訴說明及兒非外傷組合（圖1-47）。

12. 8-3-C「級數修改原因」爲維護修改分級時下拉選單中的修改原因（圖1-48）。

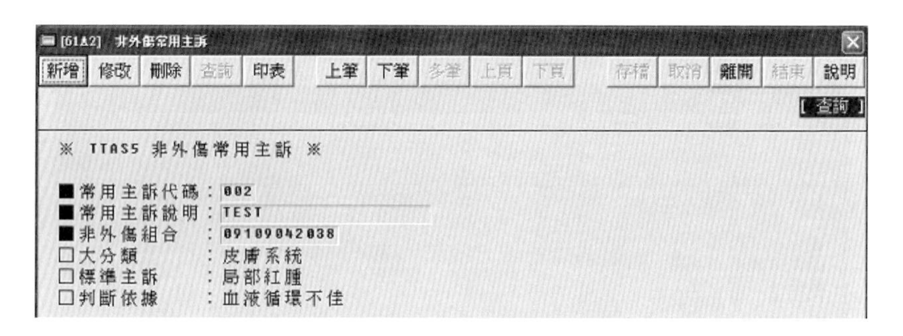

圖1-46　非外傷常用主訴

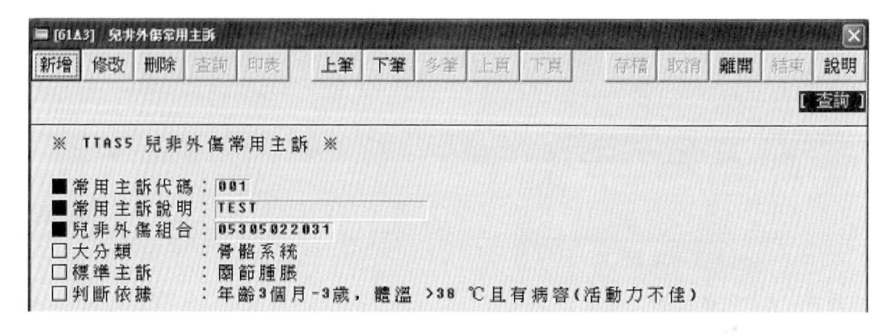

圖1-47　兒非外傷常用主訴

13. 8-3-D「加害人」爲維護特殊個案的家暴、性侵害及兒虐的加害人選項（圖 1-49）。

8-3-2 到 8-3-8 爲五級檢傷作業之系統資料，會於系統上線前先將資料轉入代碼檔。而 8-3-C 與 8-3-D 之代碼檔也會於系統上線前先轉入基本資料。

作業位置四

急診醫令系統→基本代碼→急診醫令參數

「急診醫令參數」第一頁中「掛號前是否先執行檢傷分類作業」上「Y」，第三頁「啓用急診五級檢傷作業」上「Y」，如此於掛號作業掛急診存檔後，會跳出「已檢傷未掛號清單」讓使用者以檢傷日期查詢檢傷資料以便連結（圖 1-50）。

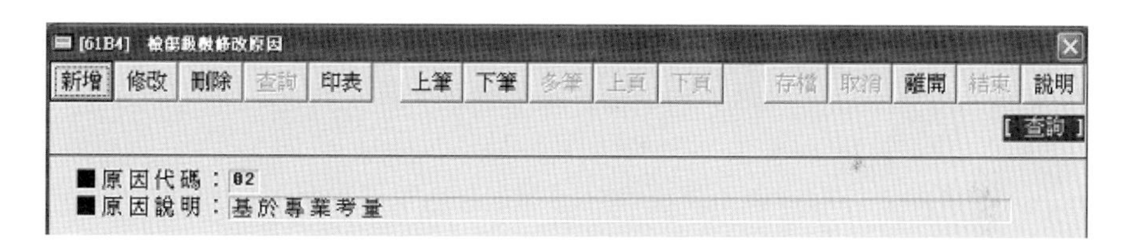

圖 1-48　級數修改原因

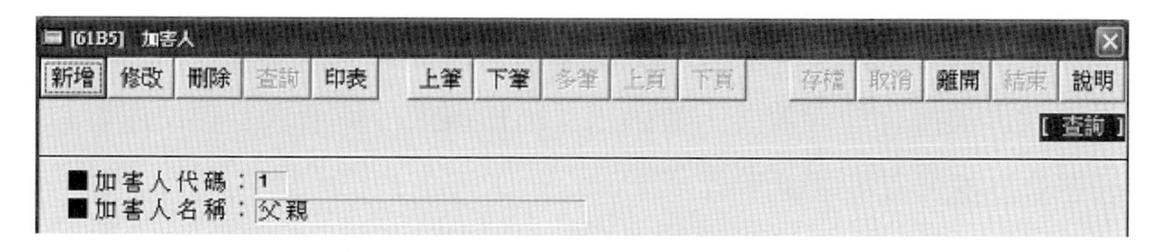

圖 1-49　加害人選項

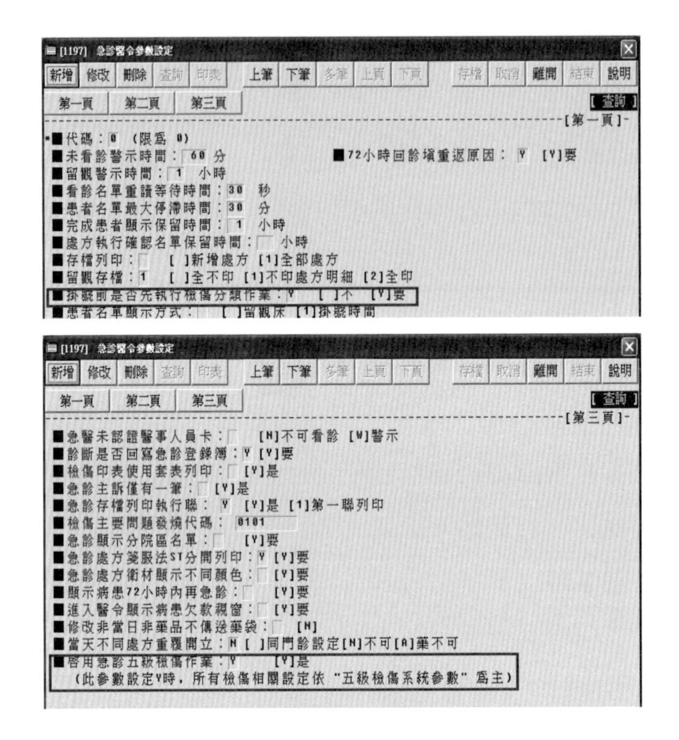

圖 1-50　急診醫令參數作業

作業位置五

掛號管理系統→掛號作業→掛號管理作業

若急診醫令系統→5-1「急診醫令參數」的第一頁「掛號前是否先執行檢傷分類作業」項目及第三頁「啓用急診五級檢傷作業」項目皆上「Y」，則於掛號作業掛急診存檔後，會跳出「已檢傷未掛號清單」讓使用者以檢傷日期查詢檢傷資料以便連結。

1.「F2.複診」→使用自費或健保不刷卡就診→「F9.確定」（圖1-51）。

2. 輸入病歷號碼「775」、診間爲「99」、方式爲「2」→「F9.存檔」（圖 1-52）。

3. 存檔選擇視窗中，選擇「確定存檔」或「連結批價」，待存檔完成後會跳出「已檢傷未掛號清單」讓使用者以檢傷日期查詢出欲連結之檢傷資料。

   - 檢傷患者姓名爲「患者」開頭，則會詢問是否確定檢傷病患與掛號病患爲同一人。確定爲同一人則會將掛號病患之基本資料存入檢傷資料中。
   - 當選取之檢傷病患基本資料與掛號病患不符時，會詢問是否確定爲同一人。確定爲同一人，才會將掛號編號寫入檢傷資料中做關聯（圖 1-53）。

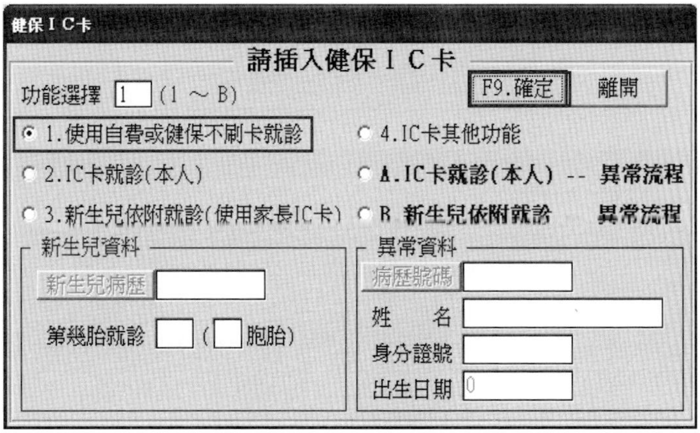

圖 1-51　掛號管理作業一

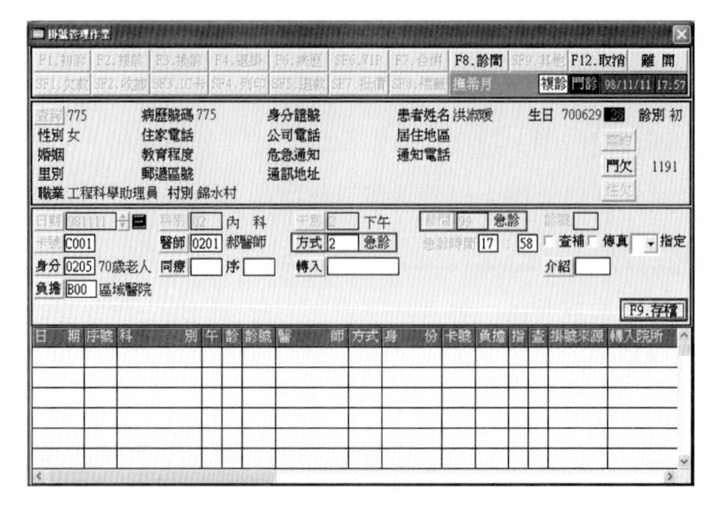

圖 1-52 掛號管理作業二

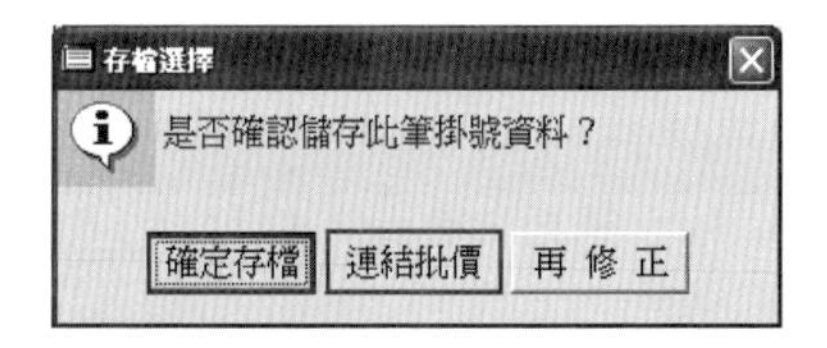

已檢傷未掛號清單

檢傷日期 98/11/10

檢傷日期	檢傷時間	姓名	性別	年齡	生日	身分證字號	檢傷序號
098/11/10	15:52:12	邱慶平	男	43歲	54/12/14	0000000000	09811110037
098/11/10	16:03:20	林小小	女	5個月	98/ 6/ 6	0000000000	09811100066
098/11/10	16:03:49	林小小	女	5個月	98/ 6/ 6	0000000000	09811100067
098/11/11	12:00:02	患者A					09811110001
098/11/12	14:17:13	A1	男	53歲	45/ 1/ 1	0000000000	09811120052

確定 離開

圖 1-53 掛號管理作業三

五級檢傷之施行後，其效度和精確度，特別是大量病患時檢傷速率，必然受到質疑挑戰，進一步的調整和改進措施必將隨之提出，值得注意。

第四節　檢傷原理活用於時間管理

人沒有那麼多病，是健保帶來濫用，醫療原本專業，因濫用而自貶身價。急診運用檢傷技巧，要在芸芸眾生中找出眞正急重症及時搶救，給醫療帶來效率與安全，同樣的技巧運用於日常生活也可以帶來安全與效率，此需智慧訓練與勇氣，非凡人可以想像，此乃急診專業也。

結論

萬變不離其宗，對於大量傷患的急診經營，急診檢傷確實有篩檢、分流、效率與安全效果，導入電腦檢傷固然更增精確，但還是以現場處理病人爲優先考量。至於在病人不多的時候，或是中小型醫院急診，由於病情較輕，病人較少，每位病人反而都能快速處置，而不必拘泥於檢傷的限制。

參考文獻

1. 山本保博等。《檢傷的意義和實際》。日本：莊道社，一版，1999。
2. 邱曉彥等。臺灣急診檢傷新趨勢——五級檢傷分類系統。《護理雜誌》，2008; 55:87-9。
3. 衛生福利部公告「急診五級檢傷分類基準」http: //www.doh.gov.tw/ufile/doc/.
4. Kevin Mackway-Jones, Emergency triage, 2nd edition, BMJ publishing group, BMA house, Tavistock square, Lodon WC1H9JR, 1997.

第二章　兒科

第一節　小兒內科

兒童會出現於急診，主要是在假日或深夜，一般小兒科診所休診之時，急診醫師應該熟悉高級小兒救命術（Advanced pediatvic life support, APLS）以及常見小兒急症，特別是疾管署提示的常見傳染病包括腸病毒、輪狀病毒感染等等。至於其他小兒科專科疾病，如先天性畸形、唇裂或是生長遲滯、預防及慢性疾病等，則轉診給小兒專科醫師慢慢處理即可。

急診兒童評估包括外觀（Appearance）、呼吸情形（Work of breath）、皮膚循環（Circulation of skin）三項，在外觀方面，再細分成肌張力（Tone）、互動（Interactiveness）、安撫（Consolability）、眼神（Look/Gaze）、哭聲（Speech/Cry）；在呼吸方面，包括異常呼吸音、異常姿勢、胸凹、鼻翼煽動、點頭式呼吸；在皮膚循環方面，包括蒼白、大理石斑、發紺（Cyanoscs）。兒童正常生命徵象和成人不同，請見表 2-1。

兒童昏迷指數（Glasgow coma scale），$E_4V_5M_6$，總分 3～15 分，若是 8 分以下，表示病情嚴重，其算法和大人也略有不同，需要仔細分辨（表 2-2）。

以發燒爲主訴者，在四個月大以下嬰兒必須考慮到腦膜炎或是敗血症，病情變化很快，必須急送小兒加護病房嚴密觀察；四個月大以上則以呼吸道感染爲主。此外，中耳炎、敗血症、肺炎和尿道感染都必須考慮，也要針對這些方面來採集檢體，以確定診斷。

表 2-1 兒童正常的生命徵象

年齡	心跳	呼吸	收縮壓
新生兒	90～180	40～60	60～90
1 個月大	110～180	30～50	70～104
3 個月大	110～180	30～45	70～104
6 個月大	110～180	25～35	72～110
1 歲	80～160	20～30	72～110
2 歲	80～140	20～28	74～110
4 歲	80～120	20～26	78～112
6 歲	75～115	18～24	82～115
8 歲	70～110	18～22	86～118
10 歲	70～110	16～20	90～121
12 歲	60～110	16～20	90～126
14 歲	60～110	16～20	92～130

＊低血壓判別：新生兒收縮壓< 60mmHg；嬰兒收縮壓< 70mmHg；小孩收縮壓< 70+2×年齡 mmHg。

＊正常心跳（呼吸）：0～6 個月 < 160 (60)；6～12 個月 < 140 (40)；1～6 歲：< 120 (30)；6～12 歲：< 100 (20)。

一般發燒在 38°C 左右，沒有任何不適，這是身體正常免疫反應，並不需要退燒，給予冰枕即可。若是發燒合併食慾減退以及活動力下降，就必須使用退燒藥物，而以 Acetaminophen 爲首選藥物。高燒超過 39°C，可能造成熱痙攣，要先給予溫水擦拭和肛門塞劑 voren supp 退燒。

表 2-2 昏迷指數比較表

E_4

Eye opening		
Score	0-1 y/o	>1 y/o
4	Spontaneous	Spontaneous
3	To shout	To command
2	To pain	To pain
1	No response	No response

V_5

Verbal response			
Score	0-2 y/o	2-5 y/o	>5 y/o
5	Appropriate cry	Appropriate word	Oriented
4	Cry	Inappropriate word	Disoriented
3	Inappropriate cry	Cry	Inappropriate word
2	Grunts	Grunts	Incomprehensible sound
1	No response	No response	No response

M_6

Motor response		
Score	0-1 y/o	>1 y/o
6		Obey sound
5	Localize pain	Localize pain
4	Flexion withdrawal	Flexion withdrawal
3	Decorticate	Decorticate
2	Decerebrate	Decerebrate
1	No response	No response

隨著社會進步，民智漸開，民衆對於兒科診療要求也越來越多，開藥盡量使用小兒專用藥，避免使用成人藥物磨粉代用，以免遭到質疑；若是病人要求非看兒科專科醫師不可，則急診醫師也樂得順應民情，代爲照會或轉診，特別是高度風險的小兒急重症，應由急重症照護能力認證之兒科重症照護中心接手比較安全，不可逞強，避免無謂的紛爭和風險。

腸病毒感染

腸病毒爲一群病毒的總稱，分爲人類腸病毒 A、B、C、D（Human enterovirus A、B、C、D）型，其中腸病毒 71 型（Enterovirus Type 71）被歸類於人類腸病毒 A 型。在所有腸病毒中，除了小兒麻痺病毒之外，以腸病毒 71 型最容易引起神經系統的併發症。腸病毒適合在濕、熱的環境下生存與傳播，臺灣地處亞熱帶，全年都有感染個案發生，所以腸病毒感染症儼然已是臺灣地區地方性的流行疾病之一。引起腸病毒感染併發重症之型別以腸病毒 71 型爲主，克沙奇病毒（Coxsackievirus）居次。

臨床上有些則會出現特殊的臨床表現，如手足口病（Hand-foot-mouth disease）、疱疹性咽峽炎（Herpangina）、無菌性腦膜炎、病毒性腦炎、肢體麻痺症候群、急性出血性結膜炎（Acute hemorrhagic conjunctivitis）、嬰兒急性心肌炎及成人心包膜炎、流行性肌肋痛、急性淋巴結性咽炎（Acute lymphonodular pharyngitis）、發燒合併皮疹（Febrile illness with rash）等。

一、疱疹性咽峽炎：由 A 族克沙奇病毒引起，特徵爲突發性發燒、嘔吐及咽峽部出現小水泡或潰瘍，病程爲 4～6 天。病例多數輕微，少數併發無菌性腦膜炎（圖 2-1）。

二、手足口病：由 A 族克沙奇病毒及腸病毒 71 型引起，特徵爲發燒及身體出現小水泡，主要分布於口腔黏膜及舌頭，其次爲軟顎、牙齦和嘴唇，四肢則是手掌及腳掌、手指及腳趾，常因口腔潰瘍而無法進食，病程爲 7～10 天。

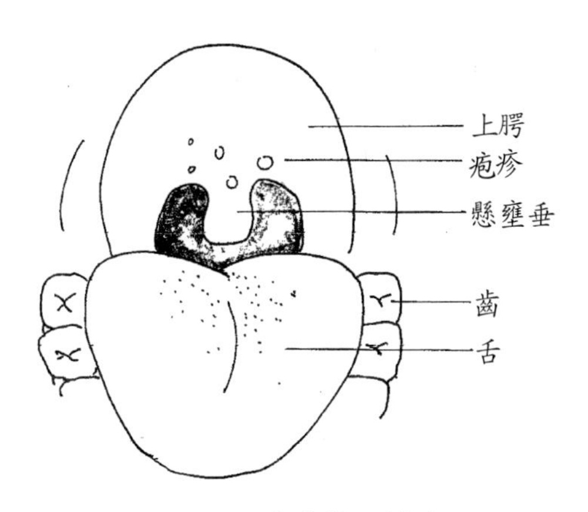

圖 2-1　疱疹性咽峽炎

三、嬰兒急性心肌炎及成人心包膜炎：由 B 族克沙奇病毒引起，特徵爲突發性呼吸困難、蒼白、發紺、嘔吐。開始可能誤以爲是肺炎，接著會又明顯心跳過速，快速演變成心衰竭、休克，甚至死亡。

四、流行性肌肋痛：由 B 族克沙奇病毒引起，特徵爲胸部突發陣發性疼痛且持續數分鐘到數小時，合併發燒、頭痛及短暫噁心、嘔吐和腹瀉，病程約一週。

五、急性淋巴結性咽炎：由 A 族克沙奇病毒引起，特徵爲發燒、頭痛、喉嚨痛、懸壅垂和後咽壁有明顯白色病灶，病程爲 4～14 天。

六、發燒合併皮疹：與各類型克沙奇及伊科病毒都有關，皮疹通常爲斑丘疹狀，有些會出現小水泡。

診斷

新生兒鮮少出現手足口病或疱疹性咽峽炎，而以發燒、嘔吐、活力不佳、肝炎、心肌炎、腦膜腦炎或肺炎表現。以咽喉拭棒或咽喉洗液、糞便或直腸拭棒、脊髓液或水泡內滲出液，用組織或細胞培養來分離病毒，再用標準血清以中和試驗法測定病毒的種類及型別。檢測血清中特異性 IgM 抗體的產生，或急性期與恢復期兩者血清 IgG 抗體有四倍以上的增加者。

注意重症發生之三大前兆為：持續昏睡、持續嘔吐與肌躍型抽搐。

處置

腸病毒感染症目前並沒有特效藥，只能採取支持性療法（如退燒、止咳、打點滴等），絕大多數患者會在發病後 7～10 天內自行痊癒，僅有少數患者會出現嚴重併發症才需要通報疾管署。有疑似感染者，其處置方法如下所示：

- 症狀治療以打靜脈點滴，控制發燒為主。病人因咽喉疼痛而拒食，可以冰淇淋餵食，局部噴灑類固醇藥物止痛消炎。
- 口服沙賓疫苗對特定型腸病毒感染有預防效果。
- 隔離、勤洗手、避免上學與出入公共場所。
- 採檢、通知感染管控組，送檢體至疾病管制署確認。
- 確認感染後通報。腸病毒感染併發重症，為第三類法定傳染病，須於一週內通報。

衛生教育

- 腸病毒感染並無特效藥治療，以緩解症狀為主。
- 勤洗手及保持良好個人衛生，遵守「濕、搓、沖、捧、擦」的原則。
- 注意均衡的營養及適當的運動。
- 注意居家環境衛生及通風，流行期間避免出入擁擠的公共場所。
- 避免接觸受感染者或疑似感染者；勿與患童共用同一食具。
- 患童應停止上學一個禮拜，並接受治療及多休息，避免傳染其他同學。若家中有第二或第三個患童，應特別小心疾病嚴重度會比較提高。
- 避免與孕婦或新生兒接觸，以防止傳染。
- 若有任何疑問，包括服藥後有不適症狀，如皮膚癢疹、眼皮腫脹，甚至呼吸困難等，請立即停藥並洽急診處。

急性腸胃炎（Acute gastroenteritis, AGE）

腸胃炎的致病原包括細菌、病毒和寄生蟲等，最常引起病毒性腸胃炎的病毒為諾羅病毒（Norovirus）及輪狀病毒（Rotavirus），而杯狀病毒（Calicivirus）、星狀病毒（Astrovirus）以及腺病毒（Adenovirus）40 和 41 型也可能致病。諾羅病毒廣泛分布全球，近期於日本、美國、歐洲等國家均有規模不等之疫情發生，美國疾病管制局（CDC）評估每年約 2,300 萬人次因感染諾羅病毒而造成腸胃炎，其中有 50% 是經由食物傳播。從 1997～2000 年之間，共有 232 次叢集事件，57% 經由食物傳播，16% 為人傳人，3% 藉由被病毒汙染的水傳播，以及 23% 原因不明。最易發生的場所包括飯店（36%）、照護中心（23%）、學校（13%）和輪船（10%）。輪狀病毒分布，依據美國疾病管制局 2003 年全球統計，顯示已開發國家中，小於五歲的小孩大多已經感染過輪狀病毒，我國之流行年齡層分布亦同。病毒性腸胃炎主要透過口糞途徑傳播，如經由與病人的密切接觸（與病人分享食物、水、器皿、接觸到病人的嘔吐物、排泄物或病人曾接觸的物體表面）、吃到或喝到汙染的食物或飲料。

輪狀病毒感染非常普遍，根據國際衛生組織估計，每年約有一億五千萬名兒童受到感染，主要發生於第三世界落後地區，其中一百萬人脫水死亡。在溫帶國家主要集中於秋冬兩季，但在臺灣則較無季節差異。以口糞方式傳染，好發於三歲以下小孩，且近來有逐年減少之趨勢。潛伏期約三天，初期症狀如同感冒，有咳嗽、流鼻水和倦怠感，而後有嘔吐與水瀉，此為主要症狀；糞便如同水樣、有酸臭味，而沒有血絲或濃稠黏液。一般三天就可以緩解。

處置

- 做糞便培養，糞便輪狀病毒抗原檢查。
- 嚴重腹瀉應暫時禁食，注意腹瀉與嘔吐會造成脫水與電解質不平衡，應予以靜脈點滴補充水分與電解質 10 mL/kg。

- 輕度腹瀉沒有絕對禁食必要，每次少量給予比菲德氏益生菌和口服小兒電解質糖液，可縮短病程 2～3 天。
- 症狀治療以 Gascon、Biogen、Lacter-B、Imodium、Buscopan 爲主，但須注意 Imodium 不能用於細菌性腸炎。
  - 目前市面上已有輪狀病毒疫苗可以接種。

衛生教育

1. 居家照護及注意事項
   - 通常醫師會視實際情況，建議病患禁食 4～6 小時。
   - 若無劇烈腹瀉、嘔吐、腹痛、腹脹或哭鬧不安之情形，在醫師允許下，可使用腹瀉時專用的電解質液矯正脫水情形及改善腹瀉。
   - 腹瀉時，以稀飯、白吐司、米湯爲主，不宜進食蛋類、油類及太甜的食物。
   - 以牛奶爲主食的病童，可先以半奶（即濃度稀釋成一半之牛奶）或無乳糖配方奶餵食。
   - 注意肛門口衛生，勤換尿布與清洗，擦嬰兒油保護皮膚及禁止量肛溫與塞劑，防止感染與造成紅臀。
   - 須等 2～3 天症狀逐漸改善後，才可恢復平日飲食。
   - 不要和其他健康的嬰兒、幼兒、兒童或老人在同一房間遊戲或接觸，在停止腹瀉、嘔吐之後，這種區隔應該持續至少兩天。
   - 感染後建議在家休息，不要去托兒所、上學或上班。
   - 若有上吐下瀉不止、腹部劇烈痙攣性絞痛、糞便帶血、高燒不退、抽搐、癱瘓、虛弱無力等不適之症狀時，需立即返回醫院。
2. 若有任何疑問，包括服藥後有不適症狀，如皮膚癢疹、眼皮腫脹，甚至呼吸困難等，請立即停藥並洽急診處。

小兒腹痛（Abdominal pain）

小兒產生腹痛的原因很多，最常見的爲消化不良、便秘（Constipation）和腸胃炎（Gastroenteritis）。在初步診查時，發現有發燒、反彈痛，或是生命徵象異常時，就要有警覺敗血症或手術可能；若是只有單純腹脹，沒有其他相關異常時，可以先灌腸通便，再觀察變化，若灌腸後仍然感到不舒服，則必須進一步檢查，包括全血檢驗和安排 X 光檢查（圖 2-2）。

而安排腹部 X 光檢查時，必須注意到 AAIIMM 此六種狀況：腸沾黏（Adhesion）、闌尾炎（Appendicitis）、腸套疊（Intussusception）、腸嵌入（Incarceration）、憩室（Meckel diverticulum）與巨大結腸症（Megacolon）。

因此以腹痛症狀爲主訴的病人，要更進一步找出其他相關症狀，尤其是兒童表達能力有限，很多身體不適都只是以腹痛主訴來表達，如何做出正確診斷和處置，其他相關症狀的呈現就顯得相當重要，特別是腹痛加上發燒，得特別小心求證。

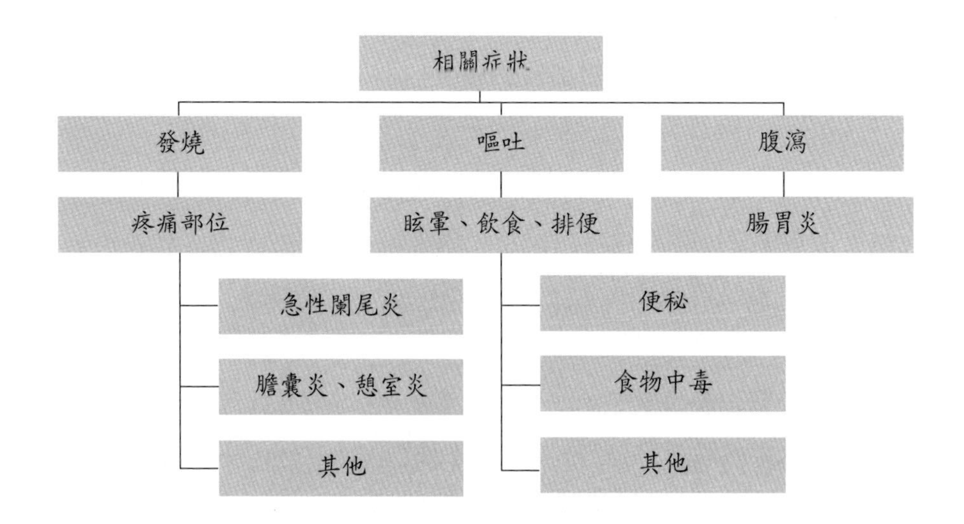

圖 2-2　小兒腹痛診斷流程

診斷

做完腹部 X 光檢查後，一般而言，腸氣嚴重缺乏（Extreme paucity of gas）常見於腸阻塞、嚴重嘔吐和腹瀉。而襞褶（Plicae）和結腸袋（Haustration）因脹氣而消失，可見平滑的內壁，腸子擴張像水管或香腸。空氣液體並列（Air-fluid level）在腸阻塞也很常見到。

導致腸套疊發生的原因大多無法得知，推測可能與腸道淋巴結腫大造成的蠕動異常有關，也可能在病毒感染、腸胃炎或上呼吸道感染後發生。只有少部分可能是其他疾病所造成，如過敏性紫斑、腸息肉、腸憩室，甚至是一些腸道腫瘤或手術所造成。

腸套疊比較困難的是診斷，因爲腸套疊大多發生在較小的小孩，根據統計，60% 的病例發生在一歲以下的小孩，而 80% 的病例發生在兩歲以前，且男生爲女生的四倍。由於這個年紀的小孩，言語溝通能力不佳，當身體不適時，多以哭鬧來表現，就醫時端賴家屬所提供的訊息加以判斷。

腸套疊有三個典型症狀：間歇性腹痛或哭鬧、果醬樣的大便和腹部摸到香腸狀腫塊，但眞正如此典型的病例卻相當少見。大部分的病人只有間歇性的腹痛、哭鬧，或伴隨噁心、嘔吐，有賴醫師的高度警覺，並予以腹部超音波及肛診等檢查，才能及早發現。

一旦懷疑有腸套疊，腹部超音波是最方便、診斷率最高的工具。腸子套疊處在超音波下，會呈現出「箭靶」（Target）或者是「僞腎」（Renal mimic）的特徵。一旦發現，可照會兒科確診，安排「下消化道攝影」，利用顯影劑所造成的液體壓力，或是利用特殊儀器灌空氣，以空氣壓力幫助腸套疊復位。若套疊時間太久，復位失敗而有腸道壞死穿孔的情況發生時，必須以外科手術治療。

一般成人急性腹症可見到的症狀，例如腹強直（Muscle guarding），在小孩由於腹肌未成熟，不一定會出現，至於反彈痛（Rebounding pain），幼兒也不一定能夠表達，必須注意其表情來判斷。

病人的嘔吐物和糞便，也有助於診斷，根據膽汁有無，可以估算阻塞位置；腸道阻塞若在迴腸末端，並不一定會出現嘔吐症狀。突然腸道發生阻塞可以腸蠕動音（Bowel sound）增加和金屬音（Metalic sound）來佐證，但是也有腸道蠕動減緩的情況發生。

對於外科來說，正確診斷還不如開刀時機判斷來得重要，腸道阻塞可能發生的原因很多，若遲遲不得緩解，或是發生腸穿孔或壞死，而有腹膜炎徵象，就是剖腹探查的時機。

處置

三歲以下給予 30mL 灌腸劑（Enema），八歲以上再加上軟便劑和消化劑，包括表飛鳴（Biofermin）等，囑咐多進食蔬菜水果，三餐要定時。

衛生教育

1. 腹脹、下腹壓痛、嘔吐、數日無排便，有以上幾種狀況時皆須特別小心。
2. 居家照護及注意事項
   - 多喝水（水、糖水或嬰兒六個月以上可加蘋果汁除外的果汁，例如柳橙汁）。
   - 養成每天定時排便的習慣。
   - 每日按摩臍部四周 3～4 次（依順時鐘方向旋轉），每次五分鐘，以促進胃腸蠕動。
   - 二天以上未解便或二天硬便時，可以棉棒抹凡士林，深入肛門內兩公分，旋轉數次以搗碎近肛門處之大便，便於排便。
   - 依醫師指示使用軟便劑。
   - 若超過三天仍未解便仍無法排便才給予灌腸。
3. 若有任何疑問，包括服藥後有不適症狀，如皮膚癢疹、眼皮腫脹，甚至呼吸困難等，請立即停藥並洽急診處。

上呼吸道感染（Upper respiratory tract infection, URI）

上呼吸道感染是小兒最常見的疾病，其次為咽喉炎（Pharyngitis），由於絕大多數病因來自於濾過性病毒，因此沒有使用抗生素的必要。濫用抗生素除了會被健保刻刪外，也會造成抗藥性之產生。一般症狀為輕度發燒、倦怠感、喉嚨痛，伴隨有腸胃不適症狀，只要對症治療，喝水多休息即可。

由於 A 群鏈球菌（Group A Streptococcus）會導致風濕熱（Rheumatic fever），帶來不少併發症，迫使很多開業醫生對小孩之上呼吸道感染使用抗生素，以期收亂槍打鳥之效，但是實際上，Group A β-hemolytic streptococcus 感染僅占上呼吸道感染之 1.7%，其他絕大多數是濾過性病毒感染（42%），對於症狀非常可能是 Group A β-hemolytic streptococcus 者，可以先做咽喉培養，等培養結果證實後，再使用抗生素也不遲。

Group A β-hemolytic streptococcus 典型症狀為突發性高燒寒顫、喉嚨痛、頸部淋巴腫大（圖 2-3）、聲音沙啞、無咳嗽，視診可見懸壅垂紅腫、上顎黏膜呈點狀、身上可見猩紅斑點，兩側頸淋巴腺腫大壓痛，多發生在冬天或早春時節，5～15 歲小孩比較常見，成人很少。反之，若有咳嗽、腹瀉、結膜炎、聲音沙啞等症狀，則比較傾向為濾過性病毒感染。

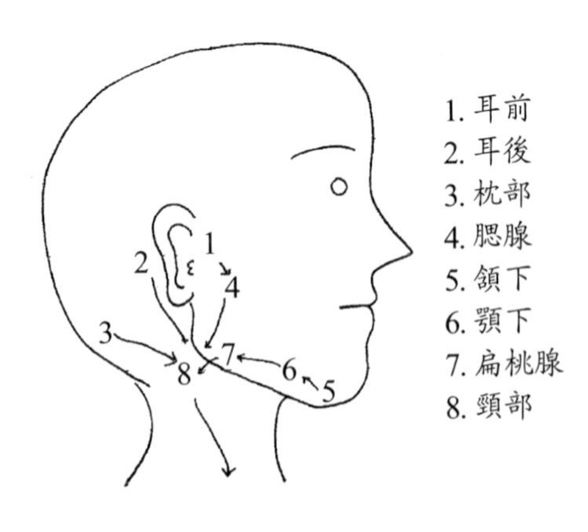

圖 2-3　頸部淋巴腺分布

處置

- 對於濾過性病毒感染，則施以症狀治療即可。
- 懷疑是 Group A β-hemolytic streptococcus 感染，則使用喉頭拭子，快速篩檢與培養，若爲陽性，則使用 Amoxicillin 十天，對盤尼西林過敏者可以使用 Erythromycin。
- 對於哮吼，先照頸部 X 光，可見到會厭軟骨黏膜腫大呈拇指狀（Thumb sign），局部使用 Bosmin、O_2 mask、Solucotef 10 mg/kg 和 5mg/kg/6 hr、Ampicillin 100mg/kg/day。

衛生教育

- 平時多喝開水，多休息。
- 發燒和頭痛可以使用冷敷和藥物來緩解。
- 避免刺激性高的食物，如辛辣、乾硬食物、菸酒。

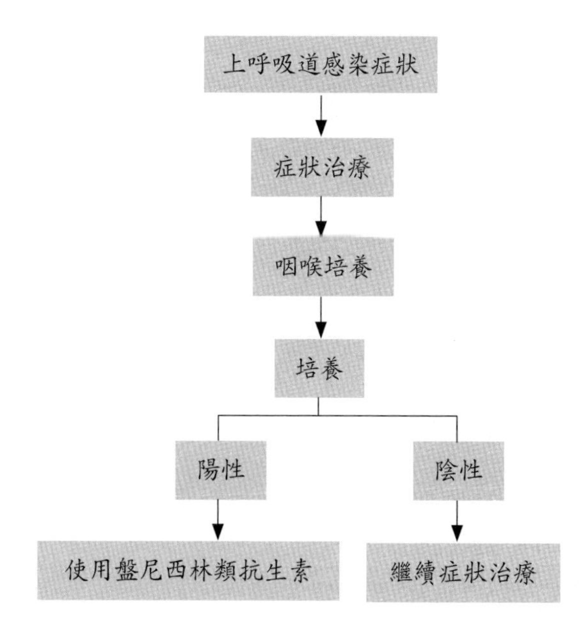

圖 2-4　上呼吸道感染處置流程

- 避免出入公共場所，多洗手，不要與人共用毛巾。
- 若出現意識不清、抽筋、心悸、氣喘、全身紅疹或水泡、上吐下瀉等情況，則須即時回診。
- 預防感冒在於正常作息、空氣流通、充足睡眠和休息。

扁桃腺炎（Acute tonsilitis）

扁桃腺炎是扁桃腺受到病毒或病菌感染所引起。症狀爲扁桃腺紅腫，咽喉有乾燥感，吞嚥時感覺疼痛、畏寒、發燒。一般不用做病毒培養，但若懷疑是鏈球菌則須靠培養來確定。A 群鏈球菌可在學齡前兒童身上造成猩紅熱（Scarlet fever），症狀除了發燒、咽喉炎外，還有全身癢疹、面部潮紅，而後有心肌炎（Myocarditis）和風濕熱（Rheumatic fever）之免疫反應，不可等閒視之。

處置

對於細菌性咽喉炎（Bacterial pharyngitis）和扁桃腺炎使用抗生素、止痛藥、抗組織胺來止癢；扁桃腺局部處理，可用咽喉抹片培養；但若是已經在門診治療過，卻未改善仍有呼吸困難、高燒不退、休克等症狀，則改用以靜脈點滴，收治住院。且盤尼西林使用至少十天。

衛生教育

1. 居家照護及注意事項
   - 平時多喝開水，以促進痰液變稀。
   - 局部疼痛可以使用冷敷來緩解。
   - 避免刺激性高的食物，如辛辣、乾硬食物、菸酒。
   - 請依醫師指示按時服用藥物。
   - 發燒超過 38.5°C 時使用塞劑退燒。
2. 若有任何疑問，包括服藥後有不適症狀，如皮膚癢疹、眼皮腫脹，甚至呼吸困難等，請立即停藥並洽急診處。

中耳炎（Otitis media）

由於小孩耳咽管較寬而短，因口鼻病毒或病菌感染，侵入中耳而引起中耳炎。根據美國統計，中耳炎爲小孩就醫最常見原因，其症狀爲發高燒、耳朵痛、流膿，耳後以及頸部淋巴腺腫大，併發症爲腦膜炎、乳突炎、腦膿瘍與聽力喪失，所以要積極處理。

處置

(1)止痛、退燒。(2)耳鏡檢查可見耳膜鼓脹、紅腫。(3)Tarivid otic drop 局部耳滴劑使用。(4)抗生素 Augmentin 連續使用兩週。(5)照會耳鼻喉科安排追蹤治療。

衛生教育

1. 居家照護及注意事項
    - 平時多喝開水，以促進痰液變稀。化痰藥也有效。
    - 局部疼痛可以使用冷敷來緩解。
    - 睡覺時以枕頭墊高頭部，有助於中耳積水排出。
    - 避免刺激性高的食物，如辛辣、乾硬食物、菸酒。
    - 請依醫師指示按時服用抗生素至少十天。
    - 耳膜腫脹蓄膿須接受耳膜切開引流。
    - 發燒超過 38.5 °C 時使用肛門塞劑退燒。
    - 使用耳滴藥後耳朵向後向上拉，維持固定姿勢十分鐘。
    - 定期做聽力檢查。
    - 若有高燒不退、意識不清、抽筋現象，須立即就醫。
2. 若有任何疑問，包括服藥後有不適症狀，如皮膚癢疹、眼皮腫脹，甚至呼吸困難等，請立即停藥並洽急診處。

支氣管肺炎（Bronchopneumonia）

可能是年紀和解剖結構的關係，小兒肺部感染診斷以支氣管肺炎（Bronchopneumonia, bronchiolitis），而成人則以肺炎（Pneumonia）表現。呼吸道融合病毒（Respiratory syncytial virus, RSV）是最常見病因，其他還包括流行性感冒病毒、腺病毒、痲疹病毒、鼻病毒等。好發於六個月大至兩歲小孩，初期呈現感冒症狀，有發燒與鼻塞等現象，而後有咳嗽、喘鳴聲、發高燒、胃口不佳等變化，診斷靠痰液、血液培養，胸部 X 光可見肺氣腫（Plumonary emphysema）、擴張不全（Bronchiectasis）與肺門浸潤（Hilar infiltration）。

處置

(1)靜脈點滴補充水分和電解質。(2)拍痰與體位引流。(3)止咳用 Secorine，化痰用 Flutafin、Acetylcysteine。(4)支氣管擴張劑吸入 Berotec、Antica、Ventolin、Bricanyl。

衛生教育

1. 居家照護及注意事項
   - 給予拍痰及姿位引流，除了在飯前飯後一小時內勿拍外，其餘時間應盡量拍。拍痰時，動作應持續二十分鐘，效果較佳。拍痰時，手掌拱起如杯狀，快速做扣擊背部動作，避免打在脊椎、腹部和胸骨。
   - 平時多喝開水，以促進痰液變稀。
   - 避免進出公共場所、避免接觸患有呼吸道疾病的人，以預防感冒。
   - 維持室內環境的清潔、保持室內空氣流動。
   - 適當休息，避免再著涼。
   - 請依醫師指示按時服用藥物或使用退燒藥物。

2. 若有任何疑問，包括服藥後有不適症狀，如皮膚癢疹、眼皮腫脹，甚至呼吸困難等，請立即停藥並洽急診處。

氣喘（Asthma）

在美國，氣喘是兒童最常見的慢性病，影響至少占人口的 5%；在臺灣，氣喘發作常見於秋末冬初、春末夏初，以及開學初期。造成氣喘主要來自於過敏體質和環境因子，包括塵蟎、蟑螂、黴菌、狗貓等寵物皮屑、花粉、病毒感染，常造成呼吸道浮腫、發炎，分泌物增加，影響呼吸順暢。

兒童氣喘會隨年紀增長而改善，至少有 1/3 會完全痊癒。發作時其症狀為突發性呼吸困難、哮喘音、咳嗽、痰多、胸悶；此外診斷氣喘不一定非有囉音（Wheezing）不可，小孩呼吸急促、肋間塌陷、頻頻咳嗽，就要懷疑是否氣喘發作。然而小孩表達能力有限，有時要從表情和身體變化來做判斷。

處置

初次發作或症狀加劇皆必須做過敏原檢查、胸部 X 光、CBC。照 X 光排除是否有氣胸、異物吸入、肺炎或是其他問題，避免過敏原和刺激因子，為治療之原則，但抽動脈血氣體分析對治療沒有助益。當急性發作時使用支氣管擴張劑吸入，抗發炎藥物包括類固醇，再轉給胸腔科門診長期使用攜帶式噴霧吸入藥物。

六歲以上小孩，可以照會胸腔科做肺活量檢測，記錄並追蹤最高呼氣量變化（Maximal expiration volume）。攜帶式噴霧藥物使用後，每二十分鐘可重複一次，超過兩小時未改善，則改用支氣管擴張劑吸入，供應氧氣。

若伴有發燒、合併感染、休克、吸入治療無效時，則以靜脈點滴 Aminophylline，使用類固醇和抗生素，80% 可以緩解；但若是重度氣喘，則安排住院；當發生呼吸衰竭昏迷時，要做氣管內插管，入住加護病房。

- Taita No2（500）IV drip。
- 支氣管擴張劑吸入治療。
- Aminophylline（250）, Loading dose 5 mg/kg, Maintenance dose 1 mg/kg/hr。注意有時會引起癲癇發作。
- Prednisolne 2 mg/kg IV，短期使用較無副作用。
- Bosmin 0.3 mL SC。

衛生教育

1. 居家照護及注意事項
   - 避免二手菸。
   - 避免感冒，若有發燒及呼吸困難時，應前往就醫。
   - 合宜室溫，避免寒冷、乾燥的空氣，平時應注意保暖。
   - 避免大笑、大哭、情緒過度激動及不必要之心理壓力。
   - 避免接觸過敏原，如花粉、灰塵、動物、毛織性玩偶。
   - 避免劇烈運動，運動前暖身、運動後做緩和運動，亦可預防發作。
   - 攝取均衡營養的食物，避免冰冷及油炸食物；若無心臟病，平日應多喝水。
   - 依照醫生指示服藥，並定期回門診追蹤治療。
2. 若有任何疑問，包括服藥後有不適症狀，如皮膚癢疹、眼皮腫脹，甚至呼吸困難等，請立即停藥並洽急診處。

百日咳（Pertusis）

百日咳是一種侵犯呼吸道的急性細菌性疾病，疾病過程一般分爲三階段，初期疾病發作不明顯，只有輕微性咳嗽。而後 1～2 週，症狀變成爲陣發性咳嗽，且持續 1～2 個月，最後發作逐漸減少且較不嚴重，可能再繼續咳嗽 2～3 週後即會痊癒。

百日咳通常發生於五歲以下兒童，其他年齡層亦有可能發生，但症狀較輕微，以美國爲例，1940 年代後由於疫苗預防注射、良好的營養及醫療設施之改善，疾病發生率及死亡率已有明顯下降，現在美國每年平均報告病例 3,000～5,000 例，且似乎每 3～5 年會出現一次流行高峰。

致病因子爲百日咳桿菌，以飛沫傳染，在臨床遇到咳嗽持續至少兩週，且有：(1)陣發性咳嗽（Paroxysms of coughing）；(2)吸入性哮聲（Inspiratory whoop）；(3)咳嗽後嘔吐（Post-tussive vomiting）症狀。在黏膜期或陣發期早期可用鼻咽拭子（Nasopharyngeal swab）採集標本，分離出百日咳桿菌，或以聚合酶連鎖反應（PCR）呈陽性就可診斷。

處置

使用紅黴素等抗生素（如 Erythromycin、Clarithromycin、Azithromycin）七天，可縮短感染時間，但並不能減輕症狀，除非是於潛伏期或黏膜早期感染即予投藥。

衛生教育

百日咳疫苗，係使用死亡菌體製成，通常與破傷風及白喉類毒素合併爲三合一疫苗（DTP），有痙攣、持續性尖叫、眩暈、腦性病變、體溫高於 40.5°C 等現象，不宜接受注射。

對於不適合接種常規之全細胞性百日咳疫苗之嬰幼兒，可改接種白喉、破傷風、非細胞性百日咳混合疫苗（DTaP）。百日咳疫苗無法提供完全或終身的免疫，對於曝露後才接種者，雖無法抵抗此疾病之發生，但並不需限制其再接受預防注射。

麻疹（Measles）

一般接受常規預防注射流行性腮腺炎疫苗（MMR），以及得過麻疹者可以終身免疫。臺灣接種率已經達 95%，但是在臺灣還是每年會有個位數的病例出現，年發生率大約爲百萬分之一，主要是境外移入病例，來自於大陸、東南亞和日本，因此對於發燒、起紅疹，且三週內曾經造訪過疫區者，必須高度懷疑。

由於其傳染方式爲經由空氣與飛沫傳染，故有痲疹疑慮者必須隔離，潛伏期爲十四天，前驅症狀類似感冒，有咳嗽和鼻炎症狀，接著發燒，然後疹子出現，由頭部開始，有特殊柯氏斑（Koplik）出現在口腔內靠近臼齒的臉頰黏膜上，疹子由耳後開始，由臉上散布至全身，消散後殘留色素沉澱。

診斷

(1)發燒 38°C 以上；(2)全身出疹三天以上；(3)至少具有咳嗽、流鼻水或結膜炎三種症狀中之一。鑑別診斷說明如下：

- 痲疹在口腔內下靠近臼齒處黏膜有柯氏斑。
- 德國痲疹（German measles）之皮疹由臉開始至全身，也從臉部開始消失，爲期僅三天。嬰兒玫瑰疹（Roseola infantum）之皮疹是退燒後所出現的紅疹。
- 猩紅熱初以扁桃腺炎表現，舌頭呈草莓狀，兩天後皮疹與發燒同現，觸摸如砂紙，俗稱鵝頸，投予盤尼西林後退燒。
- 川崎氏症（Kawasaki disease）爲五天以上發燒，草莓舌。

處置

症狀治療，給予靜脈點滴和退燒處置。

- 抽血檢測全血、生化、血小板、CRP、猩紅熱快速診斷拭子。
- 住院、戴口罩、負壓隔離病房以防傳染。
- 針對十五個月大嬰兒，疑似接觸過痲疹病人，三天內追加 MMR，六天內肌注 Immuoglobulin。
- 密切觀察是否有併發症，包括中耳炎、肺炎和腦炎。

- 凡有疑似痲疹，特別有出國、接觸痲疹病人可造成院內感染（Nosocomial infection）和未接種疫苗 MMR 者必須隔離，並通知感染管控組單位，二十四小時內向疾管署通報。

水痘（Chicken pox, Varicilla）

水痘爲一種猝然發作的全身性疾病，於冬末初春流行，經由飛沫或是接觸性感染，全身出現紅疹，其後冒出水痘，三天後結痂，而後二者混合性存在。會產生局部癢痛、發燒，且持續約 1～2 週，偶爾還會產生併發症，如有中耳炎、肺炎，甚至腦炎以及留下疤痕，有時症狀相當嚴重，尤其是成年人。

致病因子爲水痘濾過性病毒（Varicella-Zoster virus），致死率相當低，最常見的致死原因在成人爲原發性肺炎，小孩則爲敗血症和腦炎。但是對於某些特殊體質的患者，如白血病孩童和新生兒，其致死率會高達 5～10%，在兩個月大前得過水痘會增加得到帶狀疱疹（Herpes zoster）的機會，年紀越大，發病的機會大增，但復發第二次的卻不多（2%）；罹患腫瘤或是服用免疫抑制劑，因抵抗力變差，故發病之機會亦高。

診斷靠臨床表現外，從檢體分離出水痘病毒，或比較病患急性期及恢復期血清中 IgG 抗體，血清學上之呈現顯著差異，或血清學檢驗水痘 IgM 抗體呈陽性反應。

處置

- 局部濕敷換藥，消炎止痛止癢（Sinbaby lotion）。
- 控制發燒，不可弄破水痘，以免感染；不可使用 Aspirin，以免造成雷氏症候群（Reye's syndrome）。
- 病人需要隔離，密切觀察有無併發症。
- 通報感染管控組。

- Vidarabine 和 Acyclovir 都可治療水痘或帶狀疱疹，通常選擇後者作爲抗病毒藥物。

衛生教育

一、預防接種：疫苗爲活性減毒疫苗，接種後約有 95% 的人可以產生抗體，可維持至少七年以上。而成人有部分於接種疫苗後仍會感染水痘，但感染後的症狀較爲減輕。接種劑量：出生滿十二個月至未滿十三歲接種一劑，十三歲以上接種兩劑，間隔 4～8 週。

二、病人、接觸者及周遭環境之處理：水痘出現後至少應停止上學五天或是請假，直到水疱變乾爲止。避免患者與可被感染者接觸；在醫院爲防止感染免疫不全的病人，應實施絕對隔離；感染水痘患者，應避免至公共場所及搭乘大衆運輸交通工具，如捷運、火車及公車等。

腮腺炎（Parotitis, Mumps）

流行性腮腺炎是急性病毒性疾病，經飛沫及直接接觸感染病人之唾液而傳染，其臨床特徵爲發燒，一個或多個唾液腺腫大且壓痛。台語稱豬頭皮，頗常見。

流行性腮腺炎好發於腮腺，有時亦侵犯舌下腺或顎下腺，此外腮腺炎病毒可感染其他內分泌腺體，如副睪及胰臟等，若併發副睪丸炎（Epidydimitis），嚴重者可致不孕（Infertility）一旦感染胰臟，更會危及生命。20～30% 成年男性會併發副睪炎，多爲單側，5% 成年女性則可能併發卵巢炎，但很少會引發不孕症。流行性腮腺炎在早期或晚期，常侵犯中樞神經系統而造成無菌性腦膜炎（Aseptic meningitis）。併發腦炎（Encephalitis）之發生率爲 5/1,000，平均致死率爲 1.4%。膜腦炎和副睪炎亦可在唾液腺未被侵犯下發生，其他併發症如永久神經性耳聾較少見，通常是單側。懷孕最初三個月感染流行性腮腺炎會增加流產的機率，但目前並無確切證據顯示，懷孕期間感染流行性腮腺炎會導致胎兒先天性畸形。

致病因子爲流行性腮腺炎病毒，血清學檢驗（CF、HI、EIA 及 Neutralization）對診斷有幫助，病毒分離可採取急性期之唾液、血液或腦脊髓液做雞胚胎或細胞培養。腮腺炎可經由直接接觸患者的唾液或飛沫傳播，患者可在唾液腺明顯腫脹前 6～7 天及之後九天內傳染給未具免疫力的人。

處置

- 隔離：自腮腺開始腫大隔離九天，應戴口罩進行呼吸道隔離防治措施。
- 消毒：消毒任何曾受鼻、喉分泌物汙染之物品。
- 檢疫：易感染宿主於暴露後 12～25 天內宜避免上學或上班。
- 治療：以支持性療法爲主，併發副睪炎要檢測尿液和做性交感染的鑑別診斷。
- 照會泌尿科行陰囊超音波以防睪丸扭轉。
- 通報：通報疾病管制署。

衛生教育

- 保持良好衛生習慣，咳嗽或打噴嚏時應掩住口鼻。
- 常洗手，保持手部清潔。
- 按時接種：完成二劑痲疹、德國痲疹及流行性腮腺炎疫苗接種。
- 生病時應戴上口罩，且盡量在家休息。
- 保持室內通風，避免長時間處於密閉或擁擠的公共場所。

藥物中毒

美國的毒物控制中心在 2003 年接獲超過 240 萬件的中毒報告，大多數是吃到毒物（76%），最常發生於家中（93%），多數爲意外（超過 80%）；六歲以下小孩占了這些事件的 51%，其中 38% 發生在三歲以下小孩。

2009 年美國家庭醫學會期刊回顧了常見兒童中毒的評估與治療，提出實務建議，初步處置必須包括迅速檢傷分類，並且穩定呼吸道、維持呼吸與循環，接著採取適當的支持療法或特定解毒劑治療。

其次，醫師必須請家屬拿藥瓶來辨識，以供治療參考，包括乙醯胺酚（acetaminophen）、抗膽鹼劑（如抗組織胺與精神作用藥物）、抗凝血劑（如 warfarin 或殺鼠劑），鈣離子阻斷劑、乙型阻斷劑、毛地黃等心臟藥物，蕈毒膽鹼劑〔如氨基甲酸酯鹽（carbamates）〕、某些有毒蘑菇、有機磷農藥、菸鹼性膽鹼劑（如殺蟲劑與尼古丁），氰化物、抗凍劑或外用酒精的乙二醇或甲醇、含鐵產品（如 deferoxamine）、鴉片類（如嗎啡、hydrocodone、美沙冬）、水楊酸（含 Aspirin 的產品）、硫醯基尿素類（Sulfonylurea）降血糖藥、擬交感神經藥物（sympathomimetic agents）（如安非他命、咖啡因、古柯鹼或麻黃素）等。

如果身體檢查或檢驗結果發現特定中毒症候群，醫師應考慮使用解毒劑，進行特定解毒治療。通常在病患生命徵象穩定後給予解毒劑，最好是在中毒後幾小時內，此時或許因爲藥效短而需要多次劑量。醫師在給予特定解毒劑前，應向當地毒藥物中心人員進行諮詢。

初步檢驗可能包括「重碳酸鹽」值、電解質、血清尿素氮、血清肌酸酐值，藉以評估腎功能和電解質失衡狀態；誤食降血糖藥時，檢測血糖值；檢測心臟毒性時，進行心電圖檢查；檢查凝血酶原時間，以判定凝血異常；以脈動血氧器（Pulse oximetry）監測缺氧狀態；檢查血清乙醯胺酚值，判斷有無乙醯胺酚中毒；孕齡婦女檢查尿液以檢測人類絨毛膜性腺激素值（HCG）。

根據臨床與初步檢查結果，動脈血氣體分析或脈動測氧器以評估低血氧症、肌酸酐激酶用於腎中毒或橫紋肌溶解，另外如血清滲透壓、特定藥物濃度（例如水楊酸、鐵、毛地黃、抗痙攣藥或酒精）、鴉片類或毒品者進行驗尿，以尿液分析判斷腎毒性或腎衰竭等其他檢測也可能有用。

除了極嚴重的病例，不再建議常規使用胃部除汙（Gastrie lavage）（例如活性碳與洗胃）；當認爲需要除汙時，應有毒物控制中心人員的協助。同樣的，不再建議使用吐根（Ipecac）催吐。症狀輕微或是已有明顯的毒性反應者，可以在家中監測，但有些長效藥物的毒性效果會延遲發生而需要進一步監測。除了腸衣錠或者持續釋放劑型，其他毒物也可能會延遲吸收，例如 carbamazepine，或鐵劑、meprobamate、阿斯匹靈、茶鹼等造成的凝集，以及 diphenoxylate/atropine。其他延遲作用機轉的毒物，包括抗凝血劑、單胺氧化酶抑制劑、硫醯基尿素類、甲狀腺荷爾蒙、有毒的蘑菇。毒性代謝物也會延遲毒性反應，例如乙醯胺酚、acetonitrile、dapsone 或毒酒。鋰鹽毒性也可能延遲，這些在服用後都必須留院觀察進一步監測。

處置

- 評估疑似服毒的病患時，醫師必須記錄病患的年紀、性別、可疑藥品的類型，以及服用時間、家中所有的藥物名稱。
- 疑似服毒後第一時間無症狀的小孩，可能是服用了延遲作用的藥物或其他物質，因此須監控較長的時間。
- 洗胃僅建議於服毒後一小時內進行，且須由有經驗的醫師放置口胃管。除了在服毒後一小時內，不鼓勵使用活性碳。不再建議使用吐根糖漿進行疑似中毒治療。
- 兒童中毒需要支持治療，包括監控與持續觀察。輕微症狀的低風險病患、非中毒、沒有預期的後遺症者在觀察一段時間之後可以出院。高風險病患，例如蓄意服毒者、持續有中毒症候群或症狀延遲者應住院，以持續治療和進一步觀察。

第二節　小兒外科

小兒科病人不容易表達，難以溝通，對於診斷來說是個相當大的挑戰，至於小兒外科來說，更是如此，開刀不是小事情，而外傷更是緊急，不可掉以輕心，尤其面對焦慮不已的家屬，需要相當大的耐心來溝通與安撫。對於有任何顧慮者，最好留院觀察，再次評估以期找出問題點。

急性闌尾炎（Acute appendicitis）

急性闌尾炎是急性腹痛常見原因，每個人終其一生有 7% 罹患急性闌尾炎的機會。一般急性闌尾炎較常見於青少年，很少發生在五歲以下，而三歲以下僅占 4%。發生原因是由於闌尾出口因爲糞石、異物而堵塞，或是因周遭淋巴結發炎腫脹而壓迫。

臨床症狀爲中度發燒、上腹痛，常合併嘔吐、食慾不振，而後轉移到右下腹，若是加上全血檢驗發現白血球增加，就必須考慮可能是急性闌尾炎，由臨床症狀診斷率爲八成左右，其他可能爲腸繫膜淋巴炎、憩室炎、腫瘤、卵巢膿瘍等，術前要向病人解釋清楚，若是術中另有其他和原先預期相異的發現，最好請家屬進入開刀房眼見爲憑，詳加說明，以免橫生枝節。

處置

- 禁食、靜脈點滴。
- 治療以外科手術爲主。但是小兒闌尾炎診斷不易，建議以腹腔鏡檢視及手術，術後疤痕較小，而術中還可檢視腹腔，以避免誤診。（表 2-3 爲腹腔鏡手術和傳統手術之比較。）
- 全血檢驗與 CRP 及照胸腹部 X 光。
- 腹部超音波，必要時安排腹部電腦斷層以幫助診斷。

表 2-3　腹腔鏡手術和傳統手術之比較

	傳統手術	腹腔鏡手術
腹部傷口	5～7 公分	三個 1 公分傷口
疼痛感	較疼痛	比較不痛
復原	住院 3 天	提早出院
術後感染	高	低
腹腔探查	要加大手術傷口	方便

- 若是症狀不明顯，建議留院觀察。急性闌尾炎之症狀爲發燒、腹痛，且逐漸集中於右下腹部，且合併有嘔吐、食慾不振等腸胃症狀，六小時後再檢測白血球，若是顆粒球比例越來越高，則極有可能爲急性闌尾炎。

衛生教育

小兒腹痛合併發燒就不能等閒視之。若症狀不確定時，禁食觀察是最好的策略，六個小時後再抽血檢測並照會小兒外科醫師討論。務必在恢復常態或惡化成腹膜炎之間取得一個最佳切入時機來處理。

包皮膿瘍（Balanoposthitis）

包皮膿瘍是由於包皮垢過長或太緊，以致感染化膿所致，局部可見包莖、紅腫、疼痛與惡臭化膿。小孩可能有發燒、腹痛、不敢解尿、煩躁不安、啼哭等表現。

處置

(1)在家長和護士幫忙約束小孩下，局部塗抹 Xylocaine jelly 麻醉。(2)徐徐撥開包皮排膿，若撥不開有時須做緊急包皮切開術，即切開包皮背側引流膿血，之後擇日另做包皮環切術。

衛生教育

平時在幫幼兒洗澡時，能順便將包皮翻開清洗，一天撥開一點，逐漸將包皮撥開洗淨，如同「嶄露頭角，揚眉吐氣」，達到清潔的效果。其實，許多小兒疾病，常是父母為小孩洗澡時發現的，例如最常見的鼠蹊疝氣、淋巴結增生，乃至於腎臟和肝臟腫等。父母為子女洗澡，還可增進親子關係，應盡量鼓勵，少假手外傭為宜。

疝氣

疝氣，又稱赫尼亞（Hernia）、脫腸，表示腸子由一個小洞鑽出來的意思，最常見就是腹股溝疝氣（Inguinal hernia）。其他身體部位的疝氣，包括有腹部突出的叫做腹疝氣（Ventral hernia），從肚臍鼓出的稱為臍疝氣（Umbilical hernia），在大腿上側的叫做股疝氣（Femoral hernia），而在腹腔內發生的叫做內疝氣（Internal hernia）。發生疝氣時，大多需要手術治療，否則很容易造成腸道嵌頓壞死，即所謂的嵌頓型疝氣（Incacerated hernia）。

腹股溝疝氣男女比為 5：1，是小兒外科最常見手術，主要由於腹膜之腱鞘突起（Process vaginalis），在出生後未能閉合所致，所以發育未完整的早產兒更容易發生。右側較常見（60%），兩側皆有者占 15%。一般在小孩為先天性，而在成人則為後天性。會送到急診來處理的疝氣病人，其症狀都很明顯。

處置

絕大多數小兒疝氣，都可以在急診推回復位，要領在於雙手並用，一手導引內鼠蹊孔，一手慢慢由外鼠蹊孔，順著鼠蹊管方向持續施力推入鼠蹊內孔，直到推入腹腔為止（圖 2-5）。施行疝氣復位術有幾點注意事項：(1)施行疝氣復位術前，須先確認有無腹膜炎。(2)給予小兒麻醉鎮靜。(3)若是不成功，可以休息一下再試試。

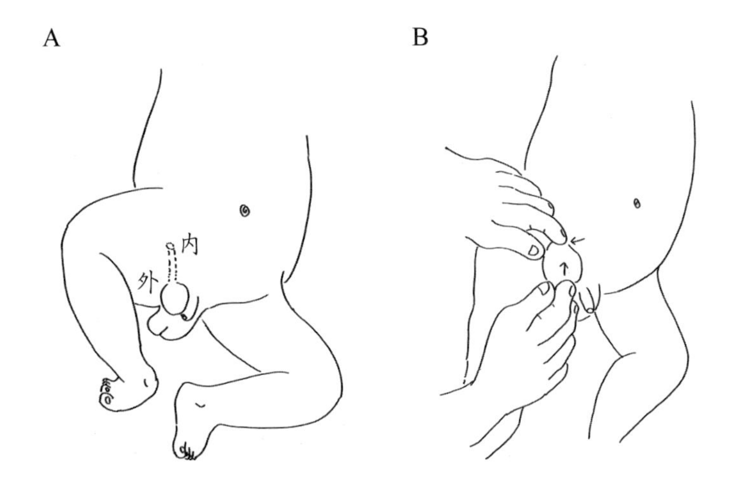

圖 2-5　施行疝氣復位術

疝氣腹位術若不成功，即所謂嵌頓型疝氣，需打上靜脈點滴，再照會小兒外科準備手術。能夠成功推回者，建議平躺休息，再安排小兒外科門診，擇日再進行修補手術。

衛生教育

1. 小兒疝氣平時不痛不癢，但不手術治療，常會發作，造成嵌頓型疝氣風險。
2. 嵌頓型疝氣會造成腹痛、腸阻塞，甚至腹膜炎與敗血症。
3. 小兒疝氣手術簡單，術後恢復良好，再發率小於 1%。
4. 術後照護原則
   - 請保持傷口的乾淨，避免碰水與汙染。
   - 服藥止痛，抬高患部，預防浮腫。
   - 減少活動，防止傷口崩裂。
   - 如有紅、腫、疼痛加劇、化膿性分泌物、發燒，表示傷口發炎，應立即至急診處理。

- 拆線後再貼美容透氣膠以防止形成疤痕。

5. 請接受醫師指示，並回門診追蹤治療。
6. 若有任何疑問，包括服藥後有不適症狀，如皮膚癢疹、眼皮腫脹，甚至呼吸困難等，請立即停藥並洽急診處。

居家安全之防治（Home safety）

一個人由出生、成長、就學、就業、成家，乃至死亡，絕大部分時間除了就學和工作外，可說都是在家裡度過；因此家庭是個人的避風港，家應是最安全不過的地方。只是「天有不測風雲，人有旦夕禍福」，有時因爲天災、人禍，以致「人在家中坐，禍從天上來」，著實令人扼腕抱憾，其實大多數的意外傷害都是有跡可循的，只是人們一時疏忽而已。

室內設計應以安全穩固爲第一考量，而非只求豪華亮麗，擺設應避免易碎和尖銳的裝飾，尤其家中有小孩者更應如此。針對小孩常因撞到桌角茶几而受傷的問題，對有小孩的家庭，應盡量移除茶几和泡茶道具以避免傷害，提供小孩一個比較寬敞的活動空間，是值得爲人家長參考的。

爲了防止幼兒燙傷，開飲機和泡茶茶具應該讓小孩無法伸手觸及，最好是擱置不用，等小孩長大再拿出來。在防火方面，家庭應自備滅火器、安置於門口和臥房是有必要的，當然，爲了安全也爲了健康，臥室禁止抽菸和薰香，也應大力倡導。至於一氧化碳中毒事件，主因爲密閉室內通風不良所致，因此瓦斯、熱水器裝於戶外，也是居家安全的重要考量。

由於兒童與老人最常發生的意外傷害爲跌倒，因此舉凡家中有小孩和老人者，其居家生活必須重新規劃設計，以避免意外發生。由入門開始之防夾裝置、廚房之小孩禁入、地板之止滑設備、衛浴設備之洗手檯及馬桶崩落之防止等；另外針對小孩屢屢由樓梯跌落之案例，小孩學步車和樓梯間之防跌裝備和照明設備必須加強。根據專家的建議，居家安全的口訣爲避免「小、尖、長、濕」；加強「軟、窄、高、乾」，確實有其意義的。

因洗手檯崩裂致傷的病例相當常見，從年齡、性別、受傷機轉、洗手檯廠牌與使用年份加以分析可見，病患均因故重壓洗手檯致其崩落而被碎片割傷，以深度裂傷為主，而洗手檯均是使用五年以上的舊式設計，且洗手檯後面僅以螺絲固定於牆上，均呈鏽蝕鬆脫狀態，不堪重壓是可以想見的。此外洗手檯之製作材質多為瓷器，易碎裂而生銳利破片，造成深度割裂傷，其中不乏國內知名廠牌。使用不當似乎是造成這種意外傷害的主因，國內屬海島型氣候濕熱易致鏽蝕，而且洗手檯材質易於碎裂。因此衛浴設備所衍生出的種種問題，值得製造廠商檢討改進，透過這樣的研究分析，以喚起國人對衛浴設備安全的重視，也讓我國成為世界首創，將衛浴設備安檢納入居家建築檢查之常規，以防止意外傷害之發生。

處置

- 斷層帶的建築遇到地震崩倒難以避免，故宜慎擇居住地點，同時易碎物盡量妥善收藏保管。
- 將家具固定，以防地震，雖然不美觀，但為了安全不得不如此。
- 防治家庭暴力，應避免早婚，小心擇偶，遠離暴力傾向者。
- 社區守望相助，相互關照，共創安和鄰里。
- 與當地派出所合作，對於家庭進行居家安全總體檢，從入門開始仔細檢查，並時時備查，出遠門時關照一下。
- 家庭必備保健箱中應備妥急救藥品和包紮繃帶，隨時備用。

急性陰囊疼痛（Acute scrotal pain）

一般會造成急性陰囊疼痛的原因，包括了急慢性的睪丸炎、睪丸創傷、副睪炎，或是精索扭轉等〔又稱睪丸扭轉（Testis torsion）〕。其中以精索扭轉最不常見，症狀通常是劇烈的睪丸疼痛、外觀紅腫，有時會伴隨噁心、嘔吐的情形，好發於 12～18 歲的青少年，有一半以上是在睡覺時突然痛醒，產生的原因大多是先天睪丸外層的鞘膜構造異常，使得睪丸在鞘膜內固定不良，產生扭轉，扭轉的結果會導致睪丸缺血，甚至壞死。

精索扭轉或是副睪炎，這是在急診遇到主訴睪丸疼痛時，必須做鑑別診斷。副睪炎只要給予止痛和抗生素治療即可，但是精索扭轉則是泌尿科急症，必須及早復位，否則造成睪丸缺血性壞死，就只有手術切除一途，兩個處置結果天差地遠，所以不可小覷。

過去只憑經驗和物理診斷的做法很不可靠，別說醫師自己，連病人本身都很難接受，現在遇到這樣的病例，就必須安排泌尿科會診，進行超音波檢查和核磁共振，不容失誤。

處置

- 分析尿液是否尿路感染，有感染者則追加尿液培養。
- 檢查由腹股溝到陰囊，判別是否爲腹股溝疝氣、陰囊水腫，或是撞擊外傷。
- 照會泌尿科，施行超音波和睪丸掃描，判別緊急手術必要。
- 治療副睪炎，兒童主要爲大腸桿菌（Escherichia coli, E. Coli）和 Klebsiella 感染，所以用 Baktar 5 mg/kg bid，成人主因若爲性交感染，則要先做淋病、披衣菌和梅毒檢查，使用 Rocephin 250 mg IM 和或 Doxymycin, Tetracycline 500 mg bid，若是住院病人則使用靜注 Ampicillin 和 Gentamicin。
- 治療精索扭轉，可以在急診徒手復位，若是發生睪丸壞死，則須照會泌尿科安排手術切除。
- 安排泌尿科門診追蹤。

手肘拉傷（Pull elbow）

小孩因爲被人向後拉扯導致肘關節拉傷、橈骨頭（Radial head）脫臼、前臂前旋下垂等，表現出哭鬧不安、無法舉手等行爲。常見於六歲以下小孩，因爲肘關節尚未發育完全，遭大人由後上方拉扯造成橈骨頭脫位，壓迫橈神經所致。

處置

- 徒手復位術，一手握手腕拉直手肘，另一手拇指壓住橈骨頭，同時外翻，再將肘關節屈向肩膀，出現「喀」一聲表示復位成功，病人痛苦立即緩解，可以作舉手的動作（圖 2-6）。

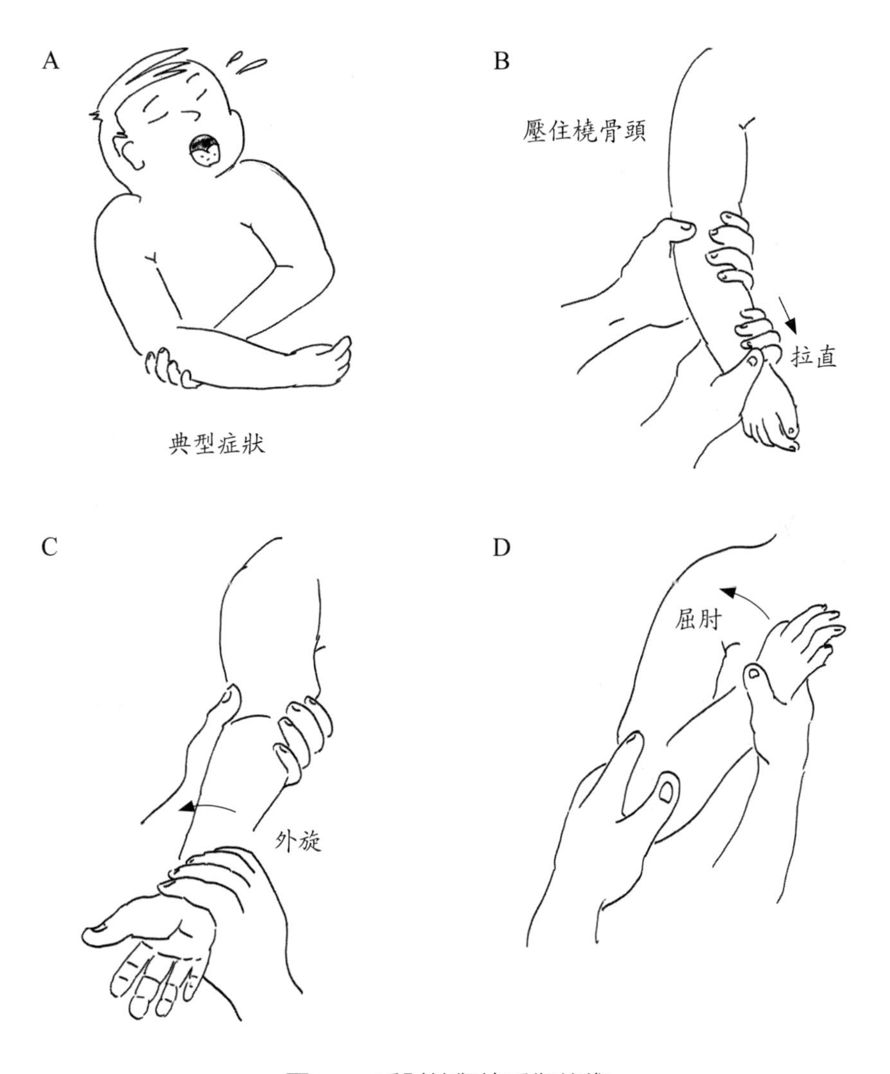

圖 2-6　手肘拉傷徒手復位術

- 越早行使復位術恢復越快，拖越久病人越不舒服。
- 局部冰敷，安排兩側肘關節 X 光檢查確認無骨折，開立止痛藥，以三角巾固定。
- 安排小兒骨科門診追蹤。

衛生教育

對於六歲以下、肘關節未能完全發育的兒童，特別關照家長不可用力往後拉扯，否則容易造成肘關節拉傷。

骨折

小孩骨骼與肌肉都尚未發育完全，很容易發生骨折和脫臼，特別是在力學上之弱點，如生長板和骨端部位。小孩由於生長板還未閉合，判斷骨折與否需要照兩側 X 光，與正常側做比較以免誤診。由於小孩的骨膜比較有彈性，易造成不完全骨折，即所謂綠竹式骨折（Green stick fracture）。判斷骨折與否，需要注意看骨膜變化，不可驟下診斷，等三天消腫後再照 X 光也許會有不同結果，所以對病人家屬解釋時，應該小心謹慎，以免造成誤解，衍生無謂糾紛（表 2-4）。

表 2-4　決定骨骼傷害的時間

傷害時序	影像檢查骨骼外觀
0～2 天	骨折、軟組織腫脹
0～5 天	可見的碎片
10～14 天	骨癒合組織形成、骨膜長新骨骼
8 星期	緻密的骨癒合組織

處置

檢視小孩是否骨折，由於其表達能力不佳，需要更加注意局部觸診，由小孩表情來判斷，上下關節都須檢視，以防誤診。小孩骨折大多不需開刀，只需外固定（External fixation）即可。骨骼復原時間需 6～8 週，內固定（Internal fixation）取出一般排在半年以後，但開刀與否，則由骨科醫師判斷與安排，急診醫師不必多做決定。所謂外固定就是以不手術方式打石膏或固定帶，內固定則是手術以鋼板（Plate）或鋼釘（Pin）固定。

異物（Foreign body）

小孩好奇心較重，而缺乏危機意識，所以要避免讓其接觸小而尖銳的物品，以免受傷或吞食。一般吞食以鈕扣、珍珠和錢幣為主。孩童若嗆到異物會更為危險，阻塞呼吸道會造成窒息，必須立即施行海氏手法壓出異物（圖 2-7），並以胸部 X 光確認。此外，小孩皮膚細嫩，很容易造成異物鑽入皮下，造成癢痛與過敏反應，腳掌皮下異物時有所聞，毛髮、玩具、針頭都有可能。

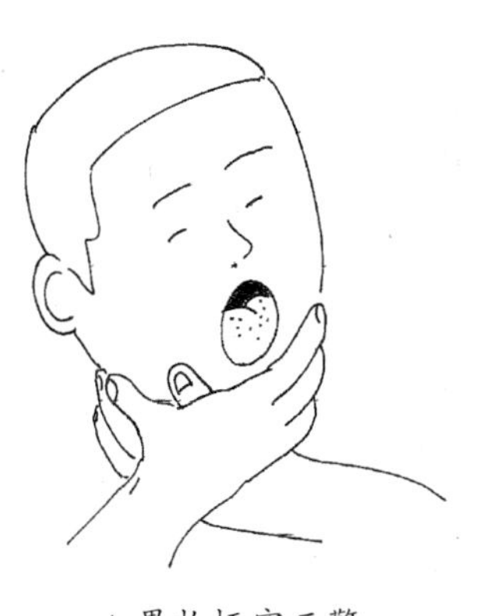

A 異物梗塞示警

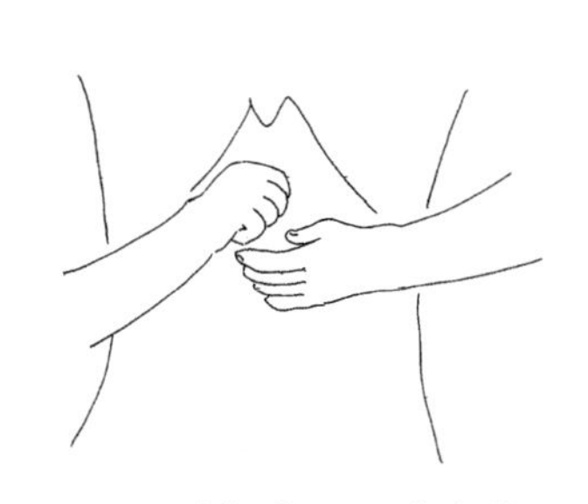

B 一手握拳、一手抱拳

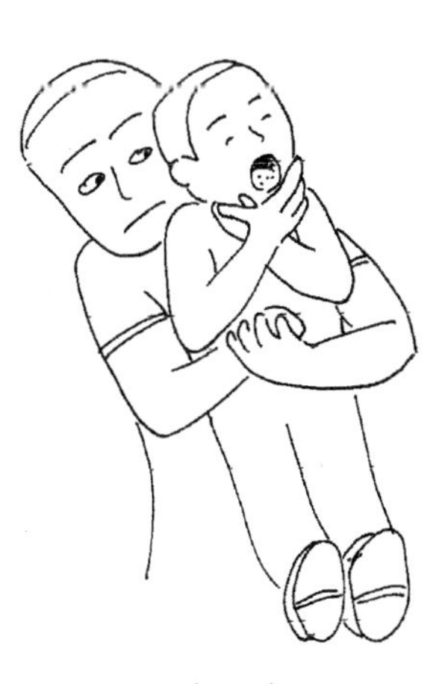

C 由上腹向後向上施壓

圖 2-7　海氏手法壓出異物

處置

- 確認異物吞入及異物位置，再考慮是否於急診處理。
- 吞食異物，X 光發現還在胃裡，可以照會腸胃科施行內視鏡取出；若是已經通過胃部，則要觀察是否會造成腸阻塞，才能決定手術取出或是持續觀察。
- 一般錢幣和鈕扣很少造成腸阻塞，但是針頭或牙籤，特別是兩頭尖銳者，造成腸道穿孔的機會比較大。
- 若是發生氣管內異物阻塞，則照會胸腔科以氣管鏡取出。

第三節 小兒用藥安全須知

兒童由於發育尚未完全，對於藥物之吸收、分布、代謝和排泄與成人不盡相同，因此在藥物種類、劑量和劑型方面要特別注意。過去醫界都是將成人劑型磨成粉後再給小孩使用，而今民智已開，如此做法常常遭到投訴抗議，憑添糾紛。小兒須用小兒專用藥已是社會的共識。小兒安全用藥須知說明如下：

- 四歲以下盡量使用糖漿製劑，避免吞服膠囊藥劑。藥物磨成粉會改變藥物之安定性和味道，劑量不易控制，而且容易汙染，盡量不要給小孩使用磨粉藥物。
- 使用耳滴劑，三歲以上將耳朵往後上方拉，使外耳道變直；三歲以下則往下外方拉。
- 使用眼藥水要小心傷及角膜，只要拉下眼瞼，快速滴入，之後讓小孩閉目幾分鐘。
- 使用肛門塞劑，先將塞劑放在冰箱使之變硬，使用前擦點凡士林，塞入肛門後用手指堵住一下，讓藥劑進入直腸吸收以免因反射動作而排出（圖 2-8）。

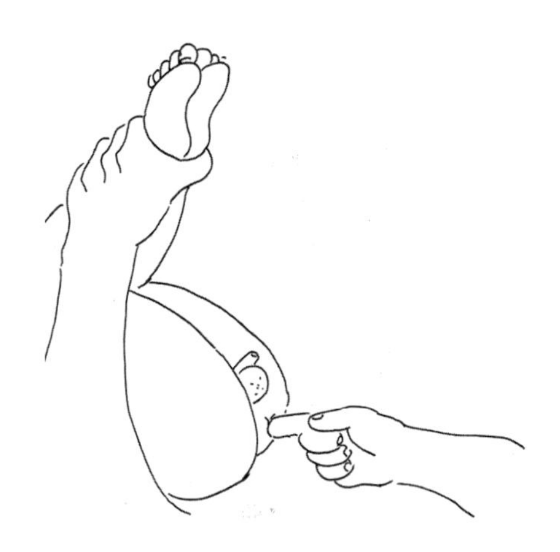

圖 2-8　使用肛門塞劑

- 退燒以冰枕和痛熱貼溫水擦拭散熱最安全，其次是使用肛門塞劑，避免使用酒精擦拭、靜脈注射 Pyrin，及避免給予阿斯匹靈及大量普拿疼退燒。
- 十八歲以下避免使用阿斯匹靈退燒，以避免雷氏症候群發生，傷及腦部與肝臟功能。
- 一般劑量換算，以 40 公斤為基準，例如兒童體重 20 公斤，則使用半量即可。

第四節　小兒急救通用流程

1. 九歲以下兒童插管最好使用 Uncuffed endotracheal tube。大小選取以小孩第五指直徑相近的管徑為宜。
2. 小兒快速插管操作用藥（Rapid Sequence Intubation, RSI）：
   - Atropine 0.1 mg IV
   - Lidocaine 1 mg/kg IV

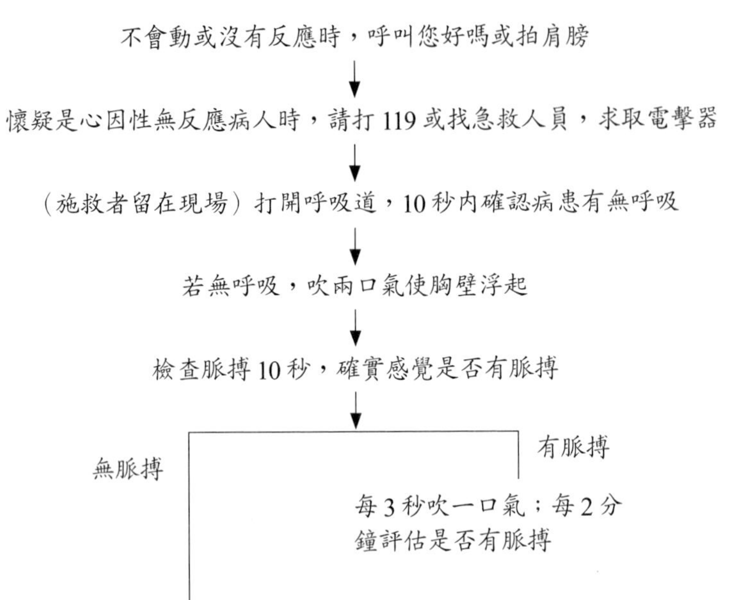

1. 一人時，則開始重複做按壓胸部 30 下、然後吹兩口氣的急救動作
2. 二人時，則開始重複做按壓胸部 15 下、然後吹兩口氣的急救動作

〔直到電擊器抵達或高級生命救護員接手或病人有反應要用力、快速（100/次）；壓放時，要使胸壁能回到原位；在按壓時盡量不要間斷〕

↓

大於 1 歲的小孩，當電擊器抵達時，先確認已做 5 個循環 CPR，再貼上 AED（除非目擊無反應，且高度懷疑小孩是心因性病人才可馬上電擊）

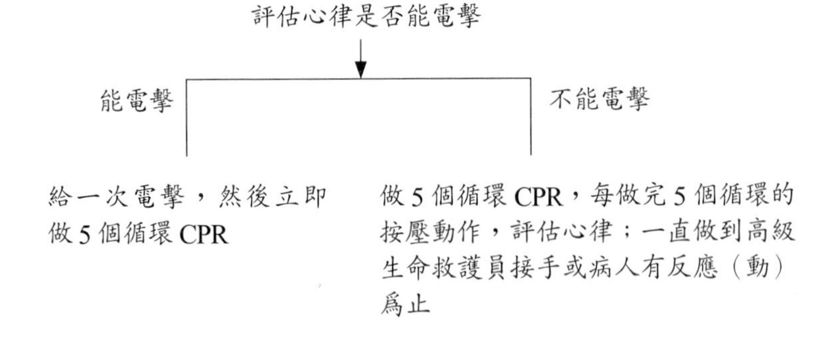

圖 2-9 小兒急救通用流程

- Dormicuum 0.1 mg/kg IV
- Succinylcholine 1 mg/kg IV

3. 其他急救藥物如下：
   - Dopamine 10 μg/kg/min, 6*BW*10 = mg in 100mL D5W（Body Weight, BW）
   - Bosmin 0.01 mg/kg
   - Lasix 1 mg/kg
   - Mannital 1 g/kg, IVD in 30min
   - $NaHCO_3$(0.85 meq/mL), BE*BW*0.3 meq（Base Excess, BE）

參考文獻

1. 五十嵐隆。《小兒救急》。日本：文光堂，一版二刷，2009。
2. 王國新。防震避災從己做起。《臺灣醫界》，1999; 42: 48-9。
3. 王國新。洗手檯崩裂外傷。《急救加護醫學會雜誌》，2000; 11: 137-42。
4. 王國新。記取教訓，做好防範。《統領雜誌》，1999; 169: 28-33。
5. 李燕鳴。從流行病學觀點談兒童的意外傷害。《臺灣醫界》，2001; 44: 31-3。
6. 高銓吟等。由兩起外籍學生德國麻疹群聚事件檢討德國麻疹之政策意涵。《疫情報導》，2008; 24: 916-24。
7. 張煥禎。《兒科診療室》。臺北市：原水，一版，2005。
8. 黃美湄。居家安全總體檢。《學前教育》，2000; 8: 48-51。
9. Control of communicable disease manual. David L Heymann, 18th edition, 2004.
10. Etiology of acute pharyngitis in children: is antibiotic therapy needed? H Chi, N-C Chiu, et al. J Microbiol Immu Inf, 2003; 36: 26-30.
11. Measles resurgence in Taiwan-lessons learned. J-H Chen, T-P Tsou, D-P Liu. J Formos Med Assoc, 2009; 108: 267-9.
12. Pediatric Emergency Medicine, Fleisher, 2000.
13. Pediatric Emergency Medicine, Just the Facts, Gary R Strange, et al. The McGraw-Hill Companies, Inc., 2004.
14. Practice guideline foe the diagnosis and management of group A Streptococcal pharyngitis. Alan L Bisno, et al. Clin Inf Dis 2002; 35:113-25.
15. Pediatric emergency medicine. Gary R Strange, et al. International edition, 2004.
16. Pediatric Emergency Medicine: A Clinician's Reference, Moses Grossman, Ronald A DiechmNN, 1987.
17. Pediatric Emergency Medicine: a comprehensive study guide, Gary R Strange, et al. ACEP, 1996.

第三章　婦女

前言

最近幾年，由於人口老化、少子化，加上病人消費意識高漲，打開報紙看到的盡是婦產科醫師挨告或是兼差美容等負面消息，可見婦產科之難爲。如今見到女性病人一定要拉一位護士在旁見證，而女性病人喊肚子痛一定要照會婦產科，一方面保護病人，一方面也是自保，醫病之間相敬如賓，嚴守權利和義務分寸，才能免除無謂的糾紛。

雖然婦產科醫師常常臭著一張臉來急診寫會診單，有的甚至很不客氣的教訓急診醫師，不可把婦產科醫師當作保險套背書，總要急診醫師先排除掉內外科疾病後再照會，最好是先請病人出院，再到婦產科門診追蹤等等。急診醫師應該秉持耐性和堅持理性，女性的心理和她們的身體一樣複雜，一旦錯放一個，麻煩將接踵而至，所以要忍辱負重。

因此在檢查方面，照 X 光時，必先確認有無懷孕，生育年齡女性必先檢測尿液懷孕試驗（Urine Pregnancy Test）及酵素免疫分析（EIA），確認呈陰性未懷孕，才能照 X 光；而懷孕婦女照 X 光或是開藥，要先照會婦產科醫師，並且檢視藥品手冊，確認無傷害胚胎之虞，才得以開立，尤其是懷孕前三週，應盡量少用藥爲宜。不得已得照 X 光時，必須經過病人同意，且使用鉛板防護。

第一節　婦科

婦科急症常見爲乳腺炎、骨盆腔感染、泌尿道感染、陰道炎、陰道出血和卵巢扭轉。由於女性生殖器官鄰近肛門，且尿道較短，易受感染，特別是年輕女性，有生殖或哺乳可能者（圖 3-1、圖 3-2）。

乳腺炎（Mastitis）

乳腺炎屬於乳腺的蜂窩組織炎，常見於合併纖維囊腫（Fibrous cystic）、哺乳、乳頭塌陷、糖尿病以及年輕生殖期間的婦女，症狀爲局部紅腫疼痛，致病菌爲金黃葡萄球菌（Staphylococcus aureus），或是鏈球菌 Streptococcus epidermidis。

處置

(1)初步以止痛、熱敷、局部清潔護理爲首要。(2)抗生素使用以 Cephalosporin 爲主，口服 Keflex（500）q6h。(3)若發生乳房膿瘍（Breast abscess），則須切開引流。

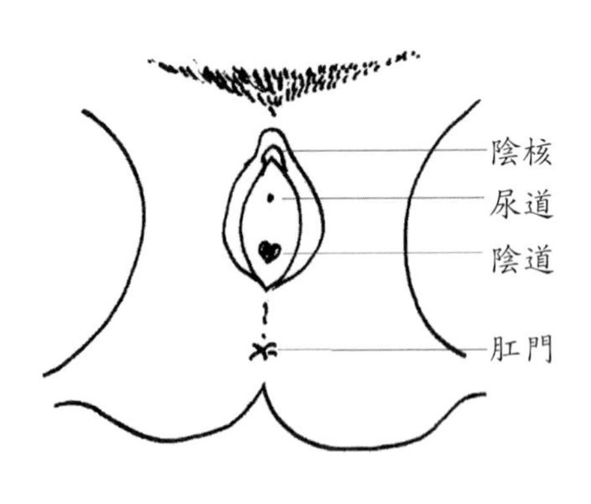

圖 3-1　外陰部

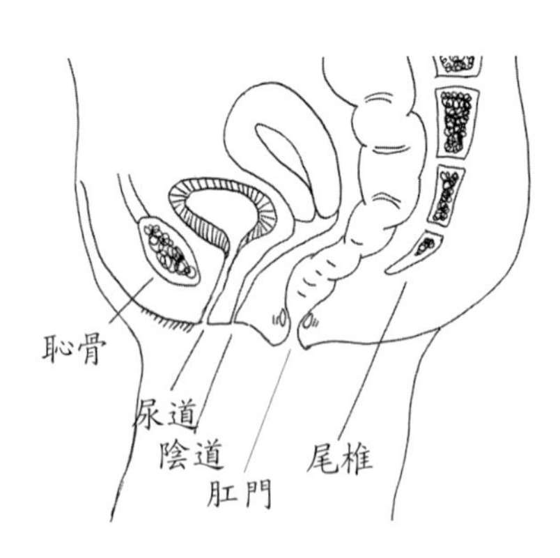

圖 3-2　女性生殖器官側面圖

骨盆腔感染（Pelvic infectious disease, PID）

骨盆腔感染是指女性子宮內膜、輸卵管、卵巢的感染總稱，集中於單側，也有可能造成輸卵管卵巢膿瘍（Tubo-ovarian abscess, TOA）；女性病人主訴下腹痛。骨盆腔感染症狀為發高燒、下腹部疼痛、反彈痛、陰部有分泌物、子宮兩側有壓痛。

正值生育年齡婦女，例行要檢測懷孕試驗，骨盆腔感染應該列入鑑別診斷。骨盆腔感染時常和子宮內膜異位症及大腸躁鬱症混淆，以致時常延誤診斷，有賴婦產科做進一步之檢查以確診，解決病人的煩惱；但有時婦產科醫師不樂意跑急診，時常因此和急診醫師發生衝突，急診醫師要有外圓內方的決心，忍辱負重，堅守科際權責劃分，才能化干戈為玉帛。

處置

(1)鑑別診斷、驗尿、驗孕。(2)照會婦產科施行內診及超音波檢查。(3)確認沒有懷孕、敗血症、輸卵管卵巢膿瘍情況下，可以開藥，止痛藥一般以 Scanol、抗生素一般以 Cleocin 為主，並安排婦產科門診回診。(4)若是症狀持續，合併發燒和腹膜炎症狀，則需要做進一步電腦斷層檢查，安排腹腔鏡手術引流膿瘍，並做細菌培養，再根據培養結果使用適當抗生素治療。

衛生教育

(1)應該持續治療兩週以上。(2)治療期間禁止性行為。(3)多休息、補充水分、臥床，防止發燒。(4)注意婦女個人衛生，以免復發。(5)若有持續發燒則須入院治療。

泌尿道感染（Urinary tract infection）

女性由於先天上尿道較短，容易發生逆行性感染，因此女性罹患膀胱炎（Cystitis）很常見，50% 女性皆有感染經驗，常和性行為相關，好發於性行為頻繁時期，又可稱為「蜜月性膀胱炎」，而且其中 25% 有反復性發作。致病菌種以大腸桿菌（E. Coli）為主，源自於肛門感染，上行至膀胱為膀胱炎，到達腎臟稱作腎盂炎（Pyelonephritis）。症狀有解尿疼痛（Micturition pain）、灼熱感、頻尿、下腹疼痛；若是腰部有敲痛、發燒，則必須考慮是否為腎盂炎。檢驗包括尿液檢查、尿液培養、懷孕檢查、確認月經和前次性行為日期、KUB、超音波。若尿液檢查白血球有增加，無論症狀與否，皆可視為泌尿道感染；恥骨上有壓痛、頻尿、尿液檢查白血球增加，即為膀胱炎；若加上血尿，則考慮是否為蜜月性膀胱炎，或稱出血性膀胱炎（Hemorrhagic cystitis）。

處置

1. 無症狀的菌尿症不必治療，因為治療也沒用，不會改善。
2. 使用止痛劑與平滑肌鬆弛劑。
3. 袪除異物，包括尿道結石、導尿管、陰道衛生棉等。
4. 孕婦、糖尿病患者、高燒者建議住院治療，追蹤是否有其他併發症，包括敗血症、腎臟膿瘍、氣腫型腎炎（Emphysematous nephritis）、泌尿道堵塞。
5. 給予尿道抗菌劑
    - Penazopyridine、Nitrofurantoin 濃縮尿液以殺菌，但會有紅色尿和變性血紅素血症，須提醒病人注意。
    - 磺胺類 Baktar 2# bid。
    - Quinolone 類包括 Negacide、Tarivid。
    - Urocit-K、K-Citrate 鹼化尿液可防治尿酸結晶生成，加速酸性藥物排除，避免尿路結石。
    - 腎盂炎可用 Quinolone、Augmentin。
    - Desmopressin（DDAVP）抗利尿作用，針對頭部外傷病人發生中樞性尿崩症使用。

陰道出血（Vaginal bleeding）

陰道出血根據年齡層差異，各有不同常見婦產科方面的疾病，應請婦產科醫師會診；然而，在婦產科醫師到達之前，急診醫師仍有必須先行處理的義務。根據女性年齡層，應該考慮的原因有：(1)二十歲以下，常見月經排卵出血；小女孩則常為跌倒意外所致。(2)孕婦，考慮是否有早產、流產、子宮外孕等現象。(3)20～40 歲，常見性行為相關問題造成出血。(4)四十歲以上，考慮子宮頸癌或是子宮肌瘤。

處置

(1)穩定生命徵象，打上靜脈點滴。(2)檢測尿液，排除泌尿道感染和懷孕。(3)檢測血液，排除敗血症與貧血問題。(4)安排腹部超音波檢查，排除內出血可能。(5)照會婦產科，確認陰道出血與止血治療，值得再三提醒的是，做內診時，必須注意隱私並有護士在旁協助。

陰道炎（Vaginitis）

當免疫力降低、荷爾蒙改變或使用廣效抗生素，造成陰道內的環境改變時，使得念珠菌在陰道內大量滋生造成感染。症狀包括患部搔癢、灼熱感、疼痛、排尿困難（疼痛）及性交困難（疼痛）等，可能有或無分泌物、伴隨陰道紅斑與腫脹。病人主訴常會避重就輕，主訴下腹痛，若例行尿液檢查正常時，則應該做內診，不然就得照會婦產科來做檢查。

注意病人之衛生習慣，是否曾使用刺激性肥皂？是否大便後擦拭方向不對（應由前向後，以免糞便污染）？病人是否有糖尿病？以及是否有性虐待或家庭暴力之可能。

處置

(1)照會婦產科，施行超音波檢查與內診。(2)確認病史、骨盆檢查、症狀評估及微生物培養，再開立陰道塞劑。(3)治療主要使用 azoles 類（imidazoles 或 triazoles）抗黴菌藥物，目標為 2～3 天內緩解外陰部、陰道之發炎症狀，一般於 4～7 天內痊癒並可防止復發，通常不複雜的陰道念珠菌感染可使用三天短期療法。

衛生教育

(1)維護陰部清潔、乾爽。(2)暫停性行為。(3)多喝水促進排尿。(4)便後需注意清潔肛門習慣，擦便要往後不可往前擦，以免污染陰道。

中毒性休克症候群（Toxic shock syndrome）

由於月經棉塞（Tampon）和中毒性休克症候群之致病機轉已經證實，現在已經很少有這樣的病例發生了，但是對於女性突發性高燒、全身紅疹脫皮、休克合併多發器官衰竭時，仍然要提高警覺，尤其對於產後婦女、大面積燙傷、鼻腔填塞止血的病人而言，仍有發生中毒性休克症候群之可能。其主要致病因子來自於 Staphylococcus aureus 之毒素反應，其他也有可能來自於 Streptococcus 或是 Psudomonas 感染。

處置

(1)必須立即阻斷敗血性休克之進行，先施以大量靜脈點滴改善低血壓，再以升壓劑維持血壓，及早使用類固醇 Methylprednisolone 30 mg/kg BW 會有幫助。(2)取掉月經棉塞。(3)抗生素選用 Oxacillin 或 Clindamycin，對藥物會過敏者改用 Erythromycin 或 Rifampin。

卵巢扭轉與囊腫破裂（Ovarian cyst rupture/Ovarian torsion）

女性突然單側下腹疼痛，沒有發燒與白血球上升等感染跡象，也沒有腸胃症狀，尿液檢查也都正常，就必須照會婦產科來做進一步內診和超音波的檢查，以排除婦產科方面的問題，例如子宮外孕、卵巢扭轉、卵巢囊腫等，而腹腔鏡是最可靠的檢查方式。

原本就有卵巢囊腫，大於五公分以上者，必須定期追蹤，常會因運動或是衝撞破裂（如車禍或是性行為等），也會造成急性扭轉致缺血而壞死，必須及早診斷，手術復位，否則只有手術切除卵巢一途。

第二節 產科

子宮外孕（Ectopic pregnancy）

女性病人從月經開始到月經結束這段期間，只要有腹痛就必須驗孕，查證最近一次的性行爲及上次月經爲何時，並考慮是否有婦產科方面的問題，不可只憑問診就排除懷孕的可能。

年輕婦女月經延遲、下腹突然疼痛、貧血、暈厥、血壓下降，雖然有時會以腸胃炎之症狀求診，但是 EIA 呈陽性就得警覺；有時以急性闌尾炎表現，在照會外科以前，得先排除婦產科問題。年輕女子突發下腹痛、卵巢囊腫破裂或是子宮外孕等，均可能造成出血性休克，切不可掉以輕心。

突發性臉色蒼白、姿勢性低血壓、貧血，加上腹痛和陰道出血，就必須考慮是否有子宮外孕的可能。子宮外孕由於輸卵管阻塞所致，95% 子宮外孕都發生於輸卵管。必須注意性交史、最後月經日。無論如何，年輕女性突然腹痛，都必須有所警惕。

處置

(1)可以先驗孕，打上靜脈點滴，穩定生命徵象，再安排婦產科進一步的檢查。(2)腹部超音波檢查。(3)檢測全血、生化與尿液懷孕檢查，血型配對、備血、準備輸血。(4)照會婦產科，準備手術。(5)低劑量 Methotrexate，可用於非手術之治療。

衛生教育

(1)反覆性骨盆腔炎易於子宮外孕。(2)突發性腹痛、貧血及休克必須警覺。(3)女性應注意記錄自身月經週期變化。

泌尿道感染（Urinary tract infection）

懷孕末期發生泌尿道感染，可能併發菌血症（15%），甚至敗血症（2%），必須積極處理。孕婦發生泌尿道感染，會增加死胎與子宮內胎兒發育遲緩之危險；嚴重的泌尿道感染，有時甚至需要緊急剖腹產來搶救胎兒的生命。

處置

(1)照會婦產科。(2)即使是無症狀的膀胱炎也必須做尿液培養，並服藥一週。若是有腎盂炎發生，則須入院治療，以靜脈點滴和抗生素連續投予治療。

經痛（Dysmenorrhea）

根據統計，30～60% 生育年齡婦女有經痛的困擾，其持續約 24～48 小時，爲前列腺素分泌致使子宮不正常收縮所致。年輕婦女常常月經時期有下腹疼痛的問題，可以簡單止痛藥來緩解，但是要注意檢測是否懷孕？此次經痛是否和以往有所不同？照會婦產科做進一步檢查是有必要的，特別是以超音波檢查，以免錯過子宮外孕、內出血或是其他婦產科急症的可能。

處置

(1)驗孕。(2)給予止痛，一般以 NSAID、Acetaminopehn 可以解決 80% 的經痛。(3)口服避孕藥和黃體素也有緩解效果，此留給婦產科醫師來開立，很少需要手術治療者。(4)留置急診觀察變化，不必急著出院。(5)照會婦產科，安排婦產科超音波。

急產（Emergency delivery）

對孕婦和急診醫師而言，急產的意義都是又急又慘，除非婦產科醫師能夠立即飛身下來支援，否則只有硬著頭皮來處理，有些甚至都生產於急診室外，或是在車上，所以一邊要處理孕婦，一邊要搶救嬰兒，連小兒科醫師都得緊急照會來幫忙。

緊急剖腹產（Emergency C/S）也曾發生於急診，例如曾有一次有一位足月孕婦到院前死亡，但是腹中胎兒以超音波發現仍有心跳，於是當場急會婦產科醫師，一邊幫產婦心肺按摩，一邊進行剖腹，可惜新生兒只存活了三個小時，醫師還不小心劃傷手指，可見當時緊張的情況。一般來說，在母體心臟停止五分鐘之內做剖腹產，救活新生兒比較有成功的機會。

處置

- 掌握孕婦生命徵象，維持血壓穩定，以超音波偵測胎兒心跳，若小於 100 beat/min，代表胎兒危險，必須馬上處理，應該急召婦產科醫師來急診處理，或是急送產房。
- 當急產無可避免時，一手保護會陰以防裂傷，一手保護嬰兒頭部，使之平滑的通過恥骨產出（圖 3-3、圖 3-4）。
- 嬰兒顏面出現時，應擦拭口鼻的羊水與黏液，以防吸入。
- 頭部先出，其次肩膀，護住頸部、前肩胛、後肩胛、兩腋下，向後下放將嬰兒拉出，要點是夾住腋下，像抓鰻魚一樣抓住嬰兒（圖 3-5）。
- 將抽吸導管伸入鼻腔抽取羊水和黏液。

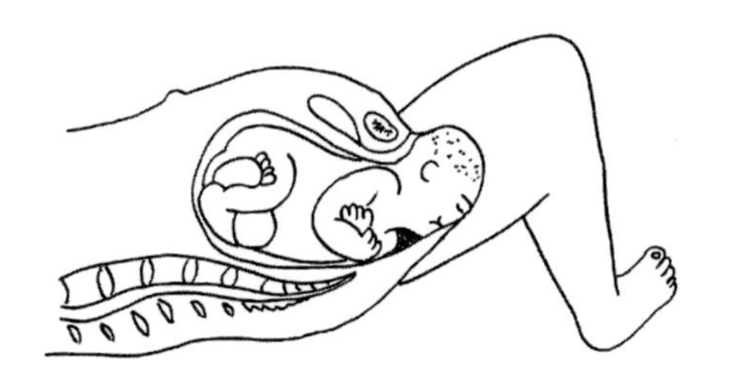

圖 3-3　胎頭側面露出陰道

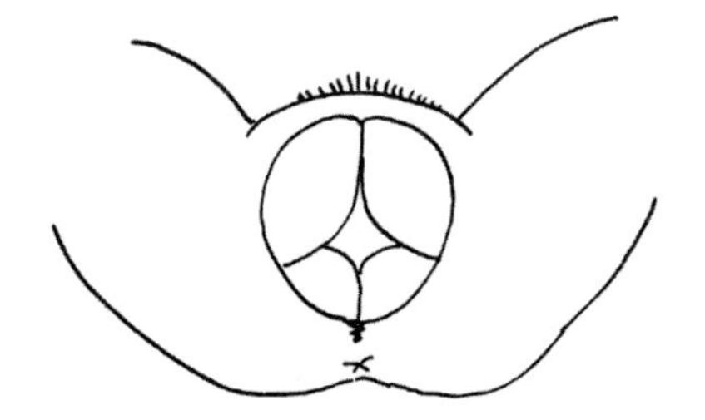

圖 3-4　胎頭正面露出陰道

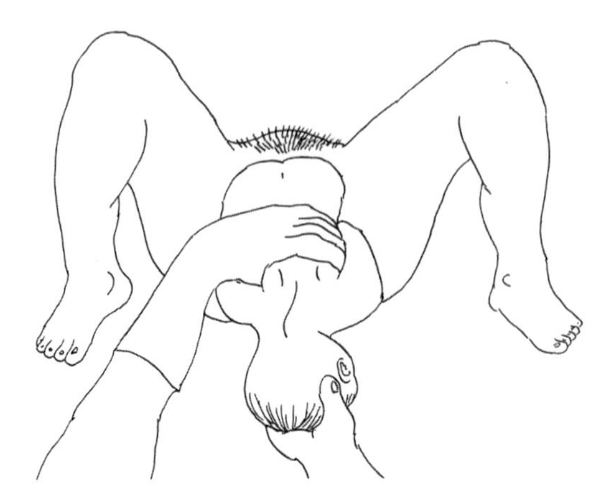

圖 3-5　抓鰻魚手法抓住胎兒

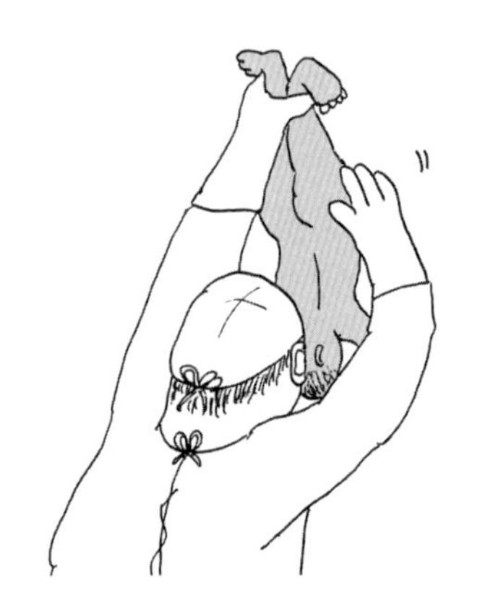

圖 3-6　拍打臀部

- 檢查臍帶是否繞頸？是否異常？若是鬆弛則可安心，若是繃得很緊，會造成嬰兒窒息，用兩支止血鉗夾住臍帶兩端，切斷結紮臍帶。
- 拍打嬰兒腳底或臀部使之放聲大哭，以毛巾包裹，放入保溫箱，轉給小兒科（圖 3-6）。
- 胎盤隨後保持張力狀態下緩緩順著臍帶拉出，不可硬扯，否則會造成陰道大出血。

- 盡量別做會陰切開術（Episiotomy），若有陰道裂傷，先以大塊紗布填塞止血，輕洗潔淨，等婦產科醫師以大針 Chromic 3-0 縫合。
- 最後靜注 Oxytocin 20 unit in 1 L saline IV drip，一邊按摩下腹幫助子宮收縮。

孕婦安全用藥原則

懷孕第一期能不用藥盡量不使用，以免畸胎發生，眞的非使用不可時，必須權衡利害，最好是孕婦與胎兒間都要兼顧，此外產後哺乳也會造成嬰兒藥害，所以每種藥都要參考藥典一一查證，並且照會婦產科醫師徵詢其意見，和病人討論後才可使用。

根據美國食品藥物管理局規定，分成五種孕婦用藥等級（A、B、C、D、X），說明如下：A 爲孕婦對照實驗排除對胎兒危險。B 爲動物實驗未證實有害。C 爲動物實驗證實對胎兒有不良反應，只在利大於害時才使用。D 爲人體實驗證實對胎兒有不良反應，標示「警告」。X 爲不論人體或動物實驗皆證實對胎兒有害，標示「禁忌」。一般來說，對孕婦安全藥物如下：

- 止痛藥：Acetaminophen，但盡量避免使用 Morphine、Demerol。
- 抗生素：Penicillin、Cephalosporin、Erythromysin。
- 心血管藥：Hydralazine。
- 內分泌藥：Insulin、Levothyroxine。
- 耳鼻喉科藥：Chlorpheniramine、Guaifenesin、Nasal Steroid。
- 腸胃藥：Cimetidine、Ranitidine、Biofermine，但預產期應避免使用制酸劑。
- 精神科藥：Desipramine。

- 呼吸系統藥：Medicon、Theophylline、Short-acting inhaled beta-2 agonist
- 其他：如 Heparin。

此外，X 光檢查前，最好先檢測是否懷孕，懷孕婦女盡量以超音波取代 X 光，非萬不得已要以鉛板保護。其實一般 X 光輻射劑量很低，例如胸部 X 光僅有 0.00007 rad 而已，但超過 5 rad 可能發生流產和畸胎（1～2%），特別是腹部電腦斷層之輻射線劑量高達 2.6 rad，事先必須對病人與家屬詳細說明。

第三節　婦幼暴力

〈家庭暴力防治法〉適用對象爲「家庭」成員，包括同居關係下的家人，如家中老人。在通報方面，任何人都可以通報，以避免悲劇發生，包括警察、醫院社工、醫生、護士等，均爲法律規定必須通報的人員。一方面對於受暴對象提供保護，並執行法院之保護令，尋求安置保護；另一方面也尋求婚姻諮商，因爲離婚對子女人格發展的傷害很大，父母在婚姻相處方面有求助專業諮詢的責任，如此才能給子女最好的照顧和保護。

兒童虐待（Child abuse）

臺北市家暴中心統計，近五年來家暴案件通報件數達四萬多件，平均每天有 5.52 個小孩受虐，其中大多是透過醫療或警政體系通報，鄰里社區通報僅占兩成，這代表家暴案件往往都是受暴者被送到醫院、警局後，才被政府社福機關掌握。兒童自我保護力低，因此須呼籲加強社區鄰里面對家暴事件的正確觀念。另外臺北市各類家暴案件後續輔導案件卻只有兩成六，顯示主責機關介入家暴案件不夠積極（2008/10/30 中國時報）。施虐者主要爲親生父母（約八成），主要來自於較低社經家庭（國中以下程度 55.22%，無收入者 24.25%）。

若病史有以下特點，應高度懷疑為兒虐：(1)病史和身體受傷的程度不相符，前後不一致。(2)歸咎於跌倒，推說兒童自己不小心或是玩伴疏忽。(3)不合常理之拖延就醫。(4)新舊創傷雜陳，表皮多處不同時期之瘀青。(5)頻繁出入急診。(6)父母或監護人對醫囑配合度不佳。(7)父母或監護人對受傷的原因陳述不一致。(8)事故現場無目擊者證明。

理學檢查特點

(1)多處硬腦膜下出血（SDH）。(2)視網膜出血。(3)口角傷害。(4)內臟破裂，而沒有先行的嚴重鈍傷。(5)陰部或肛門周圍有創傷。(6)X 光上可看到舊骨折疤痕。(7)三歲以下小孩長骨的骨折。(8)奇特傷害，例如咬傷、香菸燙傷或繩索勒痕。

處置

(1)穩定生命徵象，處理傷口、照相、繪圖、登錄病歷。(2)通報社工人員進一步確認及報警處理。(3)急診醫護人員發現兒虐有通報義務，未盡通報義務與保護個案隱私之醫護人員，根據〈兒童及少年福利與權益保障法〉、〈家庭暴力防治法〉，將受處罰。

婚姻暴力（Domestic violence, Marital violence）

根據定義，舉凡有親密行為，不論是否有婚姻關係，其間發生暴力行為，皆屬婚姻暴力。在美國，舉凡婦女受傷來急診，都必須先排除是否有婚姻暴力之可能。醫護人員之主動關懷，常常是發掘婚姻暴力的關鍵（特別是護理人員）。受暴婦女之可能跡象為：(1)就診延遲。(2)服裝不合宜。(3)受傷機轉和陳述不合。(4)體檢和主訴不合。(5)常來急診就醫。(6)傷痕新舊雜陳。(7)精神病症狀。(8)男伴態度冷漠，或是緊盯不捨。

處置

(1)懷疑為婚姻暴力時，必須冷靜觀察，詳細記錄病史，照會社工人員處理。(2)若是發生在深夜或是假日，盡量將病人留置急診，等第二天早上社工人員接手處理。(3)開立驗傷單與診斷書，照相存證備查，提供被害人聲請保護令與刑事訴訟之佐證。(4)男性也有可能成爲婚姻暴力的受害者，應秉持同理心和專業態度，提供協助。(5)若是被害人有精神方面之問題，例如失眠、恐慌等，應照會精神科處理。(6)急診醫護人員發現婚姻暴力有通報義務，未盡通報義務與保護個案隱私之醫護人員，根據〈兒童及少年福利與權益保障法〉、〈家庭暴力防治法〉，將受處罰。

性侵害（Rape）

自從 1997 年〈性侵害犯罪防治法〉公布以來，內政部即成立性侵害防治委員會，各地方政府也相繼成立性侵害防治中心，以對受害者提供協助，維護其權益。

面對性侵害，保命是最高原則，設法半推半就，如提議找個舒服浪漫的場所，設法延緩性侵害發生，並找機會脫困，不要抵死不從激烈反抗，反而引發殺機造成無法挽回的慘劇。

處置

(1)醫院驗傷的重要性及流程。善用政府提供的心理諮商服務，醫院急診檢傷分類爲第一級，優先處理。(2)照會婦產科內診、採證、培養，進行性病與肝炎防治。(3)急診驗傷，並開立甲種診斷證明。(4)報警備案。(5)通報 113 婦幼保護專線。(6)照會精神科處理創傷後壓力症候群，建立第二度處女的健康觀念，是自己可以掌控的。(7)被害人醫療檢驗費用由健保支付，訴訟費用可向性侵害防治中心申請補助，並且向加害人請求民事賠償。

作業階段 作業期限	流程
受理民眾求助階段 即刻處理	民眾求助；社政單位、學校單位、警政單位發現轉介 → 急診檢傷分類
提供醫療服務階段 即刻處理（視病患狀況）	**家暴案件：** • 診療。 • 驗傷：由急診、專科醫師進行驗傷，並開立診斷證明書（驗傷單）。 • 正常班通知社工員協助掛號、陪伴診療事宜；夜間假日由急診資深護理師或值班護理長協助、on call 值班社工處理。 **性侵害案件：** • 採證：由急診、專科醫師、護理人員進行採證工作（社工員在場陪同），並開立診斷證明書。 • 診療。 • 向發生地轄區派出所報案。 • 正常班通知社工員協助掛號、陪伴診療事宜；夜間假日由急診資深護理師或值班護理長協助、on call 值班社工處理。 → 將採證盒送交警員
醫院社工提供服務階段 即刻處理（視個案狀況處理）	**社工人員進行會談及記錄：** 提供被害人資源協助、情緒支持、通報家暴暨性侵害防治中心、視個案情緒狀況照會身心科（心理衛生中心）。 → 是否住院？（否 → 結案：協助出院） → 是，社服室收案 • 社工員依據保密原則，安排病患姓名隱匿住院及其他相關協助（聯繫案主的安全聯絡人或找看護陪伴照顧等）。 • 住院治療。 • 聯繫相關社福單位，提供後續轉介服務。
結案追蹤階段（視個案狀況處理）	**結案：協助出院** 結案標準：個案診療已獲解決、案主有明顯能力可自行解決及處理、所剩問題非社服室能處理、安排轉介、案主拒絕協助、電訪二次以上未追蹤到情形。

圖 3-7 醫院受理家庭暴力暨性侵害案件作業流程

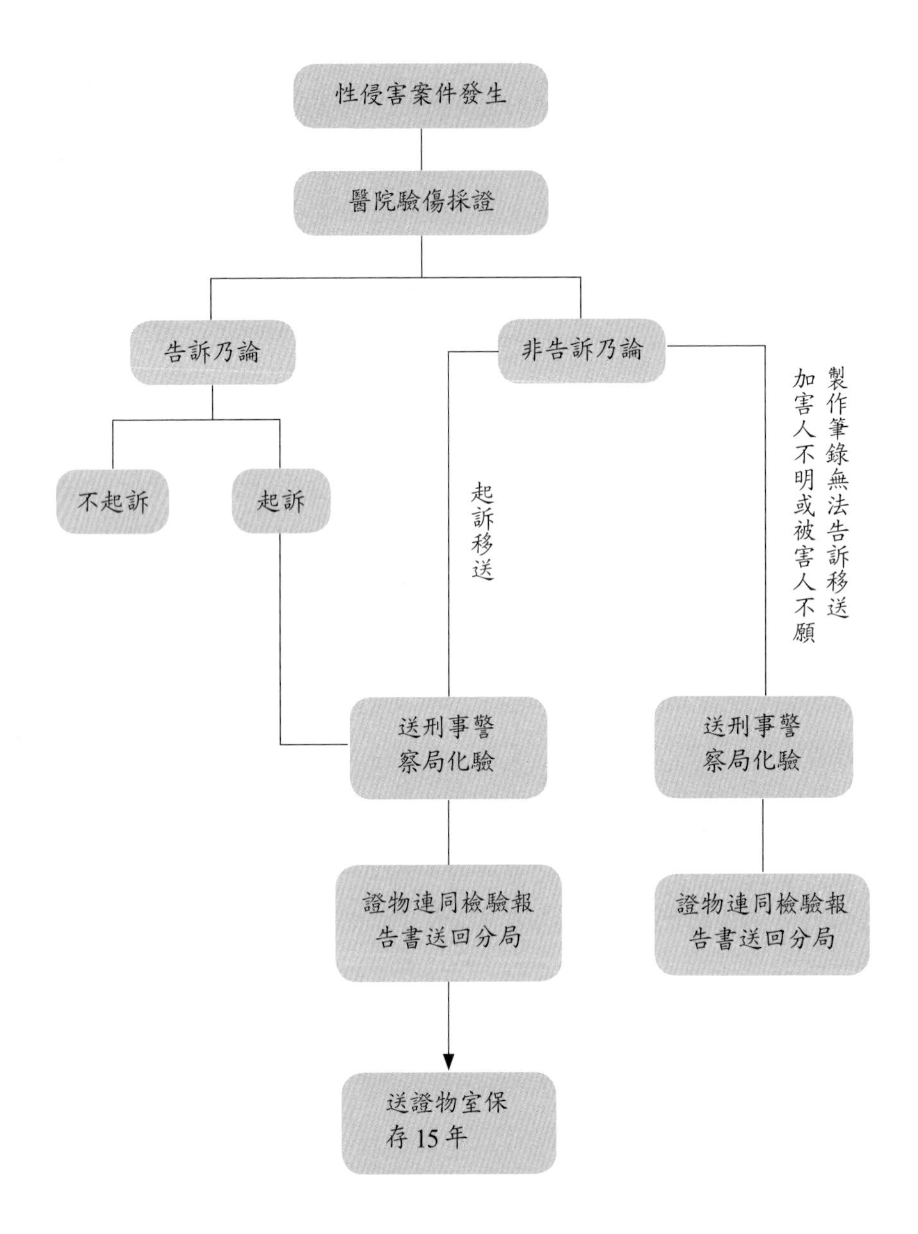

圖 3-8 性侵害案件驗傷盒處理流程

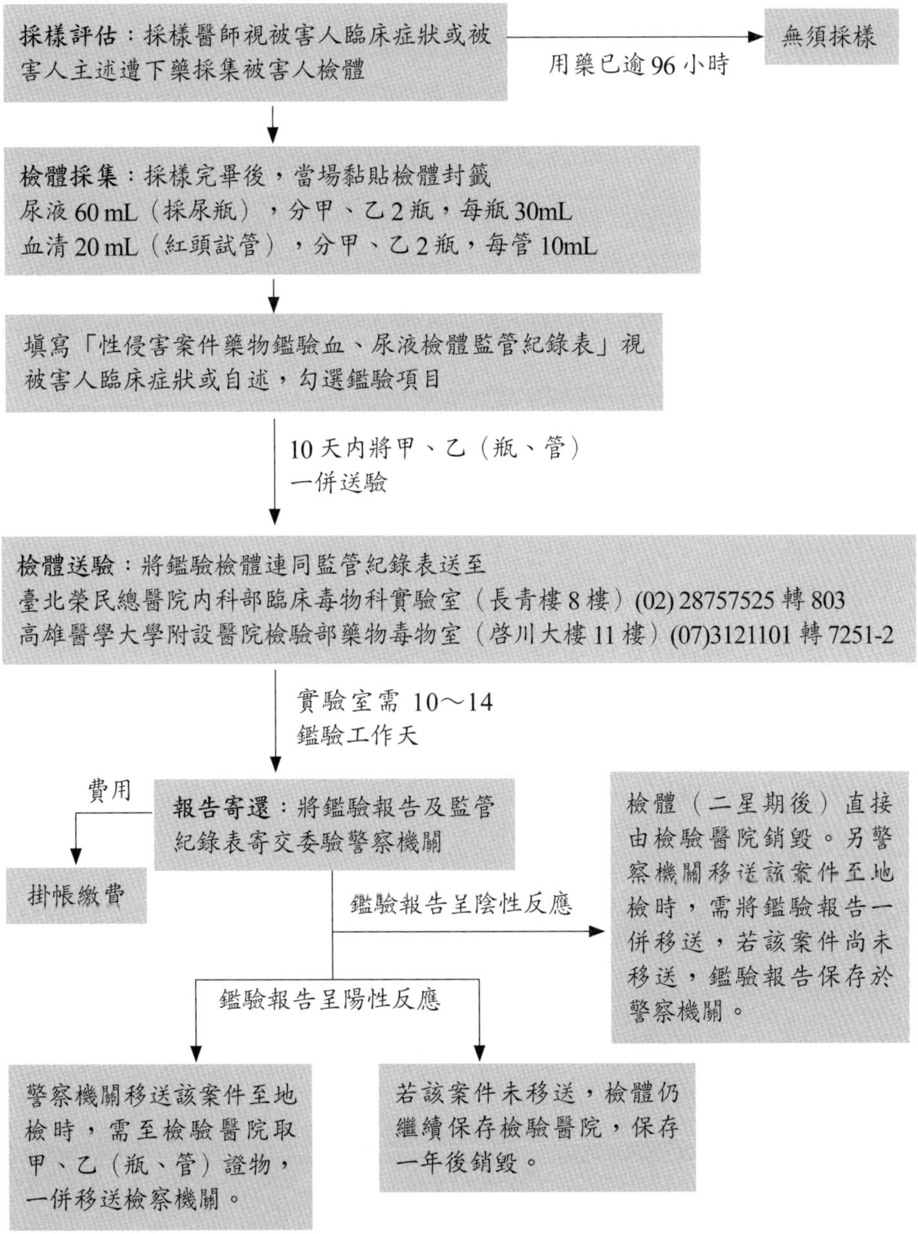

採樣評估：採樣醫師視被害人臨床症狀或被害人主述遭下藥採集被害人檢體

→（用藥已逾96小時）無須採樣

↓

檢體採集：採樣完畢後，當場黏貼檢體封籤
尿液60 mL（採尿瓶），分甲、乙2瓶，每瓶30mL
血清20 mL（紅頭試管），分甲、乙2瓶，每管10mL

↓

填寫「性侵害案件藥物鑑驗血、尿液檢體監管紀錄表」視被害人臨床症狀或自述，勾選鑑驗項目

↓ 10天內將甲、乙（瓶、管）一併送驗

檢體送驗：將鑑驗檢體連同監管紀錄表送至
臺北榮民總醫院內科部臨床毒物科實驗室（長青樓8樓）(02) 28757525轉803
高雄醫學大學附設醫院檢驗部藥物毒物室（啓川大樓11樓）(07)3121101轉7251-2

↓ 實驗室需 10～14 鑑驗工作天

報告寄還：將鑑驗報告及監管紀錄表寄交委驗警察機關

→（費用）掛帳繳費

→（鑑驗報告呈陰性反應）檢體（二星期後）直接由檢驗醫院銷毀。另警察機關移送該案件至地檢時，需將鑑驗報告一併移送，若該案件尚未移送，鑑驗報告保存於警察機關。

→（鑑驗報告呈陽性反應）
- 警察機關移送該案件至地檢時，需至檢驗醫院取甲、乙（瓶、管）證物，一併移送檢察機關。
- 若該案件未移送，檢體仍繼續保存檢驗醫院，保存一年後銷毀。

圖3-9　疑似性侵害案件藥毒物鑑驗收件流程

參考文獻

1. 《兒少虐待及疏忽——醫事人員工作手冊》。國家衛生研究院，一版，2006。
2. 周輝政。月經疼痛。《臺北市醫師公會會刊》，2006; 50: 37-43。
3. 《法入家門，遠離侵害》。臺北縣政府編印。
4. 邱慧茹、李雅玲。從法律觀點探討急診護理人員在虐兒事件上之角色功能。《護理雜誌》，2008; 55: 16-20。
5. 侯玟里等。護理人員於臨床處理婚姻暴力的倫理困境。《護理雜誌》，2008; 55: 92-6。
6. 陳予修、黃志中。臺灣護理論述中的婚姻暴力。《護理雜誌》，2009; 56: 36-45。
7. 黃清意等。女性泌尿道感染。《臺灣醫界》，2006; 49: 17-20。
8. 賴鴻緒。《圖解小兒外科常見疾病》。臺北市：原水，一版一刷，2008。
9. Laurie Barclay, MD Endometriosis Often Comorbid With Irritable Bowel and Pelvic Inflammation BJOG., 2008; 115: 1392-1396.
10. Talan DA. Infectious disease issues in the emergency department. Clin Infec Dis, 1996; 23: 1.
11. W-L Lim,et al. Mastitis and breast abscess: a retrospective review of 170 cases. Formos J Surg, 2007; 40: 16-24.
12. Yen-Yi Chou, et al. Tubo-ovarian abscess with Morganella morganii bacteremia. J Microbiol Immunol Infect. 2009; 42: 357-9.

第四章　老人

前言

根據行政院衛生福利部於 2000 年之人口分析資料顯示，我國老人人口男性 1,001,937 人、女性 891,451 人，總數 1,893,388 人，占總人口之 8.53%，遠超過聯合國對高齡化社會的定義（六十五歲人口超過總人口之 7%）；至 2004 年，老人人口已經占全國人口之 9.5%，相對於 1991 年老年人口僅占總人口之 6.37%，由此可見這幾年來六十五歲以上之人口數明顯增加。預估三十年之內六十五歲以上人口將達 20%，亦即每五人中就有一位老人。高齡化的社會代表的不只是國人壽命之延長和醫療水準之進步，社會負擔增加與國民活力降低也是一大隱憂。

人體如同機械，各個器官、各個系統會隨著年齡的增長，而依個人有不同程度的老化。各種器官及各項系統都隨著歲月的增長而日趨衰老，帶來程度、種類不同的各種慢性疾病，如高血壓、心臟病、糖尿病等。老人多少會有慢性病藥物，且有人喜好到處就醫，因有重複用藥問題；而老人日常服用的藥物，或多或少也增加醫原性失誤的可能，使得老人極易受傷，且使急症和外傷之處理，變得格外複雜，在查詢病史方面，必須特別小心。有鑑於此，急診醫學會成員特別於 2007 年成立老人急重症醫學會，期許對老人緊急健康照護能有更進一步的發展。

第一節　老人慢性病

老化會影響全身所有器官功能，六十五歲以上老人約有一半有三種以上慢性病，包括糖尿病、高血壓、心臟病、肺病、骨關節炎、失智與癌症等。老人急症必須注意是否爲慢性疾病之急性發作，因此在處理老人急症時，也必須同時處理原有慢性病問題。

第二型糖尿病罹患率隨著年紀增加而升高，六十五歲以上老人將近20% 有糖尿病，其死亡率爲其他同齡老人增加兩倍，主要死因爲心血管疾病。老人糖尿病急症之處置在於解決急性症狀，包括酮酸血症、低血糖、高滲透壓高血糖症候群；而平時注意調整降血糖治療，防止長期血管病變惡化，可增進良好生活品質。

全球人口超過 1/4 罹患高血壓，隨著年齡增長而有增加趨勢，五十歲以上高血壓可達 48% 以上。根據國民健康局 2002 年統計，臺灣五十歲以上40% 爲高血壓患者，身體質量比（BMI）、家族史皆和高血壓有關。高血壓若未能控制，也會增加心血管疾病發病之死亡率與後遺症。

處置

1. 血糖控制和年輕病人稍有差異，對於老邁多病、預期存活不超過五年者，血糖控制不必太嚴格，血糖 200 左右即可，以免造成血糖過低，反而更危險。
   - 使用胰島素，可以有效控制血糖到 HbA1C 小於 8% 即可；胰島素使用後要小心觀察，一旦神志變差就要警覺是否血糖過低。
   - 使用口服降血糖藥，選用 Glimepiride 和 Glipizide 比 Glyburide 類安全，比較不會造成血糖過低。
2. 預防血管疾病，使用 Aspirin，能有效降低心血管疾病之死亡率。
3. 血脂異常也是造成心血管疾病的風險；對於高血脂症無法以飲食調整時，可以使用降血脂藥物 Statin。
4. 對於高齡患者之高血壓，其治療建議如下：
   - 需合併用藥，控制血壓的效果比較好。
   - 以降低收縮壓爲目標，不可躁進，以先降低 20mmHg 爲目標。

表 4-1　老人高血壓配合慢性病選擇藥物之建議

	diuretic	β-blocker	ACE	ARB	CCB	aldactone
Heart failure	+	+	+	+		+
AMI		+	+	+		+
DM	+	+	+	+	+	
Uremia			+	+		

- 注意藥品副作用，是否造成病人排斥。
- 從利尿劑開始，不必好高騖遠追逐新藥。
- 應針對其他相關慢性疾病，包括心臟衰竭、心肌梗塞、糖尿病、尿毒症而做調整（表 4-1）。

第二節　老人外傷

重大外傷雖就老年病患相對而言，並不常見，約占急診病患之 8～15%。然而一旦受傷，由於病人可能重聽、記憶退化、表達能力較差，故常有延遲就醫或拒絕就醫的情況發生，加上原來慢性疾病之後遺症，使得老人受傷後復原較差且有較高的併發症和死亡率。

老年人之外傷可能由於視力障礙、心律不整、昏厥、藥物副作用、暫時性腦缺血發作、中風或突發性心肌梗塞而跌倒或車禍。因此，病人的內科問題必須同時評估，而且老年病患心、肺、腎功能都比較退化，對休克的耐受性差，輕微的頭部碰撞即可能發生硬腦膜下出血；骨質疏鬆症導致脊椎及長骨的極易骨折；潛在性的慢性阻塞性肺病也可使一次胸部小挫傷，引發致命的心肺衰竭。

外在環境如照明設備不足、衣著裝備不適，以及居家生活環境不良，都是造成老人容易受傷的因素。老人意外傷害的原因以跌倒最常見，往往造成骨折；而外傷致死則以車禍最多見，顯見我國交通秩序之紊亂，不適老人安居。其他原因有燒燙傷、背痛，乃至於自殺等。至於外傷的型態則以骨折、鈍挫傷、撕裂傷和燒燙傷爲主，須提防隨之而來的內出血、血管阻塞和傷口感染等後遺症。

由於老人受傷的場所以在家中室內爲主，對於老人意外傷害之預防，平常就應該對老年病患及家屬做衛教，以防止跌倒，例如增設起居室的照明、衛浴廁所地板之止滑和扶手、無障礙空間等，都是家有老人者應注意的地方。

根據臺灣病人安全通報系統，2005～2009 年統計，跌倒事件名列第一最常見是上下床時（27.3%），其次是進出廁所時（21.4%），再其次爲行走時（20%）。跌倒的原因以病人本身因素爲主，其次和環境有關，再其次則爲藥物與器材設備不佳有關。英國的學者專家利用生、心理及環境評估，改善老人家裡擺設，增加室內照明、防滑等輔助器具，在適當地點加裝防滑措施或是扶手，並協助配戴新眼鏡、教老人學習走路姿勢等，一年之後調查，老人再次跌倒機率減少 61%，而且變得健康獨立，值得我們效法。國內的研究也證實，平時訓練平衡、打太極拳等，皆能有效減少跌倒發生的意外。

老人外傷防治首要工作

預防跌倒是老人外傷防治之首要工作。其重點有：

一、浴室是常見的滑倒地點，在浴室中加裝塑膠防滑墊或將磨石子地板改爲止滑塑膠墊，在浴室洗手檯、馬桶、浴缸旁加裝扶手，可以避免滑倒受傷。此外，浴室也可加裝防滑椅，讓年長者可以坐著洗頭。

二、樓梯間的雙向扶手設計，則可讓行動不便或關節炎的人增加使力點，方便行走，安裝室內電梯昇降設備亦可。地板高低差造成跌倒的問題，可拆除必經之路的門檻或是加裝木質斜坡道，一方面可避免絆倒，一方面也方便輪椅進入。另外，在往浴室、樓梯或地下室的走道加裝感應燈，或是觸控式的小夜燈，也可避免因看不清楚而跌倒，使居家生活更爲安全。

三、在床邊準備一支手電筒，讓老人晚上可以點著去洗手間，要給眼睛對燈光有一點適應期，才不會一開廁所的燈，覺得刺眼暈眩而滑倒。要禁止老人躺在床上抽菸以防睡著而失火。把插座或延長線提高到約一百公分以上的高度（可固定在桌上），一方面可減少老人彎腰蹲下的不便，一方面也可避免幼童玩弄插座而觸電。

四、緊急通報系統的裝置也很重要，寢室、廁所、浴室都應該設置緊急通報系統，例如寢室的緊急通報裝置，可以固定在床旁邊，方便隨時使用，而且門把設計最好可以由外開啓，發生意外時亦可以立刻得到救援。

五、上了年紀多少會有些慢性疾病，須長期服藥控制，藥物種類和用量也有可能造成眩暈、昏厥，以致跌倒，應詳細檢視老人病患原先之用藥情況，固定在老人科家庭醫師處回診重整藥物，並告知家屬及病患要小心。年長者外出時可拿拐杖，協助自己的平衡，以防跌倒，並穿著有反光的外衣，提醒開車族的注意；此外應隨身攜帶身分證或識別方式，比如防走失手鍊設計，標明聯絡電話和地址，以防發生路倒無人知道身份之遺憾。

六、老人跌倒後無法自己站起來、無法行走，大腿一抬就喊痛，則股骨頸骨折的可能性很高，以 X 光照骨盆正面（Pevlis AP）和髖骨（Hip）即可診斷，應該積極建議關節置換手術，及早復健行走，否則從此臥床不起，而後死於褥瘡感染。

七、初步處理要注意的是，給氧條件要放寬，且靜脈點滴要小心，老人 Catecholamine receptor 反應較差，所以對於出血反應不明顯，而且心肺功能耐受度不佳，稍微灌水則產生肺水腫，甚至心臟衰竭，不是正常成年人可以比擬的，所以在急救時要特別小心。

在醫療院所可以採行的預防策略爲：(1)加強衛生教育與防跌宣導。(2)

住院時進行跌倒風險評估。(3)對於跌倒高風險者加強協助移位與監督。(4)正確使用行動輔具。(5)建立跌倒監測流程和通報系統。

第三節　慢性阻塞性肺病急性發作

慢性阻塞性肺病急性發作（COPD & AE）是一種很普遍、長期且無法根治的呼吸道阻塞疾病，根據世界衛生組織（WHO）估計，全球在 2007 年有兩億一千萬名患者，而且有逐漸增加趨勢。COPD 通常是由長期吸菸、暴露在具有油煙、煙霧、粉塵或化學物質環境而造成肺部慢性發炎反應，也會由慢性支氣管炎、氣喘、支氣管擴張症（Bronchiectasis）及肺氣腫等疾病造成，其症狀包括長期呼吸困難或長期咳嗽、咳痰，患者多爲四十歲以上的民眾，以男性居多，非吸菸女性患者也可能因爲烹調環境通風不良而造成高盛行率。

此爲常見於老人的慢性呼吸系統疾病，特徵爲長期、復發性、多痰與咳嗽、呼吸急促，產生原因在於呼吸吐氣流之限制與氣體交換之異常，也就是呼吸系統氣道阻塞，血流灌注與換氣不均所致，肺功能檢查儀可以確診。

老年住院病患十大死因依序排列爲：肺炎、流行性感冒、意外傷害及藥物作用不良等，占所有死亡率之 5.4%，其中 15% 是事先可以預防的。美國每年有四萬人死於肺炎、兩萬人死於流行性感冒，其中 85% 爲六十五歲以上之老年人，而疫苗注射可使死亡率降低一半。因此建議老年病患應立刻施打疫苗，疾病管制及預防中心（Centers for Disease Control and Prevention）擬定包括老年人在內的高危險群疾病患者要有 80% 注射率的計畫，才能眞正有效達到預防的效果。

處置

(1)支氣管擴張劑（Bronchodilator）加上抗乙醯膽鹼吸入爲首選。

Atrovent 和 Bricarnyl 爲急診對於氣喘最常使用吸入性治療藥物。(2)茶鹼（Theophylline）對於改善通氣功能和血行力學有效。(3)類固醇（Steroid）可改善發炎反應。(4)抗生素治療併發感染。(5)給予氧氣、化痰藥，平躺休息，改善室內空氣品質。(6)施打流行性感冒疫苗可以避免老人呼吸道感染。

第四節　老人安養

常言道：「家有一老，如有一寶」，在農業社會的大家庭裡，或許眞是如此；而今社會越來越精簡，生活空間狹隘，人口密集，大家工作繁忙而開銷龐大，身爲家庭的經濟支柱要奉養父母又要養育子女，中年夫婦可謂辛苦備至，也難怪常聽人改口言道：「一老一小，十分煩惱。」

我國已逐漸邁入高齡化社會，現在六十五歲以上的老人占社會總人口的 10% 以上，老人安養問題已經迫在眉睫，不能不謹愼規劃。

不同的長期照護機構有不同的問題，在處理老人急重病時，必須先了解病人來自何處、病歷記錄、個人需求等等。有助於病情之診斷和處置（表 4-2）。

表 4-2　長期照護機構之型態

	機構式	社區式	居家式
名稱	醫院、護理之家、安養院	日間照護、臨時托老中心	居家護理
主管單位	社會局	衛生所	衛生所
照護人	專業護士	護士、護佐	家人、外傭

提早準備迎接老年生活

爲了安享天年，實有必要從年輕時期就好好的規劃老後生活，根據自身的能力和條件，選擇一個合適的老後生活，參考各方面的專家，包括財務、法規、醫療、設計、保險等方面的評估；善用社會資源，例如老人年金、體檢、宗教、終身學習、保險優惠等，乃至於最近提出的「以屋養老」計畫。找出一個符合自己條件和期盼的老年生活，才能高枕無憂、有備無患。

「爲求來世安樂，不留半點錢財。」這是已故日本名作家德富蘆花的名言，當我們回顧過去的老人，不一定有錢就得安樂，有人死不瞑目、不得安葬；也不一定老了就很快樂，有人含恨抱怨、死不甘休，所以學會放下、捨得名利，隨心所欲不逾矩，這也是值得許多老人好好學習和反省的人生哲學。

第五節　社區老人常跑急診問題

在老化社區之醫院急診，病人常以老人爲主，而賴著住院不出者也以老人爲大宗，在老人安養尚未體制化前，以醫院爲家當作養老院者比比皆是，因此老人安養問題，不單只是家庭問題，也是社會問題。

現代人工作壓力沉重，子女教養要靠安親班和才藝班，而今加上奉養老人，責任更重，讓中生代心疲力絀，有的選擇提早退休，親自奉養老年父母；有的硬撐，有的逃避，棄老人於不顧，不論是非，其實大家都身心俱疲，都很辛苦，應以社會力量來共謀解決。

在過去，我們社會著重於婦幼健康，而今國民生育力每下愈況、離婚率攀高，乃至於婦幼醫療萎縮，反而慢性病與老人醫學造成更大的社會問題亟待解決。由於公立安養院、慢性病院之設置緩不濟急，民間大多自立救濟，尋求老人照護與安養，無論是透過關說、入住醫院長期不退，或轉入社區安養院所，或招募外勞，把每個家庭都搞得焦頭爛額，老者不得安養，也讓年輕一輩內心愧疚，且對未來惶惶然。何況老人不得安養的情況，迫使中生代須提早退休以照顧老人，這也妨礙了中生代的生涯發展，也是社會提早老化的隱憂。

高齡病人之急診情況對醫護人員往往是一大挑戰，首先要仔細且有耐心地來探討病史的來龍去脈，接著審慎地探查病患的身體及心理問題，再根據醫護人員的本職學養，去判讀到處都是陷阱的影像檢查及實驗室數據，最後快速地決定處置的方向，應該接受手術者不要錯過黃金時間，應該使用內科藥物治療的病人，請依據老年病患當時的生理狀況下處方，對症下藥，才能防止誤診和治療延遲，讓老人得到最好品質的醫療。

處置

- 面對每天造訪的病人，遵照病人主訴和要求處理，在健保尚未合理規範前，配合社工與各次專科，解決病人托老、遺棄、體衰、孤苦和憂鬱等問題。
- 不可冷嘲熱諷，以免徒生糾紛。頻繁就醫的老人，除了精神官能症之外，也突顯了社會弱勢族群在安養方面的困境。因爲不得子孫奉養，無法負擔專責供養的人力，只好借用便宜方便的健保資源聊以苟延殘喘，十分卑微與無奈。因此更不可掉以輕心，置之不理。老人有如不定時炸彈，何時發病未可知，須謹慎以對。
- 通報健保署，申請專案處理，找出問題關鍵，對於頻繁就醫的老病號提出解決方案。
- 改建公立老人醫院，由專科醫師駐守，包括老人科或成人病專科；社區醫院擴大老人養護病床，以照顧社區的老人；比照托兒所和安親班，鼓勵公私立機關廣設托老所，鼓勵年輕人以老人照護創業；對行動不便的老人施行到府照護。

- 每人薪資除了繳健保費外，另外加繳安老費，取代國民年金；擴大老人醫學科、老人急重症醫學會編制，納入家醫和內科人力；改建安養病房，比照安養院收費；擴充居家照護功能，且有配套措施，紓解老人安養問題，及早因應人口老化的諸多問題。

第六節　老衰

倦怠感或是虛弱、老衰，在 ICD-9 之編碼都是 780.7，2/3可以找出生理相同疾病，不可輕忽。而老人倦怠感，在 ICD-9 之編碼是 797，到了生命盡頭之惡液質（Cachexia）在 ICD-9 之編碼爲 799.4，都是老年人常見之主訴。一般來說，虛弱的定義爲「不能勝任日常生活中重要的實際社交活動」，其中包括：步伐不穩、不能行動、智力減退、失禁、荷爾蒙不足。因此，老人如果有體重減輕、筋疲力盡、握力減退、步履遲緩、體能活動減少之變化，就可以做老衰的診斷。

高齡老人送至急診，主訴最近精神不濟、食慾減退、臥床不起等，看似平淡無奇，卻常常造成急診醫護人員的手忙腳亂，其實根據美國對養老院之研究，每兩位中就有一位是急重症，包括感染、心血管阻塞，或是脫水、腦部傷害等，所以不做徹底檢查或是小心觀察，很有可能出問題，特別是醫護人員不愼露出厭煩或冷漠的態度，若引發家屬不滿，往往成爲醫療糾紛的引爆點。

處置

要注意生命徵象，排除藥物、精神病因素，老人有如風中殘燭，必須提高警覺，不容有疏失或大意，以免落人口實，故例行檢查行禮如儀不可省略：(1)靜脈點滴，給氧。(2)抽血檢測 CBC、Biochem、Cardiac enzyme。(3)胸部 X 光照射。(4)心電圖儀監測。(5)處理相關症狀，包括高血壓、便秘、肌肉痠痛、胃口不佳等問題。(6)安慰家屬接受老衰之現實，給予心理支持，改善睡眠習慣，多予關懷，能安度晚年是福氣。(7)給予低劑量止痛劑、類固醇以及營養劑包括維他命B群和鎂劑有幫助。

第七節　失智症急性發作

老人失智症（Alzheimer's disease）原是慢性退化性疾病，並非急診醫學範疇，不會造訪急診才對，然而失智症病人會因爲臨時發生生理變化而被送來急診，例如原本安靜臥床者突發性大吼，常被當作是譫妄來處理，其實可能是心肌梗塞；原本年高德劭的老紳士，突然變得邋遢且口不擇言，其實可能是硬腦膜下出血所致。

因此，對於原本失智症患者之突發事故，要仔細調查發病日期和進展，例如是否最近曾經跌倒、換了新藥、行爲模式改變、食慾不佳等，從而安排必要檢查，以排除感染、頭部外傷、心血管急症的可能性，確認沒有器質性問題（Organic lesion）後，穩定生命徵象，再照會神經內科來處理其失智症的問題。

第八節　老人虐待

我國已經是老人社會，衍生出許多老人虐待問題，包括暴力傷害、棄養、威脅、性虐待等不公平待遇，甚至連臥病在床以及失智症患者也常常成爲受害者，這些人往往無法表達意思，故發掘問題之關鍵常常就在急診醫護同仁身上。

疑似老人虐待徵象如下：(1)延遲就醫。(2)服裝不合宜。(3)受傷機轉和主訴不合。(4)急診常客。(5)老人失智症患者。(6)營養狀況差。(7)照顧者有藥物酒精成癮跡象。(8)照顧者要靠老人經濟支援以維生。(9)有新舊雜陳的傷痕。(10)眼眶瘀青、頭部外傷、不明燙傷。

處置

(1)處理傷口，照相存證。(2)有所疑慮時，應先照會社工師進行了解，必要時可報警處理。(3)對於施暴者不可抱持歧視，而應予同理心，以免反彈體認照顧老人之辛苦，應利用社會福利和慈善團體的力量來協助改善困境。

特別注意事項：老人已至生命盡頭，有如風中殘燭脆弱不堪。在院治療觀察期間要更加用心監測其生命徵象變化，及早發現異常及時矯治，不可怠慢。最好接上心電圖監視和 Pulse oxymetry，監視心跳、血壓、體溫、呼吸、脈搏以及疼痛，任何一項表現異常，都有可能是重症的前兆，不可等閒視之，特別是那些無法明確表達意思的老人，更要小心。

參考文獻

1. 寺澤秀一。《救急診療之極意》。日本：羊土社，一版，2008。
2. 吳仁光等。慢性阻塞性肺疾的藥物治療思維。《臺灣醫界》，49; 11: 25-29。
3. 岩田充永。《救急外來之危險議題》。日本：羊土社，一版，2008。
4. 洪蘭譯。《揭開老化之謎》。臺北市：商周，二版，2005。
5. 劉秀枝。《當父母變老》。臺北市：天下遠見，20001。
6. 劉墉。《把握我們有限的今生》。臺北市：水雲齋，1995。
7. 德富蘆花，自然與人生，小知堂文化，初版，2001。
8. Y-C Huang, M-H Chen. Characteristics of the very frequent user of the emergency department. J Taiwan Emerg Med, 2007; 9: 93-9.

第五章 外傷

前言

外傷顯而易見，和內科急症迴然不同，但是，看似血肉模糊，讓人心驚肉跳的外傷，處理時很容易有先入爲主的謬思，往往見樹不見林，而有診斷疏漏之虞。例如常常忘了對昏迷的病人固定頸椎，或忘了躺著進來的病人其實背後也有傷口、內出血、腸胃穿孔，甚至合併內科急症，都有可能，千萬不可掉以輕心。

造成外傷死亡的第一高峰期，占 50%，是發生在事故發生的幾秒到幾分鐘間，造成腦部、腦幹、高位的脊髓、心臟、主動脈和大血管的撕裂傷，病人死於事故現場，沒有轉送急診的必要。像這樣的傷害，唯有改善事故傷害預防措施，才能減少這類創傷相關的死亡。

造成病人死亡的第二高峰期，占外傷性死亡之 30%，是發生在開始受傷後的幾分鐘到幾小時間，原因常是硬腦膜下和硬腦膜上血腫、胸部血氣胸、脾臟破裂、肝臟撕裂、骨盆骨折，以及其他多重器官外傷併發大量的血液流失。高級成人外傷救命術（ATLS）訓練過程，就是主要針對這個高峰期的急救訓練。

外傷死亡的第三高峰期，占 20%，發生在開始受傷後的幾天和幾星期間，原因常是敗血症和多重器官衰竭，亦即死於併發症，第一個和以後的每一個接手照顧受傷病人的醫護人員，對病人外傷後的長期預後，都有直接的影響。

針對嚴重外傷（ISS ≥ 16）、多發性外傷的病人，直接轉送外傷中心比較有活命的機會，這也是五級檢傷分類革新的目標。研究統計顯示，外傷中心（Trauma Center）設置有助於改善外傷死亡率，降低成本效益，提升服務量和品質，但外傷中心是人力與資本密集行業，在健保捉襟見肘的今日，私人經營殊爲不易，有賴醫政機關全力支持。

第一節　外傷初步

由於外傷之特性在於顯而易見卻也容易疏漏，因此外傷處理的要領在於按部就班，評估再評估。處理程序如下：

病人到院前就要根據緊急醫療救護技術員（EMT）通報概況開始準備，呼吸道確保，插管醫材、靜脈點滴、外傷用導管 Trauma kit、呼吸器、心電圖監測器（EKG monitor）；醫護人員個人裝備包括無菌手套、口罩、防護衣、護目鏡。

根據 EMT 描述可以獲得很多現場事故的資料，例如：(1)病患的生命徵象。(2)病患受傷的機轉。(3)病患受傷的部位。(4)病患受傷嚴重的程度。(5)所做的救護處置，有助於評估和處理。

1. 檢傷分類：能夠走下救護車的病人視爲三級，可較緩處理，要立即搶救的是檢傷一級的病人。因此，當病人蜂擁而入時，病人數超過 5% 全院床位，即是啓動大量傷患的時機。
2. 初次評估：包括 ABCDE（Airway、Breathing、Circulation、Disability、Environment）。

   A：固定頸椎，維護呼吸道暢通，神志不清者須先以頸圈固定。

   B：維持呼吸與通氣正常。

   C：維持循環和止血，在周遭靜脈插入 18 號以上口徑靜脈導管，直接壓迫止血，維持血壓恆定，尿量 0.5 mL/kg/hr。

   D：診斷與意識評估，記錄昏迷指數變化。

E：環境控制與脫衣檢查。脫衣徹底檢視，環境保暖避免失溫。

3. 再次評估：包括 ABCDE，從頭到腳，進行影像診斷，包含 X 光（至少包括頸部、胸部與骨盆）、超音波、電腦斷層和內視鏡檢，確認完整病史（AMPLE）。若生命徵象不穩定時，不可讓病人離開急診做檢查。
   - A：allergy—過敏史。
   - M：medicine—使用藥物史。
   - P：pregnancy—是否有懷孕。
   - L：last meal—最後一餐爲何時。
   - E：environment—出事地點。
   - 病史詢問包括：(1)了解受傷機轉爲何？如是否爲車禍、人爲、高處墜落等。(2)了解現場狀況如何？如受傷時間、受傷時的姿勢、現場出血情形、可能的感染源等。(3)了解受傷前病人的狀況，如酒精／藥物、過去病史等。
   - 理學檢查包括：(1)四肢的顏色及血液循環的情形。(2)傷口的分佈情形。(3)哪些部位有疼痛、腫脹、瘀青或變形的情形。(4)關節或肢體可活動的範圍。(5)感覺神經分佈有無缺損。
   - 辨識有無潛在危及生命的骨骼肌肉損傷，例如：(1)有無合併其他頭、胸、腹的創傷？(2)有無不穩定型的骨盆骨折？(3)有無大血管損傷合併開放性傷口或多處長骨骨折？(4)是否爲壓碎性傷害（創傷性橫紋肌溶解症）？
   - 辨識有無危急肢體存活的傷害，包括：(1)是否爲開放性骨折？(2)有無血管損傷的可能？(3)有無肩、肘、髖或膝脫臼或骨折的存在？(4)有無造成間隔腔壓力升高症候群的可能？

4. 外科處置：傷口清洗、縫合、包紮、固定。

5. 轉歸動向：臨床判斷決定病人應住院、手術、轉院、留置觀察或是出院。

第二節　傷口處理

外傷很明顯，但是也很容易誤診，最好養成從頭到腳審視的習慣，推入急診處置室方位要固定就不易混亂，以免搞錯左右方向。傷口初步處理，在於先控制生命徵象，先掌握最重要的呼吸道、心跳、血壓，再來從容處理傷口與止血，檢視傷口，確認有無神經血管傷害、肌肉或是骨骼傷害、有無異物、汙染，拍照存證，清潔傷口。

包紮固定

傷口包紮（Wrapping）的目的在於保護傷口、預防感染，局部加壓可控制出血；傷口固定（Fixation）的目的在於固定傷口敷料、保護患肢，防止進一步傷害、腫脹與減輕疼痛。

包紮固定爲外傷處理之基本動作，是急診醫護人員之技術本位；而衛材的品質、適用種類之準備和補充，則考驗急診管理的優劣。基本原則在於清潔、無異物汙染、包紮要鬆緊適中、由遠側而近端、由下而上，打結在外側，避免在傷口上或是骨突關節處，並以病人舒適安全爲首要考量。

處置

- 頭皮裂傷縫合後，以紗布覆蓋傷口，可以利用髮束交叉來固定，否則就使用頭套固定。
- 膝蓋或肘關節之傷口固定，必須考量到關節伸屈影響傷口癒合，甚至造成傷口迸裂，可以副木加強固定。副木長度須超過兩邊關節，護木與肢體間塞軟墊，延遲拆線時間到十天；拆線後持續以彈性繃帶固定，以防疤痕擴大。手肘可用三角巾固定（圖 5-1、圖 5-2）。

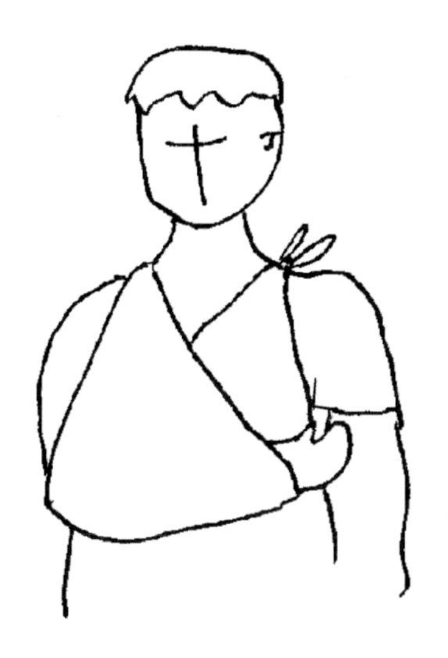

圖 5-1　單一三角巾固定法

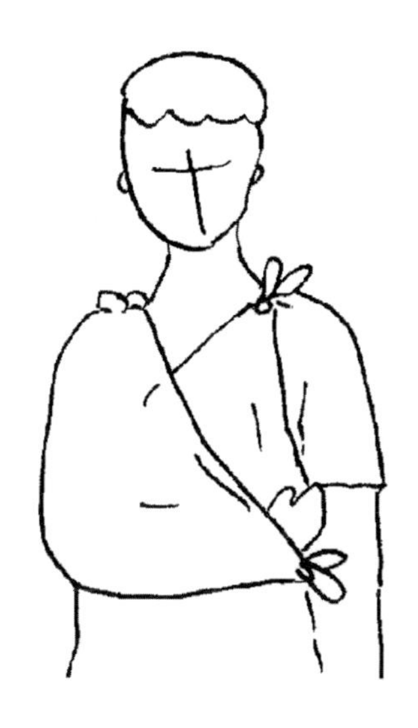

圖 5-2　雙三角巾固定法

- 股骨骨折以兩片式護木，長過髖關節，由腰部、大腿、小腿三處固定。
- 手指骨折使用鋁板或是人型鋁板固定，指端要露出才能判斷血液循環的情況。若有斷指，斷端須先清洗後以紗布包紮，再以食鹽水潤濕，無菌手套反折包住，放入冰袋中保持低溫，送開刀房重建（圖 5-3）。
- 單一腳趾骨折可以和鄰近腳趾合併包紮固定（圖 5-4）；多個腳趾骨折，可以打上短腿筒狀石膏固定（Short leg cast）。
- 顏面傷口處理後，因為出汗所以很難固定，且包紮太多也不美觀。其實可以局部抹上藥膏，不覆蓋亦可。傷口大約一天內就變乾燥了，五天就可拆線。
- 固定膠帶貼法，要順著體紋來貼才比較好固定。

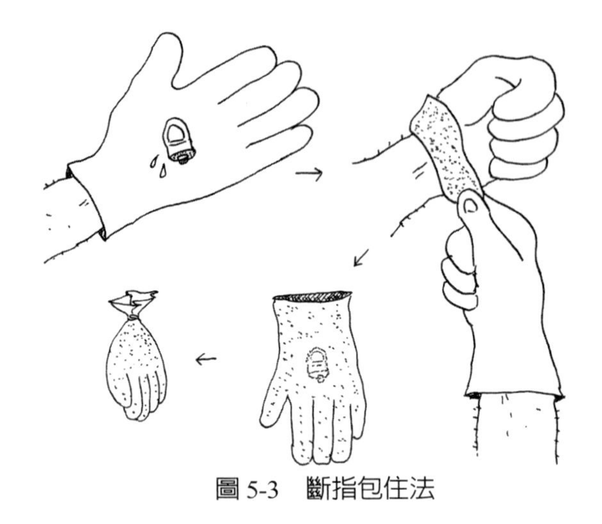

圖 5-3　斷指包住法

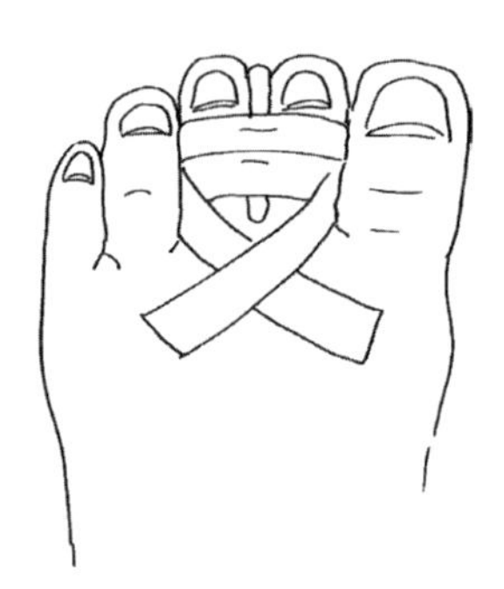

圖 5-4　單一腳趾骨折固定法

- 在發生皮下血腫後，即以冰敷局部壓迫處理，使用鬆散紗布包住傷口，外以彈性繃帶加壓固定（圖 5-5）。囑咐病人盡量臥床休息，可以有效改善皮下血腫；警告病人不可到處走動，特別是前額皮下血腫者更要平躺，否則血塊化解，由皮下滲到眼眶，變成熊貓眼，更是有礙觀瞻（圖 5-6）血塊會慢慢液化，等待一週後軟化以針筒抽吸引流。

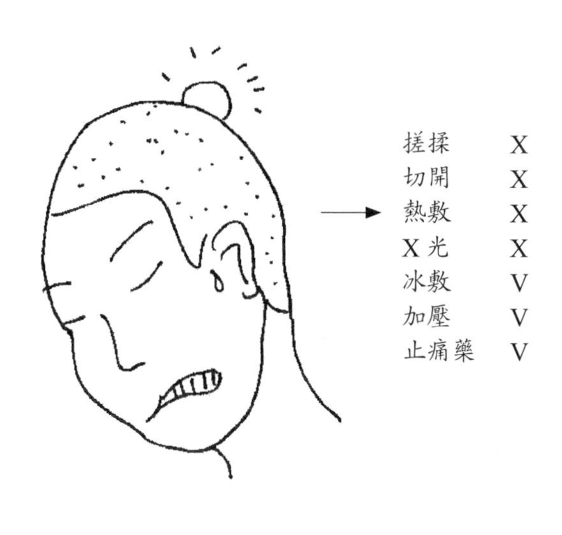

圖 5-5　頭皮下血腫

圖 5-6　皮下血腫

衛生教育

- 保持傷口的乾淨，避免碰水與汙染。
- 臉上換藥時，避免使用優碘或紫藥水，以免染色，應該使用無色軟膏，例如四環素或 Neomycin ointment。
- 換藥時，要由傷口向外環狀清潔傷口。
- 服藥止痛後，應抬高患部預防浮腫，並避免活動以防止傷口崩裂。
- 如有紅、腫、疼痛加劇、化膿性分泌物、發燒情況發生，表示傷口感染發炎，應至急診處處理。
- 傷口癒合時會發癢，此爲正常現象。
- 各部位拆線時間爲：臉部（滿五天）；頭皮（7～9 天）；軀幹（7～10 天）；四肢（10～14 天）；關節、背部、腳底（滿十天）。
- 拆線後再貼透氣膠人工皮，以減小疤痕形成。
- 應接受醫師指示，定期回門診追蹤治療。

- 若有任何疑問，包括服藥後有不適症狀，如皮膚癢疹、眼皮腫脹，甚至呼吸困難等，應立即停藥並洽急診處。

第三節　縫合技巧

基本概念

一、局部麻醉：(1)Xylocaine（1 或 2%）成人劑量不能超過 30 mL。(2)抽取適量 Xylocaine（1 或 2%），換小號針頭，沿著傷口皮下組織，由近而遠、由淺而深，慢慢注射。(3)注射完等待五分鐘，麻醉奏效後處理傷口。(4)對於頭皮可注射添加 epinephrine 之麻醉藥有助於止血，但是手指、腳趾末端則不可以免造成缺血性壞死。

二、衛材預備：(1)臉部傷口使用整形器械縫合包，清洗傷口使用生理食鹽水，不需使用優碘藥水，以免染色有礙觀瞻。(2)頭皮與軀幹的傷口使用一般縫合包即可。(3)抽取麻醉藥品，再換小號針頭（25 號以下），施行皮下麻醉。(4)注射針頭使用後不回套，以免針扎傷害。(5)縫線選擇，視部位和需要而異。(6)引流管 Penrose，視傷口深度、汙染、滲血程度使用。(7)紗布和棉球應適量使用，避免浪費。(8)電燒灼器在急診現場很少使用。

三、清洗傷口：(1)最好以生理食鹽水清洗傷口。(2)眼睛、會陰、口腔黏膜不可用含有酒精成分之優碘清洗。(3)傷口有異物、動物咬傷、感染者不可直接縫合，應該盡量清洗，放置引流管，等幾天待傷口乾淨後施行二度縫合。

四、術後整理：(1)器械尖端同方向放置於器械盒。(2)帶線針頭以持針器夾住，以免造成針扎傷害。(3)沾血手套、紗布與棉球投入感染專用廢棄物桶。(4)完成手術記錄及病歷記錄與開藥。

衛生教育

(1)須告知病患傷口處理後，何時要回診？何種狀況須回急診再處理？

縫線何時可以拆線？(2)回診時間一般會先安排兩天後預約門診。(3)若是傷口滲血、崩裂、腫痛感染，則必須立即返診處理。(4)臉部縫線五天可拆線，再貼美容膠帶；軀幹七天可拆線；關節處十天可拆線。若有感染化膿之虞者，可先間斷拆幾針，確認爲化膿則須引流；若延遲拆線太久，容易發生組織反應、造成線頭膿瘍（Stitch abscess）、縫線陷入皮下而難以拆線。

身體各部位處理

一、頭皮：(1)頭皮裂傷周圍頭髮先以剪刀剪短，再以刮鬍刀刮除，清理出如洞巾大小的空間。(2)頭皮縫合目的在於止血，不須考慮美觀，所以用 3-0 以上 Nylon 大針，或是 1 號絲線，間隔約一公分，間斷縫合。(3)頭皮裂傷不可連續縫合，否則容易造成頭皮壓迫壞死。(4)縫完線後，線頭要多留一點，免得拆線時頭髮長出來就看不清楚線頭在哪裡，造成拆線困擾，最好使用與髮色明顯差異的縫線。(5)可以利用頭髮分束來固定傷口敷料，沒有頭髮者則使用頭套固定。(6)七天後即可拆線。

二、臉部：臉部縫合盡量不要修剪傷口，盡量縫合，因爲臉部血流循環好、復原也快。進行雙層縫合時，皮下以 5-0 Vicryl，表皮以 5-0 或是 6-0 Nylon；表皮可以連續縫合，對於動物咬傷傷口才使用間斷縫法。縫完後三天內不可碰水，五天即可拆線，拆線後再用美容膠帶固定。眉毛不能剃，縫完再將陷入皮下之眉毛挑出，抹上軟膏（Tetracycline ointment），梳平眉毛。臉部傷口不用優碘，以免染色有礙觀瞻。

1. 口腔內之傷口：牙齒斷裂，要照會牙科處理；口腔內黏膜和舌頭，以 Chromic 4-0 縫合；嘴唇之傷口縫合，要仔細對齊唇線、口腔黏膜及皮下以 5-0 Dexon、外用 5-0 Nylon，仔細縫合（圖 5-7）。
2. 眼部外傷：安排做 X 光檢查，照眼眶底（Water view）和顴骨

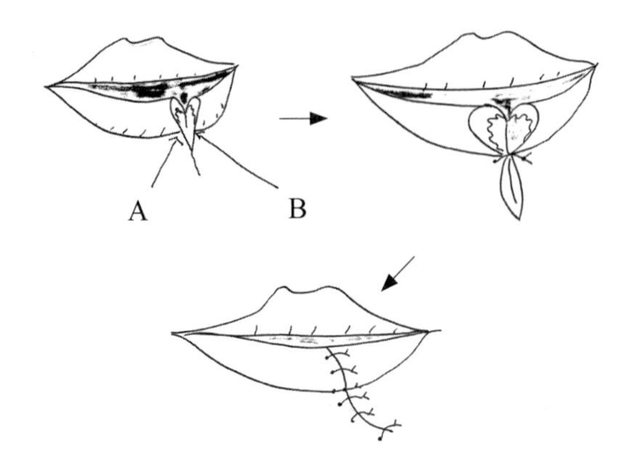

圖 5-7 嘴唇裂傷，解剖位置

（Zygoma），以確認顴骨或眼眶底是否有骨折，再照會神經外科和眼科處理；鈍挫傷必須照會眼科以細隙燈，檢查角膜是否有擦傷及眼球後半部是否有傷害，包括視網膜剝離、玻璃體出血，或是脈絡膜破裂等情況。

3. 眼瞼裂傷縫法：爲了避免線頭刺到眼角膜，可用連續縫合法，即第一針和最後一針遠離眼瞼固定眼瞼裂傷縫法。其方法如下（圖 5-8）：
   - 局部麻醉，使用 2% Xylocaine，縫線用 Nylon 6-0。
   - 下針處要離開眼角膜大約 0.5 公分，以免打結線頭刮傷眼角膜。
   - 全程傷口以連續縫合法，每兩公厘縫一針。
   - 結束最後一針，由皮下轉到離開眼角膜大約 0.5 公分處出來打結。
   - 傷口擦淨，抹上 Tetracycline ointment，開立二天止痛藥。
   - 傷口無需包紮或覆蓋，冰敷二天以消腫，五天後即可拆線。

對於臉部開放性傷口，予以縫合加上抗生素治療，若是合併眼球後半部傷害，視情況是否需住院施行二次手術。預防勝於治療，80% 眼部外傷可以戴護目鏡預防，激烈運動如籃球或橄欖球員均如此防護。

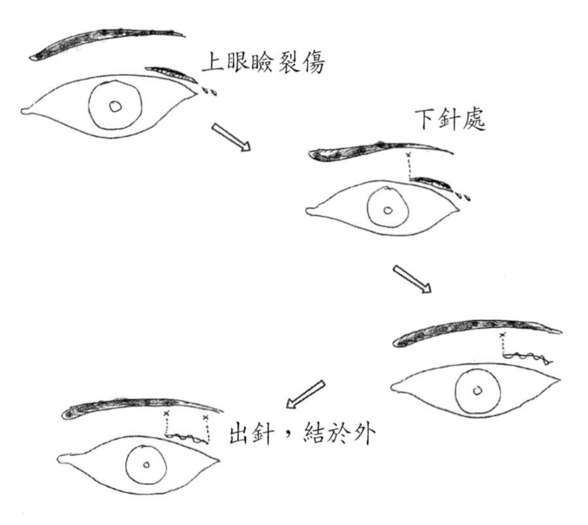

圖 5-8　眼瞼裂傷縫合

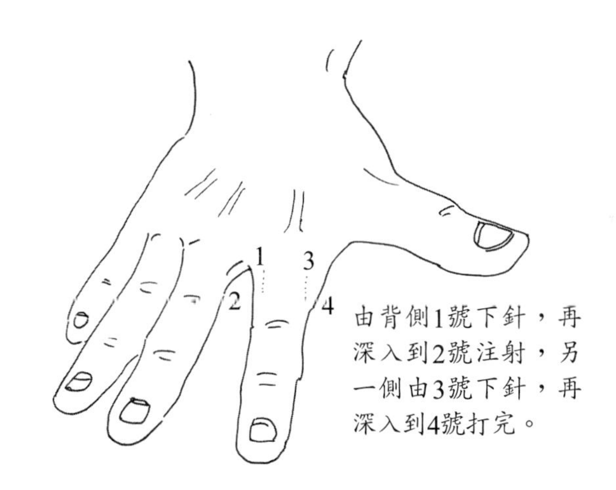

三、上肢：(1)手掌部位，必須先確認韌帶、血管和神經是否斷裂，再縫合皮膚；若有斷裂則照會整形外科轉到開刀房處理。(2)前臂部位也必須先確認韌帶、血管和神經是否斷裂，再縫合；若有斷裂則轉到開刀房處理。(3)上臂部位，視深度或汙染與否，放置引流管。(4)手指部位，先確認韌帶、血管和神經是否斷裂再縫合，若是局部麻醉不易，可以施行手指根部神經阻斷法（Digital block）。

四、下肢：(1)大腿部位，視深度或汙染與否，放置引流管。若有血管和神經傷害之慮，宜轉開刀房。(2)小腿部位，視深度或汙染與否，放置引流管。若有血管和神經傷害之慮，宜轉開刀房。(3)腳掌部位，腳掌皮厚，有時局部麻醉不易，可以使用區域性麻醉。待麻醉效果出現再進行縫合。(4)趾間部位，趾間裂傷由於空間有限，縫合不易，應該先把傷口間斷縫好，最後再一個個分別打結（圖 5-9）。

拆線時機，一般臉部爲五天，關節處十天，其他部位爲七天，太早拆線傷口未完整易於綳開，太晚則線頭陷入皮下造成拆線困難，皆招致病患抱怨，必須事先溝通好。傷口處理後三天內爲高感染時期，若有疼痛、紅

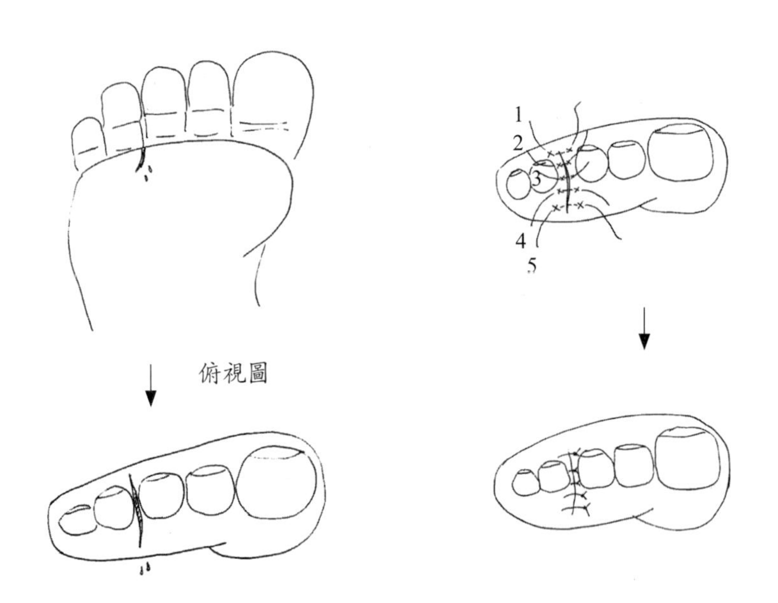

裂傷兩側用 4-0 Nylon 縫合，中間在趾縫處用 5-0 Nylon 先間斷縫合好，最後再一一打結。

圖 5-9 腳趾間縫合法

腫、滲液與發燒，則可能化膿感染，可以先拆開幾針引流膿液，清洗傷口，繼續至門診換藥，並延後拆線時機。若是發生皮下血腫，則予以加壓，冰敷三天，若血塊液化，可以外科引流。為了補皮或是隆乳而植入皮下的水袋，有時候會被年輕醫師誤以為皮下血腫而予以針刺引流，鬧出笑話，故須仔細問診，調閱病歷查明。

第四節　外傷個論

破傷風（Tetanus）

破傷風的病原菌是破傷風桿菌（Clostridium tetani），病菌正常存在於動物（包括人類）之腸道，因此受動物或人類糞便汙染之土壤或媒介物為傳染窩，通常是經由受土壤、塵土或動物及人類糞便汙染之穿刺傷口而入，另外也有可能透過撕裂傷、外科手術、流產、生產不潔、燒傷及一般傷口甚或由注射受汙染之藥物而引起，對於農夫、軍人、產婦和新生兒要特別留意。潛伏期約 3～21 天，大部分病例在十四天內發生，故受傷後雖然拖過了幾天，仍有注射類毒素（Toxoid）的必要。壞死組織有利於此種厭氣性的破傷風桿菌增殖，傷口汙染情形越嚴重者、病況越嚴重者、預後情形越差者，潛伏期越短。

類毒素每次注射約 0.5mL，肌肉注射，和體重與年齡無關，此常為考題。除了輕微擦傷外，一般都建議施打，即使無明顯外傷之骨折、燙傷，尤其穿刺傷，五年之內未打過類毒素者皆建議施打。至於從來未接種過破傷風疫苗者，則施打 Tetanus immunoglobulin 250 unit IM，一個月和六個月後再各追加一劑。

此疾病症狀係由破傷風桿菌之外毒素（Exotoxin）所引起，其特徵為疼痛性之肌肉收縮（最初在咬肌及頸部肌肉，而後為軀幹肌肉）。而最常見之初期症狀為腹部僵硬（Abdominal rigidity）及肌肉痙攣（Spasm）。典型的破傷風痙攣現象為「角弓反張」（Opisthotonus）及臉部表情出現「痙笑」（Risus sardonicus）之特徵。臺灣以 1956 年病例數最多，有 1,004 例，其後實施全面破傷風類毒素（Toxoid）接種，於 1972 年以後病例減為每年 100 例以下。

今日真正發生破傷風者並不常見，主要靠症狀和病史診斷，必須和低血鈣、狂犬病或是藥物（Phenothiazine、Strychnine）中毒區分。病人雖然神志清醒，但是發生肌肉強直、牙關緊閉，乃至於自主神經失調，而有心悸、高血壓、發高燒、大量盜汗，甚至死亡。

處置

- 破傷風病癒後並不會產生終身免疫，仍有可能二次感染，因此病癒後仍須定期接受預防注射。
- 十歲以上遇到外傷應該是肌注 Toxoid 0.5 mL，十歲以下則免，因為我國現行的預防注射接種時程係針對幼兒於出生滿兩個月、四個月、六個月各接種一劑白喉、百日咳、破傷風混合疫苗（DPT），並於十八個月追加一劑。國小一年級則追加一劑破傷風、減量白喉混合疫苗（Td）。隨著年紀增長，抗毒素效價水準逐年降低，追加補注（Booster），就公衛而言實有必要。
- 破傷風類毒素接種所產生之主動免疫力持續至少十年，而暫時性之被動免疫可經由注射破傷風免疫球蛋白（Tetanus immune globulin, TIG）或抗毒素（Tetanus antitoxin, TAT）而得保護。
- 破傷風病人治療：(1)肌肉注射破傷風免疫球蛋白（TIG）3,000～6,000 單位，並取少量局部注射於傷口周圍。(2)如無 TIG 時，才考慮靜脈注射單一大劑量之破傷風抗毒素（TAT），需注意的是此為馬血清製品，有 10～20% 的人會有過敏反應，故注射前應做過敏反應試驗。(3)口服或靜注 Metronidazole（30mg/kg/day）是首選抗生素治療；其次可選用腸道外投予 Penicillin。抗生素需持續治療 10～14 天。(4)盡可能以清創術清理傷口，但對新生兒破傷風肚臍基部之清創術是不必要的。(5)支持性療法最重要，包括維持患者呼吸道之暢通，移入暗室中照顧，必要時可以肌肉鬆弛劑維持患者之鎮靜狀態。(6)待病人病癒後再追加補打破傷風疫苗。

頭部外傷（Head injury）

由外力造成頭顱及內部組織傷害，由於高罹病率與高死亡率，以及次發性傷害和惡化結果，不可等閒視之。頸部以上外傷就算頭部外傷，必須注意是否有初期神志喪失（Initial loss of consciousness, ILOC）、記憶喪失（Amnesia）、嘔吐（Vomiting）、登錄昏迷指數（Glasgow coma scale, GCS）變化，小於 13 就安排腦部電腦斷層檢查。

一般情況下，頭顱 X 光（Skull x ray）實無必要，並非頭部外傷例行檢查，除非有頭部變形、顏面骨骨折、異物殘留、穿刺傷、凹陷性骨折、顏面骨折、耳漏與鼻漏等，則安排照頭顱 X 光確認。不同部位瘀青有造成不同傷害的可能性。

懷疑頭顱底部骨折之臨床症狀包括：(1)前顱窩骨折（Anterior fossa fracture）：熊貓眼（Racoon eyes）、鼻漏（Rhinorrhea）。(2)中顱窩骨折（Middle fossa fracture）：耳漏（Otorrhea）、耳膜積血（Hemotympanum）。(3)後顱窩骨折（Posterior fossa fracture）：耳後瘀青（Battle sign）（圖 5-10）。

表 5-1 頭部外傷分類

機轉	鈍挫傷 穿刺傷
嚴重度	輕度：GCS 指數 14～15 中度：GCS 指數 9～13 重度：GCS 指數 3～8
型態	顱骨骨折 顱內傷害

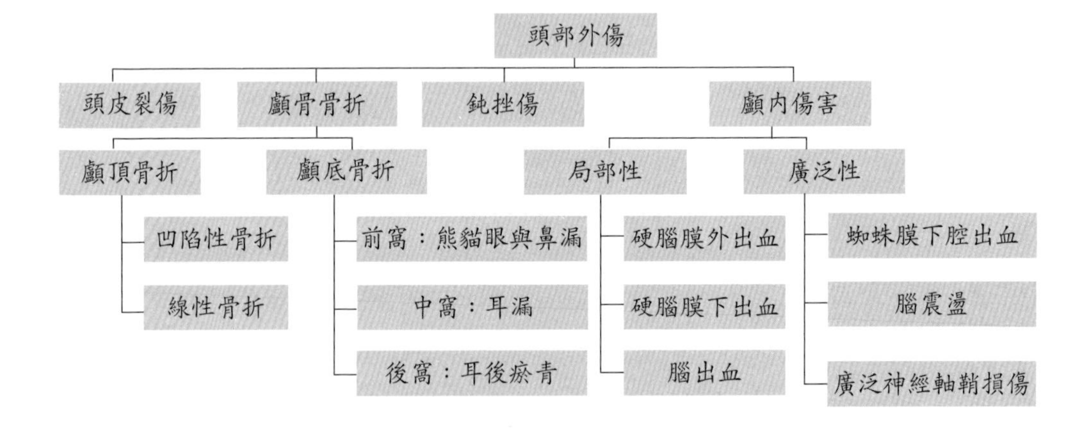

圖 5-10 頭部外傷分類總覽圖

處置

(1)嚴重度判別：昏迷指數、初期神志喪失（ILOC）及嘔吐情況可判別嚴重程度。(2)頭顱 X 光一般很少必要，除非有異物殘留、穿刺傷、明顯變形、頭骨凹陷、顏面骨或是鼻骨變形，才需要照頭顱 X 光，但是民眾常常堅持要照才安心，急診醫師可看情況，對病人或其家屬說明。(3)頭部電腦斷層，當昏迷指數在 13 以下、有嘔吐與 ILOC，懷疑爲腦部傷害時則可使用，但對於適應症必須詳細描述，以免遭健保署刻刪。(4)頭皮裂傷使用 3-0 Nylon 或是 2 號絲線縫合，目的是用來止血，不是爲了美觀，每一公分縫一針且線頭留長一點，以免拆線時找不到頭緒。(5)頭皮浮腫可用冰袋冰敷三天，局部壓迫以消腫，三天後改以熱敷。(6)冰敷時，頭部抬高 30 度，給予 100% 氧氣，有助於降低腦壓。(7)發生外傷後癲癇，可以 Diazepam（Valium）IV 來阻斷，接著改用長效型 Phenytoin 1 mg/kg/min，慢速點滴。(8)躁動時避免用 Haldol，會妨害神經學檢查且作用太慢，可改用 Midazolam。(9)鼻漏和耳漏可以棉球先暫時塞住，開立抗生素預防感染；懷疑面部骨折時不可插鼻胃管，改用口胃管以免傷及腦部。(10)根據傷害程度分成輕、中、重度來處理（表 5-2）。

表 5-2　頭部外傷程度表

輕度腦傷害	• GCS 指數＝14、15 • 病史 • 排除系統性傷害 • 神經學檢查 • 不一定要照 X 光片 • 要做酒精／藥物篩檢 • 視情況做頭部電腦斷層
中度腦傷害	• GCS 指數＝9～13 • 一律做電腦斷層 • 住院並觀察 • 持續神經學檢查 • 重複電腦斷層追蹤
重度腦傷害	• GCS 指數＝3～8 • 氣管內插管以保護呼吸道，給予 100% 氧氣，維持 PO_2 在 60 mmHg 以上 • 神經學檢查 • 反覆評估 • 確認合併之傷害 • 發出病危通知，入住加護病房

衛生教育

返家後，請密切觀察 3～5 天、家人應陪伴在側，頭部墊高、靜臥休息，勿喝酒以及服用安眠藥；若發生下列情形，請盡速回急診就醫：(1)意識漸趨不明，昏睡或是叫不醒。(2)劇烈頭痛。(3)大量的嘔吐、噁心。(4)呼吸困難。(5)手腳或嘴角有抽筋現象，語言不清。(6)一邊手腳比較軟弱無力（漸趨癱瘓）或是行走困難。

若有任何疑問，包括服藥後有不適症狀，如皮膚癢疹、眼皮腫脹，甚至呼吸困難等，請立即停藥並洽急診。

硬腦膜外血腫（Epidural hematoma）

常合併顱骨骨折，由於中硬腦膜動脈撕裂，造成豆狀形／雙凸形血塊，可由腦部電腦斷層呈現。由於硬腦膜附著於顱骨所致，特點是有清醒期（Lucid interval），然而可快速致命（Talk and death），病人前一刻還好好地坐在觀察室，一下子就戲劇性地倒下死亡，常因此發生醫糾，這是急診醫師的噩夢。

處置

(1)舉凡有頭部外傷，最好留置急診觀察一段時間。(2)出院前都要給予頭部外傷衛教，提醒做電腦斷層時機。(3)發現硬腦膜外血腫，即時通知神經外科，早期清除血腫預後良好，死亡率僅為 10%。

硬腦膜下血腫（Subdural hematoma）

由於靜脈／腦實質撕裂傷所致，血塊覆蓋整個大腦表面，腦部電腦斷層可見呈現新月形血塊，罹病率與死亡率均高，可達 70%。

處置

(1)建議快速外科手術清除血腫，特別中線偏移大於 5mm，同側瞳

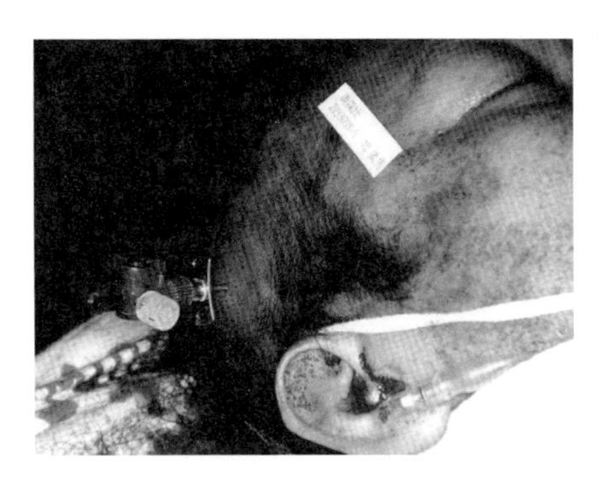

圖 5-11　緊急引流硬腦膜下血腫

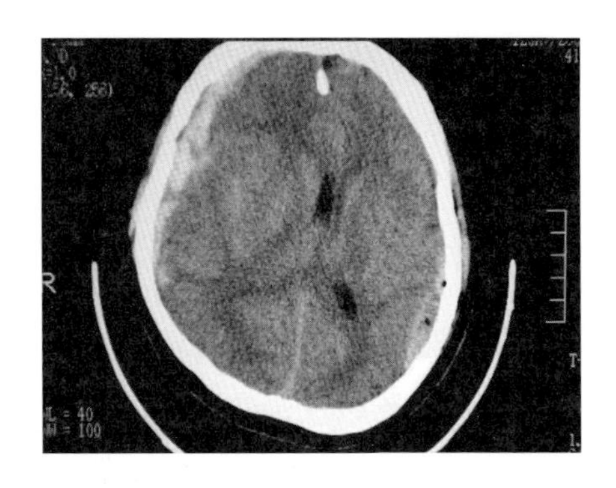

圖 5-12　右側腦挫傷與硬腦膜下血腫

孔散大，必須先做 Burr hole 引流積血，爭取急救時間，且應該先照會神經外科，聽從建議，緊急時以電鑽插入引流。(2)若是已形成內膜（Inner membrane），則爲慢性硬腦膜下血腫，有時在老人跌倒後數週，因行爲舉止異常才發現，應照會神經外科施行引流手術，所以頭部外傷後必須囑咐家屬，至少六個月內要注意是否有異狀。

腦挫傷（Brain Contusion）

同側／對側傷害（Coup/Countercoup injury），大部分常見於額葉／顳葉，在電腦斷層顯現出「鹽巴與胡椒」狀（Salt and pepper），電腦斷層變化通常是持續進展的。大部分意識清楚的病患不需手術，和硬腦膜下出血有時很難分辨，應收置神經外科病房觀察，以策安全。

腦震盪（Brain concussion）

腦震盪造成短暫喪失意識，頭部電腦斷層正常，症狀爲噁心、嘔吐、暈眩、頭痛，有失憶現象。如果症狀變嚴重，則重複電腦斷層檢查。在病情改善前，症狀可能加劇，常見後遺症，以腦震盪症候群（Post-concussion syndrome）而造訪急診。處置以症狀治療爲主：(1)以 Mannital 300 mL IV drip，降低腦壓，止痛改善頭痛症狀。(2)以 Nootropil，Euclidan 和 Cephadol 改善暈眩症狀。(3)止吐，給予 Novamine。(4)建議病人少喝水、飲食鹽分多加一點、多休息，以防止腦水腫，並安排在神經外科門診追蹤治療。

廣泛性神經軸鞘損傷（Diffuse axonal injury）

頭部外傷後，造成持續性深度昏迷（非由於質塊病灶），而是由於廣泛性腦傷害，且電腦斷層正常，造成運動姿勢改變（Motor posturing），經常出現自主神經失調，釋出大量 Tissue thromboplastin，影響到凝血機構，而有廣泛性血管內凝血障礙（DIC）的表現。

處置

見到神志不清而有出血傾向，表現為大片瘀青、胃出血或下腸胃道出血之病人，要有心理準備，趕快找出頭部外傷證據，即使電腦斷層正常，也要積極輸血，矯正凝血缺陷，轉送加護病房，簽署病危通知。

蜘蛛膜下腔出血（Subarachnoid hemorrhage）

腦迴表面血管破裂出血，流入蜘蛛膜下腔，血塊可見於腦溝與腦裂中（Sulcus and sylvian fissure），病人有頭痛、頸部僵直症狀。75% 蜘蛛膜下腔出血來自於腦血管瘤破裂所致。處置以：(1)安排腦部血管攝影與血管填塞止血。(2)止痛。(3)住院觀察為主。(4)開顱術夾住出血血管。

頸部外傷

頸部外傷很容易被忽略，卻會造成永久神經學障礙，以致四肢癱瘓（Quadriplegia）之悲劇，一般頭部創傷易合併頸部創傷，且脊椎受傷通常以頸椎受傷比例最高，必須提高警覺。常見原因為交通事故、運動傷害、墜樓、跳水、受鈍器打擊，舉凡任何鎖骨以上的傷害皆應考慮頸椎受傷，所有未證實脊椎正常以前，都要假設有損傷之可能性，先予以頸圈固定。

特別是病人主訴頸部疼痛或壓痛、四肢痠麻無力，或在多器官傷害、昏迷、意識不清或無法表達者，看到有鎖骨以上之撞擊傷，皆當作有頸椎傷害來處理。頸部外傷處置如下說明：

一、頸椎側面照可排除 85% 之骨折，側面照、前後照（AP view）及第一頸椎用張口照（Open-mouth view）可排除大部分之頸椎骨折。

二、參酌加做 Swimmer's view、看第七頸椎、頸椎電腦斷層、Flexion/Extension view、核磁共振 / 電腦斷層之脊髓攝影。

頸部傷害，可能波及甲狀腺、血管、神經、氣管、肌肉和頸椎。先固定頸椎，確保氣管呼吸道完整，在呼吸運動正常下，控制出血，最後再來處理肌肉、神經和腺體。多發性傷害（Multiple trauma）需要外傷小組介入與整合，就能防止以前各科管各科所造成整形外科、神經外科、胸腔外科和心血管外科互推責任，延誤病情之憾事。

三、即使 X 光無骨折，只要有頸部傷害之虞，還是先行以頸圈（Neck collar）固定頸椎爲宜，並且加上長背板和固定帶做完整固定，搬運至少四人保護頸、肩、腰、臂、股、脛、踝呈一致性（圖 5-13），避免不當搬動、避免對頸部施壓，並及早會診神經外科，大量投予類固醇保護神經（Solumedrol 30mg/kg 和 5.4mg/kg/hr for 23 hrs）。在老人身上常見，跌倒後發生雙手無力，而沒有刺痛等感覺異常，可能是 Central cord compression，頸椎過度伸展（hyper-extension）致傷及神經，也就是頸椎運動神經元受到壓迫，並非僅是手腕傷害而已，要小心誤判，也必須住院做進一步檢查。

若是遇到頸部大出血，而不能即時送到開刀房手術，就得先止血，否則病人會發生低容積性休克（Hypovolemic shock），反而喪失存活機會。須注意的是，止血之決策要果斷，止血鉗無法做到時，Foley 也可以用來插入血管內，由內向外壓迫來達到暫時止血的效果。例如氣管與附近大血管之間的瘻管大出血，是氣管切開術的一個罕見且致命的併發症，若未及時診斷與立即救治，很快便會造成死亡。由於老人血管脆弱一夾便碎，無法以止血鉗和縫合止血，轉而以兩支導尿管插入頸動脈腔，由內向外，打入 20mL 水球撐住以阻斷血流來達到暫時止血，讓病人得以在血循環穩定狀態下送至開刀房，接受進一步血管手術（圖 5-14）。

氣管破裂傷患大多死於事故現場，若發現頸部腫脹、咳血、皮下氣腫、縱膈腔移位、張力性氣胸出現，經胸管插入後仍然無法改善皮下氣腫時（圖 5-15），就必須考慮到氣管破裂，宜建立固定呼吸道（氣管內插管或氣切），並且照會胸腔科，以支氣管鏡檢確認處置。

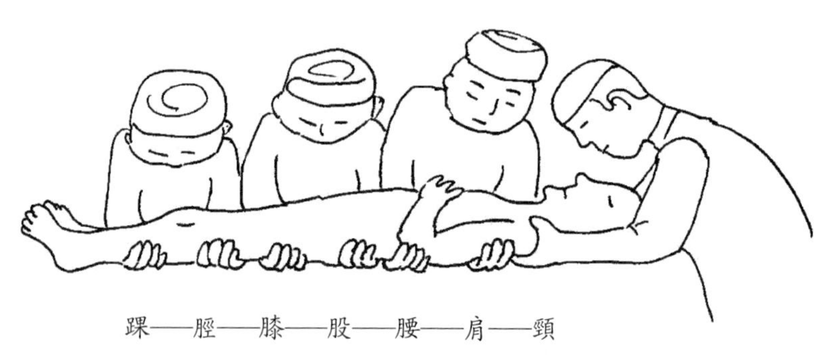

踝──脛──膝──股──腰──肩──頸

圖 5-13　四人合力搬運法（Log Rolling 滾圓木法）

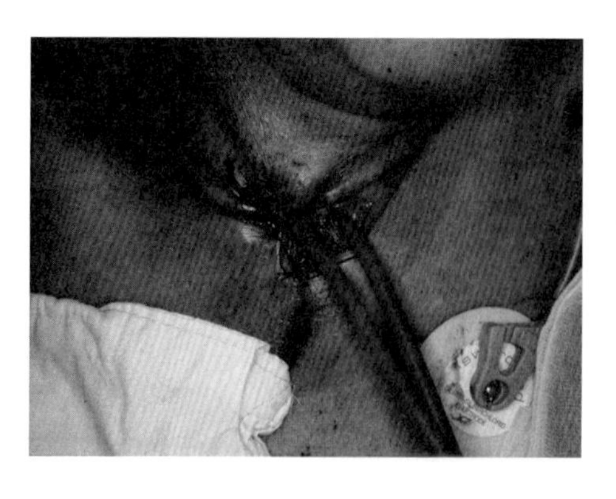

氣切口附近血管破裂出血，在無法以止血鉗止血情況下，由血管內腔插入導尿管，達到暫時止血的作用。

圖 5-14　利用導尿管達到暫時止血的效果

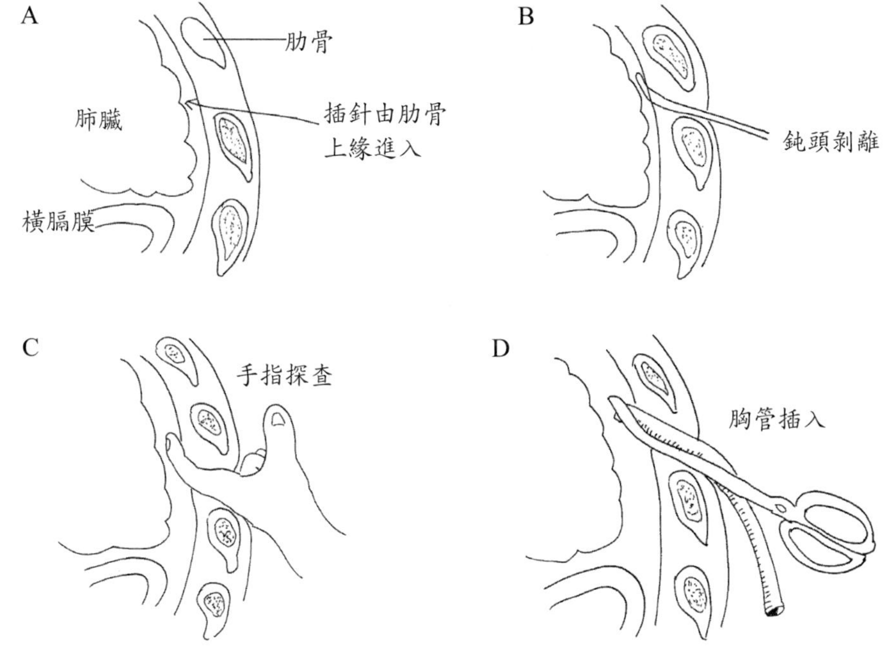

圖 5-15 胸管插入步驟

胸部外傷（Chest trauma）

根據統計，胸部外傷的死亡率約爲 1/10，占外傷性死亡之 1/4，主要因車禍和高處跌落所致，其中包括胸部鈍挫傷、氣道阻塞、氣胸、血胸、連枷胸和心包膜填塞可立即危害生命，而呼吸衰竭與出血性休克則爲致死之主因，緊急處置以胸管和心包膜穿刺爲主。

大部分胸部外傷可以在急診以簡單處置，緩解其症狀，穩定生命徵象，雖然須緊急開胸術者少於 1/10，但國內醫院急診醫師大多無法勝任，所以急診醫師必須判別何者在急診可以處理，何者需要緊急轉送，例如胸管打上一次出血超過 500 mL，就有可能需要開胸手術；遇到胸部外傷病例，必須通知胸腔外科醫師待命；肋骨骨折要以胸部 X 光與肋間 X 光檢查，判讀時要一個一個肋骨來看，以免疏漏；遇到肋骨斷裂超過兩根以上，有血胸、氣胸、多發性外傷，就是住院觀察之適應症；若是該院沒有合格的胸腔外科醫師，還是趁早轉院爲宜。胸部外傷之病情變化需要時間來觀察，所以現在正常不表示之後無恙，必須讓病人了解，出院前衛教清楚，以避免醫病糾紛。

「養兵千日，用在一時」，身爲急診第一線的醫護人員，在過去的幾年中，由於專科醫師隨時駐診，對一些二、三級的外傷都能妥善而有效的處理，可是對於胸部外傷，尤其是心臟穿刺傷和大出血，必須立即手術，甚至須在急診就地開胸急救者，很少醫院有此能耐，而成功救活者連病例報告都很罕見。期待未來外傷中心之設置，可以有效的改善胸部外傷後援能力不足的窘狀。

處置

首先要了解胸部外傷發生之機轉，可由現場之家屬和緊急救護技術員得知，是否被方向盤卡住、是否胸部直接撞擊地面，估算胸部外傷之嚴重度。各種胸部外傷的處置分別說明如下。

血氣胸（Hemo pneumothorax）

病人呼吸急促，聽診發現胸部一側無呼吸聲音，有局部壓痛和瘀青，就要懷疑是否因肋骨骨折合併氣胸，不必等胸部 X 光證實，當下即可施予針插確診，再以 28 號胸管插入。插入後再去照胸部 X 光，以免送檢期間危及病人生命。

肺挫傷（Chest contusion）

胸部鈍挫傷病人要留院觀察，因肺挫傷造成呼吸衰竭並非立即出現，若是一小時後有呼吸窘迫，$PaO_2 \leq 65mmHg$ 或 Pulse Oximetry $\leq 90\%$，則須插管給氧，輔助換氣。

處置

(1)由第四、第五肋間施行胸管插入，若是一次引流出 1,500mL 血液，且生命徵象不穩定，大量輸血無效，則考慮開胸手術止血；或者一開始流出的血液小於 1,500mL，但後來每小時大於 200mL，持續 2～4 小時，生命徵象不穩定時，也要考慮開胸手術。(2)胸部外傷造成小的原發性非創傷的氣胸（<15%），每天大約可從肋膜吸收 1.5% 的空氣，因此小的自發性氣胸大約十天可恢復正常。無症狀的小自發性氣胸在六小時可追蹤胸部 X 光，然後 7～10 天時再追蹤一次。(3)開放性氣胸初步處理亦同，只是打上胸管後，在現場先以不透氣敷料蓋住胸部傷口，只留一處容許單方向通氣，再轉送開刀房手術。

皮下氣腫（Subcutaneous emphysema）

當手術後造成皮下氣腫時，應該好好評估找出問題的源頭，做出適當的處置，如果氣胸在換上引流裝置（Pigtail）時變得更嚴重，此時應該換回使用胸管（Chest tube）。如果氣胸沒有惡化，有時要使用低壓力吸引（Low pressure suction）3～7 天，氣胸才會有明顯的改善。

處置

(1)胸部術後皮下氣腫，輕微的原發性非創傷氣胸（<15%），每天大約可從肋膜吸收 1.5% 的空氣，因此大約十天可恢復正常。無症狀輕微的自發性氣胸在六小時可追蹤 CXR，然後 7～10 天時再追蹤一次；若是氣胸程度擴大，甚至發生張力性氣胸，則插入 28 號胸管引流七天，再夾住胸管看氣胸是否再發，假如氣胸不再發生則拔管，但三天後仍然未能拔管，則照會外科施行手術。(2)氣切後，經插入引流裝置後，整個頭頸部和胸腹部突然間脹得像充滿氣的氣球，此時將氣切管口（Tracheostomy tube）拿掉，換上原來的經口氣管內插管，呼吸器連續使用，若氣胸也出現，則插入胸管，連接低壓力吸引，至於體表皮下氣腫可插針排放。

連枷胸（Flail chest）

是指胸部外傷造成兩根以上肋骨有兩處以上骨折，以致失去和整個胸壁之連結，影響到呼吸運動，更由於疼痛而使病人不敢用力呼吸，則可能發生缺氧現象。處置爲：(1)給予充分氧氣和止痛。(2)使用肋骨護木（Rib splint）固定斷裂的肋骨。(3)若發生呼吸衰竭，則插上氣管內插管，接受呼吸器治療。(4)轉入加護病房，嚴密監測是否合併血氣胸以及肺臟挫傷。

心包膜填塞（Cardiac tamponade）

看到病人低血壓、頸靜脈怒張，則要考慮是否爲心包膜填塞，但是也要考慮到其他可能原因，包括氣胸和氣喘（特別是呼吸急促者）、肺栓塞、心肌梗塞和心臟衰竭，排除以上問題，針對心包膜填塞，還要考慮造成心包膜填塞的原因。

造成心包膜填塞，最常見的是癌症，其次爲外傷、心肌梗塞、主動脈剝離、心包膜炎、肺結核都有可能，所以要一一排除；檢查方面，胸部 X 光、心臟酵素、全血檢查、心臟超音波都是必要檢查。

處置

(1)給予氧氣、靜脈點滴。(2)檢測心肌酵素、胸部 X 光、D-dimer、全血檢測。(3)安排心臟超音波，心包膜積液超過兩公分，可以做心包膜穿刺引流，細菌培養。(4)若是血壓持續低於 90 mmHg，打上中心靜脈導管輸液（圖 5-10），給予強心劑。(5)照會心臟科醫師，入院治療。

心包膜穿刺術（圖 5-17）

(1)裝置心電圖監測器。(2)局部麻醉胸骨劍突附近皮下組織。(3)以 18 號長針、45 度角刺入左側劍突與肋骨交界下兩公分處。(4)對著肩胛骨突（Acromion）方向向上徐徐推進。一邊推進，一邊抽吸，以緩解症狀。(5)抽取未凝固心包膜積血或是心胞膜液。(6)安置導管，繼續引流。(7)照會心臟外科手術，進行手術。

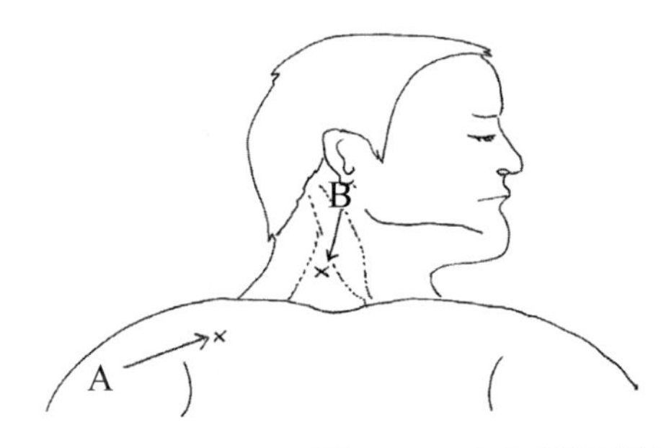

A：鎖骨下靜脈插入方向
B：內頸靜脈插入方向

圖 5-16　中心靜脈插入法

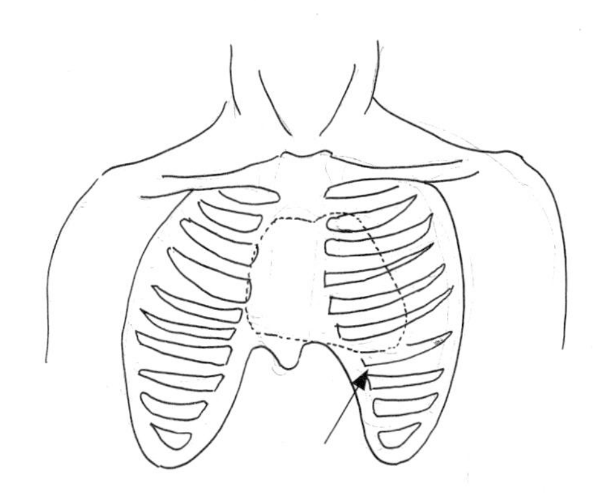

- 由胸骨柄與肋骨間隙向肩胛骨突方向下針45度約1到2公分，徐徐推進一邊抽吸是否有心包膜液或積血抽出
- 在針上連接心電圖，出現ST-T波改變或寬大的QRS波，表示刺到心肌，要徐徐退出到心包膜腔

圖 5-17　心包膜穿刺術

衛生教育

(1)內出血和氣胸可能在受傷後幾天或是幾週後發生。(2)居家照護及注意事項：若發生呼吸困難、冒冷汗、胸痛、休克、昏迷情況，請盡速就醫。請接受醫師指示，回外科追蹤治療。(3)若有任何疑問，請洽急診處。

軀幹外傷

人心隔肚皮很難揣測，腹部鈍挫傷（Blunt abdominal trauma, BAT）也是。在腹部超音波（Abdominal echo）和電腦斷層尚未普遍的年代，急診醫師所能做的有限，很難判斷是否有內出血（Internal bleeding），就只是留置觀察勤作體檢而已。曾經盛行一時之腹膜腔灌洗術（Peritoneal lavage）常被詬病是侵入性檢查，有濫用之嫌，不是一種很理想的檢查，現今除了針對昏迷不醒、無法確認是否有腹膜炎徵象（Peritoneal sign）的病人以外，已經很少使用了。

由於腹腔包含衆多器官，腹部外傷可由毫髮無傷到出血性休克，可謂天差地別，而因爲腹部外傷誤診挨告之急診前輩不計其數，面對腹部外傷，絕對不可掉以輕心。腹腔器官傷害包括肝臟穿刺傷（最常見）、脾臟破裂（鈍挫傷最常見）、腸道破裂、腎臟破裂、腹部血管撕裂傷、膀胱破裂等，表現也有時差關係，可以藉由腹部超音波、電腦斷層、身體檢查看出端倪。

但是外科診斷在於手術與否之決定，當生命徵象不穩定，而有明顯內出血或是游離氣體存在時，剖腹探查術就是必要之處理。在過去因爲診斷工具缺乏而造成病人延誤手術，糾紛時起，而今則是反過來，因缺乏外科醫師而造成病人延誤手術，故爲了避免糾紛，需要及早安排外科照會或轉院。

處置

- 腹部外傷病人都必須留置急診觀察至少八小時，靜脈點滴、備血待命，按時檢測生命徵象，外科醫師要待命；若缺二線外科醫師時，則盡速轉院至外傷中心（圖 5-18）。
- 對於腹部傷害病人，基本上導尿管、鼻胃管、胸腹部 X 光、腹部超音波，是必要的處置，再視情況需要加做腹部電腦斷層或是腹膜腔灌洗術。由於腹部電腦斷層之普遍和精確，現在很少施行膜腔灌洗；不過小腸破裂診斷常會延遲一兩天，剛開始只是腹部疼痛，不一定有腹膜炎表現，對於神志不清、有智力障礙、無法配合、無法判別者，可以考慮腹膜腔灌洗術。

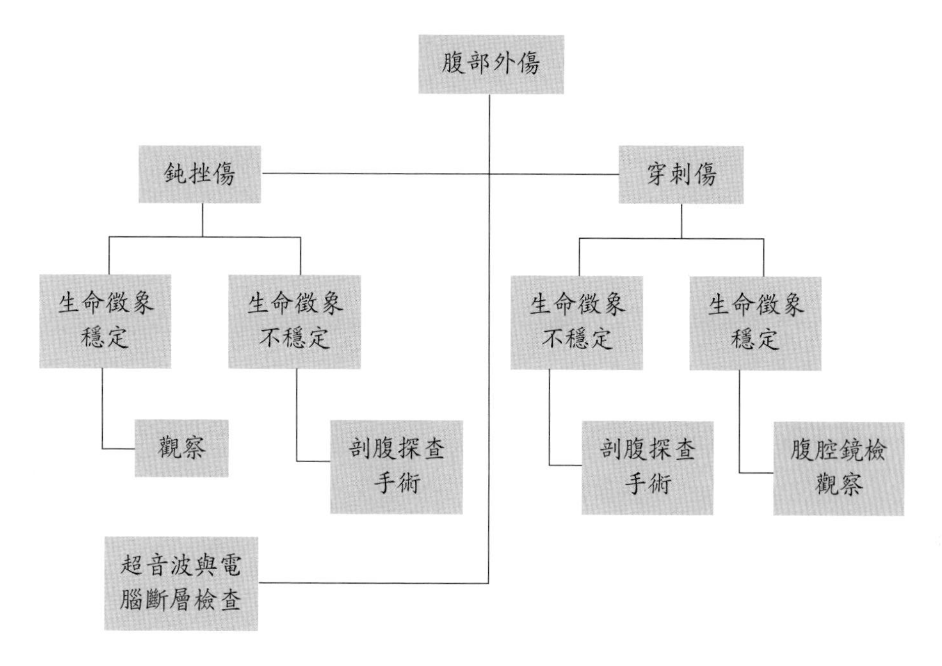

圖 5-18　腹部外傷處置流程

- 胰臟損傷診斷不容易，胰臟酵素初期不高，之後幾個小時內節節升高，加上腹肌強直、上腹疼痛，且轉移至後背，必須安排腹部電腦斷層檢查，且照會腸胃科施行內視鏡逆行膽管鏡檢（ERCP）來確診。
- 腹部受傷病人做體檢時，要特別注意有無腸蠕動音（Bowel sound）之外，有無反彈痛（Rebounding pain）、有無腹壁強直（Guarding）、有無壓痛（Tenderness），合而爲腹膜炎徵象（Peritoneal sign），是判定腹膜炎有無之方法。
- 橫膈膜破裂多半發生在左側，因爲右側有肝臟擋住，不易發現。發現橫膈膜上提，胸部 X 光發現鼻胃管插入到胸腔，則可以診斷，必須安排緊急手術修補。
- 脾臟破裂是最常見的腹部鈍挫傷，常常引發大量內出血而休克，發現病人左側鈍挫傷、瘀青，痛到左肩（Kehr's sign），就要趕快備血，以超音波或電腦斷層確認，安排剖腹手術止血治療。

- 肝臟是腹部最大器官，也是腹部穿刺傷常見的受害部位。右側肋骨骨折，痛到右肩，則須安排超音波腹部電腦斷層檢查確診。肝臟破裂出血，早期死亡是由於內出血，晚期死亡則是由於腹腔膿瘍所致敗血症。故對於腹部鈍挫傷而生命徵象不穩定者，以手術為優先；而生命徵象穩定者，以觀察為主。至於腹部穿刺傷，一般會先考慮剖腹探查手術為宜。
- 骨盆腔骨折可以造成大量內出血達 3,000 mL 以上，所以檢視病人發現骨盆不穩定、血壓降低，就要積極運作，施行骨盆外固定，穿上抗休克褲，大量備血，安排 X 光科施行血管攝影栓塞術。
- 泌尿系統外傷：過去機車設計為跨坐式，讓會陰以及泌尿系統受傷機會很大，造成騎乘位傷害（Saddle injury）若發現會陰部瘀青、尿道出血，肛診發現前列腺上移、骨盆骨折，就要小心是否合併尿道裂傷，此時不可貿然插上導尿管，以免尿道傷害更大，應該照會泌尿科，施行恥骨上膀胱穿刺術，以尿道攝影來確診。
- 腎臟破裂並不常見，95% 可以保守方式處理，主要來自於背部撞擊，症狀為血尿、背部疼痛、局部瘀青，可以超音波或電腦斷層來確診。

四肢外傷

四肢外傷是身體各部位最常見的，外傷顯而易見，但是最怕疏忽，處理外傷後讓病人離開急診前還是要再檢視，確認是否有遺漏之處。擦傷不需要 Toxoid，但是傷口不潔、骨折，不論開放或閉鎖，都須注射破傷風類毒素。處理大面積擦傷（Multiple abrasion）時，可以先局部麻醉和注射止痛藥以減輕病人的痛楚。

舉凡和運動相關的一切傷害皆屬運動傷害（Sport injury）；長期運動造

成慢性的組織傷害，叫做過度耗損症候群（Overuse syndrome），當然也有長期累積下來的傷害，最後才爆發出急性問題。

造成運動傷害的原因爲熱身不夠、運動過度、技巧錯誤、場地裝備不佳，以及本身體質問題，所以運動傷害之預防在於改善這些因素。傷害之種類包括鈍挫傷、扭傷（Sprain）、脫臼（Dislocation）、骨折和抽筋（spasm）。

運動傷害初步處置口訣 PRICE：Protection（保護）、Rest（休息）、Ice（冰敷）、Compression（壓迫傷部）、Elevation（抬高患肢）。

急診處置在於以 X 光確認無骨折或移位，固定包紮，決定是否照會骨科手術治療，以藥物止痛消炎，肌肉鬆弛劑，冰敷三天後改以熱敷，轉診復健科予以熱敷、牽引。

照會骨科的時機，要看醫院骨科的配備和能力，骨科醫師最常提問的是以下幾點：(1)骨折部位、開放或閉鎖、完全斷裂、位移，是否傷及神經、血管、生長板或關節。(2)脊椎骨折、骨盆骨折有無其他合併症狀，例如癱瘓、休克、神志昏迷或內出血。(3)大關節脫臼復位困難。(4)病人住院手術的意願。

骨折

送至急診的外傷病患，或多或少都有骨骼肌肉方面的損傷（約85%），第一線急診醫療人員學習對骨骼肌肉損傷的創傷病患，做快速而正確的評估及處理（包括急救、急診處置原則、會診時機及手術適應症），同時保持高度的警覺及不斷的評估。特別注意開放性骨折處理包括：(1)控制出血、疼痛控制、固定。(2)大量生理食鹽水沖洗（2,000～3,000 mL）。(3)使用抗生素，以防止感染。

事故現場處理原則在於 PRICE（Protection, Rest, Ice packing, Compression,

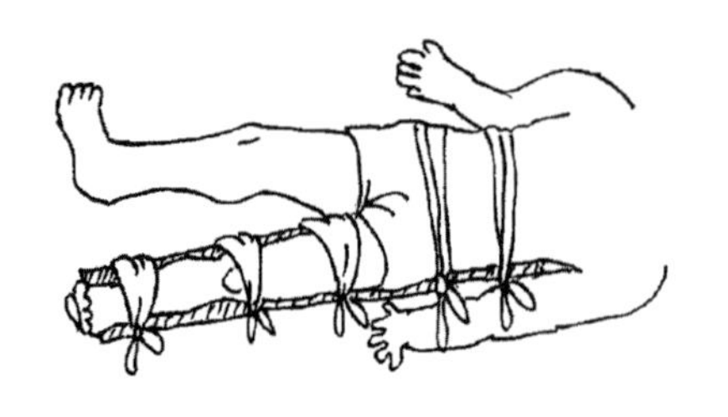
圖 5-19　大腿骨折護木固定法

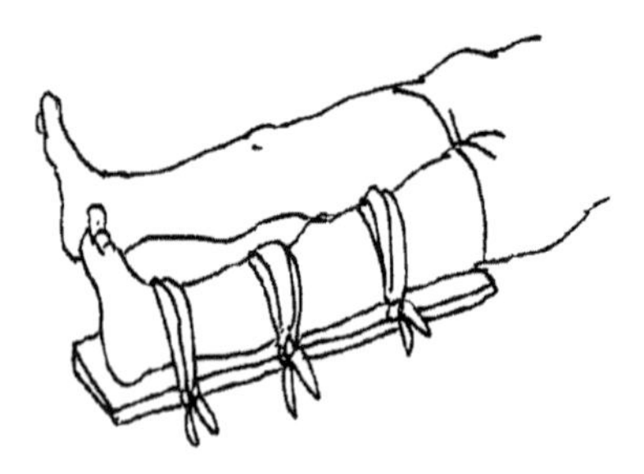
圖 5-20　下肢骨折護木固定法

Elevation），也就是保護患部、休息、冰敷、局部壓迫、患肢提高，以避免軟組織進一步的損傷、減輕疼痛，並可減低發生脂肪栓塞及休克的併發症、方便轉送或施予放射線檢查；暫時性護木使用，應橫跨兩側關節，越長越好，但太長則搬運不便；上肢傷害可以三角巾或手臂吊帶固定肱骨骨折；對於鎖骨骨折，可以八字固定帶固定。

急診骨折固定的原則如下：(1)開放性傷口要先行處理。(2)固定的原則以減輕病患疼痛與舒適為原則。(3)石膏的厚度要夠堅固，上肢12層下肢16層以上，長度要涵蓋骨折部位上下兩個關節。(4)關節處避免過度加壓以免造成不適或傷口。(5)隨時注意固定後肢體遠側端血液循環的狀況。(6)應在疼痛控制下先做簡單復位，特別是有明顯神經血管的損傷時。(7)由骨折部位預估出血量，決定靜脈點滴和部位選取（表 5-3）。骨折相關的嚴重併發症，詳述如下：

間隔腔壓力升高症候群（Compartment syndrome）：導致的原因為脛骨或前臂骨折、過緊的包紮和石膏固定、張力太大的傷口縫合、壓碎性損傷，以及肢體局部受長時間的壓迫後血液再灌注。其臨床症狀包含有（5ps）：(1)疼痛（Pain）（異常疼痛）。(2)麻痺（Paresthesia）。(3)癱瘓（Paralysis）。(4)蒼白（Pallor）（不一定出現）。(5)脈搏量不到（Pulselessness）（最後才出現）。

表 5-3　骨折和出血量的關係

骨折部位	出血量（mL）
橈尺骨	125～250
肱骨	250
脛骨及腓骨	500
股骨	1,000
骨盆骨	1,500～3,000

壓碎性傷害（Crush injury）：壓碎性傷害會有急性腎衰竭（Acute renal failure）之虞，必須謹記在心，及早因應。壓碎性傷害造成之原因爲持續壓迫，造成肌肉壞死、酵素釋出，堵塞腎臟造成腎衰竭。臨床症狀包含有：(1)神經缺陷（Flaccid, Paralysis of the injury limb）。(2)茶色尿（Myoglobulin uria）。(3)實驗診斷：CPK 上升、代謝酸中毒、血鉀增高、血鈣降低。處置爲大量補充水分 500 mL/hr LR、用碳酸氫鈉矯正酸中毒、尿量小於 300mL/hr 給予 Mannitol 1g/kg per dose、監測生命徵象，每小時檢查尿量及 pH 值，維持尿液 pH 大於 6.5。

骨折可由外傷有無而分成開放性（Open fracture）和閉鎖性骨折（Close fracture），開放性骨折需要立即手術清創，以避免併發骨髓炎（Osteomyelitis），閉鎖性骨折則比較沒有急迫性，但若是合併以下情況，最好立即手術：(1)骨盆腔骨折合併低容積性休克。(2)髖骨脫臼容易併發股骨頭缺血性壞死（Ischemic necrosis）。(3)間隔腔壓力升高症候群容易造成腎臟衰竭。(4)合併血管和神經傷害。

然而，骨折是否要開刀，還是得由骨科醫師做決定，急診醫師不可越俎代庖，不可把話說得太肯定，以免有前後說法不一致的窘況發生，造成醫病溝通紛擾。急診醫師的責任在於穩定生命徵象、清洗傷口、包紮止血、固定患肢、判定骨折與否、止痛，基本工作完成之後，再視情況照會骨科醫師或轉到骨科門診追蹤。

處置

1. 不管是開放性或閉鎖性骨折，都必須注射破傷風類毒素 Toxoid 0.5 mL IM，防止破傷風發生。
2. 骨折是否要安排照 X 光，得視傷口疼痛程度、有無異物殘留、滲血不止瘀青變形與否，以及受傷機轉來決定，但醫師若能肯定患者沒有骨折，不照也可以；但是不能肯定，或是病人堅持時，則可照 X 光來確認較為安全。
3. X 光之骨折判斷必須要有至少兩個方向以上，小孩由於生長板還在，外骨質彈性大，所以要照兩側以和正常側做比較。若是照了 X 光也很難判斷是否骨折時，還是照會骨科，或是先當作骨折來處理，過度處置（Over-treatment）總比誤診（Misdaignosis）安全（圖 5-21）。

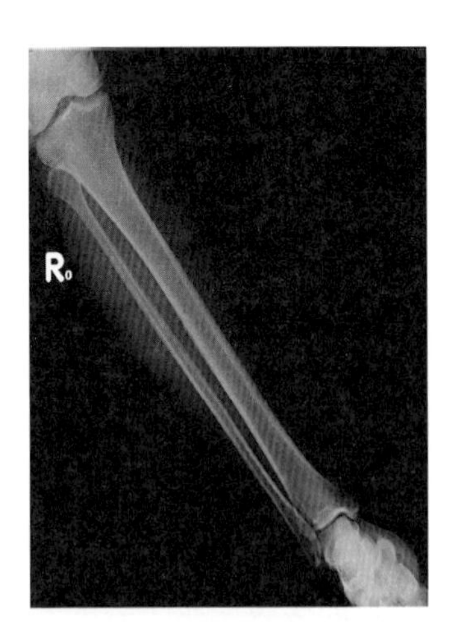

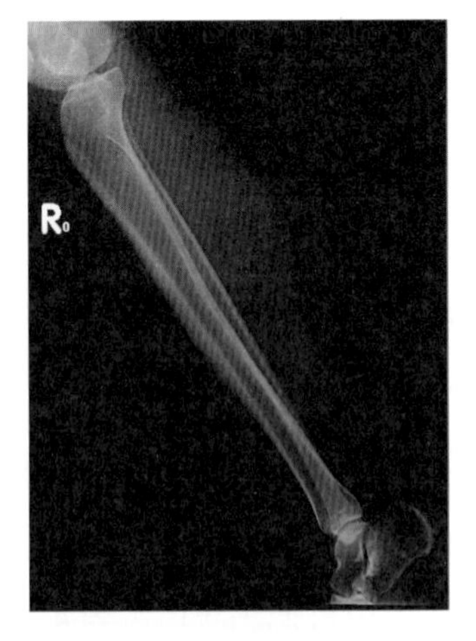

圖 5-21　易於誤診的骨折：沒有明顯移位，易致誤診。

4. 對於長骨骨折之外固定，必須橫跨兩端關節，才能有效發揮固定作用，石膏繃帶上肢用 12 層，下肢用 16 層以上。

5. 個論

(1)鎖骨骨折可以八字固定帶固定 6～8 週，若是粉碎性骨折或開放性骨折才需要手術，但也有人願意手術以節省復原時間。

(2)手術適應症：開放性骨折，合併神經血管的損傷，骨折尖端可能會穿透表皮時，處置中三分之一，八字肩帶（Figure of eight）或手臂吊帶（Arm sling）固定。

(3)肱骨骨折：85% 的近端肱骨骨折可採非手術治療，80% 可在急診處理。

- 手術適應症包括 3-part 及 4-part 骨折，骨折合併脫位。
- 肱骨幹骨折大部分可採非手術治療，先固定 7～14 天再安排骨科門診調整。

(4)肋骨骨折二處以上需要住院觀察是否會併發血胸或氣胸，肋骨骨折一般不需手術固定，可以外固定來減輕疼痛和改善呼吸。外固定最簡單的是用布膠層層貼上固定，也有各種肋骨護木（Rib splint）之產品，但是大多自費，所以採用前要確定是否有健保給付。

(5)脊椎骨折最常見於胸椎第十二節和腰椎第一節，腰椎傷害保護時機在於昏迷；背傷疼痛，下肢癱瘓，則使用長背板固定，搬運時需要四人搬運。

- 一般臥床休息，止痛，以量身背架固定，再安排門診追蹤即可。
- 若有神經學症狀，包括下肢癱瘓、呼吸抑制、大小便失禁、脊髓性休克、椎體壓扁超過二分之一，或是痛到無法行動，才需要住院手術，注入骨泥（Bone cement）或是施行內固定。

- 術後應該讓病人絕對臥床，以長背板固定，避免不當搬動。
- 若發生脊髓性休克，先打上靜脈點滴，再給予升壓劑，及早會診神經外科或骨科，給予大量類固醇 Solumedrol 30 mg/kg st 和 5.4 mg/kg/hr for 23 hrs。

(6)骨盆骨折出血可能超過 3,000 mL，要小心出血性休克，必須先打上大口徑靜脈導管、大量靜脈輸液、備血以穩定血液循環、安定血壓，而留院觀察時，區別穩定或不穩定最爲重要。

- 不穩定型骨盆骨折會造成休克死亡，而開放型的骨盆骨折死亡率更高。
- 骨盆骨折病患有很高的比例合併其他器官的損傷，其中以頭部或腹部的損傷可能致命，需立即排除。
- 緊急接受外固定是否可減少出血量仍未有定論，但對動脈破裂則需接受動脈血管攝影和動脈栓塞才能止血。
- 穩定型骨盆骨折仍需住院觀察。

(7)髖骨骨折包括股骨頸、轉子間、轉子下骨折，可說是老人最常見的骨折類型。老人一旦跌倒後站不起來，髖部壓痛，提舉大腿則喊痛，必須考慮髖骨骨折的可能，若是不處理則從此臥床不起，久臥隨後產生褥瘡（Bed sore），一年內死亡率高達 13%。

(8)長骨骨折包括股骨、脛骨、橈股和尺骨，需要手術內固定（Open Reduction & Internal Fixation, ORIF），至於肱骨、腓骨、肋骨骨折一般不需動手術。

(9)涵蓋關節之骨折

- 手腕骨折一般不需手術，除非波及關節腔，以石膏固定即可。
- 膝關節骨折則需要手術或關節鏡檢，膝關節脫臼，需要立即復位以避免造成神經血管進一步損傷，復位後須觀察遠端循環的情況，若有任何變化就須考慮安排血管攝影（若疏忽而造成小腿缺血超過四小時以上，病人就有可能需要截肢或下肢萎縮）。

- 踝或肩關節骨折也需要手術治療，跟骨骨折要注意合併腰椎或髖關節傷害。
- 髖關節脫臼，前位脫臼約占 90%，後位脫臼約占 10%，需立即接受復位，避免神經（坐骨神經）及血管的進一步損傷；疼痛控制後，可輕易的藉由小腿的牽引而完成復位，復位後以石膏固定。

(10)鼻樑、顴骨、下頷骨骨折需要照會整形外科手術，先冰敷等三天局部消腫後，擇日安排手術復位固定。

衛生教育

- 石膏剛剛打好會發燙引起病人恐慌，之後才慢慢冷卻要先行告知。
- 需將包石膏的肢體墊高，局部冰敷，以減輕腫脹疼痛。
- 最初 24～48 小時內，疼痛處可給予冰敷，冰敷袋輕靠石膏兩側，但注意不可弄濕石膏，因爲會造成石膏軟化。
- 不可將石膏內的棉絮抽出，以免鬆動，也不可用東西插入。
- 請與另一側肢體相比較，注意觀察包石膏肢體末梢的血液循環是否良好，若出現下列現象表示肢體循環不良，需盡速返診：指（趾）甲顏色變暗紫，比另一側不鮮紅、指（趾）甲端變冰冷、指（趾）甲端感覺麻木、包裹石膏的肢體異常疼痛或過度腫脹、有臭味或是滲液、石膏碎裂或過於鬆弛。
- 請接受醫師指示，返回骨科門診追蹤治療。
- 若有任何疑問，包括服藥後有不適症狀，如皮膚癢疹、眼皮腫脹，甚至呼吸困難等，請立即停藥並洽急診處。

脫臼（Dislocation）

脫臼是指關節移位，所有關節皆有移位的可能，最常見的是手指關節，其次是肩關節、髖關節、膝關節、肘關節等都有可能移位。下顎脫臼（TM dislocation）或是下巴脫臼（Drop jaw），偶爾可見，常見於本身有精神分裂、氣喘或老化者，當打哈欠時造成下顎關節脫出。近來有年輕化傾向，可能和年輕一代飲食習慣偏好，咀嚼肌不如以前的人發達所致。時常發生者，久之則會成為習慣性脫臼（Habitual dislocation）。

處置

絕大多數可以在急診施行復位術（Closed reduction），但要有術前和術後之 X 光對照證據，以供健保查劾。有關復位術之說明請見如下：

- 必須先以 X 光確認有無骨折、是否有韌帶斷裂，再施行復位術，復位之後以 X 光確認，再施以外固定。
- 對於肩關節或是髖關節脫臼者，復位前要先施予麻醉，以靜脈點滴投予 Dormicuum 或是 Valium；其次給予 Demerol IV，待病人放鬆後再施行復位術；要點在於三方施力，在肩膀上垂直加壓，腋窩處放置床單繞過頸後，一聲令下，對向施力（圖 5-22）。
- 復位術後並加照 X 光確認病人關節活動必須回復正常，要將病人留置急診觀察，直到病人完全清醒且可以下床行走才能出院。若是在急診處置失敗，則照會次專科如骨科、牙科（下顎脫臼時）來接手，或轉到開刀房施行全身麻醉復位術。
- 復位術的訣竅在於適度麻醉，在止痛和放鬆肌肉狀態下，對於脫臼關節反向施力，讓關節回復其原位，切忌亂施蠻力，增加病人之痛苦以外，有時反而造成醫原性骨折（Iatrogenic fracture），越幫越忙。

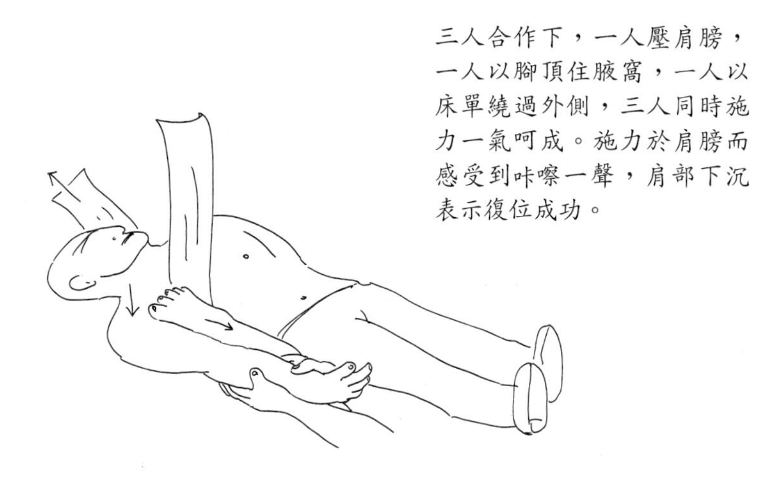

圖 5-22　右肩脫臼復位術

- 下顎脫臼之復位，施行復位者應該站在病人身後，前胸頂住病人顱頂，兩手伸入口腔從兩側下臼齒加壓向下向後施力，感覺到「喀」一聲，而病人頓時舒緩，可以閉合，就算復位成功。
- 對於經常性脫臼者，建議轉骨科門診安排手術矯正。
- 髖骨脫位，復位很困難，最好先照會骨科來幫忙。
- 打上靜脈點滴，以 Demeral 和 Dormicuum 麻醉，讓病人平躺下來，找兩人一起來幫忙。
- 髖關節向前脫臼：一人雙手壓制髖關節，向後帶、另一人雙手握住膝蓋，向內旋、伸展髖關節，完成復位（圖 5-23）。
- 髖關節向後脫臼：一人先垂直壓住髖關節、另一人彎起髖關節，握住膝關節、將髖關節向內旋轉，再往腳側方向牽引，然後伸直髖關節完成復位（圖 5-24）。

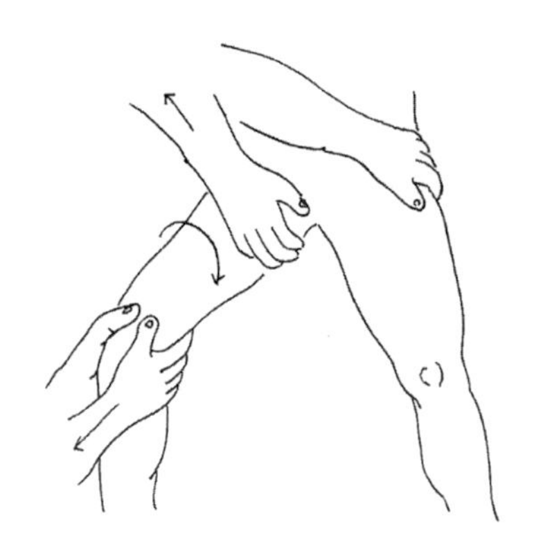

圖 5-23　髖關節向前脫臼復位術

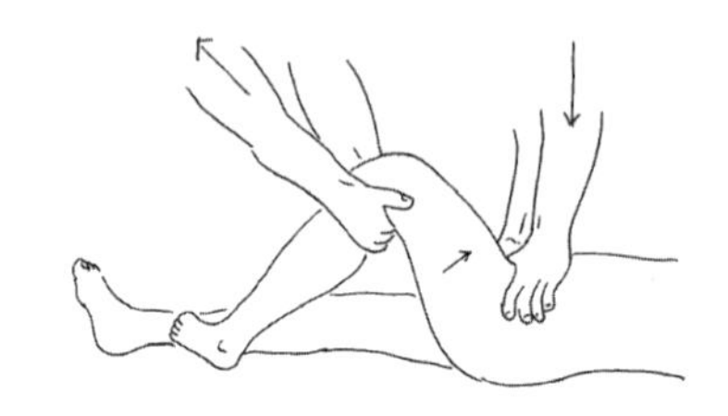

圖 5-24　髖關節向後脫臼復位術

肌肉抽筋（Muscle cramping）

運動過度，或是熱身不足時，很容易發生肌肉抽筋。主要來自於肌肉細胞內乳酸堆積所致，若是發生在游泳時，甚至有溺水之虞。

處置

當抽筋發生時，應該局部輕輕按摩、緩慢伸展、連續做幾次伸展運動（Range of motion）放鬆肌肉，即使在水中也可處理，不可慌張，面對危機要冷靜以對，恐慌反而壞事；當肌肉疼痛慢慢緩解後，可以徐徐運動，再施以熱敷和休養。

扭傷（Sprain）

腳踝扭傷可說是學生運動時最常出現之傷害，診斷由病史以及局部腫脹瘀青，再以 X 光確認無骨折、觸診無韌帶斷裂之問題，可以用彈性繃帶（Elastic bandage）固定，急診處置後轉骨科門診治療。

處置

觸診疑似韌帶斷裂，應安排骨骼肌肉超音波確認及住院手術。若是扭傷，前三天冰敷，之後熱敷，遠紅外線照射，局部注射類固醇都有效緩解

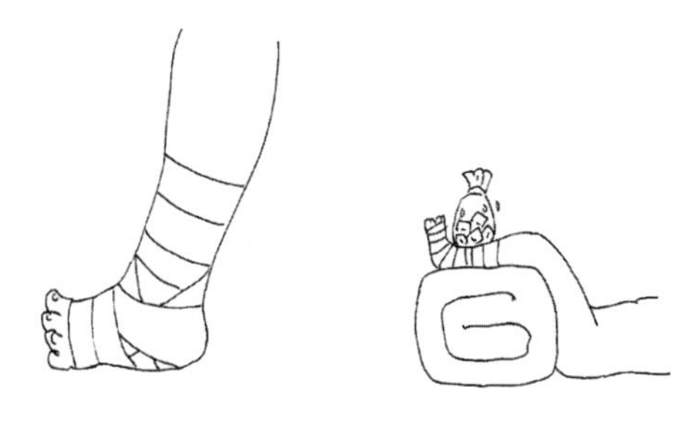

彈繃固定，抬高患部冰敷

肌腱炎，固定關節，等待兩週疼痛改善後再進行復健，預定 6～8 週可以痊癒。要有耐心固定關節，否則難以痊癒。

- 冰敷。
- 固定：扭傷之彈性繃帶使用，由下而上、而緊而鬆，關節處交叉。腳踝使用 4 吋、膝蓋使用 6 吋彈性繃帶。
- 包紮。
- 休息，腳部墊高。
- 止痛：以 Acetaminophen 加上肌肉鬆弛劑 Solaxin、Tensolax 等。
- 按摩推拿，但急性期沒有必要。

扭傷的特殊類型有：(1)落枕（Neck sprain），指頸部肌肉急性發生痙攣與拉傷，原因來自於過度專注使頸部長期固定姿勢而未得舒緩緊張所致。病人主訴早上起床的那一剎那感覺脖子肌肉都緊縮起來，稍稍一轉頭，就疼痛不堪，越痛就越不敢轉頭，越不轉頭，就感覺脖子的肌肉僵硬而不舒服，甚至影響整個肩膀以及上半身轉動的能力。落枕的處置爲局部冰敷、止痛、口服肌肉鬆弛劑，安排復健治療，必要時可以用頸圈固定。(2)背肌拉傷（Back sprain），感覺背拉傷時還不會很痛，要幾個小時或一天以後，疼痛才慢慢越來越厲害。特徵爲身體常常會歪一邊，拉傷的那一邊太痛而不敢動，有時候甚至要靠手來幫忙支撐。疼痛固定在某一點，壓或敲時疼痛會更明顯，但是疼痛並不會延伸到臀部，局部的肌肉會繃緊，加上原來的疼痛，會使轉身彎腰都有困難。造成背部拉傷的原因很多，例如運動或工作的時候，腰背部有突然扭轉的動作，或是由於腰背部的肌肉使用不當及過度使用，抑或身體維持一個固定的姿勢太久（例如長途開車或打電腦），然後突然改變姿勢都可能發生。此外，天氣冷、心情緊張，或是倦怠的時候都特別容易發生。

而背部拉傷的處置爲停止原來所做的運動，臥床休息，局部冰敷，之後再用熱敷。急性疼痛時不要隨便推拿或按摩，使用止痛與肌肉鬆弛劑，待症狀改善後再接受背部復健牽引治療。

衛生教育

1. 居家照護及注意事項
   - 抬高患肢（高過心臟）可減輕腫脹。
   - 開始 24～48 小時內，在患處冷敷，每次十分鐘，但不可將冰塊直接置於皮膚上過久，可以毛巾或手帕包住墊於患處。
   - 三天之後開始熱敷兩、三天，每次十五分鐘。
   - 患肢以彈性繃帶固定，末端較緊而逐漸向上放鬆，假如覺得太鬆或太緊，應重新綁過。
   - 勿隨意請人推拿，轉介復健科比較正統。
2. 請接受醫師指示，於預定的時間內返回門診追蹤復健治療。
3. 若有任何疑問，請洽急診處。

關節血腫（Hemoarthrosis）

外傷造成關節腫脹瘀青，必須考慮是否有關節內出血所致關節血腫，診斷由病史以及局部腫脹、疼痛、瘀青，再以 X 光確認有無骨折；觸診無韌帶斷裂之問題，關節血腫可以 18 號針頭行使關節腔穿刺證實，先以彈性繃帶固定，急診處置後轉骨科門診治療，視病情需要安排後續骨骼超音波和關節鏡檢查（圖 5-25）。

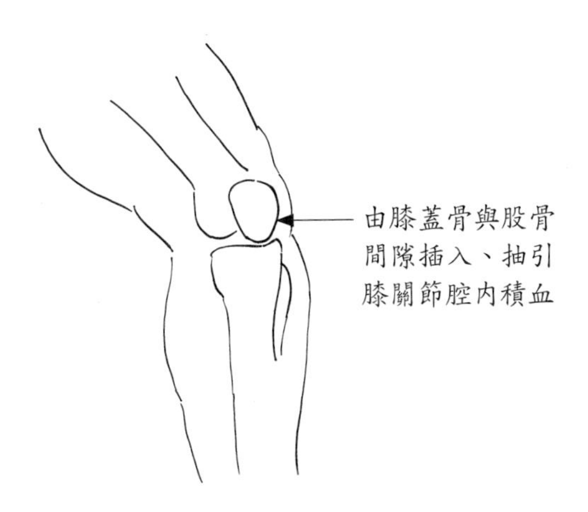

圖 5-25　膝關節血腫穿刺法

處置

- 關節穿刺，抽引血水，改善關節疼痛，局部冰敷。
- 固定：扭傷之彈性繃帶使用，由下而上，由緊而鬆，關節處交叉，膝蓋使用 6 吋彈性繃帶，踝關節使用 4 吋彈性繃帶，腕關節用 2 吋彈性繃帶。
- 包紮。
- 休息：腳部墊高。
- 止痛：以 Acetaminophen 加上肌肉鬆弛劑 Solaxin、Tensolax 等。
- 照會骨科門診，視病情需要安排關節鏡檢和骨骼超音波檢查。

第五節　常見外傷個論

造成外傷的原因和外傷的表現也各有不同，很難有一致的分類，須以個案來處理，特別是多發性外傷者包括各式各樣的外傷，重點在於融會貫通，爲病人提供最佳處置。

皮下異物（Subcutaneous foreign body）

皮下異物導致的原因為受傷以致異物（Foreign body）上身，進入皮下，造成皮下異物，在急診相當常見，急診醫師可視情況輕重緩急決定處理方式。慢性皮下異物，包括脂肪瘤、腱鞘囊腫、粉瘤，可以轉給整形外科；急性發生時，例如玻璃碎片、釣魚鉤、髮絲等，可以在急診以局部麻醉先行處理。

處置

先要了解事故發生之機轉與可能性，確認異物之存在和取出的可能。去除體表異物，先要了解異物之本質（圖 5-26）。

- 例行施打破傷風類毒素，局部麻醉。
- 玻璃碎片散布於體表，可先以大塊布膠黏貼清除。
- 沾染柏油，可以柴油去除；透明漆和亮光漆可以香蕉水清除；布膠殘餘黏膠，可以石油苯清去除；至於其他各種油漆類的溶劑，可以請教油漆行專家來處理。
- 去除皮下異物：(1)視情況需要選用器械，彎柄 Mosquitto 與 Teeth forceps 最好用。(2)安排照 X 光確認，用幾支注射針定位。(3)有倒鉤之魚鉤或刺，可以剪斷末端，順勢從皮下穿出，不必從原入口取出。(4)盡量不要擠壓傷口，否則在擠壓之間，異物會越陷越深。(5)給予適量的麻醉藥，不可增加病人痛苦，否則在掙扎間困難度增加。
- 若是不能立即在急診及時取出者，應該照會整形外科，轉到開刀房處理。用 C-Arm 一邊照 X 光一邊找。

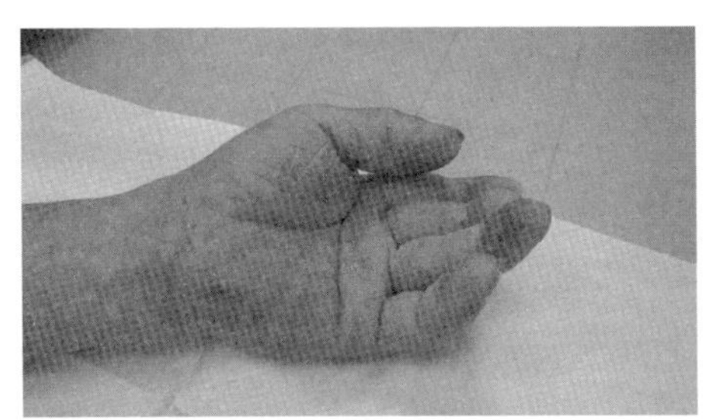

A 手掌皮下異物射入

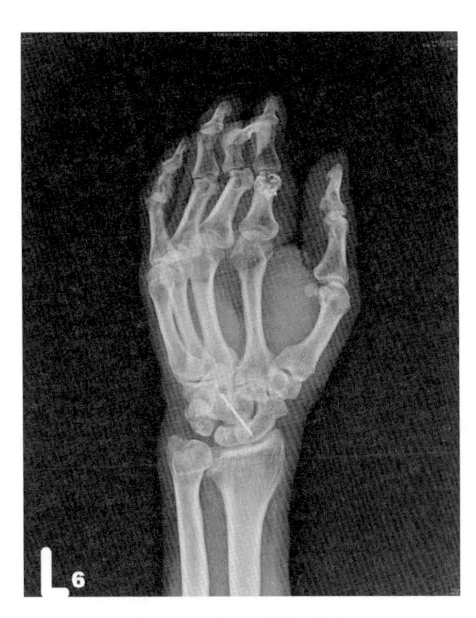

B 由 X 光確認異物存在

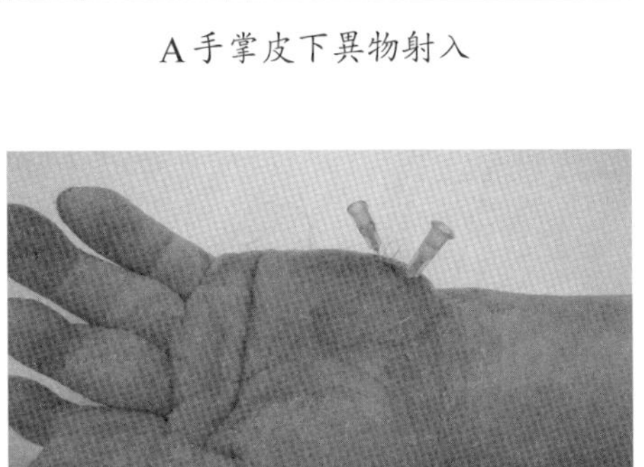

C 局部麻醉下以兩針頭交叉標示

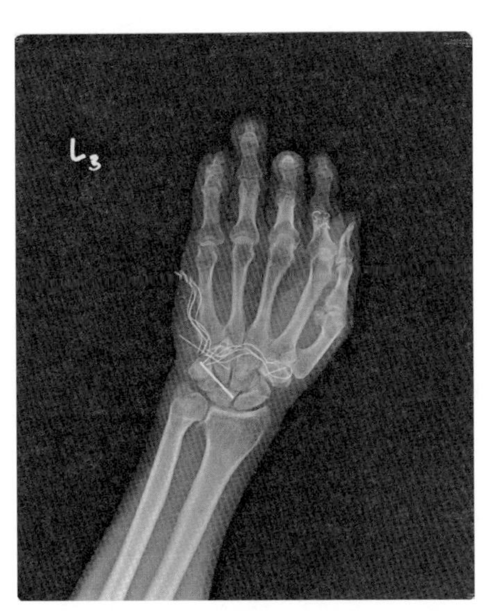

D 由 X 光定位其相關位置

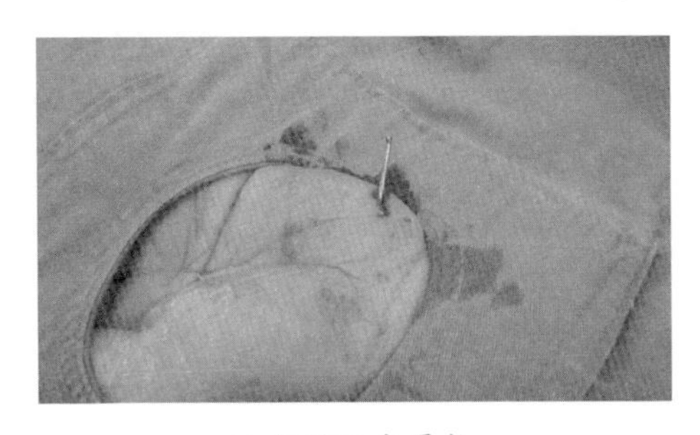

E 順利取出異物

圖 5-26　皮下異物取出圖

溫度傷害（Temperature injury）

燒燙傷（Scald burn）80% 都可以事先預防，各種燒燙傷處置原則首先在於降低溫度，然後再根據各種燙傷之特性採取各種特殊處置，傷勢評估和記述方式爲何種燒燙傷、深度如何、體表百分比爲多少等（圖 5-27），

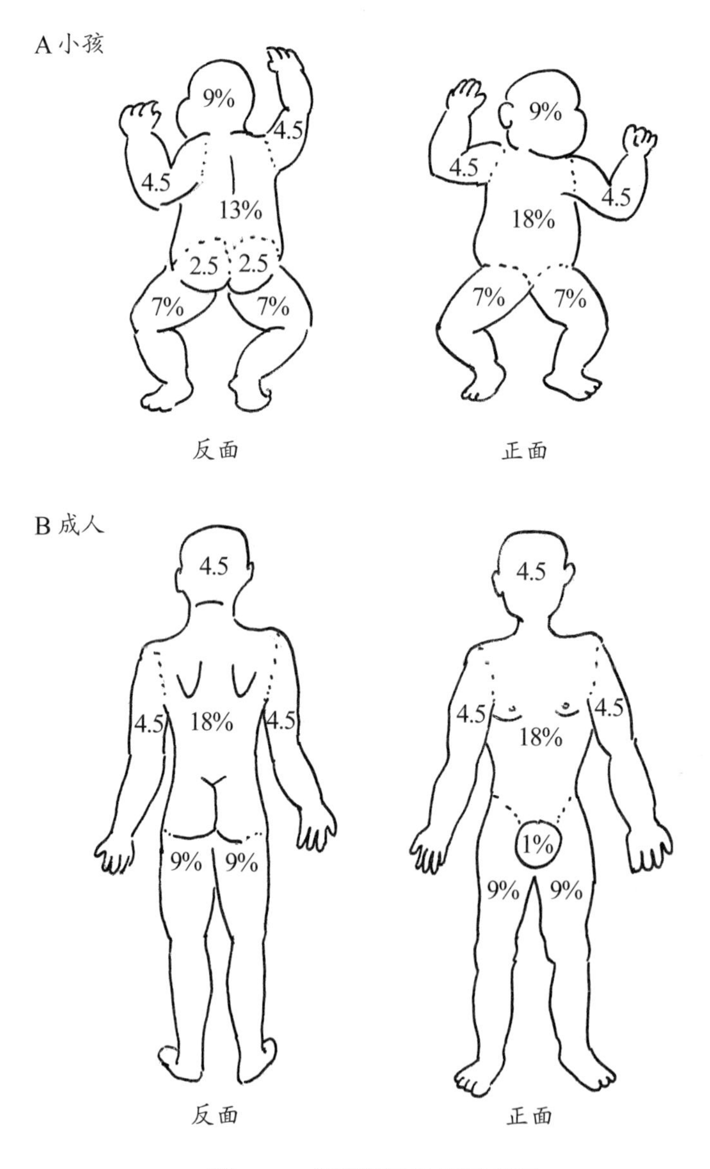

圖 5-27　燙傷體表百分比算法

這些都是燒燙傷之診斷記載方式。

一、成人的體表分成解剖上，以 9% 爲倍數的區域。成人手掌爲 1% 大小。嬰兒和較小的小孩，頭部則較大人占較大的體表面積（18%：9%），下肢的面積則較小（14%：18%）。

二、病人——手掌大（Palm，不含手指），約代表病人的 1% 體表面積。可幫助不規則燙傷外形或分布面積的評估。

三、一度燙傷（First-degree）外表呈紅色（Erythema）、會痛、沒有水泡（Blisters），不會威脅生命，通常不需要輸液治療。

四、二度燙傷（Second）或部分眞皮層燙傷（Partial-thickness），外表呈紅色或斑駁狀（Mottled），且有腫脹和水泡形成。表面呈流淚狀（Weeping）、表皮濕濕的，非常的敏感疼痛。

五、三度燙傷（Third）或全層皮膚燙傷（Full-thickness），外表呈暗皮色（Dark and leathery）。皮膚也可呈透明的（Translucent）、鑲嵌狀的或蠟白色，表皮不會疼痛且是乾乾的（圖 5-28）。

範圍程度	傷口外觀	感覺	癒合時間	疤痕
表皮淺層	紅、腫	劇痛、敏感	3-6天	無疤痕
顆粒眞皮層	紅、水泡	疼痛、灼熱感	7-20天	輕微有色疤痕
網狀眞皮層	淺紅、白大水泡	稍痛、不敏感	21天以上	有疤痕攣縮的風險
全皮層皮膚	蒼白色、焦黑乾硬如皮革	不痛、僅大力壓迫時能感覺的到	無法癒合	嚴重疤痕攣縮

圖 5-28 燙傷深淺與恢復的關係

處置

1. 初步處理口訣：「沖、脫、泡、蓋、送」。移除所有衣服，阻斷燙傷的進展。體表須用大量的水來沖洗，小孩則否，因恐失溫。
2. 急救順序仍以ABCD爲準則。
   - 呼吸道（Airway）：特別在吸入性灼傷（Inhalation burn）要檢查呼吸道，決定氣管插管與否。
   - 呼氣（Breathing）：檢查是否能自主呼吸。
   - 循環（Circulation）：輸液（Volume resuscitation）以維持血壓穩定，任何病人燙傷體表面積超過20%都需要靜注補充水分。
   - 診斷（Diagnosis）：檢查是否合併有其他外傷。
3. 輸液
   - 燙傷病人輸液的原則是使小孩（< 30kg）每公斤體重每小時能排出1.0 mL的尿液；成人則是30～50 mL的尿液（約每公斤體重0.5 mL的尿液，但也要考慮病人的生命徵象和一般身體狀況）。
   - 燙傷病人需要輸液的量是每1%二度以上的燙傷面積，在二十四小時內，每公斤體重要給4 mL的林格氏液，以維持足夠的循環體液和適當的尿量。

輸液量（mL）= 4×體重（Kg）×燙傷百分比（%）

   - 算出的需要輸液量後，一半在燙傷時間後的八小時給予，另一半在接下來的十六小時給予完畢。
4. 環狀的肢體燙傷（Circumferential extremity burns）
   - 可藉由焦痂切開術（Escharotomy）來解除在環狀肢體燙傷的循環阻礙（Circulatory embarrassment）（圖5-29）。

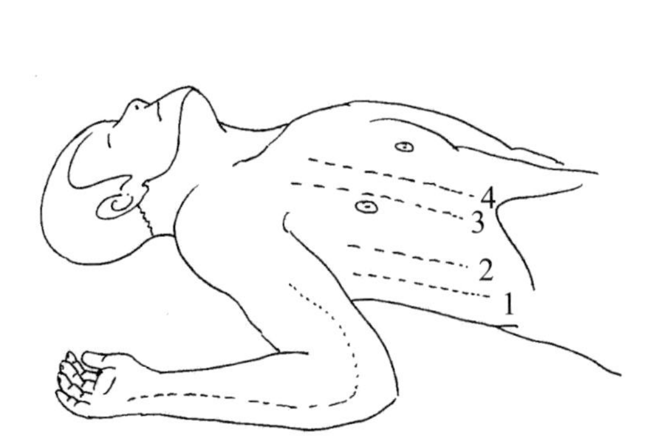

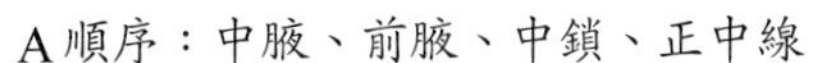
A順序：中腋、前腋、中鎖、正中線

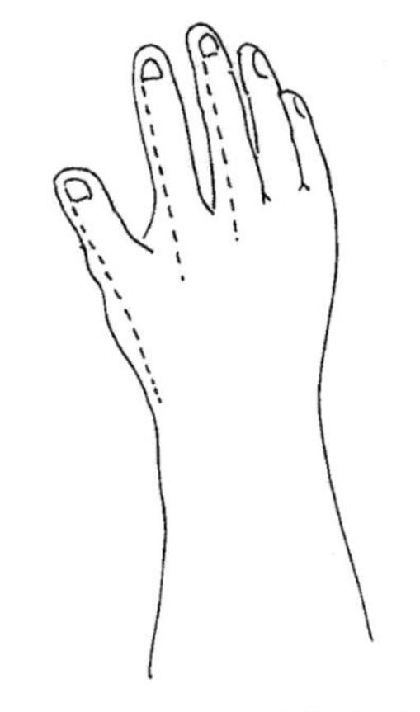
B焦痂切開術要領：(1)免麻醉、(2)由外側下刀、(3)切到指尖爲止、(4)輸血、破傷風、抗生素。

圖 5-29　焦痂切開術

- 合併骨骼創傷、壓碎傷害、高伏特電傷害（High-voltage electrical injury）或燙傷傷到筋膜下層的組織，施行筋膜切開術（Fasciotomy）以恢復正常循環，有時是必要的。
- 照會骨科測量肌肉內壓力，是否有間隔腔壓力升高症候群。
- 切開技巧在於由外側下刀，跨過上下兩邊關節，筋膜要切開，簡單止血，濕紗布覆蓋，以彈性繃帶包紮固定。

5. 給予麻醉藥、止痛藥和鎮定劑
   - 嚴重燙傷病人的不安和焦慮，可能是來自缺氧血症（Hypoxemia）或低容積血症（Hypovolemia），所以病人的疼痛對氧氣或增加水分的反應，比給麻醉止痛藥或鎮定劑要來得好。
   - 麻醉藥（Narcotics）、止痛藥（Analgesics）和鎮定劑（Sedatives）應由靜脈、小量、分次的給予。
   - 定時登錄昏迷指數，並注意藥物對呼吸和神志之影響。

6. 傷口的處理

- 燒燙傷第一步驟是沖水降溫，但對燙傷皮膚施予冰敷（Cold compresses）可能會造成低體溫症，特別是不要對小孩子施予冷水以免失溫。
- 二度燙傷的皮膚當氣流通過時會很痛，將燙傷的皮膚輕柔的蓋上乾淨紗布可抵抗氣流引起的疼痛。
- 水泡不要戳破或塗抹抗菌物質，除非水泡大於兩公分或是自己破掉。
- 任何已經塗抹的藥物，應在塗抹適當抗菌藥膏（Silvazine ointment）前清洗乾淨。
- 臉部燙傷不可使用抗菌藥膏，因其含有銀成分，恐讓臉皮變黑，可以改用 Neomycin 或是 Tetracyclin 軟膏。
- 預防性抗生素在燙傷的早期是不需要的，會被健保署刻刪。

衛生教育

- 初步急救：沖、脫、泡、蓋、送。
- 居家照護及注意事項：(1)換藥藥膏只限一人使用，以免交互感染。(2)燒傷傷口以紗布包紮好後，勿自行任意換藥或打開，要維持紗布外觀清潔及乾燥、乾淨，以免傷口感染。(3)保持傷口清潔、乾淨，勿接觸到水。(4)傷口疼痛時，請依照醫師指示服用止痛藥物。(5)傷口處抬高於心臟之高度，以減輕疼痛和腫脹。(6)不要弄破水泡，以免感染。(7)在灼傷處勿用刺激性之清潔劑或穿太緊的衣物。(8)按時服用藥物止痛，防止感染。(9)請接受醫師指示，按時回外科門診換藥。
- 若有任何疑問，請洽急診處。

吸入性灼傷（Inhalation burn）

吸入煙霧，若爲一氧化碳式氰化氫，可能窒息死亡，若熱式化學性傷害，可以造成黏膜浮腫與呼吸道堵塞乃至於肺水腫與併發感染。

臨床上要懷疑吸入性傷害的狀況如下：(1)顏面灼傷。(2)眉毛（Eyebrows）和鼻毛（Nasal vibrissae）燒焦。(3)在口咽部（Oropharynx）看到碳粒沉積（Carbon deposits）和急性發炎反應。(4)痰中有碳粒（Carbonaceous sputum）。(5)呼吸有雜音，發聲沙啞。(6)有精神障礙和受困火場的病史。(7)來自爆炸現場合併頭部與軀幹燒燙傷。(8)火場救出病人的碳酸血紅素（Carboxy-hemoglobin, HbCO）超過 10%。

處置

(1)吸入性灼傷的臨床症狀表現初期不明顯，有時會遲至二十四小時後才變得嚴重，所以必須給予氧氣，並留置急診觀察。(2)出現喘鳴（Stridor）的症狀，表示要立即氣管內管插管，連接人工呼吸機。拔管前要以氣管鏡確認是否氣道完好。(3)懷疑曝露在一氧化碳（CO）的病人，要經由非再吸入性的氣囊面罩（Nonrebreathing mask），給予高流速的 100% 氧氣。(4)靜脈輸液。(5)給予類固醇沒有助益，但是可用鎮咳排痰藥與支氣管擴張劑，例如 Medicon、Encore、Cough mixture 等改善呼吸道症狀。

化學性灼傷（Chemical burn）

- 鹼性物質（Alkali）的灼傷比酸性物質（Acid）嚴重，因爲鹼性物質穿透力較強且持續。
- 乾的化學粉末（Chemical powders）應先用刷子從病患傷口刷離，然後接觸的體表立即用蓮蓬頭或水管噴灑大量的水分，將化學物質沖離，沖洗的時間至少 20～30 分鐘以上。鹼性物質沖刷時間要更長一點。

- 鹼性物質傷到眼睛時，至少需要持續的沖洗八小時以上。可用小口徑的套管（Small-caliber cannula）固定在眼瞼溝（Palpebral sulcus）持續沖洗。
- 氫氟酸（Hydrofluoric acid, HF）灼傷，最近在半導體工業以及清洗業者常常發生，必須及時沖洗，以 Ca Gluconate 拮抗治療，止痛，並安排住院以觀察後續變化，肢體壞死有時必須補皮，甚至截肢。

電擊傷（Electrical burn）

其特徵爲表層和深層組織熱量釋出的速率不同，造成表層皮膚看起來正常，但深層組織卻已壞死。橫紋肌溶血症導致肌球蛋白（Myoglobin）的釋出和後續的急性腎衰竭。

表 5-4　入住燙傷中心之適應症

- 10 歲以下或 50 以上歲，二度和三度燙傷面積超過 10%。
- 不論年紀，二度和三度燙傷面積超過 20%。
- 二度和三度燙傷是在顏面、眼睛、耳朵、手腳、生殖器、會陰部或覆蓋大關節（Major joints）表面的皮膚。
- 不論年紀，三度燙傷面積超過 5%。
- 特殊的電灼傷，包括閃電（Lightning），在覆蓋下的組織可能會大量受到傷害，造成急性腎衰竭和其他的併發症。
- 特殊化學灼傷，例如氫氟酸灼傷。
- 吸入性灼傷。
- 燙傷的病人以前的疾病例如糖尿病，可能會使治療複雜化、復原的時間延長或影響死亡率。
- 任何燙傷的病人若同時有創傷，且創傷的情形會增加他的死亡率和罹病率，則可先留在創傷中心治療到穩定，再轉到燙傷中心治療。
- 小孩的燙傷應轉到素質和設備好的燙傷中心治療。
- 病人需要特別的社會照顧、情緒輔導和長時間的復健照顧，例如受虐兒或棄兒。

處置

(1)維持呼吸道和呼吸功能的正常。(2)在沒受傷的肢體建立靜脈管路。(3)心電圖監視心律變化。(4)放導尿管。若尿液是暗茶色，則尿液裡可能有血色原（Hemochromogens），此時成人輸液必須增加到每小時尿液至少能出來 100 mL 的量。假使增加輸液後，尿液顏色還是不能變清，此時要立即給 25 公克的 Mannitol，以後每公升的輸液也要加 12.5 公克來維持利尿作用。(5)代謝性酸中毒的治療一方面是維持適當灌流量，另一方面是以重碳酸氫鈉來鹼化尿液，增加肌球蛋白在尿液的溶解度，防止腎衰竭。

冷傷害（Cold injury）

冷傷害的嚴重性取決於溫度、曝露的時間、環境狀況、禦寒衣服的量和病人一般的健康情形。低體溫、不動（Immobilization）、曝露的時間過長、潮濕（Moisture）、周邊血管疾病和開放性傷口有無等，都會增加傷害的嚴重度。

冷傷害的種類有：(1)凍僵（凍瘡的輕度表現）伴隨痛、蒼白和受影響的肢體麻木（Numbness）。再回溫可使症狀消失，且不會造成組織消失，除非肢體曝露好幾天，造成脂肪墊（Fat pad）消失或萎縮。(2)凍瘡（Frostbite）的傷害是由於細胞內的冰結晶（Intracellular ice crystal formations）和微小血管阻塞（Microvascular occlusion）致使組織冷凍和缺氧所造成。有些組織的傷害是在回溫時的再灌流（Reperfusion）所造成。非冷凍傷害是由於微小血管的內皮細胞（Endothelial damage）受到傷害，血液阻滯（Stasis）和血管阻塞所造成。(3)戰壕足（Trench foot）或冷浸潤（Cold immersion）足或手，是指戰士、水手或漁民的手足，長期曝露在潮濕和低溫（1.6～10°C），所造成的非冷凍傷害。雖然腳外觀是黑色的，但深層的組織可能沒有破壞。動脈交替收縮（Vasospasm）和擴張（Vasodilation），造成組織先變冷和麻痺（Anesthetic），然後在24～48小時逐漸充血。

冷傷害嚴重度分級：(1)一度。充血和水腫，皮膚沒有壞死。(2)二度。大的乾淨水泡（Vesicle）形成，有充血和水腫，部分（Partial-thickness）眞皮層壞死。(3)三度。是全層（Full-thickness）眞皮層和皮下組織壞死，通常有出血性水泡的形成。(4)四度。全層眞皮層壞死，也有肌肉和骨頭的壞疽。受損部位的外表常呈硬的、冷的、白的和麻痺的，外觀在治療的過程中時常改變。

處置

(1)立即減少組織冰凍的時間，衣服要換成暖毛毯（Warm blankets）；可經口給予熱水。(2)將患部放入40°C流動（Circulating）的水中，直到紅潤的皮膚和灌流恢復，這通常需20～30分鐘。(3)回溫過程可能很痛，因此給予適當的止痛藥是需要的。(4)回溫時可能發生心律不整，所以要使用心電圖監測器。(5)防止傷口感染，避免打開未受感染的未破裂水泡（Blebs）和提高患肢、接觸空氣。(6)受傷的組織應用帳棚或床上支架保護，並不要有壓迫點存在。(7)傷口應保持乾淨，未受感染的未破裂水泡應維持7～10天，不必刻意挑破。

低體溫（Hypothermia）

低體溫是指中心體溫（食道）小於35°C。在沒有創傷的狀況下，輕度（Mild）低體溫是指體溫35～32°C，中度（Moderate）低體溫是指體溫32～30°C，嚴重（Severe）低體溫是指體溫低於30°C。年長者容易發生低體溫，因爲他們不容易產熱，血管也不容易收縮以減少熱量喪失。小孩也容易發生低體溫，因爲他們有較大的體表面積和有限的能量來源。

意識程度變差是低體溫最常見的徵兆，病人的現場環境，可以提供診斷線索，可以請教來自於現場之家屬和EMT，病人摸起來是冷的，面色蒼白（Cyanotic）。由於呼吸和心跳受到嚴重的抑制，故對於呼吸和心跳要仔細加以評估，以免疏漏。

處置

- 首要是 ABCDEs 的執行，若病人心肺功能停止，則一開始先施行心肺復甦術和建立靜脈管路。
- 如果有脈搏的心律（Organized cardiac rhythm），可能存在有足夠的循環（Sufficient circulation）及顯著的代謝抑制。
- 若是用力的胸前按壓，會使有灌流的心律（Perfusing rhythm）變成纖維顫動（fibrillation）。
- 如果沒有脈搏的心律，應該馬上做心臟按摩，直到病人回溫或其他證據顯示可停止急救爲止。
- 將病人從冷的環境移開以避免體熱散失，以溫毛毯替換濕冷的衣物。
- 仔細找尋相關的疾病，如糖尿病（Diabetes）、敗血症（Sepsis）和藥物或酒精的服用或潛在的傷害，抽血檢查 CBC、電解質、血糖、酒精、毒物篩檢、肌酸酐（Creatinine）、Amylase 和血液細菌培養（Blood culture）。
- 輕度和中度低體溫，可採被動性外在回溫法（Passive external rewarming），亦即在溫室用溫毛毯、衣服和溫的靜脈輸液治療。嚴重的低體溫需要以主動式內在回溫法（Active core rewarming），亦即積極的手術回溫技術（Invasive surgical rewarming techniques），例如腹膜清洗（Peritoneal lavage）、胸腔（Thoracic）／肋膜（Pleural）清洗、洗腎或心肺繞道手術（Cardiopulmonary bypass）治療。
- 當體溫降到 33°C 時，心跳變得不穩定；當體溫降到 28°C 時，心室纖維顫動常出現；當體溫降到 25°C，心跳停止。心臟藥物和去顫通常在酸血症、缺氧血症和低體溫時是無效的，通常要回溫到 28°C 以上才有效。Bretylium toslyate 是已知唯一有效的抗心律不整藥，而 Dopamine 是對低體溫有效的唯一強心劑。

交通事故（Traffic accident）

根據聯合國世界衛生組織統計，全球 90% 交通事故死亡是發生在低經濟水準國家，其中一半以上是中壯年人口，73% 爲男性。以行走、兩輪騎乘工具和大眾運輸系統最容易受害，顯示道路安全（Road safety）問題嚴重，必須採取有效策略，否則情況會越來越惡化。

絕大多數的交通事故是可以避免的，但是必須以系統性、全面性來處理，包括速度管制、酒醉駕駛、安全帽與安全帶之公共政策之推行等，才能逐步看見效果。

地狹人稠、機車橫行，臺灣成爲世界上交通事故最頻繁的國家之一，和那些經濟正在起飛的落後國家不相上下。仔細分析起來，其實很多交通事故是可以避免的。交通事故造成的傷害，其程度和種類繁多，幾乎涵蓋所有外傷的範圍，可以依據各種外傷的基本原則來處理；然而有些方面是交通事故特有的，依次論述如下。

到院前處理

重大交通事故傷害的病人，大多由救護車轉送來院，根據最新急診分級計畫，將病人依照各院處理能力分級，也就是要求 EMT 在事故現場就要判斷，Right place for Right treatment in Right time，及時將病人送達可以處理的醫院接受處理，而非僅僅 Load and Go 載了就走而已。

EMT 必須注意本身安全、感染防護及人手足夠與否等。在事故現場進行檢傷，判定嚴重度，包括：A 呼吸道——有無喘氣聲、有無異物；B 呼吸

——胸部是否起伏；C 循環——脈搏強弱，皮膚是否溫暖或濕冷。D 意識——對叫喚是否有反應。

EMT 並要協助傷者脫困與全脊椎固定，以完整頸椎固定，以長背板將病人全身固定後轉送醫院，詳細記錄現場情況，作為急診醫護人員診療參考。

由現場事故，可以預估傷勢，必須有重傷的心理準備：(1)乘客中有人死亡。(2)從車上彈出。(3)被車輾過。(4)從五公尺以上高度墜落。(5)車輛極度變形扭曲。(6)脫困困難，需時二十分鐘以上。(7)翻車。(8)後座乘客彈出墜落。(9)身體被機具夾住。

急診最前線

急診最前線的醫護人員接到 119 通報，根據病人情況開始動員，準備插管、點滴、器械，相關次專科通知，穿戴防護裝備，推床至急診門口，閒雜人等清場，待命。當救護車抵達時，醫護人員應：

1. 迎向救護車，搬運換床，檢視項目包括呼吸道、呼吸、循環、意識。
2. 第一要務包括：
   - 檢測呼吸道：排除阻塞、異物、呼吸雜音，要立即清理呼吸道。
   - 頸椎固定：直到確認無頸椎傷害才能拿下頸椎固定物。
   - 連枷胸（Flail chest）：多處肋骨骨折造成呼吸異常，吸氣時胸部塌陷，要立即施行氣管內插管。
   - 開放性氣胸：先覆蓋傷口，準備胸管插入。
   - 張力性氣胸：呼吸異常，聽診器即可診斷，不待 X 光診斷即時插管急救。
   - 血胸：先打上靜脈點滴灌水、用粗口徑胸（32號以上）管，胸腔外科待命。

- 心包膜積血：先打上靜脈點滴灌生理食鹽水、心包膜穿刺抽取積血，通知心臟外科待命。
- 出血性休克：打上兩條大口徑靜脈管路灌生理食鹽水，備血。

3. 檢測生命徵象，確保呼吸道暢通，再來打上靜脈點滴。
4. 受傷機轉確認。確認傷者受傷是因何種交通工具、是否有戴安全帽、繫安全帶，是否喝酒駕車。一般而言，機車乘客受傷程度應高於騎士，同車有人死亡，被拋出車外，跌落五公尺以上，脫困費時二十分鐘以上，車子輾過、翻車、被車子壓住等情況應該有重傷的可能，必須特別注意。
5. 神志不清、休克病人，不可因任何檢查而離開急診，可以召喚 Portable X ray 或是使用超音波在急診檢查。
6. 留置病人，等交通警察來院做筆錄，配合酒測。
7. 開立診斷證明書，詳述傷勢、傷口、部位、發生時間、處理過程。
8. 出院前衛生教育，特別是頭部外傷方面的注意事項。

駕駛本身的社會責任

從交通事故之統計分析可知，90% 的交通事故與人的因素有關。就駕駛本身而言，90% 由於認知與判斷錯誤而導致車禍；在不當駕駛行為中，以「未能保持行車安全距離」最為常見。

駕駛本身應該認知自己對於交通事故防治之社會責任，所以對於車輛保養、安全駕駛、危機處理，要有基本認識，特別是在高速公路和隧道及山路駕駛時，要有相當策略和準備，才能上路。

據病例報告，有人交通事故頻繁，是醫院的常客，進一步追問家屬後，才知傷患原為癲癇症，從未好好地就醫診療過，舊病歷也記錄著他大約每兩個禮拜就摔車受傷一次，難怪是急診的常客。社會上有這些潛伏的病患，不知何時發作，有如地雷似的誰遇到誰倒楣，害人害己，眞是越想越可怕！

自保的方法，沒有人行道的地方少去，走路千萬別背對來車走路邊，別穿越馬路，別以爲開車的人都會注意到你，會爲你停車或減速，很多人開車時是昏昏欲睡，精神渙散。至於酒醉超速，都會釀成公共危險，害人害己，是很不負責的行爲。馬路如虎口，行人要避免被撞，得各自小心才行。

急診醫師不可只在病歷上記載交通事故而已，應該更仔細，若能更深入了解交通事故的發生機轉，詳細記錄何種騎乘工具，發生場合當時情境，是否有飲酒或是吃藥，才能釐清原委，找出事故發生之眞正原因，防止誤導和糾紛，而尋求預防之道。

汽車車禍

過去在急診遇到的病例，其中有七歲女童因坐在前座，車禍時整個人飛出撞破擋風玻璃而受傷；還有一名兩歲幼童被母親抱坐前座，車禍時小孩向前衝撞儀表板，造成頭顱開放性骨折與硬腦膜下出血的慘劇。

隨著社會進步，汽車也逐漸取代機車成爲家庭常備之交通工具，雖然取得駕照前都必須參加講習會，但是對於安全道路駕駛，仍然有需要加強之處。例如平常全家開車出門，小孩一定要坐後座安全椅，絕不能通融，必須透過大衆媒體廣爲宣導。

在美國甚至有發生車禍時，坐於前座的兒童被爆開的安全氣囊「斷頸」的報告，所以汽車製造商都會再三警告，小孩坐車也要繫緊安全帶，而且須避開安全氣囊打得到的地方（包括前座和後座兩邊，且也有側邊氣囊者）。據當地急診醫師朋友說，孕婦產後要抱嬰兒回家時，若未自備車內安全椅，可以向醫院借用，兒童坐車未用安全椅和安全帶者還會被罰款。

在國內汽車使用越來越頻繁之今日，如何加強行車安全，特別是兒童坐車時之安全防護，是人人都必須負起的責任，絕不能因小孩哭鬧或家長方便就可以隨便通融的。還有以下必須注意事項包括：(1)不可把小孩單獨留在車內。(2)移除點菸器。(3)下車前注意後方來車，由駕駛控制開關車門，確認無來車再開車門。(4)由靠路邊的一側下車，另一側鎖死。(5)車內不可堆放雜物。(6)頭、手不可伸出車窗和天窗外。

汽車特有的傷害爲：

- 鞭索式外傷（Whisplash）：靜止車輛內被後方來車撞擊，造成車內乘客頸部傷害；按照頸部外傷處理原則，先固定頸椎爲要。
- 方向盤外傷（Driver handle）：按照胸部外傷處理原則來施救，而安全氣囊炸開需增加臉部燙傷處理。
- 安全帶外傷（Seatbelt）：安全帶固定位置可能會造成胸部肋骨骨折、腰椎壓迫性骨折（Compression fracture）腹部內臟裂傷出血，特別是脾臟要注意。
- 保險桿傷害（Dashboard）：大多是行人被汽車撞擊造成下肢骨折或骨盆骨骨折，要特別注意內出血造成的休克問題。

至於商用汽車肇事，特別是貨車和聯結車肇事，往往死傷慘重，震驚社會，仔細分析肇事原因，大多以未能保持安全車距及超速所致。現在商用巴士很多已經強限車速，可以有效防止超速事故，但是對於貨車和聯結車之管制仍嫌不足，此外貨車駕駛是否過勞？有無配備助手？是否酒駕？是否有定期保養等等都和車禍發生有密切關係，可以改進之處還有很多。

機車傷害

機車引進臺灣多年，成爲一種很普遍的交通工具，其對臺灣經濟發展的貢獻不可謂不大，然而相對的臺灣民衆也因機車肇事傷亡，付出慘痛的代價，尤其是這些傷亡的機車騎士，泰半是負擔家計的青壯年，包括勞工、年輕男性和學生，連帶的影響到一家老小的生活，造成嚴重的社會問題。

從民國 86 年強制配戴安全帽實施以後，因機車車禍導致頭部外傷的病例減少了一半以上，對把守著醫院最前線的急診醫師來說，尤其印象深刻。一般機車騎士不戴安全帽，主要是因爲不方便、怕麻煩，近距離能免則免，而且安全帽戴在身上很礙手，放在車上又常被人順手牽羊，的確相當困擾；然而發生車禍時，安全帽配戴攸關頭部外傷嚴重度與生命安危，則不可等閒視之。

衆所周知，機車原本屬於危險交通工具，如同過去許多汙染、耗人工的產業一般，皆應隨著時代的進步而淘汰。相較於汽車之安全配備，如安全氣囊、防撞鋼樑等，機車方面的防護可說是少得可憐。不僅是頭部外傷而已，因爲機車肇事造成四肢骨折、排氣管燙傷、停車支架刮傷、把手鈍挫傷等，並不因安全帽之推行而減少，甚至機車引擎的噪音也對機車騎士的聽覺造成傷害（速度越快，噪音分貝越高），可見機車是危險的騎乘工具，唯有發展大衆交通工具，加速淘汰機車，始能改善現況。

從民國 89 年起，我們陸續遇到數十個被機車停車支架傷及左大腳趾（Big toe injury），致使趾甲掀起（Nail elevation）、甲床裂傷（Nail bed laceration）的病例，經追蹤和分析其受傷機轉，發現有其共通的特性，乃結合了錯誤的騎乘習慣和穿著拖鞋騎車所致，進而提出改善安全之建議，可提供機車騎士參考，以期防止類似的傷害發生。

處置

(1)確認事故發生現場，有無戴安全帽、嘔吐、神志喪失、有無乘載；暫時失憶可能爲初期神志喪失，必須留置觀察。(2)安全帽脫困方式爲，先保護頸椎，使用頸圈固定、墊高病人的肩膀、一人固定頸部，另一人雙手扳住安全帽向兩側外拉，徐徐由頭頂脫出；無法順利脫開時，則照會消防隊員以電鋸鋸開（圖 5-30）。(3)傷口處理，固定，記錄傷口，開立診斷書。(4)酒精濃度檢測。(5)機車乘客一般傷勢會比駕駛嚴重，檢傷層級較高，必須特別注意。(6)注意有無致命性傷害，包括頭部外傷、頸椎傷害與內出血。(7)不急著讓病人出院，可留置觀察，通報警方做筆錄和車禍責任歸屬鑑定。

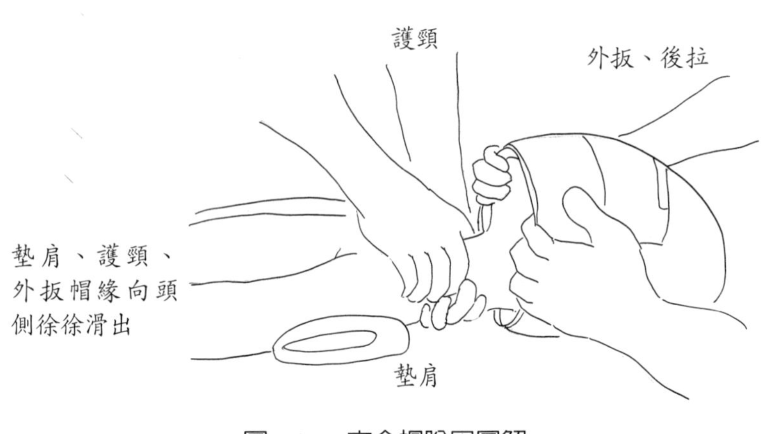

圖 5-30 安全帽脫困圖解

單車傷害

單車過去當成是運動工具，歸類於運動傷害，而今爲了環保節能，成爲民眾代步工具，然而部分單車騎士，不遵守交通規則，橫行於大街小巷，造成交通事故暴增，75%的單車死亡車禍發生在十字路口，要特別注意。還好單車速度不快，構造簡單輕便，致傷程度有限，除非摔落山谷或被汽機車直接撞擊，很少致死，大多只是擦傷而已。

單車毫無防護裝置，而騎乘單車需要相當技術和經驗，容易失衡跌倒，不適合載人，尤其應避免讓小孩坐在後座。腳踝遭車輪夾傷雖然常見，大多爲擦傷，很少造成骨折，但因跌倒造成小孩四肢骨折或是頭部外傷，並非罕見。

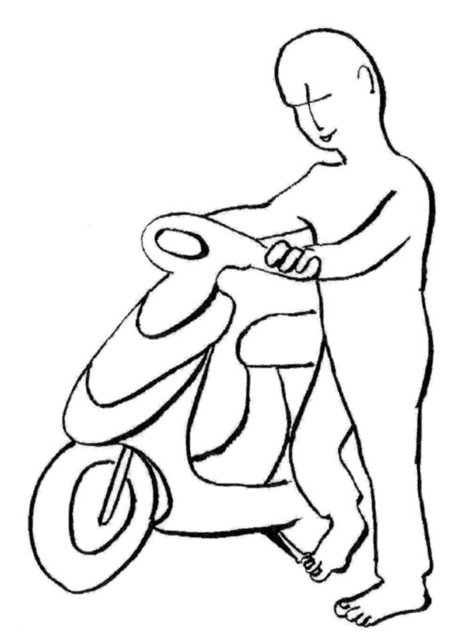

赤腳或穿拖鞋騎車容易導致右腳大拇趾趾甲掀開裂傷

很多單車新手，不熟習單車操作，急停急轉，因突然煞車而翻覆，也有造成頸椎骨折，乃至於四肢癱瘓之憾事。「預防勝於治療」，已經是老生常談的口號，單車騎士在享受迎風暢遊之前，應該量力而爲，加強個人防護與技巧訓練，單車加設反光貼紙與照明設備，而且要有危機意識，不熟習路段、路面不平、照明不良、車輛出入頻繁之路段，都不適合單車行駛。

社會若眞的有心創造單車環境，應該設置單車專用道，隔絕或禁止機車與汽車進入，排除所有路障和陷阱，改善照明與視線死角，立法規定騎乘單車須配戴安全帽以及禁止載人，以增進單車騎乘安全。只是，在整個社會大環境尚未整頓給單車暢行時，還是自求多福，避免騎車上街爲宜。

單車常見的特有傷害：(1)腳踝插入車輪壓傷，以兒童乘客最常見；腳踏車不建議載人，除了傷口處理外，還要照 X 光確認是否有骨折。(2)把手鈍挫傷可能會造成腹腔內出血。(3)頸椎骨折，因緊急煞車而翻車，以頭下腳上姿勢跌出；要特別注意保護頸椎，特別是神志不清者。(4)騎乘位傷害（Saddle injury, Straddle injury），造成陰部鈍挫傷以及陰囊血腫；若有血尿，要照 X 光檢視骨盆是否骨折，不可任意導尿以免加重尿道裂傷，並照會泌尿外科以超音波檢查是否有睪丸傷害。

特殊場所傷害

職業傷病

根據統計，臺灣每個工作天就有 25 名勞工，因爲職業傷害而殘廢或死亡，〈職業災害勞工保護法〉於 4 月 28 日正式實施，因爲職業傷害或死亡的勞工終於得到保障。勞動部並把 4 月 28 日訂爲工殤日，以緬懷勞工朋友犧牲奉獻的精神。

職業傷病的定義爲因執行職務而致生之傷害，根據〈職業安全衛生法〉第二條第五款規定，所謂職業災害係指：「勞動場所之建築物、機械、設備、原料、材料、化學品、氣體、蒸氣、粉塵等或作業活動及其他職業上原因引起之工作者疾病、傷害、失能或死亡。」例如在工作場所發生切、割、夾、捲傷或跌落、摔倒，或於上下班往返必經路線途中發生車禍受傷等，均屬職業傷害範圍。

職災給付優於健保，這是勞工保險被保險人之權益，故處理治療病人前先確認，需門診或住院時，必須要病人持投保單位塡發勞保職災醫療書單（門診爲「勞工保險職業傷病門診就診單」，住院爲「勞工保險職業傷病住院申請書」），連同全民健康保險卡及國民身分證或其他足以證明身分之證件，得免〈全民健康保險法〉規定應自行部分負擔之醫療費用，被保險人之保險醫療費用全部由勞保局支付。

針對職業傷病，配合衛福部疾管署所指導，做通報和登錄的工作。急診所見職業傷病仍以外傷爲主，處理後再轉診職業傷病專科，專責追蹤調查研究工作。職業傷病之發生，雖以廣大勞工居多，但在其他行業也並非可以豁免，因爲隨著新興行業增加，產生很多新興的職業傷病，例如氫氟酸中毒、雷射傷害等也時有所聞。

校園事故傷害

校護協進會根據承保全國中小學意外險的國泰人壽提供之資料估算，全國每天有 2.2 名學生在校死亡，此一數字幾爲歐美國家的兩倍。這也顯示各校之急救設備、急救能力與學生之健康檢查都有待加強落實。

民國 90 年 4 月北市某高中校內停車場閘門夾死一名鄰居小孩，除了造成家庭悲劇外，也連帶讓相關老師與主任挨告賠償，大家都爲了這樣的疏忽付出慘痛的代價。同樣的悲劇，每年全國各中小學也是接二連三的發生，從未間斷。若是在校門的設計上能有像車門那樣的防夾裝備，而在操作時更加謹愼小心，也許就能減少這樣的憾事了。

由入門開始之防夾裝置、廚房廁所地板之止滑設備、衛浴設備洗手檯崩落及馬桶崩落等之防止；在防止樓梯跌落意外事件發生，小孩學步車和樓梯間之防跌裝備和照明設備等方面均須加強。燙傷防止主要在於廚房和飲水機安全之掌控。在防火方面，學校自備滅火器，安置於門口和走廊是有必要的。當然，爲了安全也爲了健康，禁止抽菸和薰香蚊香，是應大力倡導的，學校當局應該在管教方面付出更大心力。

此外，在所有的校園意外中，以運動傷害最爲常見。運動場地的設計、運動安全裝備與個人體能之評估，有助於運動傷害之防止。由於職業選手對運動傷害的防護相當完善，故可以請教運動員的訓練建議和裝備，可評估自身體能和條件，使用合格配備，在合適的場所、合適的時間運動，才能有效地防止運動傷害。至於受傷後，要如何的急救固定包紮和搬運，有賴校方重視事故防制，實施訓練和演練，才能將運動傷害減到最低程度。

學校操場和校舍常被借用以作爲運動疏散和集合之用，故學校建設之水準必須特別要求，而今學校建設黑函不斷，官商勾結時有所聞，考驗校長的品格，應嚴格查核工程品質。斷層之建築崩倒風險很大，設校應先考量永續經營而不應與天爭地，應以學校建設堅實、操場廣闊，爲社區避難集中地爲建設原則。像臺灣這樣的地形和天候，地震、土石流與颱風等天災頻繁，學習與如此天災共處，讓土石流有其出口而非加工圍堵，避開斷層並加強營建品質，就能減少地震之爲害。

學校方面在預防校園事故傷害，可以加強之事項：(1)心肺按摩術之推廣。(2)充實保健室之功能，加強校護訓練功能。(3)學生在校內安全意識之訓練與加強。(4)校內危機通報、處理與諮詢單位之建立。(5)學生健檢之落實。(6)配合安全檢查，以求安全死角之消除。

高山症（Acute mountain sickness）

登山超過海拔 2,700 公尺高者，發生組織缺氧而有呼吸急促、手腳水腫、胸悶、頭痛、噁心、眩暈，乃至於造成致命之高海拔肺水腫（High altitude pulmonary edema）、高海拔腦水腫（High altitude cerebral edema），根據病人登山二十四小時內發生狀況，做出診斷。而位於山區附近以及隧道工程附近的醫院，應心存警覺。處置爲：(1)給予充分氧氣。(2)臥床休息，保溫。(3)高壓氧治療。(4)處理急性肺水腫。及早脫離險境，下山送醫急救。

橫紋肌溶解症（Rhabdomyolysis）

橫紋肌溶解症常見於報章雜誌報導，常因體罰、軍訓、感染或是藥物服用過量所致，而在地震或是長時間肢體壓迫也會發生。臨床上最先出現肌肉疼痛、尿液呈深茶色、尿量減少、尿液肌球蛋白出現，其併發症爲高血鉀（Hyperkalemia），造成心律不整與心跳停止，甚至發生急性腎臟衰竭，因此早期診斷和早期治療非常重要。

在診斷方面，釐清病史很重要，酒醉、服藥、長期倒臥不動者、是否激烈運動、被體罰，有賴現場之家屬和 EMT 提供線索，檢查病人發現局部肌肉疼痛、壓痛、瘀青、腫脹；全身症狀爲茶色尿、尿量減少、發燒、全身不適、噁心、嘔吐、神志不清，就必須檢測 K、CK、尿液肌紅蛋白（Urine myoglobin）、Ca、P 是否升高，尿中無紅血球但潛血反應陽性，就要考慮有無橫紋肌溶解之可能。

處置

(1)大量輸液，維持尿液 > 200 mL/hr。(2)鹼化尿液，給予靜注 Na bicarbonate，維持尿液 pH >6.5。(3)校正低血鈣和高血鉀。(4)針對間隔腔症候群施行筋膜切開術。(5)安排緊急腎臟透析（Hemodialysis）。

溺水（Near drowing）

每年夏天的學生溺水事件層出不窮，主要發生在無人看管的海邊與溪谷。依據民國 94～97 年度學生溺水事件統計與分析，計有 278 名學生溺水死亡，以教育階段分析，國小學生占 43.5%，比例最高；以發生月份分析，6～8 月共占 52.8%，發生率最高；以發生時間分析，星期六、日共占 40.65%，另發生時段以下午占 81%，比例最高；以事件活動型態分析，自行結伴出遊占 75.2%，比例最高；以發生地點區分，溪河流及海邊共占 62.6%，發生率最高。

爲有效防範不幸事件再度發生，教育部已訂定學生水域安全網之架構，分爲預防、應變與復原等三部分，相關措施亟須中央、地方相關單位、學校及民間組織等共同努力，多管齊下，始能有效降低溺水事件之發生率。策略包含針對學生溺水事件進行統計與分析，以研擬相關預防措施；修訂學生游泳能力分級標準，首重自救技能；提倡學生游泳技能，各校普設游泳池加強安全訓練；製作水域安全教學影片與題庫，辦理校園宣導活動；另配合修訂游泳教材教法，辦理教師培訓，提升救生相關知能等；並規劃辦理學生救生錦標賽，以強化救生觀念與相關技能；暑假期間發動救生員於各溪谷駐守，禁止危險水域嬉戲等，採取多重手段，盼望能有效改善溺水事件發生。另外，老人與小孩則常因洗澡時溺死於浴缸，在美國則常見兒童掉進家裡的游泳池溺死事故，必須從居家生活安全設備來尋求改善。

在名詞解釋上，「溺水」是指溺水昏迷後存活超過一天，若是在一天內死亡，則稱溺死（Drowing）。溺水後引發迷走神經反射以致心跳停止（Caridac arrest）或是心室震顫（VF），稱爲沉浸症候群（Immersion syndrome）。

處置

- 流程：(1)立即心肺按摩（即使仍在水中）。(2)插管急救，連接人工呼吸機。(3)排除其他因素，包括低體溫、異物、固定頸椎。(4)安排加護病房入院繼續觀察。
- 影響預後之因子：(1)三歲以下。(2)溺水超過五分鐘。(3)救起後超過十分鐘才開始心肺按摩術。(4)到院前昏迷狀態。(5)酸中毒，pH 小於 7。
- 特別注意嘔吐、低體溫、頸椎骨折、自殺、一氧化碳中毒等，根據各特殊狀況來加強處理。根據澳洲十年的溺水研究，有 2/3 接受救援性吹氣的溺水病患會嘔吐，當同時施予胸部按壓與人工呼吸時，更高達 86% 會嘔吐。當嘔吐發生時，會阻礙呼吸道通氣，要將患者頭轉向側面，將嘔吐物清除。若是懷疑頸椎受傷的病患，則戴上頸圈（Neck collar），採用頭頸軀幹一致的滾圓木式（Log rolling）翻身來搬運（見 P 132 圖5-7）。

熱病（Heat illness）

因為悶熱環境造成的熱病，可分成輕度、中度、重度三種，亦即熱痙攣（Heat cramp）、熱衰竭（Heat exhaustion）和中暑（Heat stroke）三種。高熱環境下大量出汗以致身體水分和鹽分失調、肌肉抽筋，但體溫不超過 38°C，即為熱痙攣；此和另一種熱性痙攣（Febrile convulsion），由於小兒發燒到痙攣發作，是不同的機轉，其處置也不一樣。

若是發燒 39～40°C，神志暫時性喪失、肌肉疼痛而且肌肉酵素包括 GPT、CPK、LDH 上升，則為中度熱病，亦即熱衰竭。

若是發燒 40°C 以上，神志不清、抽筋，甚至發生橫紋肌溶解、尿液呈現茶色，則為中暑，死亡率可達 10% 以上。中暑又可以分成運動型和傳統型，運動型常見於大熱天出操和運動者，例如軍人和馬拉松選手；傳統型則常見於悶熱環境下的老人和小孩，例如被悶死在大熱天的車廂裡或房間裡，隨著地球暖化，每年夏天熱浪來襲，有越來越多熱死人的病例出現，急診要提高警覺。

處置

- 測量體溫以肛溫為準。
- 對於熱痙攣者，其特點在於神志清楚、輕度發燒（38°C 以下）、肌肉疼痛和大量出汗，所以送至清涼陰暗環境、補充大量食鹽水，即可改善，也可以證實診斷。
- 熱衰竭病人除了以上治療外，還要檢測血清肌肉酵素包括，另外加測尿液，看是否有潛血反應、有無紅血球、尿液 Myoglobin 是否出現。

- 肌肉疼痛、尿液呈現茶色、檢測血清有肌肉酵素升高、小便檢出有潛血陽性反應而無血尿、尿液 Myoglobin 出現等，有可能造成腎臟疼痛，乃至於堵塞腎小管，而有急性腎臟衰竭之可能。
- 中暑之高溫處理和一般感染發燒不一樣，不須用肛門退燒塞劑，而用體外散熱方式處理，如冰敷、吹電風扇、安置陰涼處即可，最好全身浸入冷水中以降溫。傳統型中暑不需大量輸液，是因爲體溫調解中樞失常所致；但是運動型中暑則需要大量靜脈點滴，身體才能保有出汗的功能。
- 懷疑爲横紋肌溶解時，要積極處理以防腎臟衰竭：(1)必須給予大量靜脈點滴。(2)以 $KHCO_3$ 鹼化尿液，使尿液酸鹼度大於 7.5。(3)給予利尿劑，如 Lasix、Mannital。(4)照會腎臟科，追蹤腎功能變化，決定血液透析時機。

暴力行爲

家庭暴力（Domestic violence）

臺北市家暴中心統計，近五年來家暴案件通報件數達四萬多件，以婚姻暴力最高，其次爲兒童受虐，平均每天有 5.52 個小孩受虐，其中多是透過醫療或警政體系通報，鄰里社區通報僅占兩成。

此外，臺北市各類家暴案件後續輔導案件卻只有二成六，明顯偏低，這代表家暴案件往往都是受暴者被送到醫院、警局後，才被政府機關掌握。兒童自我保護力低，應加強社區鄰里面對家暴事件社會教育，以防許多家暴悲劇上演。

113 的婦幼保護專線是二十四小時有專人服務；在發現家庭暴力事件的當下，民眾可撥打 110 讓警政系統立即介入。

兒少虐待（圖 5-31）

根據〈兒童及少年福利與權益保障法〉規定，兒童是指未滿十二歲者，少年指 12～18 歲者，但是 18～20 歲之緊急安置等保護措施亦可援用〈兒童及少年福利與權益保障法〉（第 110 條）。兒少虐待之範圍如下：

- 身體虐待：有責任照顧兒童及少年者，本人或其准許他人施加任意行為於兒少，或應注意而未注意，導致兒少身體傷害，甚至死亡者。
- 性侵害：利用兒童和少年進行一些性活動，而且這些性活動是兒童和少年不理解，無法表達知情同意，發育上未能承受，以及是社會禁忌且違法者。
- 疏忽（Ignorance）：有責任照顧兒童及少年者，本人或是准許他人不加注意或是忽略兒童、少年之基本需求，造成兒童及少年身心受到傷害，甚至死亡者。常見為遺棄、延遲就醫或是營養不良者。
- 精神虐待：有責任照顧兒童及少年者，本人或是准許他人持續或是嚴重的對兒童及少年有排斥貶損等不當待遇，導致兒童及少年身心遭受不良影響。

診斷方式：(1)超過三次以上急診外傷就醫紀錄。(2)病史不一致。(3)病史和理學檢查不符。(4)延遲就醫。(5)一歲以下任何之骨折和頭部外傷。只要符合 1～4 項中的兩項，或是單獨第五項，就應照會社工人員處理。

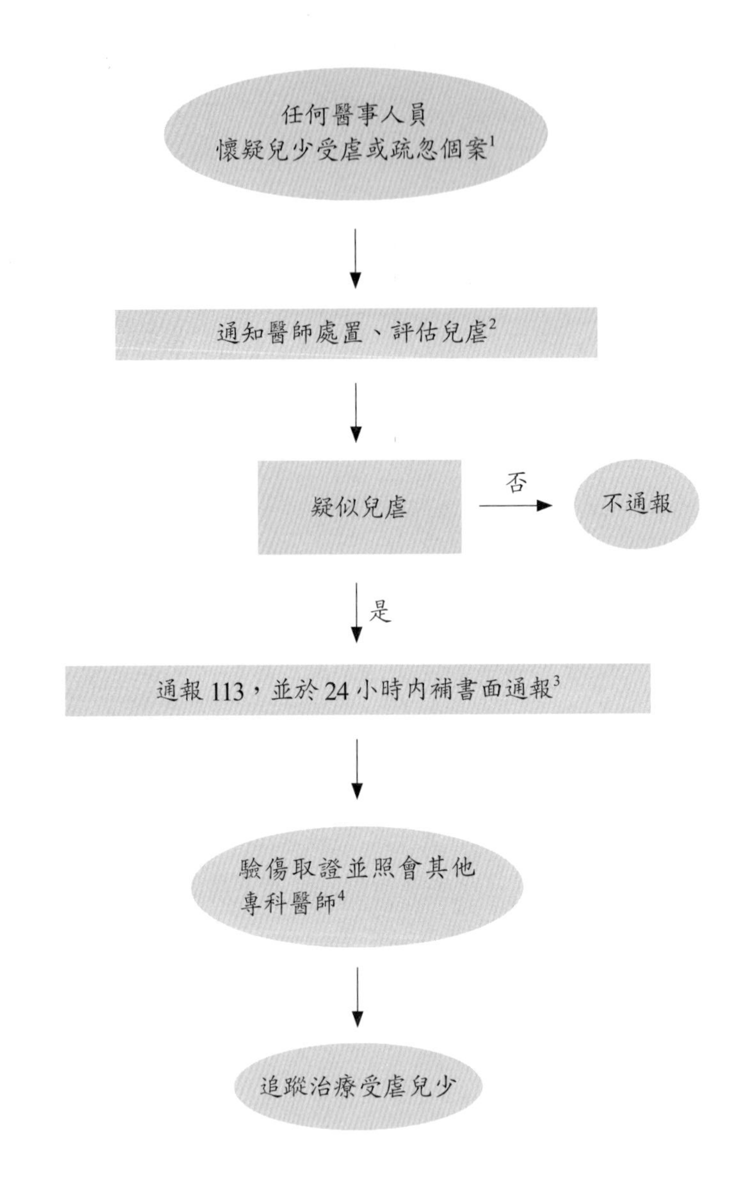

註1：通報113。
註2：若有生命危險之虞，以緊急醫療處置優先。
註3：書面傳真家暴防治中心。
註4：當個案或是通報人安全受威脅時，可以不知會家屬，逕行驗傷採證。

圖5-31　兒少受虐處置流程

校園霸凌（Campus bullying）

根據教育部訓委會統計，89 學年度上半年校園意外高達 6,384 件，共造成 292 人死亡。其中以運動傷害最常見，其次爲車禍和溺水，而車禍致死達 161 人最多，但溺水則是死亡率最高的。除此以外，學生之暴力行爲也顯著增加，涉案人數由前一學期之 810 人劇增至 1,427 人，平均每天有三件校園暴力與偏差行爲發生，可知校園安全已亮起紅燈。

霸凌是一個人或是一群人，持續地對其他人反覆施以攻擊行爲，不論是在語言、精神或是肢體上。暴力與偏差行爲，已成爲各級學校當局頭痛的問題，對當事人而言，面對暴力唯求自保，往往只有轉學脫離不友善的校園環境而已。

校園霸凌之類型可分成：語言威嚇、肢體暴力（在國中階段最常見）、性侵害、關係暴力（以封殺其人際關係爲主，這在女生間很常見）、反霸凌暴力（受霸凌侵害者以暴制暴行爲）。

因爲校園不安寧，帶刀上學者時有所聞，多年前北市某國中老師在走廊上不愼被學生刺中胸部，未及送醫即死亡，很可能傷及內乳動脈而大出血，此非心肺按摩術所能挽救，必須緊急送醫施行手術開胸止血才有活命的機會。

由於霸凌導致種種偏差行爲，還包括自殺事件。自傷與自殺行爲，也是校園中偶而可見的不幸事件，對於傷者除應立即送醫治療外，還須照會精神科與社工協談，對於多次自傷和自殺者，應施予強制心理診療。

預防勝於治療，每個學校之主管單位要主動面對這類問題，才可防微杜漸。因此平日就應該：

- 校內師長接受反霸凌在職教育，建立正確觀念。
- 校內危機通報、處理與諮詢單位之建立。
- 校園安全總體檢，消除陰暗死角和危險環境，加強監控管理。

- 加強法律常識教育，舉辦師生座談溝通。
- 推廣校園反霸凌運動，以徵文、徵圖鼓勵學生參與。
- 建立互相尊重排斥暴力共識，宣示重建安全校園之決心。
- 健身自衛教育之加強自保能力。
- 加強學校與家庭聯絡溝通，運用社福資源關心家庭狀況。

處置

(1)遇到校園霸凌事件，要立即通報。(2)接案師長要嚴肅以對，記錄、通報、安撫，不容冷漠或是敷衍。(3)學校當局要成立反霸凌團隊來處理，以群衆意識和團隊力量抗拒暴力行爲。(4)對於嚴重案件要報警處理，送醫驗傷開立診斷書。(5)邀約雙方家長會談協商，輔導惡霸反省悔過，保證下不爲例，師法修復式正義的作法，以道歉、悔過、原諒、包容，恢復友好關係。(6)追蹤事後變化，呈報備案，加強監控不當言行者之異常表現。

災難醫學

急診醫學訓練加入災難醫學，可以讓急診醫護人員走出醫院，發揮更大醫療功能，驗證急診醫學之訓練，面臨災難現場，可以擔當野戰醫院的功能。防疫視同作戰，災難應變也是如此，需要一個作戰計畫，要有前哨、先遣部隊、指揮系統、通訊設備、救難主力部隊、後勤、野戰醫院、運補、轉送，乃至於公關來面對大衆媒體，一樣不可或缺。在個人診療戰技方面，處置要果決，這需要平時演練、鍛鍊技能和勇氣，才能臨危不亂。

921 大地震之教訓，醫院硬體設備垮了，傳統的次專科醫師，習慣依賴醫院的水電和設備，遇到災區缺水斷電，頓時傻眼，平時賴以自豪的無菌手術、自動化設備，及以艱難手術自豪的大牌教授，還不如赤手空拳的急診護士。現代社會醫療仰賴機器和團隊日發殷切，好像沒有機器、沒有其他護士和檢驗科等人的幫忙，醫療工作就做不下去。然而只因醫師出了醫院，所能發揮力量有限，就能推卸其行醫的責任嗎？當然不行。

911 慘案發生後，一位派赴現場急救的外科醫師，描述當時斷垣殘壁、煙塵閉日的慘狀，世貿雙塔崩垮，只留如同俄羅斯的教堂尖塔的殘骸，這一切讓他驚恐落淚。爆擊現場非死即傷，兩千八百多具屍體橫陳，死則死矣無力回天，其他存活者則以擦傷爲多，外科醫師可以幫忙的地方很有限，他也只做了一件截肢手術而已。出了醫院的外科醫師，這種無法發揮作用的挫折感，和我們在 921 埔里地震現場頗爲雷同。

災難的定義爲人類與生態環境間，因爲自然或人爲的力量，造成巨大衝擊，致使醫療和資源失衡，使得社區必須採取非常作爲，且需要外來支援才能應付的程度。

災難之檢傷原則和急診面臨大量傷患不同（表 5-5），爲了有效調度資源來挽救最有存活機會之病人，在災難現場要捨棄已經沒有生命徵象者，處置之第一順位是呼吸道阻塞、大出血、休克等生命瀕危者。

天災人禍無所不在，隨時都可能發生，所以面臨天災人禍，首先遭殃的往往是弱勢族群，包括老、弱、婦、孺，反而是深入險境，訓練有素的戰士、消防隊員、運動員和警察往往可以倖存。

表 5-5　災難現場檢傷規範

級別	分類	處置	舉　　例
一級	重度	立即處理	呼吸道阻塞、呼吸困難、重度燙傷、大出血、休克、開放性心臟和胸部外傷
二級	中度	2 小時內	燙傷、骨折、脊髓傷害、頭部外傷
三級	輕度	門診處理	小外傷、小骨折、小燙傷、精神症狀
四級	死亡	停屍間	無生命徵象、頭頸分離、明顯無生存可能者

面對天災人禍，過去我們自豪的「人定勝天」之說法受到質疑，應該學習順天應人之道，先撤離險境，趨吉避凶，再思圖存之方，不可暴虎馮河，反而壞事。在看盡人世滄桑、生老病死後，我們應該徹悟眞正生命的價值，而臨危不亂，從容應戰，乃至於化險爲夷，由剝而復，才是人類救亡圖存最可貴的表現，面對危機這是一種格調，是一種能力，和名利無關，可以透過訓練和教育達成，這是急診醫護人員足以自豪，出類拔萃的專業本位的能力。

921 大地震帶來的啓示

1997 年 9 月 21 日凌晨，在半夢半醒之間，天搖地動起來，震央地南投強度高達 7 級，造成屋毀人亡的慘劇。

同樣規模的地震，發生在日本關西地區，1995 年 1 月 17 日清晨五點四十六分，以日本兵庫縣南部爲中心，發生 7.2 級直下型的大地震，一瞬間造成約六千人死亡，四萬餘人輕重傷，房屋倒塌超過二十萬棟的慘劇，此即是阪神大地震，震央位於淡路島的北淡町，現在則重新開發成爲保存野島斷層的震災紀念館。

921 地震發生後，在當地醫護人員不眠不休地打拚下，大部分的危急病患都在黃金時間三小時內均已安置或由救護車、直升機轉院，外來之救援人員遲至八小時後才到達，只有幫忙處理一些輕微骨折、裂擦傷，或替已處理好的病患換藥而已。

在災區嚴重斷水停電，醫院崩壞的情況下，赤手空拳的外科醫師在沒有全套野戰醫院的設備情況下，也是束手無策，更遑論緊急手術了。其所能做的，只不過是進行初步傷口處理，遇到重傷仍得等待後送。經過此次教訓，應痛定思痛，我們深刻體認到，在非常的環境下，要行使現代醫療，野戰醫院的裝備和訓練，實有必要。

十年以來，不斷地發生天災人禍，不斷地強迫我們學習，我們回顧過去，逐漸摸索出賑災拯溺，面對災難的智慧：

一、救難醫療要搶時間。災變發生後立即空運現場，建立野戰醫院，擁有全套發電、空調和淨水設備，很多重大傷害當場若能立即處理，可能治療效果就大不相同了。所以我們應設置專業的常設救難機構，醫療、消防、軍警單位成立義勇急先鋒，不單對國內，也對國際上災變提供援助。一旦有事，立即集結以直升機派赴最前線了解情況，再回報指揮中心以調度派遣。面對大災難其處理過程要當作是一場戰役，唯有良好的組織，包括前鋒、中鋒、後衛，經過精心籌畫地調度，才能克竟全功（現今已有國家級救難隊之組織）。

二、急診醫學的新局面。面對大災難，影響廣泛，連醫院自身亦難以倖免，要有全體總動員的心理準備。急診一向被看輕、被忽視，大災難的發生正是急診同仁奮發圖強，好好表現的機會。急診醫師不可以看看急門診、以醫治流氓打架、飆車酒鬼爲滿足，應走出更爲寬廣的天空來，這其中包括醫療諮詢轉送、急救隊員訓練、大量傷患處理、心肺復甦術推廣、重症醫療、多發性外傷救治，特殊災害如化學、核能感染病等，都是目前可以努力開發的課目。

三、檢傷分類的重要。在921現場各國救難隊伍加入救災，展現其搜救技術的同時，多名觀察力敏銳的記者已發現，這些義勇急先鋒「救生不救死」的差別待遇，一旦確認沒有生還跡象時，立即轉移陣地，有別於國內搜救隊不論死活挖到底的做法，這是爲了爭取搶救時效不得不爲的決定，在急救醫學上稱爲「災難現場的檢傷分類」。災難檢傷分類的意義是：在於面對大量傷患時，現場混亂、醫療資源有限的情況下，發揮醫療效果淋漓盡致，達到急救病患的目的。可是在實行起來則是困難重重，所以一般是建議由兩人來負責，可以溝通意見在十秒內做出正確的判定、發配傷票標示於明顯處。再者，檢傷任務不應只歸護士，醫師和護理師以及 EMT

都必須能擔任檢傷之判定，以決定急救之先後，把握搶救先機；檢傷醫師本身不從事醫療以節省時間，病患檢傷級數並非一次定案，而是隨時在變化，故二次、三次檢傷是必要的；最終診斷並不能精確地判定檢傷正確與否，同時間檢傷的一致性才是訓練的目的，所以簡單說起來，秩序和效率，才是檢傷分類的精髓。

四、外傷中心的必要。我們了解到在災變發生的第一時間內趕到現場，才是最能發揮救亡圖存效果的，還有醫院三天後才出發或開始集結，在外傷醫療急救上，可說是沒有什麼大作用了。如果各醫院能在急救成立外傷科，再聯合鄰近的醫院共同設立一個外傷中心，平時專司外傷研究，調配外傷醫療加護病床，一旦事件發生，就可以由這個外傷中心來整合指揮救難救援和醫療工作，猶如總司令指揮作戰一樣，是個專業的工作，必須由具有專業背景的人來領導，才能克竟全功（日本已經在各地設置救災一級中心，隨時待命，我國也開始建立急診分級制度因應時勢需要）。

五、診療方面，要特別注意壓傷症候群（Crush syndrome）與創傷後壓力症候群（Post-trauma stress disorder），應徹底了解其機轉，照會精神科心理諮商專家、腎臟科醫師，及早診斷發現，提早因應處理，以防後患。

六、救災工作的階段性與循環性。災變發生後兩週，隨著挖掘工作終止與國外救援之撤離，給人一種曲終人散的錯覺。事實不然，對醫療工作而言，災變後三天，是外傷急救期，需要外傷專科醫師的大量支援；三天後衛生環境惡化，雖然不至於疫病蔓延，但確實是保健預防期，需要內兒科與公衛環境人才來幫忙，防止感染與痢疾出現。一個月後，是復原期，需要醫院管理和醫工人才進行醫院的重建和規劃。我們必須事先預估所需人力物力來做有效地規劃運用，在最好時機投入最適當資源，才不會發生英雄無用武之地的窘況。

七、人無遠慮必有近憂，對於大災難應抱持的態度是，防患未然，早做對策，有備無患。從物質準備和心理建設開始，慣常的急救訓練和防災演習，虛擬實境設想意外發生時如何應對，謹慎地檢視居家安全及屋裡屋外環境的整備，如此用心準備，積極作爲，認眞演習走位，一旦災難發生時，才能自救救人。況且同樣的大規模傷害，不只地震而已，我們熟悉的颱風、土石流，甚至最近接二連三的核電意外，大家應早做心理準備，做這種預言式的推測有違學者的實證精神，但「禍兮福所倚，福兮禍所伏」禍福相倚，應以平常心來面對，這才是正確的人生態度。

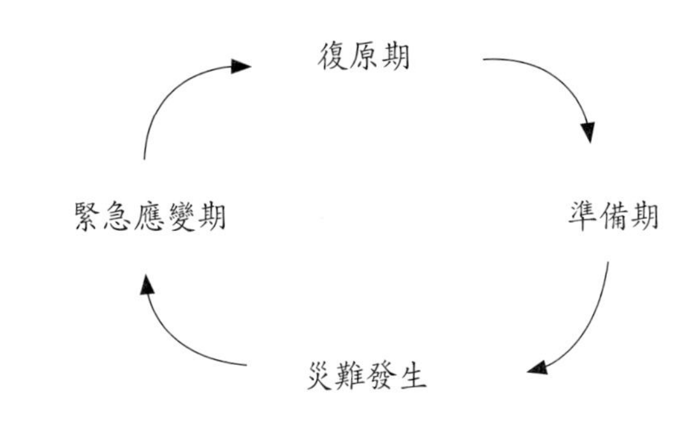

圖 5-32　災難發生循環期

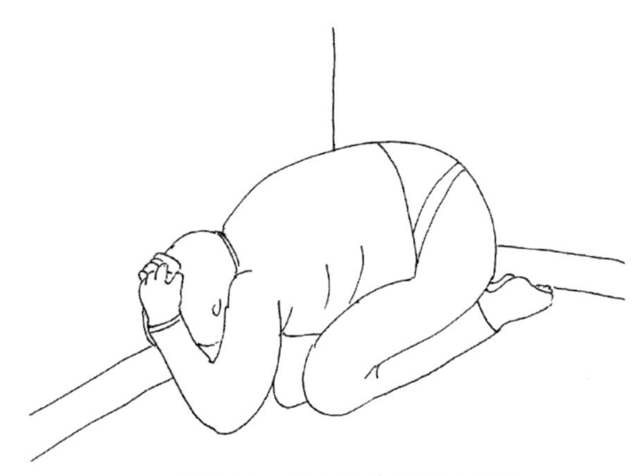

圖5-33　地震時就地避難法

毒化災應變

近年來我國經濟及科技高度發展，已由開發中國家躍升為已開發國家，也從過去以農業為主的經濟活動，進而發展為工業依存性高的產業，尤其是化學及資訊電子產業更占了相當大的比例。在整個工業活動及科技研發過程中，製造、運輸及使用大量的有毒化學物品是不可或缺的重要步驟，一旦這些化學物品處理不當皆可能造成嚴重的化學災害，導致不可估計之傷亡。在過去國內有新竹福國化工氣爆大火、中油公安事件、桃園永興化工爆炸及華邦電子火災，加上日本奧姆真理教在東京地鐵施放沙林毒氣，天津工廠爆炸，美國自 911 事件後一連串由恐怖分子所發動之生物戰劑、化學武器攻擊等，已對社會民眾的生命財產造成重大威脅。

由於我國未曾發生如美國及日本之恐怖攻擊，對於這樣的事件處理可說是毫無經驗，也凸顯對於化學災害之預防及緊急處置上亟待加強。化學災害的受害者多因吸入或接觸有害化學物質的結果，造成呼吸、神經等系統損傷或化學性燙傷。導致傷亡的有害化學物質，大多是不為醫護人員所熟悉的，只有國軍化學兵才具備防禦、防護能力，一般民眾及醫療院所均無此方面的處理及應變能力。而身處一線救護病患的醫護人員或其他工作人員，若未接受完整良好之教育訓練，在處置經驗不足的情形下，自身亦可能遭受汙染，甚至造成進一步的傷害。

「工欲善其事，必先利其器」，毒化災醫療處置之設備著重方便性、實用性、傷患管理、環境儲存、安全問題等。個人防護裝備大致可分成 A、B、C、D 四個等級，保護能力為 A>B>C>D，主要差異在於對呼吸道與皮膚的保護程度。醫護人員並非第一線人員，選擇 C 級個人防護裝備，為連身式，使用泰維克 F（Tyvek F）防水淋膜材質製成，質輕，於常溫下可防至少 40 種毒化物，穿透時間達八小時以上。

- 手套：分內、外二層穿戴，材質分別為多層膜及樹脂橡膠，適用於有機溶劑、酸鹼、油脂等環境。外層手套更具有防滑紋路設計，以利作業所需。

- 抗化靴：材質爲樹脂橡膠，長統靴型，適用於有機溶劑、酸鹼、油脂作業，耐磨、防穿刺。
- 全罩式防護面具：含綜合氣體濾毒罐，可防有機蒸氣、無機酸氣體、汞蒸氣等多種氣體。

而四用氣體偵測器，可用來偵測與評估除汙現場是否安全，若毒氣濃度過高危及現場其他未受汙染人員，則會發出警報與燈光示意。無線電對講機（含喉結式麥克風），方便醫護人員在處理並照顧毒化災病患時，與外界其他工作人員聯絡及要求協助，以便外界了解狀況。化學品測試條及測試板組，可同時測試酸（包含氫氟酸）、鹼、氧化劑、有機溶劑及碘、溴、氯等化學品。

面對毒化災應變，平日之教育訓練應：(1)著重於加強醫院員工之毒化災基本常識，以及參考目前國內醫療中心及毒化災急救責任醫院之現況。(2)請廠商爲進行醫療除汙及個人防護裝備操作示範訓練。

院內發生化學災害應變措施

- 以濕手帕或毛巾摀住口鼻，迅速從有害氣體（如特定危險物質）之汙染場所疏散。
- 通報院長，發佈警報。
- 非必要人員應遠離現場，封鎖危險地區，在有毒氣體未完全消散或清潔前，禁止人員進入。
- 注意氣體擴散方向，停留於室外上風位置，撤離較低地點。
- 現場處理要點：(1)通知當地化學災害應變單位（如環保局及消防局）。(2)密閉空間應予抽出毒氣及通風後始可進入。(3)發生火災時，應依化學物質安全資料表（Material Safety Data Sheets, MSDS）選擇救火方式。

- 造成水汙染應通知有關主管單位機關。
- 將受化學物質汙染傷害患者移離現場，若能現場除汙則先行除汙，如果無法現場執行，也應於進入急診室前完成除汙。
- 依傷患處理作業流程，進行檢傷後，分別依輕、中、重傷組進行治療觀察。
- 必要時聯絡毒物諮詢中心，請求協助。

到院前化學災害傷患除汙程序

- 應準備及具備之觀念：(1)確認危害物質種類，是否有生命威脅，暴露途徑是吸入、呑食或是皮膚接觸。(2)劃分熱區（Hot zone）、溫區（Warm zone）、冷區（Cold zone）三區，做區域管制，並建立進出口管制區。(3)考量救災及安全兼顧之除汙站。在醫療除汙應於急診室外（但須在上風、上坡及適當安全距離），以移動或固定除汙設備進行，並具有出入口設計及蓄水於排除設備，地上鋪設吸液棉及有色註記之抗化塑膠布。(4)建立二階段性除汙。第一階段以清水清洗及除去受汙染之衣物爲主；第二階段則用肥皀水（如果爲特殊化學品汙染須詢問專家以獲得進一步除汙方法）。(5)除汙人員須配備適當之個人防備裝備：該設備如何獲得及正確穿戴、測試，也應在事先之訓練中完成。訓練對象必須包含實施交通管制之警戒組及支援救護之醫護組，否則可能因爲未具防範之觀念，當事故突然擴大時而造成傷害。(6)對於容易造成二次汙染之化學品，在除汙時要特別小心處理，包含腐蝕性物質、劇毒性物質（如氰化物）農藥、酚、硝酸鹽、亞硝酸鹽、油質或接著劑產品、有毒粉塵及具放射性之物質等。許多化學品之危害具有延遲效應（如氰氟酸中毒的傷患可能從皮膚表面看似正常，但皮膚骨骼下已逐漸受侵蝕），易混淆一般檢傷分類之判斷。

- 中毒傷患除汙程序：(1)先讓病患離開汙染區域。(2)完成兩階段除汙，除去受汙染之衣物，且妥善隔離保存，以待進一步處理。(3)汙染物可能和水產生化學反應時，須以毛刷盡可能刷除汙染之固體物，或以吸液棉沾拭反應物液體。進行此步驟時，須注意不要擴大汙染部位及破壞身體組織。(4)以大量清水清洗患部，如果可能的話以 30°C（86°F）之溫水做更徹底的清洗。使用冷水可能會有低體溫的危險，但禁止使用熱水以免造成燙傷。清洗時水壓要低，緩和噴淋，避免直接潑濺，以免使受傷之軟組織更加惡化。清洗完必須注意傷患之保暖，並依傷患之暴露狀況及化學品之毒性，綜合評估下一步之醫療措施。(5)除汙後的水應收集起來，包含化災專用之抗化材質充氣式除汙棚，避免二次汙染。如果在緊急情況下找不到容器，挖溝使其流回汙染區亦是可行的方法。這些措施是為兼顧環境保護及避免汙染區擴大，但如果除汙人力設備不足時，應以傷患除汙及救護需要為優先。(6)全身受汙染之除汙，以頭部及臉部位優先，尤其是口鼻部位均須以清水及肥皂清洗，其次未受汙染之皮膚，最後為身體之其他部位。(7)國內平時可以電話或傳真向工研院環安中心免費查詢相關化學品之安全資訊。

演習演練：完成第二階段之設備添置及人員訓練，最後實施演練。最主要的目的在考驗化災發生時，醫院的危機處理流程及毒化訓練之成效如何，並可以藉此了解缺失及需加以改善之處。

成立應變指揮中心：當災難發生並危害到民眾生命與財產安全時，皆須成立應變指揮中心來掌控現場所有救援、供應、疏散、警戒等事項。在化學災害方面，若為院內則設置地點以醫院急診視為首要考量，並由總指揮總理所有應變事宜。

醫護隊：醫護隊由急診主任擔任隊長，聽從醫療指揮命令。將醫療隊分成五組，分別爲檢傷組、檢驗組、輕傷組、中傷組及重傷組，另需一人在急診外之除汙站中，負責初步檢傷及救護工作。各組負責人由醫護隊隊長指派，各組職掌如下：

- 檢傷組：位於急診處入口內，可設置多個以應付大量傷患，負責將經二階段除汙後之傷患，依輕、中及重傷做檢傷分類。最好在 30 秒內完成每位病患的檢傷時間，並用傷票分類標示傷患。
- 檢驗組：協助其他各組之檢驗工作。
- 輕傷組：位於急診之輕傷區，將可自由行動者協助繼續照護，可提早出院傷患建議出院。
- 中傷組：位於急診治療區之中傷區，負責治療及照護毒化中傷病患。
- 重傷組：位於急診治療區之重傷區，負責及照護毒化災重傷患者，若需轉院則列爲第一優先。

大型活動緊急救護

現代社會資訊進步、交通發達，大型活動聚集成千上萬人不足爲奇，例如球賽、運動會、戶外演唱會、宗教活動，常常動輒數萬人。若是發生事故，每每造成大量傷患，所以事前必須詳加規劃，要有危機意識，不可便宜行事，抱僥倖心理，才能化險爲夷。否則如同多年前臺北市政府舉辦「力拔山河」之大型戶外活動，發生拔河比賽纜繩斷裂，以及八仙塵爆慘案，傷及多人之憾事。

著眼於此，也催生大型活動緊急救護協會之成立，其成立任務宗旨，根據該會所述如下：

- 提升大型活動緊急醫療救護之服務品質。

- 促進大型活動緊急醫療救護之研究發展。
- 推廣大型活動緊急醫療救護之觀念。
- 培訓大型活動緊急醫療救護人員及促進相關教育訓練。
- 舉辦大型活動緊急醫療救護之學術研討及演講。
- 協助建立大型活動緊急醫療救護制度。
- 參加國際大型活動緊急醫療救護相關會議，並促進與相關團體之合作與學術交流。

從此各種大型活動之舉辦，對於事故傷害之預防、醫療救護站之進駐、大量傷患之轉送，都有專業醫護人員參與，甚至已有專業公司規劃安全措施配合後送醫院，給予民眾更佳品質的安全保證。在另一方面，也提供急診醫護人員一個機會，得以學習嶄新知識和技術，走出醫院急診這樣的白色巨塔，參與社會大型活動。

關於大型活動緊急救護，以廟會過火意外之研究論文說明如下：過火儀式常見於臺灣廟宇慶典，尤以臺灣南部地區爲盛。在正午時分，由充分燃燒的木炭或紙錢堆積成火堆，在以食鹽、白米撲灑以降溫的短暫時限，讓信徒依序抬著神轎走過，以此表達對神明的崇信與自身的純淨，進而祈求上天的賜福與來年的平安。

在某一次廟會過火所發生的燙傷事故，總共有來自臺灣各地的十六位信徒不幸受傷。結果此十六位信徒因過火儀式造成足底 2～3 度的接觸性燙傷（Contact burn），經過搶救和後續追蹤發現，此種燙傷之痊癒依輕重程度需時 2～3 週以上，且由於癒後足底表皮層變薄，易造成日後因行走而磨擦受傷，對病患之生活品質造成相當的影響。

進一步探討過火儀式的過程，我們發現，其實過火儀式本身是相當安全的民間慶典儀式，只要遵循廟祝的指示，將火堆打實、挑除鐵塊雜質，再撲灑食鹽和白米以降溫，趁著回溫前列隊快速通過，減少與火堆接觸的時間，就可以平安過關。筆者以工業用溫度計實地偵測火堆溫度，以白米和食鹽處置前後溫度可由上千度降到體溫 37°C 以下。因此，要預防過火儀式的意外事故，非關乎崇信或淨身與否，實與準備是否周全、是否遵從指示行動有關。

動物叮咬傷

動物咬傷以狗居多，占 85～90%，貓咬傷占 5～10%，人爲占 2～3%，其他則占 2～3%，而老幼婦孺常成爲受害者，小孩由於身高關係，頭部常受攻擊，大人則以手腳居多。易遭到動物咬傷的因素爲：(1)寵物流行熱潮。(2)人類親近大自然，例如臺北市內絕少毒蛇咬傷，但是郊區醫院如淡水附近則十分常見。(3)太粗心大意，沒有把動物的潛在危險放在眼裡。(4)防護不周全。

處置

(1)被動物咬傷後，除了立即清創處理，以清水和肥皀徹底清洗傷口、移除異物，再以優碘或 75% 酒精消毒。(2)十歲以上，施打破傷風類毒素 0.5mL 肌肉注射。(3)口服抗生素 Augmentin 及止痛藥 Acetaminophen。(4)外傷通報。(5)預約門診換藥。(6)若爲狗咬傷，傷口有感染危險，在國內須監測肇事狗十天觀察是否有狂犬病跡象。

狗咬傷（Dog bite）

臺灣自從民國 37 年首度發現狗咬傷導致狂犬病（Rabies）病例後，每年陸續都有病例出現，其中以民國 40 年爲數最多，全年出現病例將近一、兩百人，後來透過大量捕殺野犬，以及對家犬注射疫苗而獲改善，自民國 48 年後已未見感染的病例。但是，民國 91 年花蓮出現四十年來首例狂犬病例，患者後來不治身亡，這雖然是境外移入的病例，而且經追蹤調查並無疫情擴大或傳染跡象，卻也造成全國民眾的恐慌。

狂犬病原是發生在動物身上的疾病，不只是狗，其他溫血動物包括人類也有感染可能，故爲人畜共通的全球性傳染病。根據世界衛生組織估計，每年因罹患狂犬病致死病人約 55,000 人，其中亞洲占 31,000 人、非洲約 24,000 人，患者 30～50% 爲小孩。

其致病原爲狂犬病病毒（Rabies virus），引發病毒性腦脊髓炎，感染初期會有發燒、頭痛、食慾減退和嘔吐等症狀，也會出現恐水症的現象；隨著病情的進展，有些病人會變得情緒激動而意識迷糊，最後呈現肌肉痲痺、昏睡，乃至死亡。治療必須及早施行，否則一旦拖延到症狀出現，致死率可達 100%。

罹患狂犬病的動物，其唾液中含有大量之狂犬病病毒，會經由咬傷或抓傷的傷口感染侵入身體，然後沿著周邊神經逆行而上傳，到達中樞神經系統（腦與脊髓）。潛伏期可從五天至一年，平均爲兩個月，端視咬傷部位與腦部距離而異，越接近腦部則發病越快，感染腦部後便會順著神經轉移至各個器官。

根據文獻調查，美國之狂犬病例在 1993～2003 年之十年間，大幅減少了 80%，而 2002 年只有 39 個病例，病人絕大多數爲被狗咬傷（63%），其次爲蝙蝠或其他動物如浣熊等，狂犬病絕跡得歸功於家犬之疫苗注射和及時的咬傷治療，專家推論，若能發展口服疫苗，並推廣到讓所有野生動物都接種，再結合早期偵測通報與診斷能力之提升，就會有更好的結果。

處置

(1)以狂犬病疫苗針對疑似病患做預防，盡量在咬傷後立即注射第一劑，其餘 4 劑分別於第 3、7、14 和 30 天時注射，最好在 90 天時再追加一劑。共 6 劑。(2)至於高危險群，包括那些時常出入疫區者，如獸醫、動物保育員、寵物店人員、流浪狗收容所人員、環境清潔隊和動物實驗室人員等，平時就應施打狂犬疫苗加以預防。一般醫院未貯備疫苗，可電詢疾管署了解。(3)預防狗咬傷，要從了解狗的天性著手，不可驚嚇、不可逃跑、不可對視、不可爭食等都是基本原則，此外收容流浪犬，結紮絕育，以社區或校園狗方式飼育，以狗制狗可以阻絕流浪狗入侵。(4)狗咬傷必須先注射破傷風 Toxoid 0.5 mL IM、安排照 X 光，因為常有狗牙脫落於傷口內、清洗傷口、給予抗生素 Augmentin 1# Bid、給予止痛消炎藥物 Scanol 1# Qid；四肢傷口不可進行初步縫合，可以縫幾針止血、臉部傷口可以間斷縫合，每天換藥清洗傷口，觀察傷口是否感染，等三天傷口潔淨後縫幾針閉合傷口。(5)報警要求飼主賠償。

貓抓傷（Cat scratch）

貓抓傷較貓咬傷常見，且有貓抓熱（Cat scratch fever）之虞，若是發高燒，淋巴腺腫大，傷口有感染跡象，則必須住院觀察，並接受抗生素治療。貓抓熱是一種亞急性，通常為自癒性的細菌性疾病，病徵包括倦怠、肉芽腫性淋巴腺炎及發燒。患者常因先前遭受貓抓、舔或咬傷，造成紅色丘疹病灶，通常於兩週內侵犯淋巴結節，可能造成膿疱，約有 50～90% 的個案於抓傷部位出現丘疹，部分個案可能發生巴里諾氏眼淋巴結症候群（Parinaud's oculoglandular syndrome）及神經併發症，如腦部病變及眼神經炎。免疫系統較差的病人，特別是 HIV 感染者，已證實可能出現菌血症、紫斑狀肝及血管瘤症等症狀。致病菌為韓瑟勒巴通氏菌（Bartonella henselae），貓是主要媒介及傳染原。臺灣於 2007 年通報 179 例，確定病例七例，每十萬人口確定病例數為 0.03。

處置

貓抓病通常不嚴重，多數免疫功能正常之病例在 2～3 個月內，不給藥物也能恢復。然而所有免疫缺陷之患者，都應接受 1～3 個月的治療。

HIV 患者所觀察到之全身性感染，大部分常用之抗生素，如 Rifampin、Erythromycin 及 Deoxycycline 等是有效的，若是被貓咬傷則使用 Augmentin。

發現貓抓病時，須通報，其通報定義應符合下列三項通報條件之一：

- 有相關動物接觸史，且符合下列典型臨床症狀之一部分或全部者：(1)淋巴結腫脹（特別是在頭、頸、上肢的淋巴結）、發燒、頭痛、疲勞、沒有食慾等。(2)抓傷部位出現丘疹。(3)有神經併發症，以及巴里諾氏眼淋巴結症候群。(4)免疫系統較差的病人（特別是 HIV 感染者）發生菌血症、紫斑狀肝及血管瘤症等症狀。
- 前項之接觸史或暴露史未知或不明，或無典型之臨床症狀，而相關臨床檢體經實驗室檢驗，符合下列條件者：間接免疫螢光抗體法出現抗體力價上升六十四倍或以上者。
- 雖未符合前兩項條件，但經醫師診斷在臨床上極度懷疑者。

衛生教育：(1)限制寵物貓接觸病原，維持乾淨飼養環境，如限制外出等。(2)避免接觸貓，防止被貓抓或咬。如被抓咬，應迅速清創消毒，嚴重者立即就醫。(3)平時蚤類的控制也非常重要。

蜂螫傷（Bee sting）

蜂螫傷極為常見，被虎頭蜂（Wasp）螫傷致死的案例時有所聞，主要集中於秋季。虎頭蜂種類很多，攻擊性最強的應屬 Vespa basalis、Vespa manderinia、Vespa velutina 三類，被五隻以上螫傷就有致死可能，主要死因是過敏性休克、急性腎衰竭或是呼吸衰竭。常常上山工作或登山者，應該做好防範措施，隨身準備抗過敏針劑（如 Bosmin），然而過敏反應表現方式因人而異，所以處理也要視情況而有不同。

處置

(1)立即除去螫針，用尖頭的小鑷子夾最好，不然可以用刀片、小髮夾、厚紙片或長指甲順著皮膚表面刮去螫針，注意不要傷了皮膚表面；部分蜂螫後未留螫針，則不需做此項處理。(2)用清水沖洗被螫傷的皮膚，以免蜂隻的費洛蒙（Pheromone，昆蟲分泌之荷爾蒙）留在皮膚上，引來其他蜂群。(3)局部冰敷可減輕疼痛，可塗抹稀釋過的氨水，但須注意氨水濃度要先稀釋再使用，以免化學性燙傷。(4)施打破傷風、抗生素（Augmentin）和抗過敏治療（Benadryl IM 或是 Allermin IM），留置急診觀察變化。(5)針對過敏性休克，需要更積極作爲，打上靜脈點滴、皮下注射 Bosmin 0.3mL、類固醇、升壓劑，並且視呼吸衰竭予以氣管內插管，有急性腎衰竭情況者須住院安排洗腎及血液透析治療。

此外，火蟻（Fire ant）叮咬後的治療和蜂螫雷同，局部紅腫先行冰敷處理，並以肥皂與清水清洗被叮咬的患部，並使用含類固醇的外敷藥膏或是口服抗組織胺藥劑，來緩解搔癢與腫脹的症狀，避免傷口的二次性感染。其處理方式與一般水泡不同，應避免將膿泡弄破。部分人會對火蟻叮咬有較劇烈反應，如出現全身性搔癢、蕁麻疹、臉部潮紅腫脹、呼吸困難、胸痛、心跳加快等症狀時，必須進一步處置防止過敏性休克反應。

蛇咬傷

臺灣地區有六大毒蛇，包括青竹絲（Trimeresurus gramineus stejnegeri）、龜殼花（Trimeresurus mucrosquamatus）、眼鏡蛇（又稱飯匙倩，Naja naja atra）、雨傘節（Bungarus multicincus）、百步蛇（Deinakistrodon acutus）和鎖鏈蛇（Daboia russellii formosensis）。除了鎖鍊蛇只分布在東南部外，其餘五種全臺灣都有分布，造成咬傷最常見的是青竹絲（又稱赤尾鮐）、龜殼花及眼鏡蛇等三種。青竹絲及龜殼花只會造成局部腫脹、瘀血症狀，較少致命；而眼鏡蛇咬傷後除了疼痛、肢體紅腫外，若延遲治療或抗蛇毒血清劑量不夠，則會產生肢體壞死，甚至需要截肢。典型毒蛇咬傷會有兩個明顯的毒牙痕，病人要記住毒蛇的長相、形狀、顏色、花紋及特徵，以便使用適當的蛇毒血清。

若是在無法或尚未鑑定爲有毒或無毒的情況下，一律以毒蛇咬傷的情況處理，急診醫學會曾經報告過突變的白子毒蛇。四肢被咬傷的機會超過96%，且會腫脹，須盡速移去手或腳上的束縛物，如戒指、手鐲等物，以免造成末端腫脹壞死，盡速以彈性繃帶包紮患處，包紮範圍越大越好，如沒有彈性繃帶時則以絲襪、褲襪代替，再以木板或樹枝做成夾板固定患肢（表 5-6），防止毒素擴散。

表 5-6　發生蛇咬傷時現場操作要點

- 記住蛇類特徵，以供解毒血清選擇，其中龜殼花容易和鎖鏈蛇混淆，龜殼花多分布在北部，背脊中央有一行棕色呈波浪狀斑塊；鎖鏈蛇主要分布在東南部，背脊中央有三列橢圓深棕色斑塊，前後相連呈鎖鍊狀，腹側有多個黑色斑點。

	頭部形狀	背部花紋
龜殼花	三角頭 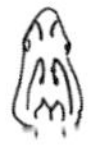	背紋連續呈波浪狀 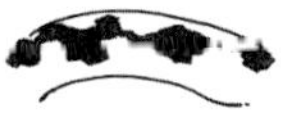
鎖鍊蛇	三角頭 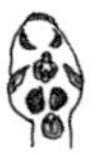	背紋環環相連成鎖鍊 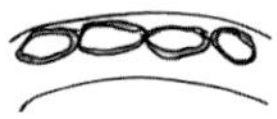

- 切勿使用動脈止血帶。
- 切勿切開傷口。
- 切勿吸吮傷口。
- 勿施予患部冰敷或飲用刺激性飲料（如酒或咖啡）。

處置

眼鏡蛇咬傷必須馬上靜脈注射六瓶以上抗神經性蛇毒血清才能完全治療，防止肢體壞死。臺灣抗蛇毒血清乃由衛福部疾管署生產及發售，目前市面上有三種血清製品出售，大約要用到四瓶左右。以下分別說明不同抗蛇毒血清可對抗何種蛇咬傷：

- 出血性抗蛇毒血清，可對抗龜殼花及青竹絲咬傷。
- 神經性抗蛇毒血清，可對抗雨傘節及眼鏡蛇咬傷。（口訣：下雨天打傘戴眼鏡是神經病）
- 抗百步蛇血清：可對抗百步蛇咬傷。
- 抗鎖鏈蛇毒血清：可用來治療鎖鏈蛇咬傷。

另有一種六價抗蛇毒血清產品，可對抗六種常見毒蛇，唯目前仍未上市，只用在鎖鏈蛇咬傷病人，必要時請聯絡預防醫學研究所或臺北榮總毒藥物諮詢中心取得。

衛生福利部疾病管制署生產的血清分子量小，引發過敏情形較少，可以先打抗組織胺或是類固醇預防過敏反應，並且備用 Epinephrine 應變，皮膚敏感試驗則沒有必要。

衛生教育

(1)於毒蛇出沒的區域，如山坡、灌木叢、雜草堆等地區活動時，須小心，宜穿長褲、戴手套及穿上厚鞋。(2)在未經查看前，勿伸手至中空的原木、濃密的雜草堆或翻動石塊。跨過石塊、木頭或攀登岩石時，應注意另一側可能有蛇棲息。(3)避免夜間在山區活動。(4)進入竹林、果園時應注意檢查樹上是否有青竹絲。(5)住在郊區的房屋，應裝設紗窗、紗門，並除去住屋附近的雜草和灌木。(6)在蛇類活動頻繁的季節登山郊遊或露營時，在活動範圍四周應撒生石灰粉。

毒蜘蛛咬傷

醫學文獻上，有關毒蜘蛛咬傷頸部之臨床症狀的報告非常少，且幾乎都是爲 Loxosceles genus 蜘蛛咬傷之病例報告。不同蜘蛛咬傷，其臨床症狀表現有顯著不同。

毒蜘蛛咬傷會造成臨床醫療問題，約略可分爲兩類：一類是局部皮膚常有較嚴重壞死或是會造成器官衰竭者，如褐隱士蜘蛛（Brown recluse spider）即 Loxosceles 蜘蛛咬傷造成之 Loxoscelism。另一類是局部表徵不明顯，而全身神經障礙症狀嚴重者，如黑寡婦蜘蛛（Black widow spider），即 Latrodectus 蜘蛛咬傷造成之黑寡婦蜘蛛症候群（Latrodectism）。此外，咬傷部位不同，臨床症狀表現也有顯著的差異。咬傷下肢會出現腹痛、腹部僵硬、輕微壓痛等症狀，咬傷上肢會出現胸悶及吸氣疼痛等症狀。

臺灣有毒蜘蛛咬傷，以分布於東南亞之長尾蛛屬（Macrothele sp.）蜘蛛咬傷最常見，其臨床症狀表現與黑寡婦蜘蛛症候群（Latrodectism）較相似。

處置

(1)目前治療是單純支持性呼吸治療與復健。(2)隨著國外進口寵物之風盛行，蜘蛛也可能成爲寵物，所以發生毒蜘蛛咬傷之病例也不足爲奇，因此除了支持性療法之外，對重症、老幼傷患尋求抗毒血清注射，必須向毒藥物中心查詢。

鼠咬傷

受漢他病毒（Hantavirus）感染的齧齒類動物遍及全球，目前已知有多種齧齒動物可伺機將漢他病毒傳播給人類。患者會出現多樣性的嚴重症狀，主要是因血管內皮細胞出現病變所引起，感染後會造成患者血管通透性增加、低血壓性休克及出血性症狀。

「漢他病毒出血熱」（Hemorrhagic fever with renal syndrome, HFRS）在二次世界大戰前，日本及蘇俄即報告滿洲出現病例，1951 年聯合國部隊報告韓國有病例，流行性出血熱目前盛行於中國大陸之華中及華南地區，每年約有 10～20 萬病例，在日本亦有病例發生。此症全年均會發生，但在韓國及中國每年 5～6 月及 10～11 月兩個季節高峰；絕大部分的病人雖爲散發性病例，但流行時在小地區範圍內總會或多或少牽累 5～20 人左右同時發生。在韓國鄉下地區，每年約有 100～800 個病患因此住院。

根據研究調查結果顯示，臺灣地區目前至少有齧齒目的溝鼠（Rattus norvegicus）、家鼠（R. rattus）、鬼鼠（Bandicota indica）、黃胸鼠（R. flavipectus）、月鼠（Mus musculus）、小黃腹鼠（R. losea）、赤背條鼠（Apodemus agrarius）及食蟲目的錢鼠（Suncus murinus）等八種漢他病毒宿主存在。主要途徑係經由呼吸道吸入鼠類分泌物之飛沫。病毒出現在被感染而無症狀的齧齒類動物之尿液、糞便及唾液中，由肺部中可發現高濃度的病毒。人類一旦吸入或接觸遭病毒汙染的空氣、物體，或被帶病毒之齧齒動物咬到，即會感染，會突然發燒且持續 3～8 天、結膜充血、虛弱、背痛、頭痛、腹痛、厭食、嘔吐，出血症狀在第 3～6 天出現，而後出現蛋白尿、低血壓，有時休克及輕微腎病變，但亦可能出現急性腎衰竭且持續數週之久。

「漢他病毒肺症候群」（Hantavirus pulmonary syndrome, HPS）屬人畜共通的病毒性傳染病，早期病徵主要爲非特異性症狀，如發燒、疲倦和嚴重的肌肉痛（尤其是大肌群，如大腿、臀部、背部等），半數以上患者同時伴隨有頭痛、胃部不適、噁心、嘔吐、暈眩、寒顫等現象。通常在發病 4～10 天後才會開始出現咳嗽及呼吸急促等症狀，一旦心肺症狀出現後，病程可能快速發展至呼吸衰竭與休克，腎臟衰竭及出血症狀只發生於部分重症個案。

血液學檢驗可作爲協助鑑別診斷的依據，當病人的體液開始由循環系統移至肺臟時，會呈現血比容上升及低蛋白血症的現象，血液中非典型淋巴球的比例明顯增加，而且中性球的分布左偏（先驅細胞比例上升）。此外，80% 以上的漢他病毒肺症候群患者的血小板會降到 150,000 個 / 毫升以下。漢他病毒肺症候群致死率約 40～50%，存活者大多在數週至數月後可恢復正常肺功能，少數個案留有肺功能缺損的後遺症。

漢他病毒的感染必須經由實驗室診斷來確認，目前主要的檢驗方式包括病毒抗原、病毒核酸及抗體的檢測。免疫螢光抗體測定法（IFA）及酵素免疫分析法（ELISA）可用以檢驗出特異性的抗體，大部分病人於住院期間即有 IgM 抗體產生。蛋白尿、白血球增多、血小板減少、血液尿素氮增多等症狀。

處置

(1)破傷風、抗生素之投予外，鼠咬熱預防不可掉以輕心，鼠咬傷後發燒合併淋巴腺腫大，須住院並以青黴素治療。目前，對於漢他病毒的感染並無特殊治療方法，基本上施以支持療法，在確診爲漢他病毒肺症候群前，視情況給予必要之抗生素治療。(2)及早給予特別照護，以迅速矯正心肺和血液電解質之平衡，對病人的預後相當重要，由經驗顯示如果能早期診斷，盡快將病人送到加護病房給予氣管插管、提供氧氣治療，病人情況可能獲得改善。因此，醫療照護者在處理漢他肺症候群病例時，應盡快將患者移至加護病房，並隨時注意監測其體液、電解質平衡以及血壓。(3)漢他病毒症候群爲〈傳染病防治法〉規定第二類傳染病，發現符合通報定義者，應於二十四小時內通報當地衛生機關。

衛生教育

漢他病毒症候群是由攜帶病毒的老鼠傳播，因此預防主要爲老鼠的防治。住宅及社會上各種公共場所，包括餐廳、飯店、小吃攤、市場、食品工廠等均應加強環境清潔工作，驅除建築物中的鼠類，並採取防鼠之措施。一旦發現老鼠的蹤跡，應立即展開滅鼠行動。

恙蟲病（Tsutsucarmushi disease）

診斷恙蟲病必須考慮是否到山地離島旅遊史，身上有蟲咬傷留下壞死疤痕，由立克次體引起的疾病，通常在被具傳染性的恙蟲叮咬的部位，形成特有的洞穿式皮膚潰瘍型焦痂（eschar）。這種急性的熱病在 9～12 天的潛伏期之後發生，伴隨有頭痛、出汗、結膜充血和淋巴腺發炎腫大等症狀。

發燒一週後，在軀幹出現暗紅色的丘疹，並擴散至四肢，於數天後消失。通常也伴隨有咳嗽和胸部 X 光檢查有肺炎的現象。若不用抗生素治療，發燒約可持續十四天。未經治療的病例中，致死率為 1～60%，死亡率老人較高。

臺灣地區的恙蟲病病例近年有增加的趨勢，各縣市均有病例報告，病例主要分布在金門縣、花蓮縣、高雄地區、南投縣，但是遊客可能會至流行地區旅遊後回家後才就醫，所以也有可能在都會中發現個案。北市醫院首例恙蟲病例之診斷來自於曾在金門服役的住院醫師，臺東 M 醫院曾發生從臺北派來支援的醫師因看不懂焦痂造成誤診而挨告，可見充實知識固然能增進治療信心，但是正確診斷仍需要臨床實戰經驗。

處置

(1)發高燒，全身淋巴腺腫大，就必須住院，使用四環素治療，誤診或是延遲則有死亡之虞。(2)通報時可分成臨床病例、可能病例和確診病例。臨床病例定義為：猝發性，持續性高燒、頭痛、背痛、惡寒、盜汗、淋巴結腫大，一週後皮膚出現紅色斑狀丘疹，有時會併發肺炎。叮咬處出現無痛性的焦痂。可能病例定義為：符合臨床病例定義或患者未符合臨床病例定義，但醫師高度懷疑，且患者與確定病例有流行病學上相關。確診病例定義爲：可能病例經實驗室檢驗確認或符合臨床病例定義，且與確定病例具有流行病學上相關。

衛生教育

(1)避免被具感染性的恙蟲附著叮咬，包括穿著長袖衣褲、靴子、手套等。(2)若在高危險地區時，最好穿著浸潤有殺恙蟲藥（Permethrin 或 Benzyl benzoate）的衣服及毛毯，施用防恙蟲劑 Diethyltoluamide（DEET）於皮膚表面，並每日沐浴換洗全部衣物；若發現手、足等部位有被咬的傷口，可塗抹含有抗生素物質的軟膏，減低發病可能。(3)在特殊地區如營地周圍的地面、植物、礦坑建築物和地方性疾病的流行區，使用有效的環境衛生用藥。

水生動植物

在河川或海洋都有可能遭受水生動植物侵害，另外海釣場的意外頻傳，而處理海產、甚至進食時也須小心。其受傷機轉可分類爲：

- 咬傷：鯊魚、海蛇、鯙（海鰻）、竹梭魚、章魚、帶魚等。
- 刺傷中毒（神經毒）：魟魚、石狗公、獅子魚、鰻鯰（Plotosus lineatus）、臭肚魚、粗皮鯛、刺河豚、水母、海膽、火焰珊瑚、芋螺等。
- 接觸及滲透傷：海葵。
- 刮傷：牡蠣、藤壺。
- 夾傷：硨磲貝。
- 其他：海百合、海綿等。

淡水地區從民國 88 年 1 月 1 日至 89 年 12 月 31 日期間內，因鰻鯰刺傷的 14 個案例，針對其發生季節、時間、地點、臨床症狀、傷害機轉、刺傷部位、傷口疼痛延續時間、急診觀察治療時間及住院之必要性等加以分析發現，所有病例都是從魚鉤取魚時傷及手部。淡水河口地區鰻鯰刺傷就醫的季節大多在 9～12 月秋冬之際，有 13 例，發生在午夜的有 8 例。雖然鰻鯰刺傷曾有致死的報告，但一般是只要急診觀察和治療即可，不需要住院；暫留急診室觀察治療的時間，可依局部、侷限區域疼痛或合併全身症狀之不同臨床表現，建議分別爲 2～6 小時、6～12 小時，以及 12～24 小時。在症狀上有劇烈的紅腫刺痛、燒灼感，嚴重時血壓降低、呼吸困難，就要積極處置，維持生命徵象。

處置

(1)現場立即使用清潔海水清洗，拔除異物。(2)嚴重時應綁住傷口以上部分，但切記十分鐘便要鬆綁一次。(3)保持傷口的清潔，以避免因感染而造成傷勢更嚴重。(4)急診處置，水母螫傷要以 4% 醋酸清洗，刮除刺絲胞，以破傷風類毒素、止痛、抗生素、浸泡 45°C 熱水，使生物鹼失去作用，阻止毒素蛋白作用。(5)若有抽筋現象，可以 Valium 靜脈注射，收治病房住院觀察。

人類咬傷（Human bite）

遭人類咬傷最毒，常常感染而留疤，成爲強暴或是家庭暴力之證據。發生時傷口必須立刻清洗處理，可分成兩種，(1)握拳致傷（Closed fist injury）：打人時，拳頭觸碰對方牙齒而受傷；(2)另一種爲嵌入口中致傷（Occlusional bite）：被人咬傷。

處置

(1)破傷風預防。(2)抗生素治療，以盤尼西林爲首選。(3)肝炎、梅毒、肺結核、愛滋病之傳染預防，確認對方是否感染，檢查自己的免疫指數，追蹤免疫指數變化，預防注射，通報感染管制單位，轉照會感染科追蹤檢查。(4)傷口處理原則：清創以除去傷口異物、不可縫合傷口以免化膿感染，除非用於止血、臉部傷口可以酌量縫合幾針止血，也可避免留下疤痕、每天換藥，三天以後視傷口潔淨與否作二次縫合。

其他動物咬傷

表 5-7　其他動物咬傷

動　物	說　明
蜈蚣（Centipede）	咬傷部位可見咬痕，局部疼痛、紅腫、麻癢，甚至併發感染。治療時清洗傷口。注射破傷風類毒素，使用止痛藥和抗組織胺，沒有致命之病例報告。
毒蠍（Scopia）	神經毒害，處理以支持性療法和抗毒血清注射爲主。
隱翅蟲（Paederus dermatitis）	夏日夜晚於鄉間農園出沒，具向光性，接觸人體被拍打時，釋出體液造成皮膚呈線狀紅腫，水泡、膿疱出現，有強烈疼痛燒灼感，約數週痊癒，但殘留色素沉澱可達數月之久。處置以止痛，外用 Rinderon ointment 爲主。 所以，遇到昆蟲近身，揮趕躲避即可，不要捕捉拍打，反而受害。

參考文獻

1. 丁先玲等。車禍頭部外傷之流行病學研究：特別著重機車使用人是否配戴安全帽之影響。《臺灣醫誌》，1994; 93: 42-48。
2. 三上博。大規模災害與治療，1996 年 9 月 20 日。
3. 山本保博。《檢傷分類》。日本：莊道社，1999。
4. 工研院環安中心 http://www.cesh.itri.org.tw/index.php
5. 中華民國災難醫學會 http://www.disaster.org.tw/Chinese/index.htm
6. 中華民國急救加護醫學會 http://www.seccm.org.tw
7. 中華民國急診醫學會 http://www.sem.org.tw/
8. 王國新、江大雄、廖爲博。二十一世紀狂犬病再度流行之危機探討。《蘭陽醫誌》，2007; 2: 95-99。
9. 王國新。防震避災從己做起。《臺灣醫界》，1999; 42: 48-9。
10. 王國新。洗手臺崩裂外傷。《急救加護醫學會雜誌》，2000; 11: 137-42。
11. 王國新。記取教訓，做好防範。《統領雜誌》，1999; 169: 28-33。
12. 王國新。震災前後。《臺北城北扶輪社週刊》，1999 年 11 月。
13. 衛生福利部 http://www.mohw.gov.tw/CHT/Ministry/Index.aspx
14. 行政院衛生福利部。《臺灣地區有毒魚貝介類圖鑑》。臺北市：正中書局，1998。
15. 行政院環保署 http://www.epa.gov.tw/
16. 吳水丕等。機車全罩式安全帽重量對於反應能力的影響。《技術學刊》，2001; 16: 581-5。
17. 呂宗學等。事故傷害研究資料收集與分析相關問題。《Chung Shan Med J》，1998; 9: 25-33。

18. 李建國等。臺灣眼鏡蛇傷害。《J Emergency Medicine》，2000; 2: 46-57。
19. 李家同。《幕永不落下》。臺北市：未來書城，2000。
20. 李淑貞譯。《無霸凌校園》。臺北市：五南，一版一刷，2007。
21. 李燕鳴。從流行病學觀點談兒童的意外傷害。《臺灣醫界》，2001; 44: 31-3。
22. 李燕鳴。產婦年齡與不良懷孕結果的探討——花蓮縣三年生產記錄分析。《慈濟醫學》，2001; 13: 95-103。
23. 李燕鳴。臺灣事故傷害之監控與防制。《Formosan J Med》，2004; 8: 114-21。
24. 李燕鳴等。花蓮地區機動車輛死亡率變化初探。《慈濟醫學》，1994; 6: 103-110。
25. 李龍興等。橫紋肌溶解症。《臺灣醫界》，50: 12: 34-35，2007。
26. 杉本侃。阪神淡路大震災之初期救急醫療實態調查班研究報告書，平成八年十月。
27. 災害救助活動之醫療支援研究委員會報告言，平成 9 年，救急振興財團。
28. 林進材。《青少年問題檔案》。臺北市：商鼎文化，1995。
29. 武下浩。大震災救急災害醫療，1996 年 8 月 10 日。
30. 邵廣昭。《水中有毒動物》。臺北市：渡假出版社，1998。
31. 邱如美譯。《親師新主張》。臺北市：天下遠見，2000。
32. 長谷川恆夫。二十一世紀之災害醫療體制，1996 年 10 月 2 日。
33. 國家級災難醫療救護隊北區執行中心 http://dmat.mc.ntu.edu.tw/title.htm
34. 張立東等。機車安全帽標準對於頭臉防護能力之探討。《中華醫學工程學刊》，20: 151-8，2000。
35. 張彩秀。中部某科技大學學生騎機車行爲與事故傷害之相關性研究。

《弘光學報》，2004; 43: 47-53。
36. 張寧恩譯。《槍響之後》。臺北市：天下雜誌，2001 年 4 月。
37. 從狼群到野狗。國家實驗動物繁殖及研究中心簡訊，8 卷 1 期 11 頁。
38. 都正著。《青少年自殺防治手冊》。臺北市：金菠蘿，1995 年 8 月。
39. 陳宣志等。臺灣中部地區郵務士遭狗咬傷之流行病學調查。《Chuang Gung Med J》，2000; 23: 267-76。
40. 勞動部勞動及職業安全衛生研究所 http://www.ilosh.gov.tw/wsite/mp?mp=13
41. 黃美湄。居家安全總體檢。《學前教育》，2000; 8: 48-51。
42. 廖爲博。《急重症治療照護手冊》，2007。
43. 榮總毒物科。《毒物諮詢》。
44. 劉貴雲。機動車事故傷害流行病學之探討。《學校衛生》，1994; 24: 38-48。
45. 譚健民。藏在雲深不知處的高山症。《臺北市醫師公會會刊》，2008; 52: 42-50。
46. 王作仁。下一代的健康與疾病，健康出版社一版 19 刷，2003。
47. Advanced trauma life support. 6th ed. American College of Surgeons Committee on Trauma. 2004.
48. Can we prevent accidental injury to adolescents? A systemic review of the evidence Jame Munro, et al. Injury Prevention, 1995; 1: 249-55.
49. Cardiac arrest caused by wasp stings: a case report and review of the literature M-Y Chang. J Emerg Crit Care Med, 1999; 10:167-72.
50. C-J Wu, H-C Ko, etc. Decline of tetanus antitoxin level with age in Taiwan. J Formos Med Assoc, 2009; 108: 395-401.
51. Gin-Shaw SL, Jorden RC: Multiple trauma. In: Rosen P, Barkin RM, eds. Emergency medicine: Concepts and Clinical practice, 4th ed. St Louis, Mosby-

Year Book Inc.1998; 352-60

52. Goris RJA. Local versus systemic inflammatory response in shock, trauma and sepsis. International Jpurnal of Intensice Care. 1999; 6: 81-92.
53. Hearing loss in motorcyclists: occupational and medical aspects. Andrew W McCombe. J R Soc Med 96: 7-9, 2003.
54. Influential factors affecting prognosis of snakebite patients management: Kaohsiung Chang Gung memorial hospital experience W-B Liao, et al. Chang Gung Med J, 2000; 23: 577-83.
55. Initial assessment and management. In: Advanced trauma life support. American Collage of Surgeons. 1997; 21-34.
56. Malhotra AK, Ivatury RR, Latifi R. Blunt abdominal trauma: evaluation and indications for laparotomy. Scandinavian J Surgery. 2002; 91: 81-6.
57. Manual of Surgical Therapeutics R E Condon, 1993
58. Peter C Ferrera. Blunt abdominal trauma. In: Ferrera PC, Colucciello SA, Marx JA, Verdile VP, Gibbs MA. Trauima management-an emergency medicine approach. St. Louis, Mosby. 2001, 279-310.
59. Peter C Ferrera. Penetrating abdominal trauma, In:Ferrera PC, Colucciello SA, Marx JA, Verdile VP, Gibbs MA: Trauma management-an emergency medicine approach. St. Louis, Mosby. 2001, 311-316.
60. Ruiz E: Initial approach to the trauma patient. In: Tintinalli JE, Ruiz E, Krome RL, eds. Emergency medicine: A comprehensive study guide. 5th ed. McGraw-Hill Co, Inc. 2000; 1609-14.
61. Treatment of poisonous snakebite in northern Taiwan J-C Chen, et al. J Formos Med Assoc, 2000; 99: 135-9.

第六章 急症之判別與處置

前言

急診的設置就是要爲急重症病人提供及時的救治，但很多時候，急重症病人無法告知、也不知發生什麼事，急診醫師必須先穩定生命徵象，再按部就班來推敲病因，保留證實病因的證據（例如抽血培養或是檢體送檢），在進行初步臆測（First impression）時，遵循標準程序來處理、穩定生命徵象。

試圖在急診時即做出正確診斷有時並不容易，血液培養結果、藥物種類分析，甚至很多需要外送檢體做特殊檢查，幾經波折費時耗日才能定案。然而，治療卻不可以拖延，在做出初步臆測後立即實施，以挽救病人生命，即使和最後診斷或有不同（其實無可厚非），只要盡心盡力，遵循標準流程，理性推論，一邊治療一邊觀察，時時修正思考過程和處理模式，在法理上、人情上，都是可以說得過去的。總之，緊急醫療就是不能袖手旁觀，毫無作爲，絕不可讓病人認爲「醫師都沒做什麼處理」，而落人以「應注意而未注意」的把柄。

話說回來，在有具體診斷下，治療其實只是照本操課，查查書、上網鍵入關鍵字，各種疾病的資訊就可以鉅細靡遺列出，毫不稀奇。急診的問題是在於沒有診斷，只有症狀，甚至遇到無法表達的病人，急診醫護人員就得在一團混亂中理清頭緒隨機應變、臨危不亂，才能展現我們出類拔萃的專業能力。

太陽底下無新鮮事，診斷要從最常見疾病推論起，卻要把握最危險之部分，換言之，即做最好的安排，做最壞的打算。循次漸進，以實證、經驗來推斷最有可能之診斷，症狀、診斷和處置間要有合理之推論，然後一邊治療一邊檢查，隨著病情變化調整做法，記錄思考方式，盡力找出問題之根源，如此最後診斷「雖不中，亦不遠矣」。

正確之診斷有時難以做到，有些即使住院到出院還找不出頭緒。因發掘疑難雜症：(1)主要靠經驗。只有在外島當過兵、見過恙蟲病的醫師，才有可能診斷出恙蟲病。(2)在職教育與宣導。在流行季節緊鑼密鼓的宣導，才有可能提醒醫師做出登革熱、痲疹或是腸病毒的診斷。(3)擁有技術。擁有超音波技術者，才能診斷出肝膿瘍；會做胃鏡者，才能做出消化性潰瘍之診斷。(4)檢驗。檢驗科擁有設備，才能檢查酒精濃度及一氧化碳中毒之可能。D-dimer、Flumazenil、CT，也不是每個醫院都有。(5)天分並非人人可得，有人就是天資聰穎，可以觸類旁通，聞一可知十，但持續努力研修或可彌補不足。

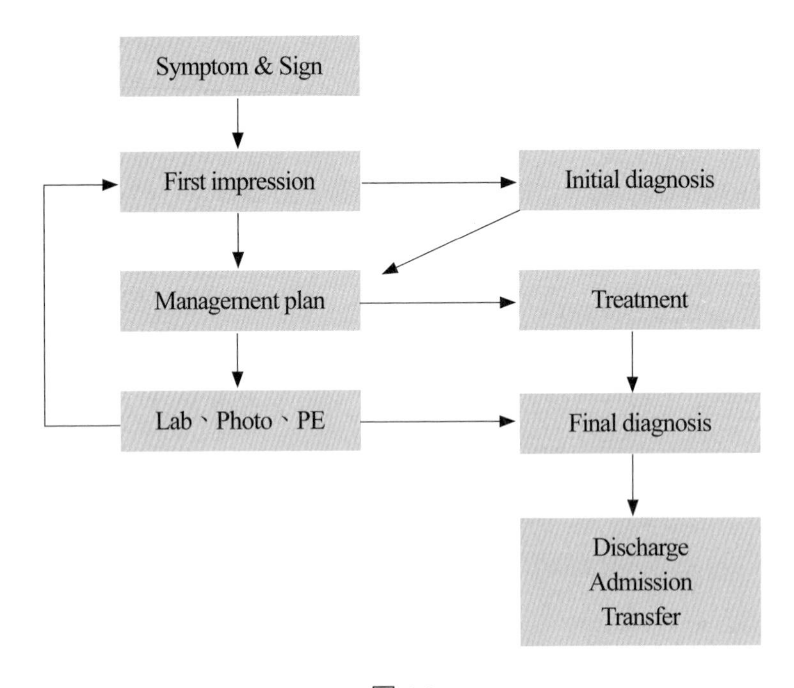

圖 6-1

但是理性的推斷與合理的處置，實施支持性療法來改善症狀，穩定生命徵象，病人也常常能康復，這也表示醫學與人體之博大精深奧妙處，還有很多我們需要努力學習的地方。

第一節　昏迷

昏迷（Coma）常見原因包括：酒精中毒（Alcohol）、電解質異常（Electrolyte）、胰島素過量（Insulin）、藥物過量（Overdose）、尿毒症（Uremia）、外傷（Trauma）、感染（Infection）、精神疾病（Psychogenic）、中風（Stroke）等，可以口訣記憶AEIOUTIPS。

在急診遇到送來神志不清（Conscious disturbance）的病人，以往的教科書是建議先靜脈注射50%葡萄糖液，可見低血糖極爲常見。現在有了血糖機，可以在一分鐘之內測知血糖。排除低血糖後，翻開雙瞳，若發現雙瞳不等大，要考慮腦出血之可能。此時注意病人的生命徵象，若生命徵象不穩定，便不可讓病人離開急診去做檢查，須先穩定生命徵象。

還是回歸到急救之標準程序，做完ABCD（確保呼吸道暢通、呼吸運動正常、建立靜脈導管確保循環穩定，採血檢查，才能讓病人離開急診做電腦斷層檢查），每個昏迷的原因都可能致命，所以要讓家屬及急診同仁警覺，要有心理準備，做最好的處理和最壞的打算。一步一步，穩紮穩打，一邊找出原因一邊予以矯正，及時阻斷休克之惡化，挽回一命，不辱使命（圖6-2、6-3）。

處置

(1)固定頸椎。(2)先穩定生命徵象，包括ABCD，再找原因。(3)記錄昏迷指數變化（$E_4V_5M_6$）（表6-1）。(4)以血糖機測出血糖，決定是否補充葡萄糖。(5)由家屬和現場人士提供情報，例如看到病人倒下，面紅如桃

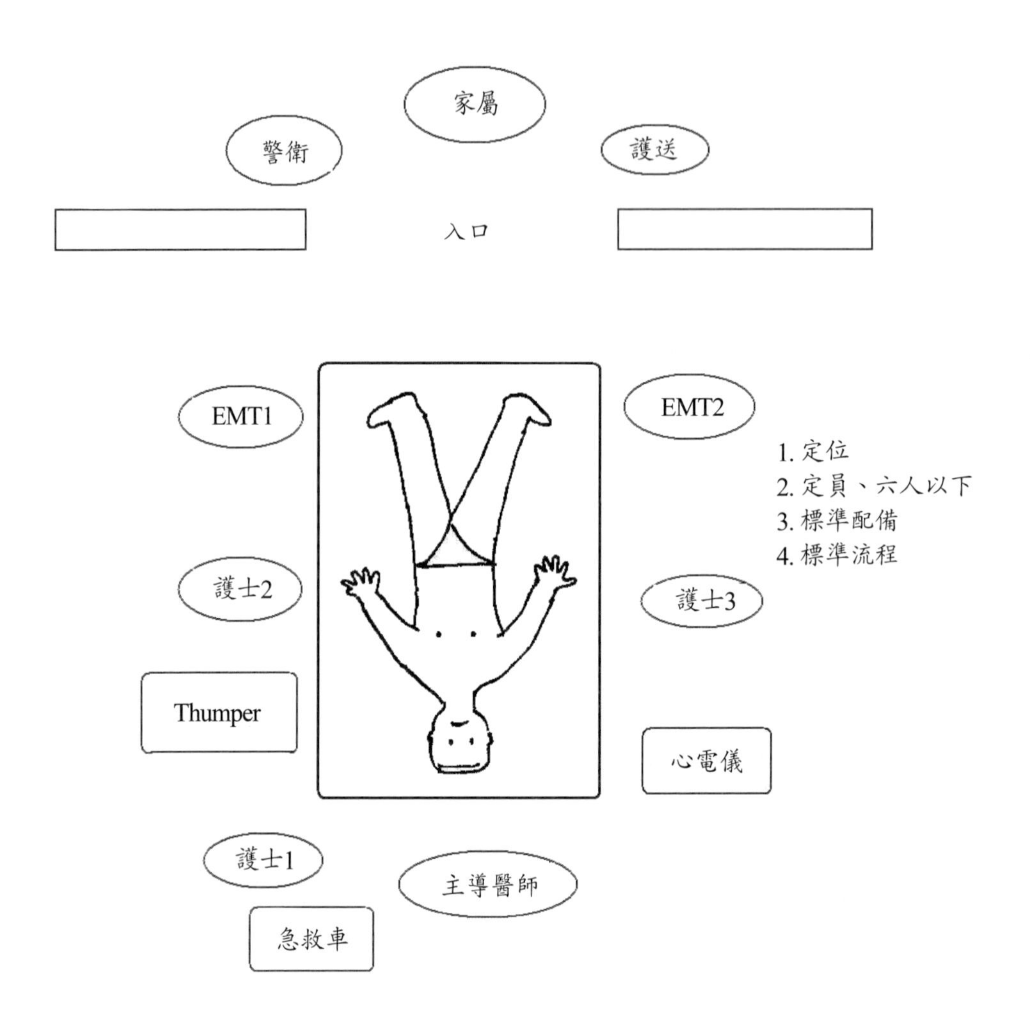

病人推入急救區，警衛將家屬暫時隔絕於外。護送在一旁待命送檢，EMT1 和 EMT2 幫忙搬運。護士 2 與護士 3 建立靜脈點滴途徑，護士1 協助主導醫師插管連接 Thumper（自動心肺按摩機）。

圖 6-2 急救區配置圖

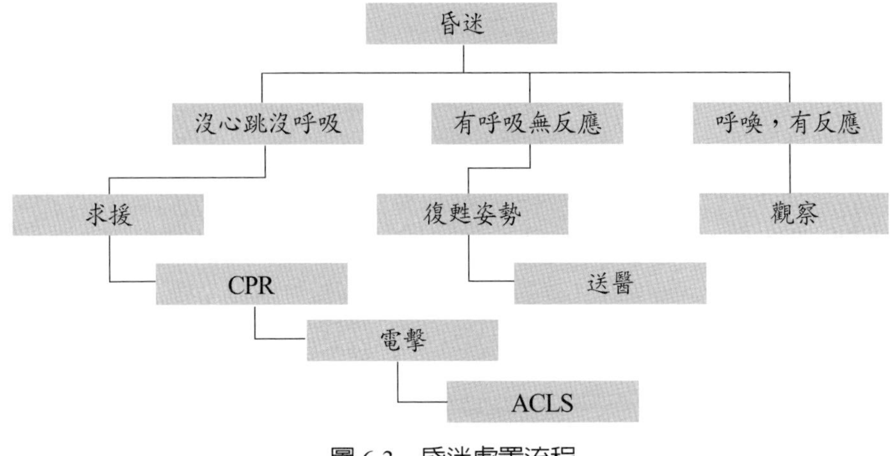

圖 6-3　昏迷處置流程

表 6-1　昏迷指數算法

Eye open	Spontaneous	4
	To verbal To pain	3 2
	None	1
Verbal response	Oriented Disoriented	5 4
	Inappropriate Incomprehensible None	3 2 1
Motor response	Obey	6
	Localize pain Withdrawal to pain	5 4
	Decorticate Decerebrate	3 2
	None	1
Total		15

花，有可能是一氧化碳中毒，可查 HbCO 濃度；以及是否有其他慢性病，如慢性肝病在國內常有肝昏迷的可能；若為酒後猝死可以先查酒精濃度。(6)床邊看到藥瓶，疑似 Benzodiazepine 過量，可施打 Flumazenil 測試逆轉效果。(7)看到刺青、割腕疤痕，且針孔處處，疑似嗎啡或海洛英中毒者，可施打 Naloxone 測試逆轉效果。(8)昏迷病人盡量採用 Portable X-ray，不可離開急診，避免離開醫師視線。(9)腦部電腦斷層檢視，要在生命徵象穩定、有專人隨伺下執行。(10)診斷是否心因性要先排除所有可能器質性疾病（organic lesion）。

酒醉

在日本遇到酒醉路倒病人，大多送到派出所保護休息，或聯絡家屬，或等清醒後再自行回家；在國內則總是送到醫院急診，在喧鬧、反抗壓制下做了很多抽血和 X 光檢查，打上靜脈點滴送入觀察室，當成病人處理一番再放回。這是由於文化背景不同，而有不同做法。為了病人安全，急診理應處置如下：(1)全身詳查是否有外傷，登錄病歷，保護頸椎。(2)把床搖低，避免病人跌下床受傷。(3)檢測酒精濃度和登錄症狀，酒醒會因個人對酒精之耐受度而有所差異（表 6-2）。(4)靜脈點滴，添加 Vitamine B complex 或是 Thiamine 1 amp IV drip。(5)發生混亂譫妄（Delirium）行為，給予 Haloperidol 5 mg IM。(6)保持復甦姿勢，避免吸入嘔吐物（圖 6-4）。(7)留置觀察、保暖，定時檢測生命徵象。(8)安排胸部 X 光，抽吸嘔吐物，以防嘔吐導致吸入性肺炎或是食道裂傷（Mallory-Weiss syndrome）或食道穿孔（Boerhaave Syndrome）。(9)通知家屬，留待清醒後確認身體各部無大礙，或是還有處置未周全者予以補足，最後再由家屬陪伴領回。

表 6-2　酒精濃度 v.s 症狀

酒精濃度	症狀
0.03% 以下	輕度
0.03～0.05%	認知與反應遲鈍
0.05～0.1%	工作能力降低
0.1～0.15%	言語不清
0.15～0.3%	記憶模糊
0.3～0.5%	昏迷
0.5% 以上	死亡

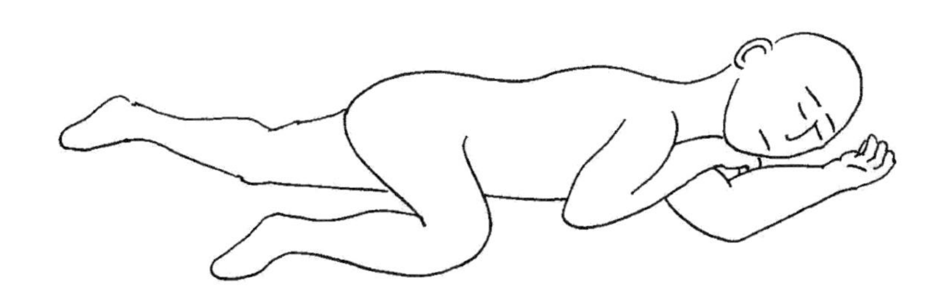

右手墊左臉頰→右膝彎曲→翻身右側臥

圖 6-4　復甦姿勢

一氧化碳中毒（CO intoxication）

冬天寒夜，密閉室內，神志不清或是昏迷者，必須考慮到一氧化碳中毒；至於燒炭自殺者、火場嗆傷者，症狀更是明顯不過須測HbCO。當病人一氧化碳濃度小於 20%，通常沒有臨床症狀，較高的濃度會顯現以下症狀：(1)頭痛和反胃（Nausea），HbCO = 20～30%。(2)混亂（Confusion），

HbCO＝30～40%。(3)昏迷，HbCO＝40～60%。(4)死亡，HbCO 高於 60%。

一氧化碳中毒特徵中，其實很少見皮膚呈草莓色（Cherry-red），氧合濃度（Oxymetry）也常常是正常，因爲氧合濃度無法分辨氧氣或是一氧化碳與血紅素結合狀態。一氧化碳對血紅素（Hemoglobin）的結合力是氧氣的兩百四十倍，一氧化碳會將氧氣從血色素置換出來，並將氧合血紅素分離曲線向左移位。一氧化碳和血紅素分離非常緩慢，在室溫下的半衰期是兩百五十分鐘或四小時；吸 100% 氧氣時是四十分鐘，所以要給病人全氧吸入。

由於一氧化碳無色無味，很難察覺，吸入初期會出現類似感冒或食物中毒症狀，如疲倦、腸胃不適、嘔吐等，而後有神志不清，胡言亂語表現。寒冷冬夜、浴室洗澡昏迷、密閉空間、燒炭自殺等可疑線索，可由家屬或是 EMT 人員探詢現場環境得知。

處置

(1)能夠自行呼吸者給予口罩氧氣，不能自行呼吸者以氣管插管給氧。(2)高壓氧治療（Hyperbaric oxygenation）針對急診持續治療六小時症狀未改善者、代謝性酸中毒、孕婦（HbCO > 15%）、心血管或是神經障礙者。(3)檢查包括檢測 ABG、HbCO（Carboxyhemoglobin），胸部 X 光是否有吸入性肺炎、肺水腫、血清藥物濃度檢測，腦部電腦斷層可見大腦基底核有對稱性低密度變化。(4)遇到一氧化碳中毒要通報，先報警處理。未依〈消防法〉安裝熱水器的水電工，不但要依〈消防法〉罰款處分，若因而發生一氧化碳中毒死亡事故，還要依〈刑法〉業務過失致死罪追究刑責，最重可處五年徒刑。若是房東自行安裝的，則屬過失致死罪，最重可處兩年徒刑。

低血糖（Hypoglycemia）

低血糖之症狀爲飢餓感、暈眩、盜汗、心悸、焦慮、意識不清、昏迷，為糖尿病患者最常見之急症，也可能是小孩誤食降血糖藥所致。所以過去對於神志不清者，先給予葡萄糖測試，現今則先檢測血糖，血糖機在幾分鐘之內就可得知結果。

處置

(1)立即檢測血糖，小於 80 即可確認。(2)清醒者給予口服糖水，意識不清者打上點滴，補充葡萄糖。(3)檢測胸部 X 光，是否有感染或是吸入性肺炎。(4)血糖控制將 HbA1C 維持於 7% 以下。(5)檢視是否有急慢性併發症，包括 DKA、HHNS、DM foot，糖尿病患者由於廣泛性血管硬化，合併心血管疾病之機率高於常人，而且常無症狀，腦中風增加三倍，冠狀動脈疾病增加可達四倍，所以要積極監測病情變化，所以 Cardiac enzyme、EKG 不可或缺，特別是神志不清者，除了血糖控制以外，糖尿病患者應該增加服用 Asprin、statin 來防止併發心血管疾病。(6)進行衛生教育，檢討低血糖發生原因，改善生活作息方式，並且研擬預防對策。(7)病人留置觀察，確認無其他併發症以後出院，照會新陳代謝科，安排門診治療。

衛生教育

(1)低血糖的症狀：飢餓感、暈眩、盜汗、心悸、焦慮、意識不清、昏迷。(2)緊急處理：患者意識清醒時可給予吞食方糖一塊或甜飲料半杯（如果汁或可樂）。患者意識不清時切勿餵食，應立即送醫求治。(3)居家照護及注意事項：飲食定時、適量。避免空腹時做運動。(4)服用口服降血糖藥物或注射胰島素之後勿延後進食。(5)應隨身攜帶方糖、糖果或巧克力糖。(6)應隨身攜帶糖尿病患識別卡。(7)規律生活，三餐定時定量。(8)飯前飯後應定時追蹤血糖濃度（使用血糖機）。(9)若有任何疑問，請洽急診處。

藥物過量（Drug overdose）

若病人全身刺青、身上留有針孔、送來的家屬和朋友言語閃爍時，就必須想到是否爲鴉片類，包括海洛英（Heroin）、嗎啡（Morphine）濫用所致，以 Naloxone 來做拮抗劑與診斷，並照會社工人員進一步了解。由病史、臨床表現來做初步診斷，並且用解毒劑來確認。

鴉片類中毒之臨床表現：(1)呼吸衰竭（慢和淺的呼吸或不呼吸）。(2)心律不整（心跳過慢）。(3)低血壓。(4)瞳孔如針孔狀。(5)低體溫。(6)抽筋。

處置

- 維持呼吸道暢通，給予高濃度氧氣，靜脈點滴。
- 檢測藥物濃度，現行檢測藥物濃度，包括搖頭丸（MDMA）與安非他命等，都要由病人解尿來檢測，然而藥癮病人經驗豐富，常會推託躲閃，如同過去酒測靠吹氣測驗，往往徒勞無功。
- 嗎啡類之解毒劑 Naloxone hydrochloride 是一種鎮定劑拮抗劑，且沒有呼吸抑制作用，成人 0.4～2 mg IV 或 0.4～0.8 mg IM 或 SC，可重複使用（小孩劑量 0.01～0.03 mg/kg）。在短時間內（使用方法爲 0.4～2 mg IV，間隔 2～3 分鐘重複使用）給到 10 mg（小孩則給到 0.1 mg/kg）。爲了避免因 opioid 的副作用受到校正後，突然發生血壓的變化和病患醒過來時有暴力傾向，給 Naloxone 要以低劑量開始，生效期間約 45～70 分鐘；但麻醉藥過量引起的呼吸抑制時間可持續 4～5 小時，所以給完 Naloxone 後，還要持續監視呼吸功能。
- 對長效的麻醉藥過量（如 methadone），可用 Naloxone 8 mg 在 D5W 1,000mL 持續滴注，剛開始滴 100 mL/h（0.8mg/h），然後視反應調整劑量。
- 安眠與鎮定劑臨床症狀爲迷糊、嗜睡、步履不穩、運動失調、記憶模糊，若是合併酒精，易有昏迷、呼吸困難，甚至休克死亡。治療以支持性療法為主，穩定生命徵象、洗胃、給予活性炭和瀉劑（Carbomix and Mg citrate），解毒劑為 Flumazenil，0.5 mg 靜脈注射後，五分鐘會清醒過來，若無效，隔六十秒再追加一劑，總劑量超過 3 mg，仍無效，就要考慮其他原因。即使清醒過來，但是 Flumazenil 藥效短，一般維持不到一小時，所以必須將病人留置觀察，以每小時 0.1 mg，連續靜注來維持清醒。

- 安非他命（Amphetamine）中毒臨床表現為發高燒、橫紋肌溶解、腎臟衰竭，甚至引發心血管和腦血管病變，以及妄想性精神分裂。治療無特定解毒劑，以支持性療法為主，對高血壓可用 Nitroprusside，對精神分裂可用 Haloperidol。
- 強力膠（Glue）中毒臨床表現和酒精類似，有欣快、興奮、反應遲鈍、視覺模糊、步履不穩、運動失調、言語不清，嚴重時會有幻覺與心臟、腎臟毒害，造成猝死。治療無特定解毒劑，以支持性療法為主。
- 幻覺劑類包括大麻（Marijuana）、搖頭丸、K 他命（Ketamine）、一粒砂（LSD）、迷幻蘑菇（Psilocybin）、陀螺水等。中毒臨床表現和酒精類似，有欣快、興奮、反應遲鈍、視覺模糊、步履不穩、運動失調、言語不清，嚴重時會有幻覺、譫妄以及心臟、腎臟毒害，造成猝死或是自傷行為，治療無特定解毒劑，以支持性療法為主。
- 對於乙醯氨酚（Acetaminophen）中毒，可在二十四小時內投予 Flumucil（N-Acetylcysteine 300 mg/3 mL），靜脈針劑，也可以口服 140 mg/kg；藥味惡臭，而口服難以下嚥，故和果汁對半之後每四小時使用 70 mg/kg，連續服用 17 次，並監測肝臟功能變化，若有急性肝衰竭，照會外科、肝臟移植小組待命。

腦膜炎（Meningitis）

腦膜炎的症狀為腦膜炎徵象（Meningeal sign），包括頭痛、頸部僵硬（Neck stiffness）、Kernig sign（圖 6-5），及 Brudzinski sign（是指彎曲頸部時，因疼痛牽引膝關節會不由自主的也彎起來）。另外還有發高燒、神志不清，甚至癲癇發作等症狀。腦膜炎來自於細菌、病毒或眞菌感染，細菌性腦膜炎常見於男性，發生於冬末初春時節，病毒性腦膜炎則好發於夏季。

針對腦膜炎患者要查明是否有養鴿子，排除隱球菌感染（Cryptococcal meningitis）。腰椎穿刺有所必要，可以提供培養、全血檢查、抹片和其他例行檢查，但是遇到腦壓升高者則要避免，以免造成腦疝氣壓迫延腦而死亡（圖 6-6、圖 6-7）。

處置

1.登錄昏迷指數，維持生命徵象穩定。

2.腰椎穿刺後平躺二十四小時，脊髓液送檢包括例行、生化、Total Protein、LDH、培養、細胞學、Cryptococcus Ag、Group B Strep Ag、S. pneumonia Ag、N. meningitides Ag、H. influenza Ag、E coli Ag、Indian Ink 抹片。

3.打上中心靜脈導管，靜脈滴注生理食鹽水 60 mL/hr。

4.導尿管、胃管引流。

5.抗生素採用 Rocephin 2g IVD St & q12 hr、Vancomycin 2g IVD >1 hr & 1g IVD >1 hr q6H。

6.止痛。

7.防止壓力性胃潰瘍（Stress ulcer）：給予 Gaster lamp IVD st & q12h。

8.防止癲癇發作，床邊常備Valium IV push。

9.轉入加護病房，住院。

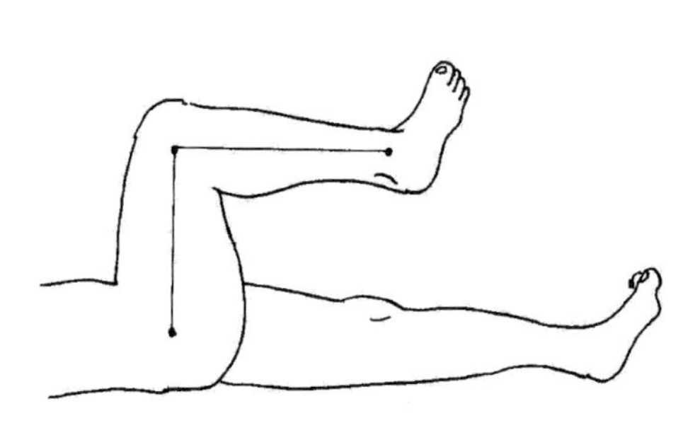

A 病人先平躺，屈膝呈 90 度

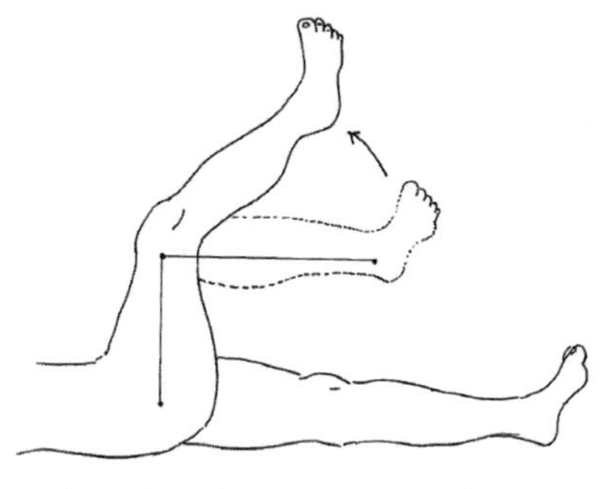

B 膝關節伸展超過 90 度引發下背及後腿疼痛

圖 6-5　Kernig's sign 圖

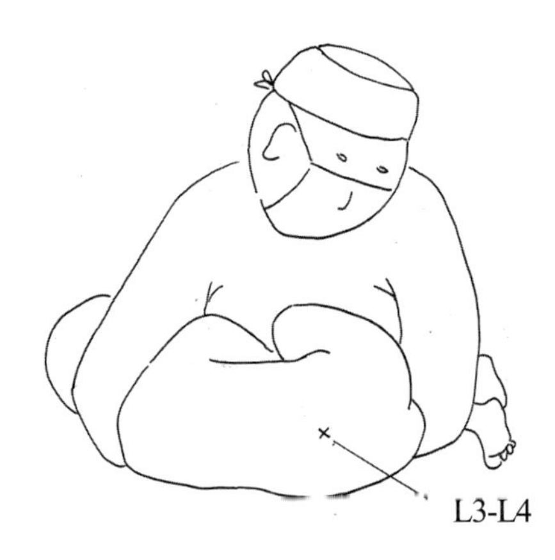

由助手扣頭及膝窩將腰椎拱出，由 L3-L4 間（兩側腸胃突連線）插入

圖 6-6　兒童腰椎穿刺術

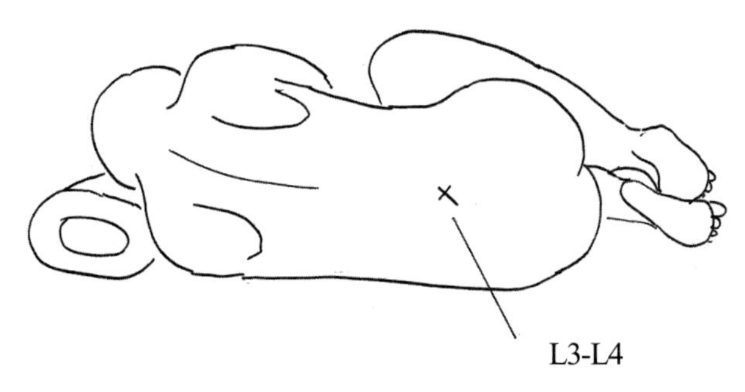

頭墊枕頭，雙膝前屈將腰椎後弓拱出，由腸胃兩側突間插入

圖 6-7　成人腰椎穿刺術

中風（Stroke）

腦中風是全國十大死因之主角，1962～1982 年間占第一位，1982 年後被癌症趕上，但仍占第二位，最近則與心臟疾病不相上下。腦中風之定義，主要是指供應腦部之血流受到阻礙而造成腦組織缺血，導致突發性神經缺損症狀，又可稱腦血管意外（Cerebrovascular accident, CVA）。導致中風發生的危險因子很多，當病患具有多項危險因子時，罹患率則相對提升。危險因子如下：(1)高血壓（收縮壓 > 160 mmHg、舒張壓 > 90 mmHg）。(2)動脈硬化性心臟病。(3)糖尿病。(4)血脂過高、肥胖。(5)血脂濃稠性增加（如紅血球增多症）。(6)脫水。(7)家族史（家中有成員罹患心血管疾病）。(8)飲酒。(9)吸菸。

中風最常見的病理機轉是動脈粥狀硬化，會導致血栓性及栓塞性中風；而動脈粥狀硬化又是導致高血壓的重要因素之一，因此出血性腦中風亦與高血壓有著密不可分的關係。

腦中風分成兩種，腦出血（25%）和腦梗塞（75%）。腦梗塞造成腦缺血（Ischemic），最常見的原因是腦動脈硬化和狹窄。造成腦動脈硬化狹窄的原因是高血壓、糖尿病、高血脂、高尿酸、抽菸和壓力等，缺血性中風通常會有先驅症狀，如感覺異常、輕癱、失語等，此暫時性的神經功能缺損稱爲暫時性缺血性發作（Transient ischemic attack, TIA）。

先前有腦動脈硬化狹窄的人，若是遇到低血壓、水分不足、頭頸部傷害、心臟病發作等誘因，而造成腦血管灌流減少，就會發生腦梗塞。中風後再入院在第一年高達 20% 以上，因此社區安養與照護系統之安排、到府訪視、老人醫療品質之提升，可說是刻不容緩的問題。

中風之後由於病灶解剖位置、發病之速率、病灶大小，在臨床表徵亦不同（表 6-3、6-4、6-5）；而運動功能缺損是中風後最明顯的表徵，主要是自主活動喪失、統合性運動缺損、肌肉張力與反射改變所致。

表 6-3　中風的種類

種類		性別與年紀	警訊	發作時間	病程及預後
缺血性中風	血栓性中風	男＞女 常發生於中年後	TIA	睡眠中或睡眠後	漸進性進行，少有再發作
	栓塞性中風	男＞女	TIA（較不常見）	與活動無相關性，突然發作	若不積極改善眞正導因，復發率高
出血性中風	腦內出血	男≥女	通常有頭痛之主訴	通常發作於活動時	病程進展超過24小時，預後差
	蜘蛛膜下腔出血	男≥女 常發生於中年早期	通常有頭痛之主訴	通常發作於活動時，非常突然的發生	爲單一突發事件，易造成昏迷、死亡

表 6-4　常見腦血管受阻導致中風之臨床表徵

血管位置	腦組織梗塞部位	症狀與徵象
中腦動脈（最常發生之位置）	皮質運動區（控制臉、手、腿）	• 對側性偏癱，通常在上肢 • 臉部較肢體嚴重
	皮質感覺區（來自臉、手、腿）	對側性感覺喪失
	優勢側之伯克氏區	表達與理解方面缺損
	非優勢側之伯克氏區	• 語言：構音困難 • 視力：同側偏盲 • 運動：鏡相運動（Mirrow movement） • 呼吸：陳氏呼吸 • 對側過度出汗、瞳孔放大

（續）

血管位置	腦組織梗塞部位	症狀與徵象
	中腦動脈分枝深入基底核處	• 運動：對側臉、手或腳步同程度的軟弱無力 • 感覺：不變或僅有一點不同 • 語言：感覺失語症 • 認知：若病灶在右側，會出現左側暫時性視覺與感覺喪失
前腦動脈（第二常見位置）	放射冠	對側輕癱、下肢較嚴重，若兩側前腦動脈均阻斷，則雙下肢全癱
	額葉之內側、尾核、胼胝體	• 運動：對側癱瘓或輕癱；上肢輕微無力 • 感覺：對側下肢喪失震動感、位置感、兩點辨識力 • 語言：發生在左側，會出現感覺失語症
後腦動脈	視丘、丘腦脊徑路、視丘下核、第三對腦神經	• 運動：對側偏癱併辨距力不良、運動困難、舞蹈症、小腦運動失調、震顫、對側上運動神經元麻痺、第三對腦神經麻痺 • 感覺：對側所有感覺喪失 • 功能：無法辨識熟面孔、記憶力喪失、失讀症 • 意識程度：雙側後腦動脈阻塞，出現昏迷，併娃娃眼呈陰性

表 6-5　左、右腦中風之比較

右側腦受損	左側腦受損
• 左側偏癱 • 空間與認知缺損 • 行爲改變（快、衝動） • 記憶力喪失（表現方面） • 表情淡漠 • 左側視野喪失 • 注意力短暫 • 無法辨識臉孔	• 右側偏癱 • 語言障礙 • 行爲改變（慢、小心） • 記憶力喪失（語言方面） • 對於殘障造成心理障礙 • 右側視野喪失 • 語言及計算力降低 • 左、右辨識不清

檢查包括：(1)神經學檢查，包括 FAST（Facial weakness、Arm weakness、Speech problem、Time to call 119）偏癱、神志不清、言語不清、瞳孔不等大、嘔吐、抽筋等。(2)腦部電腦斷層（Brain CT）。(3)腦部核磁共振檢查（Brain MRI），一般由神經科醫師安排（表 6-6）。

表 6-6　中風鑑別診斷

鑑別診斷	相關檢查
急性神經缺損是由腦血管意外或非血管性疾病（如腫瘤、腦炎硬腦膜下出血等）所引起	• 電腦斷層攝影 • 血管攝影 • 腦脊髓液分析
分辨出血性或缺血性中風	• 電腦斷層攝影 • 核磁共振 • 血管攝影 • 腦脊髓液分析
分辨爲表面或深部之腦梗塞	• 電腦斷層攝影
評估腦血管意外之病因	• 頸動脈超音波 • 頸動脈血管攝影 • 心臟各項評估

處置時，由臨床症狀判斷後，安排電腦斷層確認，先穩定生命徵象其他檢查包括核磁共振、血管攝影和超音波等，留待住院後再安排。腦出血屬於神經外科範圍，應即時照會神經外科來評估手術或是收治入院；腦梗塞屬於神經內科範圍，也應及時照會，決定治療方針，分述如下（表 6-7）：

腦梗塞之處置

(1)每小時記錄昏迷指數與生命徵象。(2)頭部抬高 30 度。(3)氣管內插管，給氧 3 L/min，隨時抽吸口內分泌物。(4)插鼻胃管排空胃部，防止吸入性肺炎，暫時禁食二十四小時。(5)導尿管。(6)中心靜脈導管，以備給藥。(7)Trandate 2 mL (10 mg) IV stat 控制血壓，不得讓收縮壓超過 190mmHg，以防腦出血惡化。(8)例行實驗室檢查，包括：CBC & DC、 PT、aPTT，Sugar、BUN、Cr、Na、K、GOT、CRP、Chol、TG，EKG、CXR、U/A。(9)控制生命徵象，維護呼吸道暢通，給氧，補充水分，維持血壓在收縮壓 180mmHg 以下，不可隨意降壓。(10)使用抗凝血藥物：Aspirin、Licodin、Plavix，Heparin、Low molecular heparin，TPA（Tissue plasminogen activator），必須在三小時內，緊急照會神經內科評估使用。(11)防止胃出血，給 Gaster 1 amp IV。(12)控制感染、發燒和血糖。

腦出血之處置

(1)每小時紀錄昏迷指數與生命徵象。(2)頭部抬高 30 度。(3)氣管內插管，給氧 3 L/min，隨時抽吸口內分泌物。(4)插鼻胃管排空胃部，防止吸入性肺炎，暫時禁食二十四小時。(5)導尿管。(6)中心靜脈導管。(7)給予藥物：Transamine 1 Amp st、Codeine 30mg IV q4H p.r.n.、Gaster 1Amp IVD q12H、Dilantin 100mg IVD 5' in NS 100ml q8H、Solumedrol 40 mg IV q6H、Nimotop IV infusion run 5 mL/hr for 2 hrs if BP stable then 10 mL/hr from CVP line (if BP <120 mmHg then hold)。

表 6-7　中風的處置

型　態	醫療處置
缺血性中風、TIA	• 使用抗凝血劑、抗血小板劑 • 動脈內膜切除術 • 控制高血壓、糖尿病
栓塞性中風（來自心臟）	• 治療根本之疾病（如心律不整） • 心房顫動之病人可用抗凝血劑
腦內出血	• 治療腦水腫 • 手術顱內減壓 • 控制高血壓
蜘蛛網膜下腔出血	• 外科手術取出血塊，血管攝影
完全性中風	• 控制腦水腫

電解質異常（Electrolyte imbalance）

電解質與酸鹼度之成因很複雜，治療方式也是五花八門，不可能完全記住，訣竅在於記住最常用藥物和治療方式，先讓病人有初步的處置後，其他更進一步處置再查證教科書慢慢調整，也就是一邊治療，一邊觀察，逐步調整治療方針，直到病情穩定為止。

高血鉀症（Hyperkalemia）

高血鉀症的原因分成內在原因與外在原因，內在原因為：(1)慢性腎衰竭。(2)代謝性酸中毒（例如 DKA）。(3)假性低醛固酮血症第二型（Gordon's syndrome 為家族性高血鉀症和高血壓）。(4)化學治療導致腫瘤壞死（Tumor lysis）。(5)橫紋肌溶解症（Rhabdomyolysis）。(6)第四型腎小管酸血症（Type 4 renal tubular acidosis）。(7)溶血症（Hemolysis）。

(8)低醛固酮血症、腎上腺功能低下症候群（Addison disease 或 Adrenal insufficiency）。(9)陣發性高血鉀肌無力症（Hyperkalemic periodic paralysis）。(10)Pseudo-hyperkalemia（包括 Leukocytosis、thrombocytosis、採血異常等）。

外在原因有：(1)藥物，包括留鉀的利尿劑：Spironolactone，ACE inhibitors：Captopril，NSAID：Ibuprofen，K^+的供給、Penicilline 類衍生物、succinylcholine、Heparin、β- 阻斷劑。(2)輸血（特別是大量庫存血）。(3)飲食太鹹，使用低鈉鹽（鉀鹽）。(4)假性高血鉀：抽血時溶血，白血球數增高，血小板增高，腫瘤溶解症候群。

臨床表現包括 EKG 的變化、嘔吐、倦怠、上升性痲痺、呼吸衰竭。高血鉀症 EKG 的變化有：(1)高尖的 T 波（T tenting）。(2)扁平的 P 波。(3)延長的 PR 間隔第一度房室傳導阻滯（1° AVB）。(4)QRS 變寬。(5)S 波變深，S 波和 T 波融合在一起。(6)Sine-wave 的形成。(7)特異性心室性心律不整。(8)VF 和心跳停止。

處置

- 輕度鉀離子升高（5～6 mEq/L）：將鉀離子從身體排出；利尿劑 Furosemide 40～80 mg (1 mg/kg) 緩慢靜脈注射；交換樹脂（Resins）：Kayexalate 15～30 g 泡在 50～100 mL 的 20% Sorbital 中，口服或灌腸。
- 中度鉀離子升高（6～7 mEq/L）：將鉀離子移入細胞內，25g glucose（50 mL 的 D_{50}）+10U RI 靜脈注射 15～30 分鐘。噴霧狀的 albuterol（Ventolin）10～20 mg 吸入十五分鐘。Sodium bicarbonate 50 mEg 靜脈注射超過五分鐘。
- 嚴重的鉀離子過高（>7mEq/L，併有危害的心電圖變化），使用 Calcium chloride（10%），20 mg/kg（靜脈注射 2～5 分鐘，減少鉀離子在心肌上的作用，防止 VF 的發生。Calcium gluconate 2 amp 泡在 N/S（80 mL）中，緩慢靜脈注射，然後 3 amp 在 N/S（500 mL）中，

每四小時靜脈滴注。Sodium bicarbonate，50 mEq 靜脈注射超過五分鐘（對 ESRD 的病人較無效）。

- 對 ESRD 病人可以葡萄糖 + 胰島素：25 g 葡萄糖 +10 U 胰島素，靜脈射超過 15～30 分鐘，噴霧狀的 albuterol (Ventolin) 10～20 mg 噴霧吸入十五分鐘，利尿劑：Furosemide 40～80 mg 靜脈注射，Kayexalate enema: 15～50 g 泡在 Sorbital 中，口服或灌腸，透析治療。

低血鉀症（Hypokalemia）

低血鉀症的定義爲血清鉀離子濃度小於 3.5 mEq/L，造成低血鉀的原因爲腸胃道的流失如腹瀉、腎臟的流失如 Hyperaldosteronism；嚴重的高血糖症，會排鉀的利尿劑，carbenicillin、sodium penicillin、amphotericin B、向細胞內的轉移如鹼性化或 pH 値上升，以及營養不良，攝入減少。臨床表現主要影響神經和肌肉，輕微的低血鉀症造成無力、倦怠、麻痺、呼吸困難、肌肉異化、肌溶血症、便秘、麻痺性腸阻塞、腳抽筋。較嚴重的低血鉀症會影響心臟的興奮性和傳導性。

低血鉀症 EKG 的變化包括：(1)出現 U 波。(2)T 波變平。(3)ST 節段變化。(4)心律不整，尤其當病人服用毛地黃（Digoxin）時，如 VF。(5)無脈搏電氣活動（PEA）或心臟不跳。

處置

- 減少鉀離子進一步的流失和補充鉀離子，如停用 Loop 利尿劑，補充 Slow K、Radi-K、K Citrate 或 Sando-K、2# q8h for 3 days。
- 當心律不整發生或鉀離子濃度小於 2.5 mEq/L，就應靜脈點滴補充鉀離子，靜脈輸注的最大劑量爲 10～20 mEq/L，並以心電圖監測。
- 更高濃度的鉀離子靜脈輸注會疼痛，可經由中心靜脈管路，但中心靜脈管路的前端不能進入右心房，以免引起心律不整。

- 當低血鉀症引起惡性心室心律不整（Malignant ventricular arrhythmia）時，鉀離子應快速給予 2 mEq 輸注一分鐘，另外的 10 mEq 輸注 5～10 分鐘。

高血鈉症（Hyper natremia）

高血鈉症是指血清鈉離子濃度大於 145 mEq/L，其原因為攝入過多的鈉離子或過多的水分喪失、高醛固酮血症（鹽皮質類固醇過多）、庫欣氏症候群（糖皮質類固醇過多），及過多的高滲透壓鹽水或碳酸氫鈉（$NaHCO_3$）的補充。水分流失的原因有腸胃流失或腎臟流失（如使用滲透性利尿劑或尿崩症）。臨床表現主要是神經方面的症狀，精神變得遲鈍、無力、躁動、昏迷、口渴或抽筋。

處置

- 針對原有疾病治療，減少水分的流失。
- 低血壓病人需補充喪失的水分，用生理食鹽水或 $D_5S_{0.45}$ 補充低容量水分，以每小時降低 0.5～1.0 mEq/h 的速度補充水分，且在 24 小時內下降不要超過 12 mEq/L，因為太快會引起橋腦髓鞘溶解（Pontine myelinolysis）和腦部出血。

Water deficit =（血漿 Na^+ 濃度 − 140）÷140×身體的全部水分。

全身水分≒男性是 50% 的淨體重

≒女性是 40% 的淨體重

（*淨體重：Lean body weight）

- 生命徵象穩定的病人，水分的補充可經由口或鼻胃管給予，或是給予 D5W 靜注。對於較罕見之碳酸氫鈉造成之高血鈉症，可以採取血液透析和 Loop 利尿劑治療。

低血鈉症（Hyponatremia）

低血鈉症是指血清鈉離子濃度小於 135 mEq/L。原因爲腎臟排除水分減少和水分持續的攝取，或鈉離子從尿中排出太多，導致原因如使用 Thiazide 利尿劑（最常見）、腎衰竭、持續攝取水分、抗利尿激素不當分泌症候群（Syndrome of inappropriate antidiuretic hormone, SIADH）、水腫（充血性心臟衰竭、肝硬化併發腹水）、甲狀腺功能低下症、腎上腺功能不足、營養不良等。臨床表現爲腦水腫，而有噁心、口渴、頭痛、躁動、嗜睡、抽筋、昏迷或死亡。

處置有急性神經系統症狀的病人需要立刻治療，先排除假性低血鈉症，包括高脂血症、高蛋白血症（Multiple myeloma、Waldenstrom macroglobinemia）和高滲透壓性低血鈉症（Hyperglycemia、Mannitol 和 Glycerol 治療）。

處置

- 補充鈉離子和排除過多的水分。
- SIADH 的病人，水分攝取量限制爲維持量的 50～66%。
- 有神經症狀的病人，以 3% 食鹽水靜脈注射，以每小時增加 1 mEq 的速度矯正低血鈉症，直到神經症狀獲得改善；此後以每小時增加 0.5 mEq 的速度矯正低血鈉症，在二十四小時內增加不能超過 12 mEq/L，因爲增加太快會引起昏迷以及橋腦髓鞘溶解（Pontine myelinolysis）。

缺乏的 Na^+=（想要的 Na^+－現在的 Na^+）×0.6*×體重（kg）

（*男性用 0.6，女性用 0.5）

算出欠缺量後，再除以 513 mEq/L，則是所需 3% 的食鹽水量，然後在四小時內以每小時增加 1 mEq 的速度來調整，接著每小時增加 0.5 mEq 的速度來矯正低血鈉症。

鎂離子異常（magnesium disorder）

鎂離子可穩定興奮的細胞膜，對心房和心室心律不整的治療是有幫助的。細胞外 1/3 的鎂離子是和血清的蛋白質結合，故單獨血清鎂離子的數值，無法推估全身鎂的儲存量。鎂離子是僅次於鉀離子，爲細胞內最常見的陽離子。若鎂離子和鉀離子同時缺乏，常會造成嚴重的心律不整。在低血鎂情況下，低血鉀無法改善，因此兩者必須同時調整。

一、高血鎂症：血清鎂離子濃度大於 2.2 mEq/L（正常是 1.3～2.2 mEq/L），即是高血鎂症。最常見的原因爲腎衰竭、過度服用鎂劑（如服用含鎂離子瀉劑、制酸劑便是老人發生的常見原因）。癲癇前症婦女給予鎂離子後，常維持鎂離子濃度在將近上限值。

高血鎂症臨床表現：(1)出現神經症狀，包括肌肉無力、癱瘓、運動失調、嗜睡、精神混亂。(2)腸胃道的症狀，包括噁心和嘔吐。(3)中等程度的高血鎂症會導致血管擴張，嚴重的高血鎂症則會導致低血壓，甚至會造成意識程度降低、心跳過慢、心律不整、呼吸過慢和心肺功能停止。

高血鎂症 EKG 的變化：(1)PR 和 QT 間隔增加。(2)QRS 寬度增加。(3)P 波的高度減少。(4)T 波的高度減少。(5)完全性房室傳導阻滯，心跳停止。

處置

(1)使用鎂的拮抗劑，氯化鈣（Calcium chloride）10% 5～10 mL IV（500～1,000 mg），常可校正致命的心律不整，需要時這個劑量可重複使用。(2)腎臟和心臟血管功能正常時，可使用 IV Saline 和 Diuresis（IV normal saline 和 furosemide 1 mEq/kg），來加速鎂離子的排除，同時也會導致鈣離子的排出。(3)洗腎。

二、低血鎂症：低血鎂症是指血清鎂離子濃度低於 1.3 mEq/L，其造成原因爲：(1)攝食減少或從腸胃道、腎臟漏失增加，如腸子切除、胰臟炎、腹瀉等情況。(2)腎臟疾病。(3)飢餓。(4)藥物如 Diuresis、Pentamidine、Gentamicin、Digoxin 的影響。(5)酒。(6)低體溫。(7)高血鈣症。(8)糖尿病酮酸血症。(9)高甲狀腺功能血症／低甲狀腺功能血症。(10)磷缺乏。(11)燙傷。(12)敗血症。(13)哺乳。

低血鎂症臨床表現：影響心臟（Torsades de pointes）和引起低血鈣（經由影響副甲狀腺功能所致）和低血鉀症。以及肌肉震顫、抽動，眼球震顫、痙攣、意識改變、運動失調、眩暈、抽筋、吞嚥困難。

低血鎂症 EKG 的變化：(1)PR 和 QT 間隔延長。(2)ST 節段下降。(3)T 波倒轉。(4)胸前導程的 P 波變平或倒轉。(5)QRS 變寬。(6)Torsades de pointes。(7)常治療無效的 VF（和其他的心律不整）。(8)Digitalis 中毒會惡化。

處置

- 嚴重或有症狀的低血鎂症：1～2 g 靜脈注射 $MgSO_4$ 徐徐注射超過十五分鐘（5～60 分鐘）。
- Torsades de pointes 併發心臟不跳，靜脈注射 1～2g 的 $MgSO_4$ 徐徐注射超過 1～2 分鐘（5～20 分鐘）。
- 抽筋：靜脈注射 2 g 的 $MgSO_4$ 超過十五分鐘。
- 因常合併低血鈣症，可考慮給葡萄糖酸鈣（Calcium gluconate）1g 緩慢靜注。

鈣離子異常（Calcium disorder）

是指血清游離化鈣離子的濃度值產生異常；必須先考慮血清的酸鹼值和血清蛋白質濃度因素。因爲細胞外一半的鈣是和蛋白質結合，故鹼性化會使鈣和蛋白質結合增加，因而造成游離化的鈣減少；相反的，酸性化使鈣和蛋白質結合減少，因而游離化的鈣會增加。使心肌收縮的主要是游離化的鈣。

全部的血清鈣離子＝〔（血清白蛋白－4×0.8）〕＋測得的鈣離子

血清白蛋白每升降 0.8 mg/dL，血清鈣離子就會升降 0.8 mg/dL。

一、高血鈣症：是指血清鈣離子濃度大於 10.5 mEq/L，或游離化的鈣高於 4.8 mg/dL。90% 以上的高血鈣症是由於副甲狀腺機能亢進和惡性腫瘤，導致鈣由骨骼和腸道釋出增加，而由腎臟排出減少。臨床症狀常發生於當血清鈣離子濃度大於 12～15 mg/dL。神經學症狀，包括：鬱悶、無力、疲憊和精神混亂。鈣離子在較高的濃度，會表現出幻覺、定向力混亂、張力過低、抽筋和昏迷，並干擾腎臟尿液濃縮作用，造成利尿而有脫水發生。

心臟收縮的能力在鈣離子濃度高但小於 15 mg/dL 時是增加的，在這個數值以上收縮力則是減少的，接著而有發生心律不整。腸胃道方面的症狀，包括吞嚥困難、便秘、潰瘍和胰臟炎。腎臟方面的症狀，包括利尿與鈉、鉀、鎂和磷流失。

高血鈣症 EKG 的變化：(1)QT 間隔變短（通常當血清鈣離子大於 13 mg/dL 時發生）。(2)PR 間隔延長和 QRS 寬度變寬（通常當血清鈣離子大於 13 mg/dL 時發生）。(3)QRS 高度增加（通常當血清鈣離子大於 13 mg/dL 時發生）。(4)T 波變平和變寬。(5)Notching of QRS。(6)AV block。當血清鈣離子濃度大於 15～20 mg/dL 時，會逐漸發生完全性房室傳導阻滯和心跳停止。

處置

- 當血清鈣離子濃度大於 12 mg/dL 且有症狀就要治療；但是當濃度大

於 15 mg/dL 時，即使沒症狀也要治療。

- 充足的水分補充和促進鈣從尿液排出，使用 0.9% N/S 每小時滴注 300～500 mL，直到水分補足和利尿現象發生（每小時尿量 ≥ 200～300 mL），然後速率減為每小時滴注 100～200 mL，並監測鉀和鎂濃度。
- 腎臟和心臟血管功能不正常時，可使用洗腎。
- 螯合劑（Chelating agents）：50 mmol PO4 over 8～12 hours 或 EDTA 10～50 mg/kg over 4 hours。
- 減少骨頭吸收：Calcitonin、Glucocorticoids。

二、低血鈣症：指血清鈣離子濃度小於正常值的 8.5 mq/dL 或游離化的鈣低於 4.2 mg/dL。原因為有症狀的休克症候群（Toxic shock syndrome）、鎂離子不正常、腫瘤細胞溶解症候群（快速細胞轉換導致高血鉀症、高血磷症和低血鈣症）。臨床表現常發生於游離化的鈣低於 2.5mg/dL 時，四肢和臉部感覺異常、肌肉痙攣、腕與足痙攣（Carpopedal spasm）、喘鳴（Stridor）、強直痙攣（Tetany）、抽筋、反射過強；心臟方面的症狀，包括收縮力降低和心臟衰竭。低血鈣症會惡化毛地黃毒性。

低血鈣症 EKG 的變化：(1)QT 間隔延長。(2)QRS 變寬。(3)右束支傳導阻滯（RBBB）。(4)T 波末端倒置。(5)心臟傳導阻滯：如心跳過慢、SVT, VT, torsades de pointes, VF（Ventricular fibrillation）。

處置

- 10% calcium gluconate、90～180 mg 的 elemental calcium IV over 10 min。IV drip of 540～720 mg 的 elemental calcium 在 500～1,000 mL D5W 中，速率為 0.5～2.0 mg/kg/hr (10～15 mg/kg)，每 4～6 小時測鈣離子濃度，並維持在 7～9 mg/dL 之間。
- 要同時矯正鎂、鉀和酸鹼值的不正常。

- 氯化鈣比葡萄糖酸鈣能提供較好的生物利用性（bioavailability）。氯化鈣最好經由中心靜脈導管給予，以防從周邊血管滲出時，會造成血管硬化。

休克（Shock）

休克定義爲全身末梢循環不全、組織灌流不足而產生的種種症狀，包括低血壓、心跳加快、四肢冰冷、呼吸急促、少尿、冒冷汗、精神不安等。

休克可以依病因分成低血容量休克（Hypovolemic shock）、心因性休克（Cordiogenic shock）和血管運動性休克。血管運動性休克又可依成因分成敗血性休克（Septic shock）、過敏性休克（Anaphylactic shock）和神經性休克（Neurogenic shock）。越早處理，及早解除休克狀態，預後越好。

休克可以血容量分成兩方面來論述，第一爲低血容量休克，主要來自於外傷出血，治療以直接止血與補充失血爲主，其次爲燙傷和壓迫性傷害

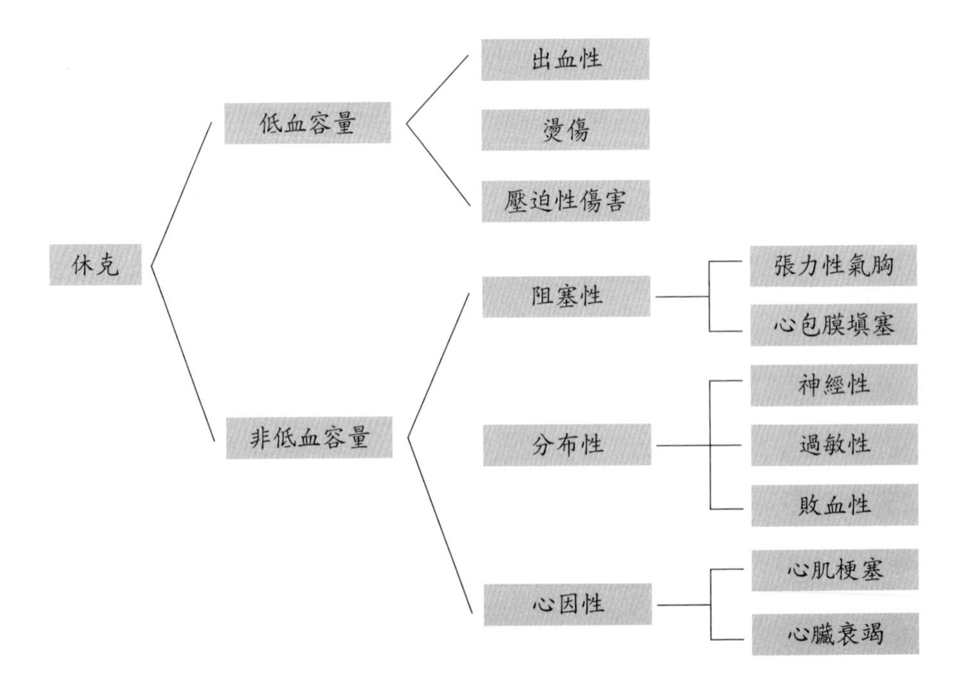

（Crush injury），也是以大量輸液爲首要。全身血量占體重 7%，外傷造成大出血，可依出血量分成四級，處理方式各有不同（表 6-8）。

第二爲非低血容量休克，其包括三種，阻塞性、分布性及心因性休克。

一、阻塞性休克：心輸出受阻，包括張力性氣胸和心包膜填塞，可見到頸靜脈怒張、血壓低、心跳快；當呼吸聲降低要考慮是氣胸，心跳聲降低則考慮心包膜填塞，在急診現場以聽診器檢查即可迅速診斷和處理。

二、分布性休克：包括神經性、過敏性和敗血性休克。單純頭部外傷不會造成休克，頭部外傷合併休克時必須詳查其他原因；神經性休克爲交感節律降低脈搏壓，變寬而皮膚溫暖乾燥，血管擴張所致，所以給予血管加壓劑；過敏性休克在於去除過敏原，吸入支氣管擴張劑，皮下注射 Bosmin 0.3 mL，給予抗組織胺包括 H_1-blocker（Benadryl）和 H_2-blocker（Cimetidine）。至於敗血性休克，除了補充體液外，還要找到感染源，予以清創、引流，投予適當抗生素越早越有效果。

三、心因性休克：心肌梗塞或是心臟衰竭，造成心臟之幫浦功能不足所致。

處置（圖 6-8）

• 確保呼吸道通暢，有必要可以氣管內插管給氧。

表 6-8　不同出血量之處理方式

等級	出血量／症狀	處理方式
第一級	出血量＜15%，心跳加快	觀察
第二級	出血量介於 15～30% 間，心跳＞100、焦慮	靜脈點滴
第三級	出血量介於 30～40% 間，意識改變	備血、輸血
第四級	出血量＞40%，無尿、皮膚濕冷	輸血與手術

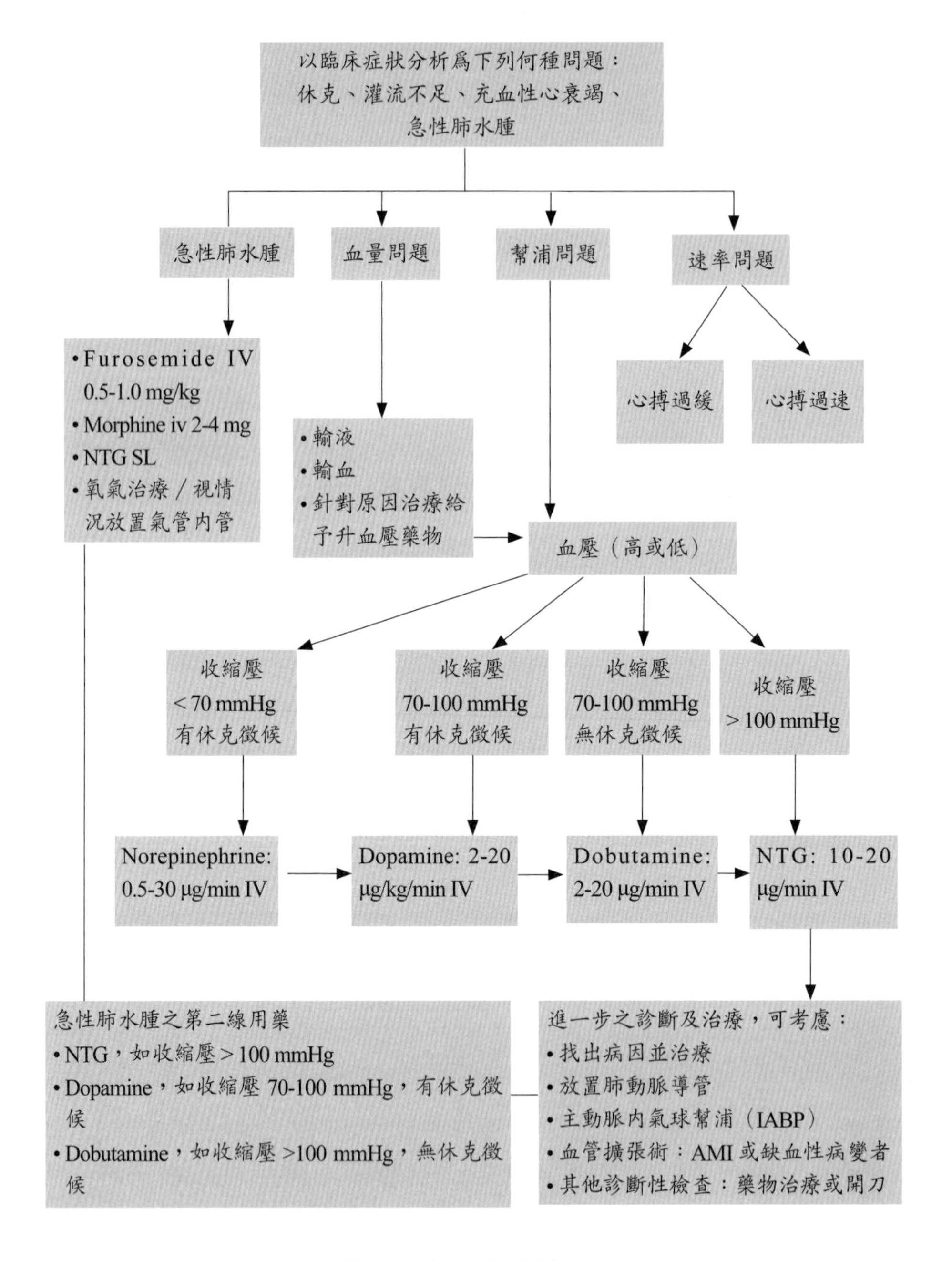

以臨床症狀分析爲下列何種問題：
休克、灌流不足、充血性心衰竭、
急性肺水腫
急性肺水腫
血量問題
幫浦問題
速率問題
•Furosemide IV
0.5-1.0 mg/kg
•Morphine iv 2-4 mg
•NTG SL
•氧氣治療／視情
況放置氣管內管
•輸液
•輸血
•針對原因治療給
予升血壓藥物
心搏過緩
心搏過速
血壓（高或低）
收縮壓
<70 mmHg
有休克徵候
收縮壓
70-100 mmHg
有休克徵候
收縮壓
70-100 mmHg
無休克徵候
收縮壓
>100 mmHg
Norepinephrine:
0.5-30 μg/min IV
Dopamine: 2-20
μg/kg/min IV
Dobutamine:
2-20 μg/min IV
NTG: 10-20
μg/min IV
急性肺水腫之第二線用藥
•NTG，如收縮壓>100 mmHg
•Dopamine，如收縮壓 70-100 mmHg，有休克徵候
•Dobutamine，如收縮壓 >100 mmHg，無休克徵候
進一步之診斷及治療，可考慮：
•找出病因並治療
•放置肺動脈導管
•主動脈內氣球幫浦（IABP）
•血管擴張術：AMI 或缺血性病變者
•其他診斷性檢查：藥物治療或開刀

圖 6-8　休克的處置流程

- 確保循環系統穩定，輸液分爲電解質液 Crystalloid 和膠質溶液 Colloid 兩種。(1)Crystalloid-Normal saline, Lactate Ringer, D_5W, Half saline, 3% Saline。(2)Colloid-Albumin, Dextran, Gelatins, Haes-steril, Hespander。
- 對於外傷性休克先給予大量靜脈輸液（成年人 2,000 mL，小孩 20 mL/kg），首選是 Lactate Ringer（肝功能不佳則避免使用 Lactate Ringer，以免增加肝臟負擔），其次生理食鹽水亦可，升壓劑不建議立即使用；對於敗血性休克先給 Albumin，比生理食鹽水好，但是費用高。
- 先建立周邊靜脈導管管路，不必多花時間打中心靜脈導管，只要以兩條 16 號以上靜脈導管，快速輸液 1～2 升，小孩 20 mL/kg，有反應則血壓與心跳恢復正常，尿量 0.5～1.0 mL/kg/hr；無反應則表示出血嚴重（> 20%），則再追加代用血漿，備血，輸血，緊急照會外科待命手術。
- 升壓劑選擇順序爲 Epinephrine → Levophed → Dopamine → Dobutamine，依序給予。
- 矯正酸中毒，使用 Jusomin（$NaHCO_3$）。[Jusomin (mL) = BE×0.3×BW (Kg)×0.5]。由動脈採血測定 BE 再推算 Jusomin 用藥，一半先靜脈注入，另一半量慢慢滴注。
- Steroid, Hydrocortisone 200～300 mg/day for 7 days，對敗血性休克有助益，但過量則反而有副作用。
- 等病人情況穩定下來，可以順便安置導尿管、胃管和中心靜脈導管，在加護病房可以打上動脈導管，以便隨時採血及監控血液循環狀態。

肝昏迷（Hepatic coma）

肝昏迷是慢性肝病和肝硬化病人末期，由於肝衰竭，無法清除血中代謝產物，以致有毒物質進入體循環，造成中樞神經功能失調，而有意識障礙、行爲偏差、人格異常，甚至於神志昏迷等症狀。肝硬化末期，30～45%會發生肝昏迷，預後不良，常因感染、消化道出血、電解質異常、藥物或高蛋白食物而引發肝昏迷。

處置

- 避免高蛋白食物，應攝取植物性蛋白與維生素 C。
- 抽血檢測血氨、電解質與全血檢查。
- 靜脈點滴，輸血，矯正電解質異常和貧血。
- 服用乳果糖 Lactulose，或灌腸enema造成輕瀉以排除腸道內的氨，降低血氨值。
- 每天服用新黴素 Neomysin，以抑制腸道內厭氧菌與類桿菌滋長。
- 肝臟移植（Liver transplantation）是根治療法。
- 無法進食藥物者，以 Lactulose enema 通腸。

第二節　心肺復甦術

心肺復甦術（CPR）是 Kouwenhoven 於 1960 年發明的，其後歷經多項修改，根據美國心臟醫學會公布最新版心肺復甦術，操作變簡單了，只要在兩乳中間、雙掌扣疊、每分鐘按壓 100 下，持續至救護人員抵達，即可達到急救效果，不但沒有口對口、口對鼻吹氣的忌諱，且簡單易記。

由心肺復甦術發展，到進一步之搶救措施，可以有效的挽救瀕危生命，這一連串急救措施環環相扣，是爲生命之鏈（Chain of survival），在成人與小兒間有若干差異，顯示兩者在急救措施之重點，有所不同。小兒之生命之鏈在於預防措施、早期心肺按摩、早期求救、以及高級小兒救命術類（APLS）；反之，在成人方面，生命之鏈爲早期求救、早期心肺按摩、自動體外去顫術、以及成人高級救命術（Advanced Life Support, ACLS）。

小兒生命之鏈，包括四個環環相扣的措施，是救命之必要措施：預防措施——早期 CPR ——早期求救——高級小兒救命術。

成人生命之鏈，包括四個環環相扣的措施，救命之必要措施：早期求救——早期 CPR ——自動體外去顫術——成人高級救命術。

美國西雅圖統計突然猝死病人，在急救後有 51% 存活，其中 11% 可以健康出院；而在美國芝加哥機場，室內持續播放 CPR 教學，統計急救成功率達 23%，其中 56% 可以健康出院。但在臺灣地區急救成功率卻偏低，即使在臺北市只有 8.4%，而在其他地區僅 1～2%。探討臺灣急救成功率偏低的原因，認爲過去國人忌諱對猝倒的人進行口對口人工呼吸，加上心肺復甦術繁複不易記，因而國人遇到周遭有人猝倒，最多是打 119 叫救護車。如果病人是因爲心臟病發停止心跳（Asystole），只要 4～6 分鐘就會造成腦部或是其他器官缺氧，即使有幸救活了也可能留下後遺症。

根據臨床經驗，猝倒病人有 90% 是心室纖維顫動（VF）造成。此時除了打 119 叫救護車，以徒手 CPR 就可以維持至少 1/3 的體內氧氣循環，讓器官不致缺氧。要一般民眾以口對口人工呼吸，救路倒猝死的人，這樣的要求，數度引起醫界辯論。過去醫界對口對口人工呼吸、口對鼻吹氣一直認爲是不衛生，可能引發疾病傳染，即使是救護醫療人員在進行 CPR 時也會避開直接口對口。既然美國心臟醫學會公布的準則已變更爲：「按壓兩乳中心，每分鐘 100 下」，不但沒有衛生疑慮，又簡單好記，如此要推廣全民 CPR，就更容易了。

然而，對於有些無法痊癒的疾病，例如癌症末期或是已經死亡多時者，心肺復甦術已經沒有意義，所以美國在 1976 年提出拒絕心肺復甦術（DNR）的觀念，以便推動安寧醫療，也就是在施行心肺復甦術前，必須先知會家屬，得其同意使得施行，若是家屬或是病人早已簽署 DNR，則必須尊重其決定。除此以外，不施行心肺復甦術情況還包括：(1)死亡已不可免，如斷頭、屍體僵硬。(2)嬰兒小於二十三週，體重小於 400 公克，以及無頭症。

我國近年來也逐漸接受安寧醫療的觀念，衛生福利部爲擴大「安寧緩和醫療」及「不施行心肺復甦術」之宣導，據 2009 年統計目前有超過三萬二千多民眾已依〈安寧緩和醫療條例〉第五條規定，簽署預立選擇「安寧緩和醫療」及「不施行心肺復甦術」意願書（圖 6-9），並已註記於健保 IC 卡上；民眾隨身攜帶此「安寧心願卡」，加上預立選擇安寧緩和醫療及不施行心肺復甦術意願已經註記在內之「健保卡」，形成雙重保障，以確保自身醫療自主之權益。此外根據個人調查，目前在加護病房簽署 DNR 之比例大約 34% 左右，且有持續增加趨勢，顯現 DNR 的觀念已經逐漸爲民眾所接受了。除了在瀕危時（最常見是肺炎合併呼吸衰竭時）拒絕心肺按摩外，其細項仍有出入，包括氣管內插管、電擊、給藥、緊急洗腎等，每個家庭成員各有不同之考量，而隨著病情演變，可能有所修改，必須一一予以尊重，以免救人不成，反而橫生枝節。

因此，設立 DNR 標準看板，放在瀕危病人床頭，以提醒値班醫護人員急救時注意。要救或不救，由病人自己作主，成爲加護病房之共識（表 6-9）。

心肺復甦術之程序包括呼吸道、呼吸、循環、診斷（ABCD），急救時重點在於一聲令下，整個急救團隊之立即動員，主導急救插管的醫師指揮成員將病床推入急救室，甦醒球面罩、氣管鏡、7.5 號氣管內插管、心電圖監視器、強心劑、快速插管程序用藥，一句一句開出口頭醫囑，受命者大聲複誦而執行，按部就班來完成急救程序（表 6-10）。

病人＿＿＿＿性別＿＿＿，＿＿年＿＿月＿＿日生，因患＿＿＿＿＿＿＿
生命垂危瀕臨死亡，無治癒希望（急救亦只是延長短暫生命），經貴院醫師說明病情，已獲得充分了解，由本人＿＿＿＿＿＿＿＿或親屬＿＿＿＿＿＿＿＿
提出，在病患心跳停止時，拒絕施行急救措施（包括氣管內插管、心臟體外按摩、電擊、中心靜脈導管、氣管切開、急救藥物注入等）。

此致

＿＿＿＿＿＿＿＿醫院

立同意書人姓名：
身分證號碼：
住　址：
電　話：
與病人之關係：

中華民國　　　　年　　　　月　　　　日

圖 6-9　拒絕施行心肺復甦術同意書樣本

表 6-9　DNR 標準看板

	Endo	CVP	ES	CPR	Trach	Others	Others
DNR1							
DNR2							
DNR3							
DNR4							
DNR5							

*Endo：Endotracheal intubation，氣管內插管；Trach：tracheostomy，氣管切開術；ES：Electric shock，電擊；CVP：Central vein catheterization；Others：藥物（Drugs）、腰椎穿刺（Lumbar puncture）、肋膜穿刺（Pleural tapping）、手術（Operation）等

表 6-10 CPR 施行要點

CPR 口訣	叫、叫、A、B、C • 叫（病人意識）：拍雙肩，先生（小姐），你怎麼了？ • 叫（呼叫支援）：院外－請幫我叫 119，並回來幫我。 ：院內－請幫我院內廣播（*99* → 單位 999） • A（Airway）：打開呼吸道（壓額抬下巴），評估呼吸。 • B（Breathing）：維持呼吸道（口對口人工呼吸給予氧氣）。 • C（Circulation）：維持血液循環（心外按摩）
CPR 人工呼吸	壓胸：吹氣＝30：2
評估呼吸重點	看、聽、感覺，評估 5～10 秒鐘。 • 看：胸部有無呼吸起伏、四肢有無活動。 • 聽：鼻孔有無呼吸音。 • 感覺：有無呼吸吹到臉頰。
口對口人工呼吸	• 一秒鐘吹一口氣。 • 等待胸部自然起伏後吹第二口氣。
心臟按摩訣竅	兩手掌相扣，使用掌根按壓。 • 按壓位置：兩乳頭連線的胸骨處。 • 按壓深度：3～4 公分，深度約 1/2～1/3 胸廓。 • 按壓速率：大於 100 次／分鐘。 • 按壓 5 個循環後，檢查呼吸；若無反應，繼續施救。
急救到何時暫停？	• 其他救護人員到達。 • 自己筋疲力竭無法繼續施救。 • 患者恢復自發性心跳、呼吸。
復甦姿勢	• 患者恢復自發性心跳、呼吸後給予復甦姿勢。 • 復甦姿勢的優點：易引流（避免嘔吐物嗆到氣管）、很穩固（患者穩固側躺地面，等待救援者到來）、可保持呼吸道通暢。

氣道確保

包括打開呼吸道（Jaw thrust），置入airway，插管與外科手術呼吸道建立。

以抽吸器（Suction）清除口鼻內黏液和穢物，以免阻塞氣道與吸入，並且置入呼吸道（airway）於口腔內或是插入鼻腔中固定，以確保氣道暢通。

快速插管程序（Rapid sequence induction, RSI）

除非病人到院前已經昏迷不醒，否則對於尚有意識者要做氣管內插管時，建議採取快速插管程序，以免增加病人痛苦。基本上 RSI 包括以下三個步驟：

1. 降腦壓劑（Lidocaine）：1.5 mg/kg，作用在於降低氣管刺激咳嗽反應，約 50 mg IV。
2. 鎮靜麻醉劑：Dormicum 約 5 mg IV，此外可考慮以下：
   - Ketamine：2 mg/kg，支氣管擴張劑，用於低血壓、支氣管痙攣的病人，生效時間一分鐘，持續時間五分鐘。
   - Benzodiazepine：Midazolam: 0.1 mg/kg，生效時間 1～2 分鐘，持續時間二十分鐘。
   - Opioid: Fentanyl：2～10 μg/kg 用於頭部外傷的病人，降低顱內壓。在高血鉀狀態（腎衰竭、肌溶症、燙傷、有機磷中毒、封閉型青光眼）應該避免使用（Relaxin）Succinylcholine，以免加重高血鉀惡化。
3. 神經肌肉鬆弛劑（Nondepolarization）：Succinylcholine 1 mg/kg，大約 50 mg IV，或是 Vacuronium, 0.1 mg/kg IV，防止肌肉震顫（fasciculation）。

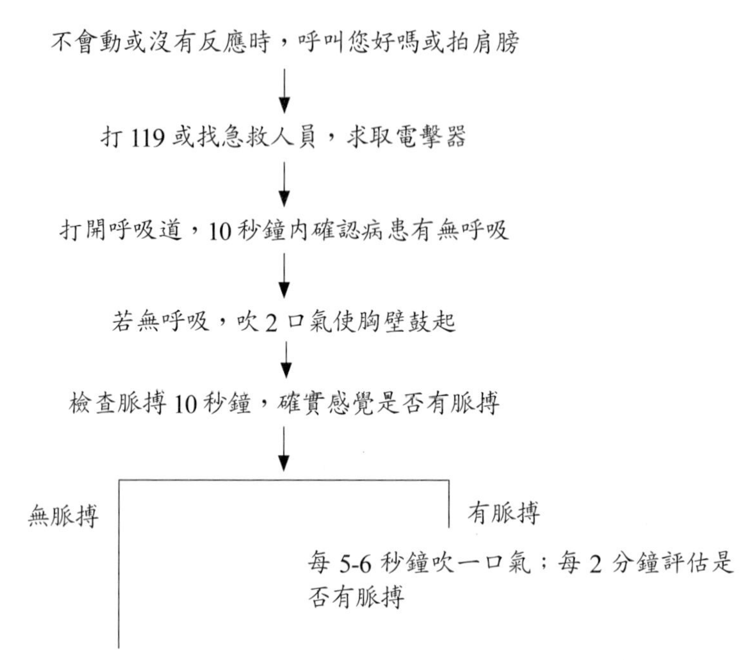

則開始重複按壓胸部 30 下然後吹 2 口氣的急救動作，直到電擊器抵達或高級生命救護員接手或病人有反應（要用力壓、快快壓、每分鐘 100 次；壓放時，要使胸壁能回到原位；盡量不要間斷）

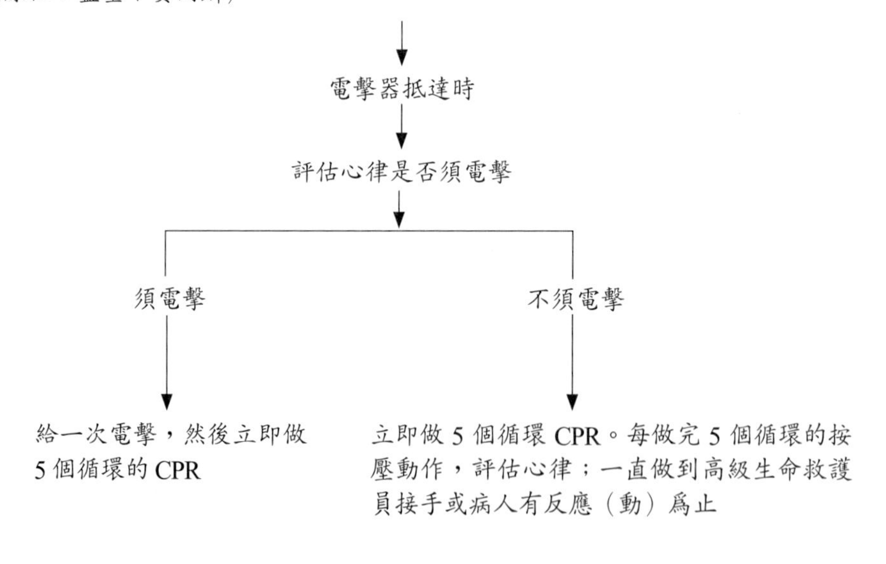

圖 6-10　成人急救通用流程

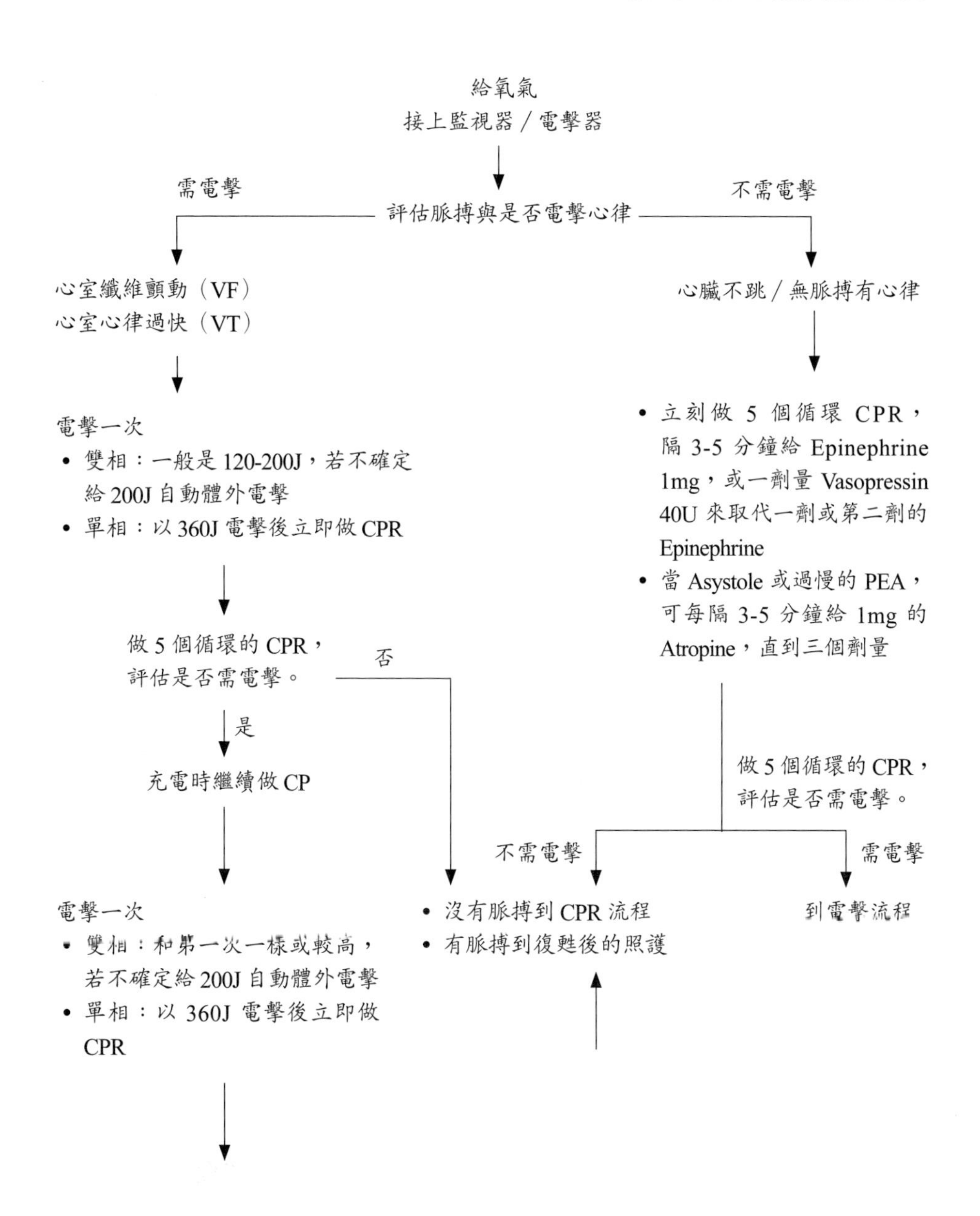
給氧氣
接上監視器／電擊器
需電擊
評估脈搏與是否電擊心律
不需電擊
心室纖維顫動（VF）
心室心律過快（VT）
心臟不跳／無脈搏有心律
電擊一次
• 雙相：一般是120-200J，若不確定給200J自動體外電擊
• 單相：以360J電擊後立即做CPR
• 立刻做5個循環CPR，隔3-5分鐘給Epinephrine 1mg，或一劑量Vasopressin 40U來取代一劑或第二劑的Epinephrine
• 當Asystole或過慢的PEA，可每隔3-5分鐘給1mg的Atropine，直到三個劑量
做5個循環的CPR，評估是否需電擊。
否
是
充電時繼續做CP
做5個循環的CPR，評估是否需電擊。
不需電擊
需電擊
電擊一次
• 雙相：和第一次一樣或較高，若不確定給200J自動體外電擊
• 單相：以360J電擊後立即做CPR
• 沒有脈搏到CPR流程
• 有脈搏到復甦後的照護
到電擊流程

（續）

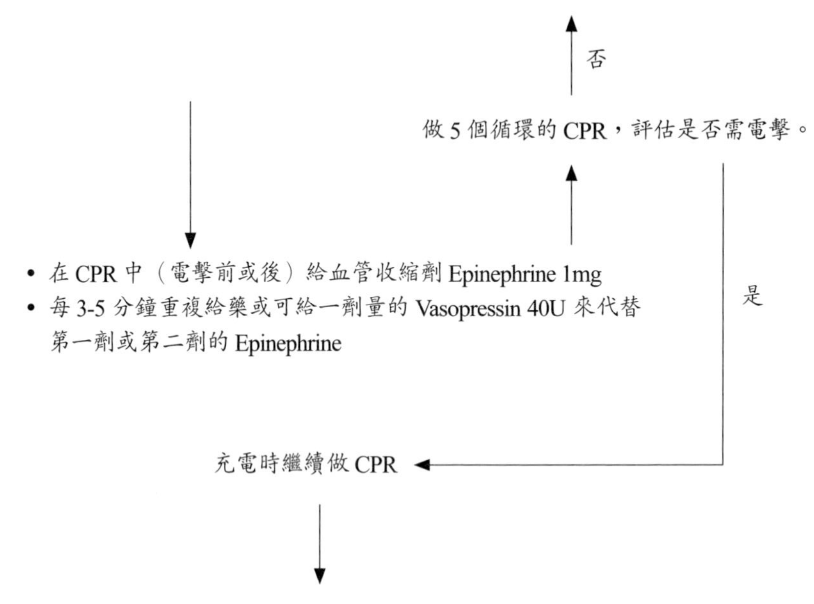

電擊一次

- 雙相：和第一次一樣或較高，若不確定給 200J 自動體外電擊。
- 單相：以 360J 電擊後立即做 CP
- 在 CPR 中給抗心律不整藥（電擊前或後）：Amiodarone 300mg IV/IO 一次，10 分鐘後可考慮在給 150mg 一次，或 Lidocaine 1-5mg/kg 一次，然後可每 5-10 分鐘給一次 0.5-0.75mg/kg IV/IO，最多三次，劑量不得超過 3mg/kg，或 Magnesium 1-2mg，負荷劑量是 1-2g IV/IO（torsades de pointes 時）。

*CPR 時：要用力壓，數度要快（每分鐘 100 次）、要讓胸壁彈回、按壓盡量不要間斷、CPR 一次爲 30 個按壓然後兩個吹氣、避免過度換氣、要確定呼吸道的位置、有氣管內管時，胸部按壓是持續的，給氣時也不停止（每分鐘 8-10 次）、每 2 分鐘換手一次，評估脈搏一次、找出和治療可矯正的原因。

圖 6-11　無脈搏的心跳停止（Pulseless arrest）處理流程

傳統氣管切開術由第二或第三氣管環間進入，環狀甲狀軟骨膜切開術由甲狀軟骨與環狀軟骨間膜進入氣管

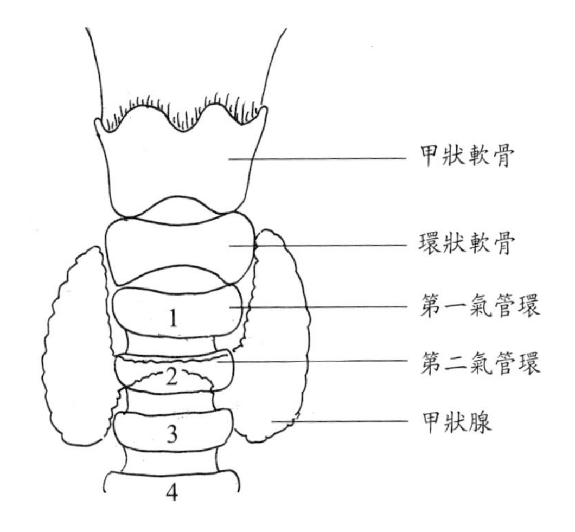

圖 6-12　切開術位置

氣管內插管步驟

重點在於從容不迫，按部就班，左手喉頭鏡，右手氣管內管並騰出一指壓住環狀軟骨。

要先通氣兩分鐘，將肺泡內的二氧化氮（NO_2）排出，使氧（O_2）能充滿肺泡，病人才能容忍 3～5 分鐘無氧氣狀態。施行氣管內管插管時，通氣中斷時間不能超過三十秒。對成人使用 7.5 號的氣管內管插管，女性病人用 7.0 號，導引管（Stylet）位置應在氣管內管末端的 0.5 吋內，喉頭鏡緩緩放入口中，抵住會厭軟骨（Epiglottis）向上提，不可牴觸牙齒否則崩斷，左手握喉頭鏡，右手拇指與食指拿氣管內管，並騰出無名指壓住環狀軟骨讓聲帶露出（Sellick maneuver），再請助手幫忙壓住環狀軟骨，以便插管內管逐步推入，看見聲帶再深入即可。氣管內管前面的加壓袋近端（Cuff）應通過聲帶 1.5～2.0 公分。加壓袋打入約 10～20 mL 的空氣，使壓力介於 25～35 cmH_2O（25 cm H_2O 以上的壓力可防止吸入反嘔的胃內容物，40 cmH_2O 以上

的壓力則會造成黏膜缺血）。氣管內管插管固定在門牙處，約 20～22 公分的位置。

確認氣管內管位置時，應先用聽診器聽上腹部，再聽左右肺尖和前肺底部。或是以潮氣末期的 CO_2（End tidal CO_2 detector），可確認氣管內管是否在氣管內。若是插入食道，或是不能確保在氣管內，則拔除重插。再插管應在充分通氣 15～30 秒後再做。若仍不成，則換人插插看，並緊急照會痲醉科待命，同時準備緊急氣切術。插上後加照胸部 X 光確認位置，氣管內插管末端要在第二胸椎氣管分叉處，並排除氣胸或是皮下氣腫。最後接上呼吸器、再插入鼻胃管和導尿管。

外科呼吸道建立

外科呼吸道包括傳統氣管切開術、環狀甲狀軟骨膜穿刺術和切開術。和傳統氣管切開術不同，緊急氣管切開術是指環甲軟骨氣切術（Criocothyrotomy），也就是環狀軟骨與甲狀軟骨間做氣管切開，一般兩分鐘之內即可完成。

當氣管內插管失敗或不順時，就要拿出氣切包，準備好做緊急氣切之打算。動手前，先默念手術步驟，檢點器械，然後按部就班來施行，每一個動作都要劍及履及，不容浪費任何時間。

要領在於以左手維持氣管在中線位置，右手順著中央白線（Linea alba）層層分離，避開甲狀腺，找出甲狀軟骨和環狀軟骨之間薄膜，先以空針筒穿刺回抽見到氣體來確認在氣管內腔。

開始進行十字切開，一邊用手護住，否則氣管內壓極大，分泌物會噴得滿臉。再以彎嘴鉗 Mosquitto clamp 導引，讓氣切管順勢滑入。做完後，記得壓甦醒球 Ampule 讓氧合濃度上升到 90 以上，並照 X 光確認位置。

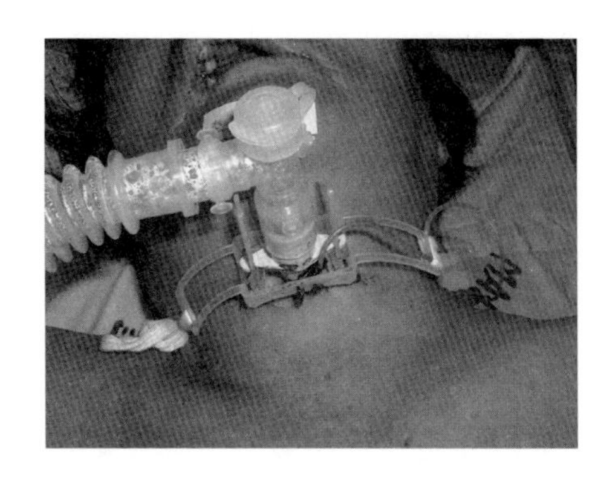

要把氣切手術做好，首先必須熟悉解剖位置，傳統氣切手術由第二、三氣管環進入氣管，緊急氣切術則由甲狀軟骨與環狀軟骨間隙進入氣管

圖 6-13　緊急氣切術（環甲軟骨切開術）

在 Cricothyrotomy 引進之前，面臨氣管內插管失敗之病患，急診醫師被迫在急診施行緊急氣切術（圖 6-13），將原本費時平均四十分鐘的傳統氣切術壓縮至五分鐘之內完成，其壓力之大，而手術之驚心動魄，可以想見。在 Cricothyrotomy 引入之後，手術時間可以縮短至三分鐘以下，而且也不會搞得血肉模糊的，有效地讓病人從窒息危機中解脫出來。

呼吸

在確認呼吸道通暢後，接著檢查病人是否有正常呼吸動作。對於呼吸急促者，可以先給予氧氣，再視其反應做調整。

- 給予氧氣鼻管，3～5 L/min，氧氣濃度可達 24～40%。
- 氧氣面罩，6～10 L/min，氧氣濃度可達 40～60%。
- 再吸入型氧氣面罩，6～10 L/min，氧氣濃度可達 60～80%。
- 非再吸入型氧氣面罩，6～10 L/min，氧氣濃度可達 80～100%。
- 以上措施不能改善呼吸，則考慮氣管內插管，病人插上氣管內插管，若能自行呼吸，則接上 T-piece，給予氧氣 10 L/min；若不能自行呼吸，則接上呼吸機 Ventilator、調整 Tidal volume 500 mL (300～700)、Rate 16/min，轉加護病房住院。

- 胸部 X 光檢查 Portable CXR，排除胸腔其他相關問題，例如氣胸、異物、吸入性肺炎等。
- 檢測動脈血氧氣體分析（ABG），據以矯正酸鹼値異常、調整呼吸機給氧濃度和呼吸次數。

循環系統建立

維持循環系統穩定，越早阻斷休克惡化過程，可以提升急救之成功率。因此及早建立周邊靜脈導管輸液，以穩定循環狀態，可避免休克之積重難返。其急救過程說明如下：

1. 以大口徑周邊靜脈導管建立爲優先，若失敗則施行靜脈切開，可由大隱靜脈下手，另於臨床技術章節詳述。
   - 中心靜脈導管插入優先次序爲內頸靜脈、鎖骨下靜脈、股靜脈，最好將病人推入處置室施行，避免家屬旁觀指點哭鬧，橫生枝節。
   - 股靜脈位於股動脈內側，注射方法在以左手壓住股動脈爲基準，在內側約一公分處下針，太接近動脈則插入動脈，太偏離則打不到，可以 22 號針先抽看看，若打中了標記方向再換中心靜脈導管針順勢插入。導管插到底，以 4-0 Nylon 縫合固定。
   - 兒童可以施行前脛骨骨針穿刺，或由肚臍下切開臍靜脈。
   - 當周邊靜脈無法順利建立時，即時準備靜脈切開術，包括 15 號刀片，20 號 Catheter，固定用針線，局部麻醉下施行（昏迷病人可以不用麻醉），成人選用大隱靜脈行經內踝位置，嬰兒選用臍靜脈。
2. 輸液以 Normal saline → Lactate Ringer → 代用血漿 → FFP → 輸血爲先後選擇次序。

3. 若是呼吸道已經建立，但是靜脈輸液遲遲打不上，可以權宜先從呼吸道給藥：
   - 可以從呼吸道給藥者包括 Epinephrine、Vasopressin、Atropine、Lidocaine、Naloxane。
   - 先以 5～10 mL 蒸餾水稀釋。
   - 直接注入呼吸道。
   - 再用甦醒球擠壓通氣數次。

去顫或診斷

1. 以心電圖監測器及早發現心室震顫（VF），並給予電擊去顫。
2. 及早找出病因，予以矯正。
3. 針對敗血性，越早用對抗生素，越早矯正休克，預後越好。
4. 決定心肺按摩停止時機，一般成人急救超過 30 分鐘沒有起色，則要家屬進入急救室解說，給予心理準備面對死亡。
5. 腦死定義爲 C、P、R、F 包含四項：昏迷指數（coma scale）3、瞳孔對光無反應（Pupil）、無腦幹反射動作（Roflex），包括頭角膜反射（Oculocephalic corneal reflex）、洋娃娃眼動現象、嘔吐反射（Gag reflex）、無自發呼吸（Fail to breath）。
6. 使用自動心肺按摩機，必先安裝好基座，確認基座卡好穩固，再調整壓迫位置，在胸部兩乳中下，下胸骨柄之間：(1)系統啓動 System Contol；(2)Compress Depth 壓迫深度約 2～2.5 刻度，大約 5 公分左右；(3)Ventilation volume 呼吸機容積在500～700mL間，特別小心老年病人，必先知會有壓斷肋骨之虞。

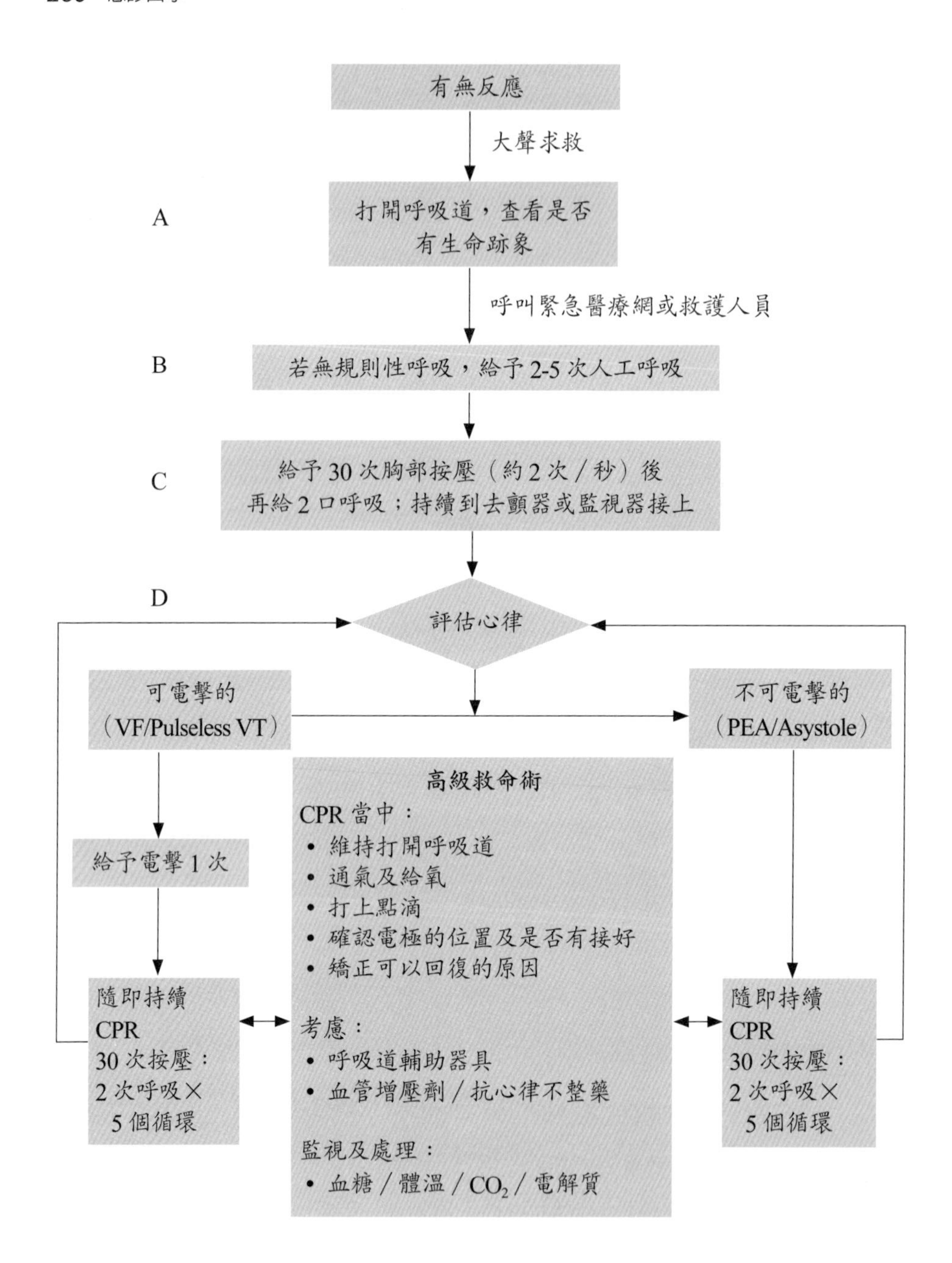

圖 6-14　成人心臟停止通用流程

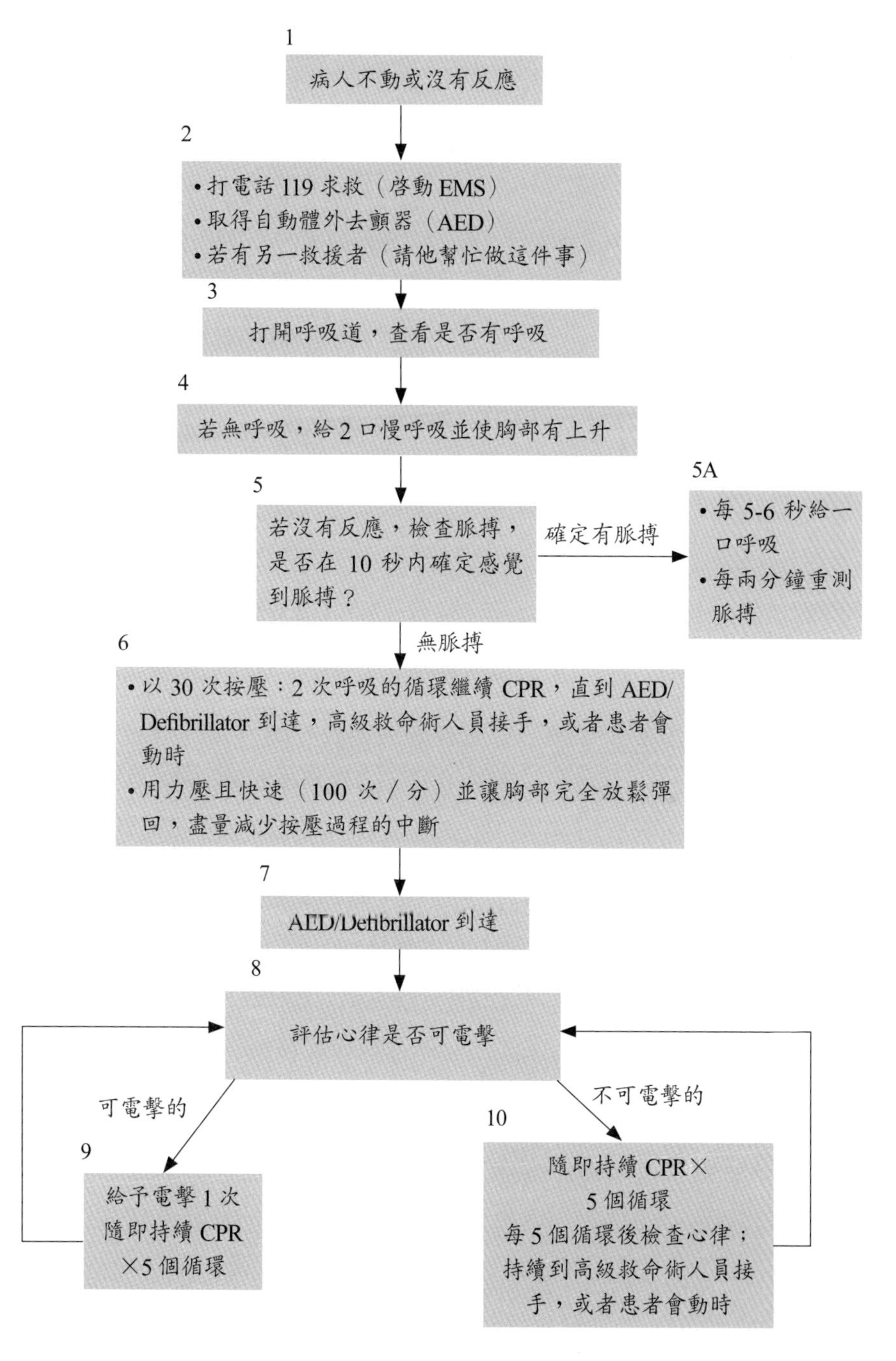

圖 6-15　成人基本救命術（BLS）流程圖

第三節　發燒

發燒在 SARS 期間，曾經讓全國人聞之色變，當時每家醫院急診門口都設置了發燒篩檢站，每位進入急診的人，包括醫院員工和醫護人員，每天都得通報體溫，只因為發燒是 SARS 早期診斷唯一的線索（圖 6-16）。SARS 來得快去得也快，而今發燒篩檢站都已經內化，發燒篩檢也終止實施；然而，發燒偵測仍然是急診檢傷第一要務，不只是為了 SARS，對很多疾病而言，體溫變化也是早期診斷的線索之一。而不明熱（Fever of unknown）的定義是體溫高於 38.3°C，持續三天以上且住院一週仍查無原因者。

發燒可能原因有：(1)感染，包括急慢性疾病。(2)免疫疾病。(3)電解質異常。(4)環境因素，如中暑、脫水。(5)藥物反應，如安非他命、疫苗注射後。(6)腫瘤。

處置：發燒為生理反應，除非影響到食慾、體力和日常活動，否則只需要睡冰枕即可，並不需要吃藥，若是到了非退燒不可的時候，首選藥物是 Acetaminophen，副作用最小，其次可以溫水浴全身擦拭、Voren 肛門塞劑、靜脈點滴，或是 Stin 靜注。注射 Stin 時要小心監測，有時引起過敏性休克反應。

更重要的是在病因追查，因此施行理學檢查、血液培養、尿液檢查、胸部 X 光、腹部超音波，試圖找出感染源。

通常抽血培養應該做兩套、在不同部位為之，臨床上執行困難，護士總是只在一處採血分兩瓶裝了事，所以開立醫囑時，一次只抽一套即可，等待再度發燒時，再開立血液培養醫囑，吩咐護理人員再採血，再做一套。當然，若還持續發燒，則建議住院做進一步檢查。

至於外科手術後發燒，則根據風水輪流轉的口訣來處理，風：肺部感染；水：泌尿道感染；輪：深層靜脈栓塞；流：引流等問題；轉：其他。

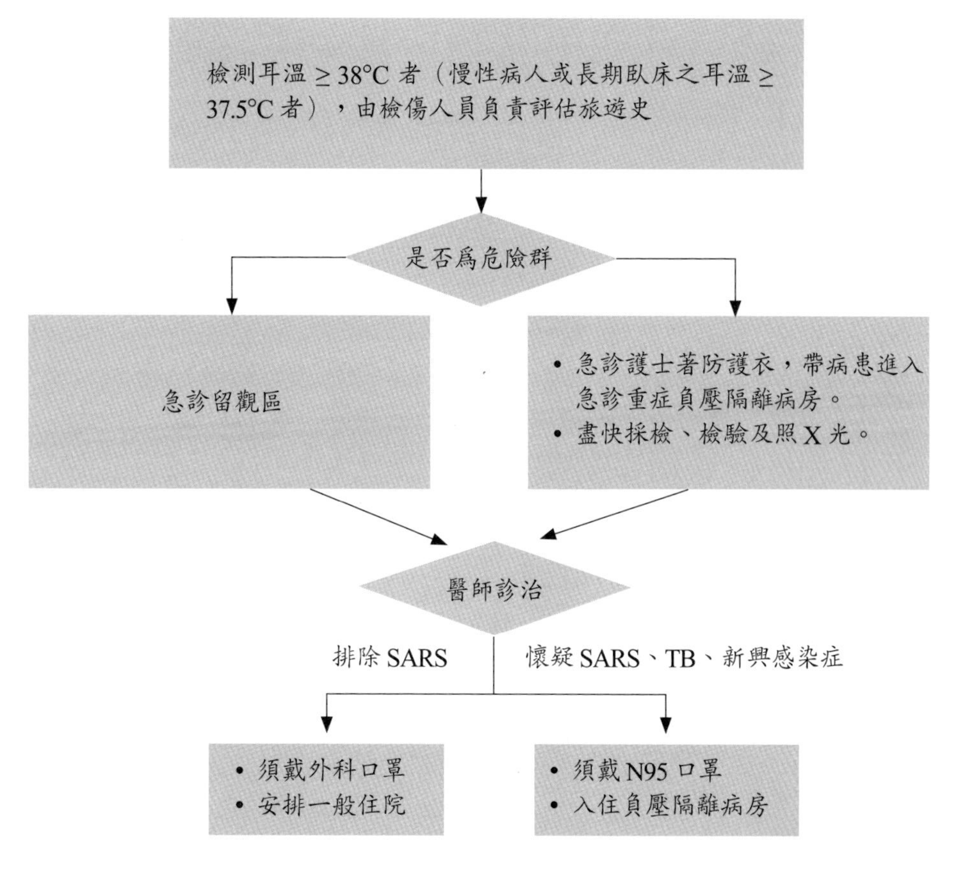

圖 6-16 急診發燒篩檢作業流程

第四節 胸痛

當病人有胸痛（Chest pain）症狀時，不可等閒視之，否則鬧出人命，必然釀出醫療糾紛，面對胸痛必須要做最壞打算和最好的安排。鑑別診斷，在心血管方面，首先要考慮心肌梗塞（Acute myocardial infarction, AMI），其他心絞痛（Angina）、肺栓塞（Pulmonary embolism）、主動脈剝離（Aortic dissection），個個都是致命急症。

在肺臟方面，須先考慮自發性氣胸（Spontaneous pneumothorax），肋膜炎、肺炎、肺癌，其中張力性氣胸（Tension pneumothorax）也會有立即生命危險，必須小心；在消化道方面，則要考慮胃食道逆流症、食道裂傷；至於在胸壁方面，是否有肋骨斷裂、肌肉拉傷等，皮膚是否有瘀青、浮腫或感染。帶狀疱疹感染也有可能，至疱疹後神經痛，可達數月之久，所以檢查身體，務必徹底。

各種胸痛的特徵如下：

- 心絞痛：前胸壓迫感、不適、突發性，而後逐漸改善。
- 心肌梗塞：突發性持續胸痛、冒冷汗。
- 肺栓塞：突發刺痛、因呼吸而加重、咳血。
- 自發性氣胸：突發性撕裂痛、焦慮、呼吸音消失。
- 食道炎：前胸燒灼感，制酸劑可改善。
- 胸壁疼痛、胸壁痠痛，和骨骼肌肉過度活動有關。
- 肋膜炎：中度燒灼痛、吸氣時出現、發燒、咳嗽有痰。
- 皮膚感染帶狀疱疹、水泡、燒灼感、疼痛。

衛生教育

1. 胸痛即爲胸部的疼痛，在胸腔的主要器官有肺臟、心臟、食道和大動脈等，胸痛主要還是因爲這些胸腔裡面的器官的疾病所引起，但也有部分是因爲胸部肋間神經所引起的疼痛。
2. 胸痛所代表的可能原因
   - 典型因心臟引起的胸痛，每五分鐘舌下含硝化甘油（NTG）連續三次也無法緩解時，則可能是心肌梗塞，宜盡速就醫。
   - 突然而來的劇痛，可能代表著肺梗塞、大動脈破裂或氣胸等嚴重疾病，須盡速至醫院緊急治療。
   - 肺部疾病、氣喘、消化道疾病、慢性咳嗽或久咳不癒，皆會引起胸痛。

- 有些胸痛是屬於神經痛、肌肉痙攣引起，或是之前受過傷所致的後遺症。

3. 切記勿漠視胸痛所帶來的警訊，宜盡早就醫。
4. 平時避免攝取過多含咖啡因飲料，或是過熱、過冷食物。
5. 胸痛發生要保持鎮靜，採半坐臥姿休息，避免出力動作。
6. 若有氧氣設備，立刻取用，並使用舌下含片，未改善者立即撥打 119 就醫。
7. 若有任何疑問，請洽急診處。

AMI 的判斷還是以病史最重要，發作早期 Isoenzyme 和 EKG 不一定呈現異常，可利用心臟超音波來檢視，但是超音波需要訓練和技巧，所以心肌梗塞之早期發現，還是要靠警覺和專業判斷。然而，也不能排除主動脈瘤剝離，當發生突發性胸痛、極端疼痛、前胸傳後背、血壓降低、雙側手臂收縮壓差 15 mmHg 以上、休克、胸部 X 光可見縱膈腔（Mediastinal widening），胸部電腦斷層檢查可做診斷，應緊急照會心臟科超音波。

在處置上，應先穩定生命徵象，降低血壓（以 Trandate and Nipride 積極降壓），止痛（Morphine），禁用 Heparin，入住心臟科加護病房，照會心臟外科醫師準備手術，手術分成血管內支架置放術（Endovascular grafting）和切除動脈瘤再置換人工血管，術前最好能做血管攝影來確認。

處置

- MONA優先（Morphine, Oxygen, NTG, Aspirin）
- 靜臥，給予氧氣（O_2）：nasal cannula 4L/min。
- Bokey (100) 1#qd.
- Heparin 5,000u (60 u-80 u/kg) iv bolus,then 2,0000u in N/S 500 mL .run 20 ml/hr (12 u-14 u /kg/hour) with titration to keep PTT 50-70 seconds (1.5-2

times control).

- Isoket 1 amp (10 mg) in N/S 90 mL run 6 mL/hr (10μg/min), Hold Isoket if .HR< 50 bpm or >110 bpm or SBP< 90 mmHg.
- Millisrol 5 amps in D_5W (200), run 3 mL/hr.
- Amiodarone 1amp in D_5W 100 mL IVD 10min then 5 amp in D_5W 500 mL IVD 35cc/hr×6hr then 17cc/hr×18hr (hold,if HR < 70 bpm).
- tPA 10 mg IV in 2 min, 50 mg IV drip for one hour, 40 mg IV drip for 2nd hour and 3rd hour.
- aPTT q6h , ECG qd and prn if chest pain, CPK/CPK-MB , LDH, Troponin I, GOT, Mg, TG, Cholesterol.
- Portable CXR

第五節　呼吸急促

呼吸急促（Dyspnea）不一定是肺臟問題，也不一定是換氣過度症候群（Hyperventilation syndrome, HVS），事實上，在做精神病方面之診斷前，一定要先排除器質性的致命疾病，特別是心臟衰竭（Heart failure）（占47%）、心肌梗塞、主動脈剝離（Aortic dissection）、腦出血（Intracranial hemorrhage）、肺栓塞（Pulmonary embolism）、肺炎（Pneumonia）、氣胸（Pneumothorax）或是敗血症（Sepsis）。

首先要探查病史，以前是否罹患何種疾病？是否有類似症狀發作？即使氣喘病人發生呼吸急促，也必須先排除其他致命疾病之可能，包括氣胸、肺栓塞、心肌梗塞等，所以呼吸急促病人例行要照胸部 X 光、心臟超音波，再視情況檢查心電圖、生化、全血，乃至於胸部電腦斷層檢查。

隨著時代的進步，先進的檢查推陳出新，很多生化標記（Biomarker）、免疫分析儀（Immunoassay analyzer）上市，可以幫助急診醫師做鑑別診斷，

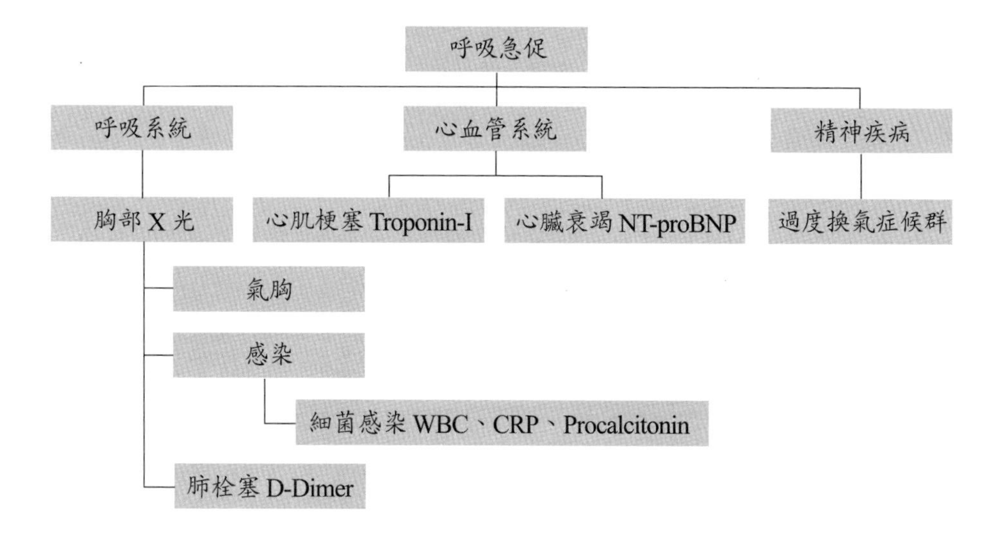

圖 6-17　呼吸急促處理流程

例如：(1)心肌梗塞可用 Troponin-I；(2)排除肺栓塞可用 D-Dimer；(3)感染發炎除了 WBC、CRP，還有 Procalcitonin；(4)檢測是否心臟衰竭，可用 NT-proBNP，都可以在二十分鐘之內得知結果。

處置

- 先給氧氣，現今已不再使用塑膠袋呼吸法來處理過度換氣症候群患者。
- 檢視生命徵象和氧合濃度（Oxymetry），而當氧合濃度小於 95% 就要警覺；若是生命徵象不穩定、血壓降低、神志不清、脈動式血氧（Pulse oximetry）飽和濃度（SpO_2）在 98% 以下，就要考慮是否有其他問題，先穩定生命徵象，再進行下一步檢查。
- 生命徵象不穩定者，不可離開急診，應先照會移動式 X 光（Portable X-ray）、床邊超音波檢查（Bedside ECHO）。
- 動脈血氧氣體分析（ABG）檢查。
- 例行採血檢查、心電圖、生化檢查。

第六節　腹痛

腹腔內器官衆多，腹痛的診斷各式各樣，從簡單之腸胃炎到致命之內出血，在在考驗急診醫師的功力。腹痛在不同年齡層和不同性別，有不同考量。小孩無論頭部或胸部問題，時常只會說肚子痛，必須小心判別，配合生命徵象變化來做評估，而只有腹痛，很可能是便秘，可以先灌腸解便，再看看是否有進一部檢查之必要；女性腹痛要記得照會婦產科，排除婦產科方面的問題；老人腹痛則要考慮便秘、心肌梗塞、腸道缺血疾病和腹主動脈瘤破裂或剝離之可能；暴力所致腹部鈍挫傷、仰臥起坐過度造成之腹部疼痛、腹部皮膚之帶狀疱疹，雖然也都是腹部疼痛，但是腸蠕動正常，可以和腹膜炎區隔。腹膜炎有腹膜徵象（Peritoneal sign）包括腹痛、反彈痛、腸蠕動減少、壓痛可資區別。

腹部硬如板（Abdominal guarding），須考慮是否爲內出血、腸胃穿孔、胰臟炎，以及精神緊張者，鑑別診斷以決定是否要剖腹探查，包括腹膜炎、內出血、胃穿孔、腸阻塞超過三天、穿刺傷、槍傷，都是開刀之適應症。

致命性腹痛，包括十二指腸潰瘍穿孔、急性胰臟炎、內出血、主動脈剝離。六十五歲以上男性，突發性腹痛、血壓降低、腹部有搏動性團塊，就必須考慮是否爲腹部主動脈瘤破裂，以腹部超音波和電腦斷層診斷，再照會心臟外科緊急手術。

處置

- 有關腹部疼痛，一般都會先禁食，打上靜脈點滴、抽血，再一步一步的檢查，找出原因。
- 檢查工具包括胸腹部 X 光（Standing or left decubitus view）、腹部超音波、腹部電腦斷層檢查、腹部穿刺、腹膜腔灌洗術，而應該以非侵入性檢查優先。

- 腹部 X 光如發現有橫膈膜下氣體（Subphrenic free air），則須考慮是否爲十二指腸穿孔（70%），若是加上有十二指腸潰瘍病史、突發性腹痛、腹部硬如板，就可以開始做手術之準備了。
- 腹部鈍挫傷，唯恐有延遲性內出血，應該留置急診觀察，定時檢測生命徵象和施行超音波檢查。即使出院也得再三叮嚀，安排外科門診追蹤變化。
- 女性腹痛，一定得檢測懷孕與否，照會婦產科確認無子宮外孕、卵巢囊腫破裂、輸卵管膿瘍等可能。
- 腹部主動脈直徑大於三公分就要考慮是否爲腹部主動脈瘤，先以β-blocker 降低血壓，減緩動脈瘤成長速度，瘤越大越危險，而有破裂之虞，五公分以上或是有症狀者必須立即手術。
- 腹部疼痛硬如板，除了要考慮十二指腸潰瘍穿孔，其他如腸道穿孔、肝癌破裂、急性胰臟炎、腹膜炎或是腹肌血腫傷害都有可能，再依各項急症之特性來檢查與分辨。

第七節　疼痛

疼痛是第五生命徵象（5th Vital Sign），除了傳統四種生命徵象包括心跳、血壓、體溫、呼吸外，現行急診檢傷也把疼痛評估列爲例行項目，造成檢傷級數升級。由組織損傷產生之不愉快的感覺，對於生理和心理均造成影響，兼有主觀成分和個人差異，一般以 PAS（Pain Vistual Scale）來測量， 對於無法溝通者，則以生理行爲反應（如表情、生命徵象變化）來評估。

止痛方法：藥物並非萬靈丹，要對症下藥，先找出病因，再來處理症狀，才是高明。包括以下四個步驟：(1)去其根源。(2)降低感受。(3)阻斷神經傳遞。(4)舒緩心理反應。

止痛藥物種類包含有：

1. 麻醉性止痛藥（鴉片類）：阻絕痛感與傳導，包括 Morphine、Demerol、Fentanyl、Codeine；藥理作用爲鎭痛、欣快、催眠、抑制呼吸、縮瞳、嘔吐（大劑量則抑制）、低血壓、尿量減少、便秘、組織胺釋放。
   - 促使 Oddi's sphincter 收縮，膽道痙攣加重膽結石疼痛，故膽結石疼痛常用 Demerol 而不用 Morphine。
   - 常用場合因科別而異：Morphine 常用於加護病房，Demerol 常用於外科手術後，Fentanyl 常用於麻醉科，Codeine 常用於止咳藥水。
   - 使用原則：少量。分次，監測變化；對於呼吸小於 12 次，收縮壓小於 90mmHg，昏迷指數小於 15 者，不建議使用麻醉性止痛藥。
   - 拮抗劑：Naloxane 靜注，Naltrexone 口服，可阻斷嗎啡和速賜康作用，作爲解毒劑和診斷毒癮用。

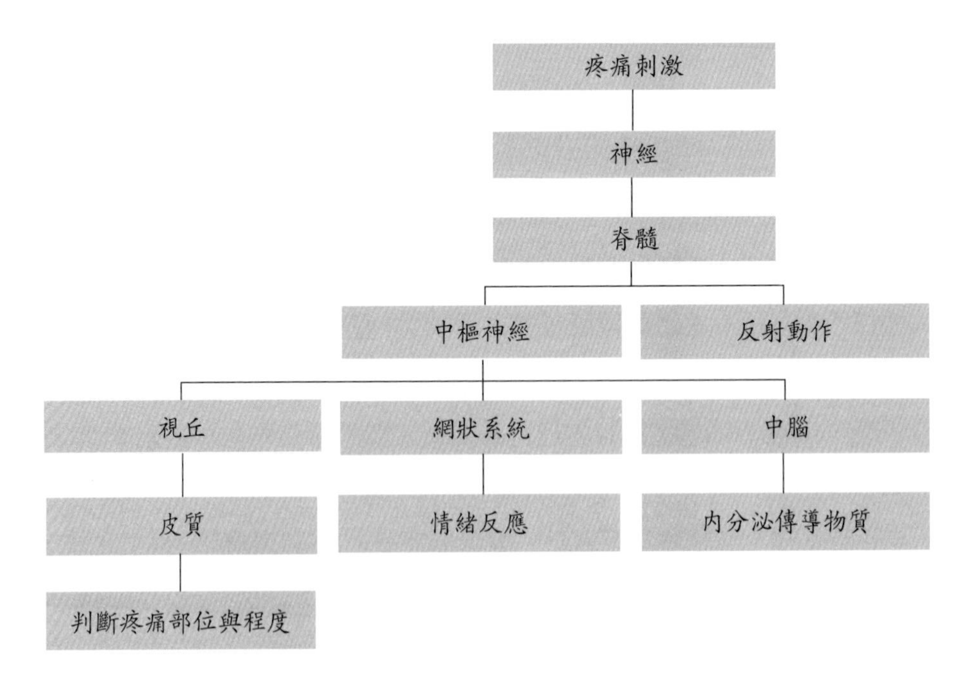

圖 6-18 疼痛之產生（傳導與認知）

2. 非麻醉性止痛藥：降低感受度。藥理作用爲抗炎、解熱、鎮痛、阻止血小板凝集。Acetaminophen（Panadol）普拿疼是最常用止痛退燒藥，但是無消炎與抗血小板作用，副作用爲肝毒性（Hepatotoxicity）大劑量會造成肝臟壞死衰竭，解毒劑爲 Acetylcysteine。
   - Salicylate Aspirin。
   - Acetic acid: Indocin、Voren、Keto、長效 Relifex。
   - Proprionic acid: Ibuprofen、小兒科常用 Naproxen。
   - 其他：Mefenamic acid (Ponstan)、COX_2 inhibitor Celebrex for old、Piroxicam（Feldene）長效 1# qd。
3. 局部痲藥：阻斷疼痛傳導，如 Lidocaine, Xylocaine。
4. 特殊疼痛治療劑，包括 Prednisolone、Auranofin 金化合物，治療類風濕性關節炎，銅螯合劑 D-penicillamine 治療類風濕性關節炎，Hydroxychloroquine 治療類風濕性關節炎。

表 6-11　各種藥物的比較

藥名	Morphine	Demerol	Fentanyl
止痛效力比	1	0.1	100
半衰期（小時）	3	3	6
心血管抑制	+++	+++	+
呼吸抑制	++	++	+
代謝	肝腎	肝腎	肝
特殊反應	組織胺分泌	組織胺分泌	再分布，僵直

牙痛（Odontalgia）

收治牙科病人前必須確認有無牙科醫師可以照會，若是沒有，必須主動向病人說明，並且解釋急診可以做到什麼程度，得到病人同意始可掛號，免得橫生枝節。

處置

1. 記錄牙痛病史：包括嚴重度、組織變化、疼痛期間，再照會牙科。
2. 止痛藥包括：Aspirin、Scanol、Ponstan、Ibuprofen、Ketoprofen、Voren，使用以簡單常用為主，必須先確認藥物過敏史。
3. 肌肉鬆弛劑：如 Solaxin、Tensolax、Shuane。
4. 局部麻醉劑，以 Lidocaine 局部注射為主。
5. 抗生素，一般以 Keflex、Amoxicillin、Augmentin、1# q6 h 為主。

頭痛（Headache）

「頭痛」是個讓急診醫師備感頭痛的問題，很難診斷，大約占急診病人數 0.4～2.5% 左右。造成頭痛的原因千百種，一般在急診遇到主訴頭痛者，大多是張力性頭痛，不宜開給安眠藥，其次要判別是否為血管性頭痛，以及其他疾病造成頭痛之症狀，例如高血壓、腦膜炎等。

急診醫師的責任，在於分辨頭痛可否在急診開藥處理，或是需要照會其他次專科做進一步之檢查，以期找出以頭痛表現之可能致命潛在原因，例如腦炎或是蜘蛛膜下腔出血，尤其注意發作型式是否首次出現、最近加劇、疼痛形式改變、合併言行改變、運動異常等，就必須做進一步的檢查。誤診可能延誤治療，甚至致命，所以，必須小心謹慎，不可馬虎。

一般來說，一個月中如果服用止痛藥超過 10～15 天，就應尋求醫師協助，以免因濫用止痛藥止痛不成，反而使頭痛更嚴重。首先要停服所有的止痛藥，以腦部電腦斷層或磁振造影排除腦部結構性的病變，改以預防性及治療性頭痛藥雙管齊下來治療，多數人都能明顯改善，不論頭痛或濫用頭痛藥的困擾都可獲得解決。

頭痛形成原因很多，若偶爾發作固然不必杞人憂天；然而如果症狀反覆出現、藥物無法止痛、發作時間很長、次數逐漸增多，甚至伴有劇烈地噁心嘔吐、複視、發燒合併頸部僵硬，或是意識障礙等其他不適症狀，就必須積極處置。

處置

1. 病史
   - 如果是女性，反覆發作，和月經相關，附帶有嘔吐、噁心、畏光等症狀，很有可能是偏頭痛。
   - 最近才出現的頭痛，或是頭痛型態改變，就必須考慮是否有器質性疾病，例如腦瘤的可能。
   - 是否和服用藥物有關，例如硝化甘油舌下含片（NTG）會造成腦部血管擴張而引起頭痛。
2. 理學檢查鑑別診斷
   - 發高燒、頸部僵直、Kernig's sign 呈陽性、嘔吐，則要考慮腦膜炎，最常見是 H. influenza、N. meningococcus、Strep. Pneumonia 感染。
   - 突發性頭痛到達極點、神志不清、半身不遂、頸部僵直，必須考慮是否為蜘蛛膜下腔出血。
   - 伴隨症狀如眼睛疼痛、嘔吐，則要考慮是否為青光眼、眼壓升高。
   - 顳部局部發熱、疼痛，要考慮是否為顳部血管炎。
   - 判斷是否神經質（Neurosis）。
3. 實驗診斷
   - 抽血檢測是否有貧血、電解質異常、感染，觀測發炎指數如 CRP、ESR 的變化。
   - 腦部電腦斷層檢查。

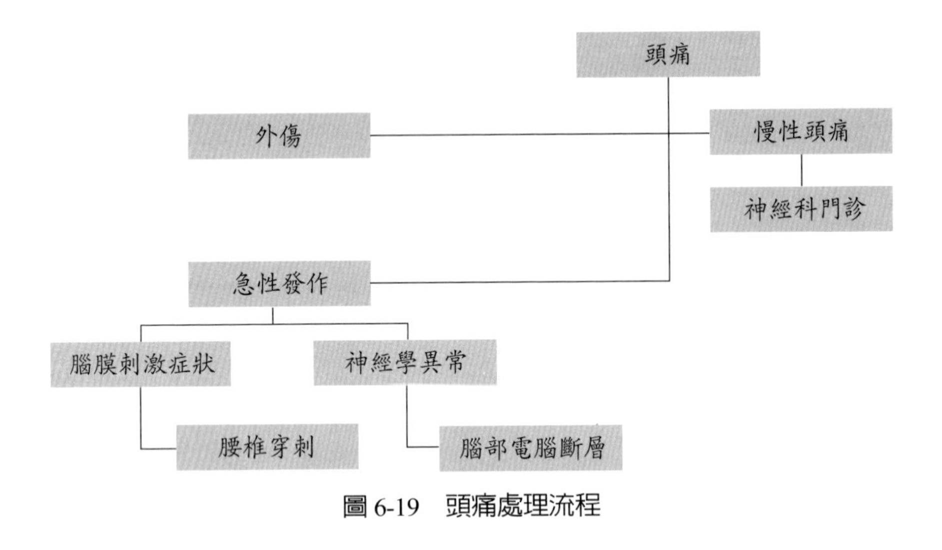

圖 6-19 頭痛處理流程

- 腰椎穿刺檢測是否有腦膜炎或是蜘蛛膜下腔出血，但最好照會神經內科處理，時常因此激怒神經內科，並需要平心靜氣的以無菌操作腰椎穿刺。
- 腦波檢查並非急診要項，可以轉介神經內科做進一步的安排。

衛生教育

1. 居家照護及注意事項：(1)保持安靜環境，避免過勞。(2)避免刺激性食物，如菸、酒、咖啡、辛辣食物等。(3)變換姿勢不可太快，以免頭痛加劇。(4)按照醫師指示服藥。(5)若疼痛型式改變或有噁心、嘔吐、 神志不清、複視、肢體無力情形，請盡速就醫。
2. 若有任何疑問，請洽急診處。

偏頭痛（Mygraine）

「偏頭痛」與「張力性頭痛」是現代人最常見的頭痛類型。偏頭痛好發於女性，由於顱內血管擴張以及血清素降低作用，疼痛程度較爲嚴重，發作時通常是單邊頭部（前額、顳部、後枕皆有可能），像脈搏跳動般劇烈抽痛，偶爾也有兩側頭部同時疼痛的狀況；頭痛時間可從半天到三天之久，經常伴有噁心、畏光、怕吵，甚至嘔吐等情形，影響日常生活作息。

處置

- NSAID、Amitriptyline有抗憂鬱效果。
- Chlorpromazine (Wintermin)、Prochlorperazine (Novamine) IM，改善噁心症狀，副作用爲血壓降低，所以病人須臥床休息。
- Sumatriptan 可收縮腦血管止痛，副作用爲臉潮紅、心悸。
- Ergotamine 可收縮腦血管，和咖啡因（Caffeine）有加成作用，所以臨床上常用 Cafergot，兼有 Ergotamine 與 Coffeine 作用，副作用爲心絞痛、壞疽。
- 偏頭痛超過二十四小時，可以使用類固醇來改善發炎症狀，Dexamethasone 16 mg IM 或 Methylprednisolone 80 mg IM。

腰椎穿刺後頭痛（Post-puncture headache）

腰椎穿刺常見於腰椎麻醉、半身麻醉和椎間盤攝影檢查，若是造成脊髓液滲漏，則病人會主訴頭痛與不適，頭痛起自枕部，常常合併嘔吐與噁心感。

處置

(1)預防勝於治療，腰椎穿刺應該使用較細針頭，穿刺後避免走動，應該好好臥床平躺二十四小時，可以防止腰椎穿刺後頭痛。(2)發生頭痛時，應該給予靜脈點滴止痛，一般 3～7 天內會改善。(3)若是未能改善，照會麻醉科由 Epidural space 注射 20 mL 自體血液進入以堵住穿刺孔滴漏處。

腦震盪後症候群（Post-concussion syndrome）

腦震盪發生後腦壓增高導致暈眩、頭痛、嘔心、嘔吐，頭部電腦斷層檢查無異狀，常常持續幾天，乃至於幾月之久，影響生活作息甚鉅，必須控制其症狀，觀察其變化。有些病人在頭部外傷後會有失憶現象，要注意可能是初期發生神志喪失（Initial loss of Consciousness, ILOC）所致，有此疑慮，就要做神經學檢查以及頭部電腦斷層來排除可能之腦部傷害。

處置

(1)改善腦水腫，可以滲透壓利尿劑 Mannital 5 ml/kg 靜脈注射，每天吃鹹一點的高鹽分食物，少喝點水，即可改善腦部水腫症狀。(2)給予止痛藥。(3)注意腦震盪情況是否惡化、疼痛形式是否改變，以決定是否再施行腦部電腦斷層追蹤。(4)給予頭部外傷注意事項衛生教育，安排神經外科門診追蹤。

血管性頭痛（Vascular headache）

所謂血管性頭痛，即爲服藥造成腦血管擴張而有頭痛產生，常見於降高血壓藥，例如治療心絞痛使用的硝化甘油舌下含片，就會造成頭痛，來自於腦部血管擴張所致，另外還包括以下兩種：

一、叢集性頭痛（Cluster headache）：發生於男性，春季和秋季常見，年約 30～40 歲開始出現，病人主訴睡夢中痛醒，然而到了急診有時就減緩許多、單側劇烈頭痛、有時侷限於單眼，而有結膜充血、眼皮下垂、流鼻水等症狀，必須和急性鼻竇炎鑑別診斷，如此斷續發作幾週，乃至幾個月之久，急診醫師必須小心診斷，有時發作起來，病人會有自殺傾向，必須注意。

二、顳部血管炎（Temporal arteritis）：會有顳部局部紅腫疼痛、發燒、體重減輕、視力減退症狀，需要病理切片才能診斷，若未能及時使用大量類固醇治療，有失明之虞。

處置

(1)確認病人頭痛發作時間，是否和服藥或食品有關？發作是否有季節性？是否顳部有發炎反應？(2)叢集性頭痛有一定發作時間，有時到達急診就好了，可給予氧氣、Ergotamine、安眠藥，對頭痛症狀改善會有幫助。

高血壓性頭痛（Hypertensive headache）

其實，一般高血壓很少察覺，也沒有頭痛之症狀，反而是其他疾病造成頭痛，伴隨而來的高血壓的表現而已，例如急性腎炎或感冒也如此，必須小心求證，詳查其他病因。

高血壓性頭痛一般從起床開始發作，從後枕部起始，舒張壓大於 110 mmHg，病人主訴如頭要炸開或是有東西鑽進頭部的感覺，隨著一天下來，才逐漸緩和。

處置

(1)注意其他可能造成高血壓和頭痛的原因，排除青光眼、感染、外傷和情緒等問題。(2)安排腦部電腦斷層檢查，以排除腦出血。(3)給予舌下 Adalat 降血壓，鼻管給氧。(4)留置觀察，再由其相關症狀決定到哪科追蹤治療。

張力性頭痛（Tension headache）

張力性頭痛來自於肌肉緊繃，疼痛位置主要在前額、陣發性，大多數人都曾經歷過此種頭痛。發作時在頭部兩側或頸部有輕微疼痛，沒有噁心、嘔吐、畏光或怕吵的現象，所以給予止痛和肌肉鬆弛劑即能有效緩解。但張力性頭痛也有可能演變成為慢性頭痛，常常合併有失眠與憂鬱症狀，以及種種身體不適之感，因此，成癮性止痛藥物必須避免，最好轉診給精神科來做進一步處理，先由急診開立簡單而短效止痛藥給病人，也要再三告知病人與家屬，安排門診追蹤治療。

處置

(1)先確定頭痛不是由牙痛、眼睛痛、鼻竇疾病、睡眠不足或其他因素引起的。(2)放鬆心情，試著做深呼吸，或學習閉目冥想。(3)用按摩放鬆肌肉，緩和緊張。(4)改善睡眠習慣，適度休息非常重要，不可再靠咖啡、濃茶和鎮靜劑硬撐提神。(5)養成每天適度運動的習慣，運動可以幫助消除壓力。(6)遠離吵雜環境，注意盡量避開引起頭痛的化學物質，例如室內裝潢的油漆等。

痛風（Gout）

痛風盛行率約 2.2%，主要爲男性，全國估計多達五十萬人。痛風是靠臨床症狀診斷而出，包括關節疼痛、痛風石、反覆急性發作於各關節，常見第一腳掌關節和膝關節，持續約一週之久，時常發作。確定診斷要靠關節液以偏光鏡檢發現尿酸結晶，且可見白血球吞噬異物變化。

致病原因主要爲尿酸無法順利排除體外，少數由於尿酸產生過多，造成高血尿酸（Hyperuricemia）沉積於關節而造成之發炎反應。因此只有血尿酸高並非痛風（雖然高尿酸和慢性腎臟病有關），只要沒有症狀，高尿酸之治療還是先以飲食和生活習慣調整爲主。

國內痛風相當普遍，大多缺乏良好控制，痛風科門診量大，必須以更標準化治療因應之。痛風很少受到注意，大多數病人都是痛風發作才來急診就醫，即使是高知識份子，也會久病生厭，不想長期服藥控制，有賴醫護人員提醒，應該有效監控使尿酸值維持在六以下，可以減少急性發作，減輕急診負擔。

藥物副作用常造成病人排斥，必須事先說明，提早預防。秋水仙素副作用爲噁心、腹瀉；NSAID 會造成腸胃不適、頭痛；Probenicid 會酸化尿液造成腎結石、嘔吐、過敏、腹瀉；至於 Allopurinol 會有過敏發癢、起皮疹，甚至引發史蒂芬強生症候群而死亡。

其他輔助療法，包括減肥、鹼化尿液，以 Urocit-K、K Citrate、$NaHCO_3$，長期服藥需要毅力，的確很不容易達成。

建議做法如下：(1)固定由一位醫師長期追蹤。(2)健康護照定期登錄尿酸值與治療紀錄。(3)標準化處置，以減少差異與看診時間。(4)要靠專科護理師幫忙，於診間加強衛教。(5)加強社會教育，由痛風專科醫師宣導保健常識。(6)改進藥物製劑，減少副作用，以防病人排斥心理。

處置

目的在於急性止痛、消炎、降低尿酸產生；急性期用 Colchicine、Keto，平時用 Allopurinol。

痛風藥物 ABC（Allopurinol、Benimid、Colchicine）

- 止痛：NSAID 如 Indomethacin、Keto、Voren、1 # qid。
- 消炎：秋水仙素 Colchicine 0.5 mg q 1 hr，每小時吃一顆，直到有腸胃不適時停止，改成 0.5 mg bid。
- 加強排泄尿酸，以 Probenicid (Benimid) 50 mg qd，注意常有過敏、腸胃不適與尿結石副作用出現。
- Allopurinol 200 mg qd 減少尿酸生成。

衛生教育

1. 居家照護及注意事項
   - 發病時應抬高患部關節，讓患部休息。
   - 冰敷患部，每天 2～3 次，每次 15～20 分鐘。
   - 避免含普林（Purine）的食物，如菇類、蝦貝類、內臟、肉湯、肉汁、雞、鴨、啤酒等，以避免產生高量尿酸。
   - 補充大量水分，每天 3,000 ml 以上，促進尿酸排出體外。
   - 避免暴飲暴食，維持理想體重，避免飲酒。

- 適度運動，但避免長途行走。
- 避免使用阿斯匹靈和利尿劑。
- 隨時檢測尿酸值，定期門診追蹤。
- 不可自行停藥。

2. 若有任何疑問，請洽急診處。

下背痛（Lumbago, Low back pain）

80% 人類均有下背痛經驗，原因有腰部使用過度或是肌肉扭傷所致，下背疼痛時局部僵硬不能運動自如，一動就更痛，是勞苦負重的搬家公司員工常見之職業病；但是白領階層也會因爲姿勢不當，腰椎長期承受壓力而發生脊髓炎（Spondylitis）與骨刺（Bony spur）增生而發生下背痛；至於椎間盤脫出（Herniated intervertebral disc, HIVD）則常見於三十歲以上中年人，當壓迫到坐骨神經，除了下背痛，還會牽連到造成下肢後側痠麻感，是爲坐骨神經痛（Sciatica）。

若是下背痛愈發嚴重還包括下肢無力與大小便失禁，就必須考慮是否有脊髓壓迫的可能，安排胸腰椎 X 光檢查、全血檢驗、CRP，乃至於電腦斷層和核磁共振檢查，以找出是否爲腫瘤壓迫、膿瘍、血塊或是椎間盤脫出的問題，並照會骨科做進一步處理。

處置

- 物理檢查：鑑別診斷看皮膚是否有異樣（如帶狀疱疹）？是否爲尿路結石？是否有感染（如尿路感染或是骨盆腔感染）？是否爲癌症轉移（腎臟癌常合併高血壓）？安排腰椎 X 光，看看是否有結石，脊柱側彎或壓迫性骨折。
- 在治療方面，單純下背痛可以使用止痛、肌肉鬆弛劑，休息三天後局部熱敷，再安排復健，加強腰部肌肉訓練、改善姿勢、避免久站和提重物，並安排骨科門診追蹤。

- 針對椎間盤脫出，施行 SLRT（Straight leg rising test）和 Big toe dorsiflexion 可得陽性表現，一般先以藥物和復健治療爲主，若是疼痛難忍、大小便失禁、無法行走，則考慮手術治療，包括椎間盤切除（discsectomy）與雷射手術。
- 術後穿著量身背架固定三個月，避免久站、提重物與長途騎乘機踏車。

衛生教育

(1)選擇軟硬適度的床鋪，盡量平躺於床上，讓腰部多休息和鬆弛。(2)急性腰痛期間，不要自己下床，最好請人幫忙、動作放慢，必要時才下床。(3)平躺時，可以將枕頭置於雙膝下；側睡時，可將枕頭置於雙膝中間。(4)按摩或以近體溫的 37°C 熱敷腰部，會感覺舒服，但須注意避免燙傷。(5)避免久站、舉起或搬動過重的東西。(6)不要用腰力舉重，若欲拾起地上的東西，則應保持背部挺直採取屈膝蹲下拾取之姿勢。(7)減肥。(8)依醫師指示服藥，並須定期至門診追蹤檢查。(9)下背痛復原後，開始復健，加強腰力訓練。(10)記住下背痛引發的姿勢以及加重其疼痛的姿勢，都是危險而須避免的動作。

非癌症慢性頑固性疼痛

深夜時分，繁忙的急診，有時可見這樣的病人，遊走於附近醫院急診，自述曾遭重大事故博取同情，例如重大車禍、高樓墜落、三度燙傷、椎間盤手術失敗，歷經無數次手術，得以存活，人生坎坷，但也造成極度疼痛，而且對所有止痛藥都過敏，所以只有使用嗎啡，特別是配西汀（Demerol）才有效，這便是「非癌症慢性頑固性疼痛」之典型症候。

根據衛生福利部食藥署指示，對於「非癌症慢性頑固性疼痛」病人，依規定應協助病人固定於一家區域級以上醫院進行診斷、評估及治療，不得應病人要求而給予麻醉藥品，並依照〈醫師為非癌症慢性頑固性疼痛病人使用成癮性麻醉藥品注意事項〉、〈管制藥品管理條例施行細則〉、〈管制藥品管理條例〉規定辦理。

若違反上述規定，開單醫師將被處以新臺幣六萬元以上至新臺幣三十萬元以下之罰鍰，並將被食品藥物管理局撤銷管制藥品登記證，以及被衛福部撤銷醫師證書，而開單之醫療機構也將一併受處罰。

遇到這樣的病人，處置如下：(1)給予非成癮性止痛藥。(2)提出衛福部公文佐證，勸說病人轉診醫學中心。(3)照會精神科與社工予以協助轉美沙酮替代療法中心。(4)通報。(5)注意急診暴力發生之可能性，提出預防之策，避免醫病糾紛發生。

參考文獻

1. 王水深、詹志洋等。《血管疾病臨床診療指引》。臺北市：合記，一版一刷，2007。
2. 〈合理用藥〉，行政院衛生福利部，1996。
3. 西岡久壽樹。《痛風》。臺北市：聯廣圖書，四版，1998。
4. 伯恩特・卡爾格著、姚燕譯。《圖像醫藥文化史》。臺北市：城邦，2004。
5. 沈德昌。糖尿病與心血管疾病。《臺灣醫界》，2009, 52 : 13017。
6. 林松洲。《藥物之臨床禁忌解說》。苗栗縣：豪峰出版社，二版，1995。
7. 保羅・班德著、江智惠譯。《疼痛》。臺北市：智庫文化，1995。
8. 姜安波。重症醫療倫理綜論。《內科學誌》，1993; 4(4) : 263-278。
9. 許金川。胸悶又咳嗽怎回事？《好健康》，2009; 4: 39-40。
10. 陳建華編譯。《急症醫學》。臺北市：藝軒圖書，一版，2004。
11. 陳昭姿。《藥師說藥》。健康世界雜誌，1993。
12. 陳榮基。衛生福利部推動安寧療護核可 DNR 措施。《中華民國安寧照顧基金會會訊》，1996; 23 : 14-15。
13. 黃瑞雄。腦缺血之誘因，處置和預防。《臺北市醫師公會會刊》，2009; 53:40-4。
14. 薛樹清。疼痛處理。《臺北市醫師公會會刊》，2008; 52；10: 32-29。
15. 嚴久元。《當代醫事倫理學》。臺北市：橘井文化，1988。
16. 顧佑瑞。《藥學的第一堂課》。臺北市：書泉，2007。
17. Barbus, A. J. (1977). Towards a dignified death. Michigan Nurse, 50(9), 8-9.
18. Blackhall, L. J. (1987). Must we always use CPR? New England Journal of

Medicine, 317, 1281-1287.

19. David C.Sabiston. Jr. MD, Essential of Surgery. W.B. Saunders company, 1987, 401-3.
20. McClung, J. A. & Kamer, R. S. (1990). Implications of New York's DNR Law. New England Journal of Medicine, 323, 270-272.
21. Merle L Diamond, Glen D Solomon. The praL, Clement SC. Rapid sequence intubation in the emergency department. J Emerg Med 1995; 13: 705-13.
22. Parkman, C. A., & Calfee, B. E. (1997). Advance directives: Honoring your patient's end-life wishes. Nursing 97, April, 48-53.
23. Rosen P, Barkin RM, eds. Emergency Medcine; Concepts and Clinical Practice. 4th ed. St. Louis, Mosby-Year Book Inc. 2002; 244-54.

24 Taylor, E. J. (1997). Spiritual and ethical end-of-life concerns. In S. L. Groenwald, M. H. Frogge, M. Goodman, C. H. Yarbro (Eds.). Cancer nursing: Principles and practice (4th ed., pp. 1421-1434). Boston: Jones and Bartlett.

25. Tintinalli JE, Ruiz E, Krome RL, eds. Emergency Medicine: A Comprehensive Study Guide. 6th ed. McGraw-Hill Co, Inc. 2004; 102-23. 1583-94.
26. Walls RM: Rapid sequence intubation in head trauma. Ann Emerg Med. 1993; 22:1008-13.
27. Wilkinson, J. (1996). Ethical issues in palliative care. In D. Doyle, G. W. C. Hanks, & N. MacDonald (Eds.). Oxford textbook of palliative medicine (pp. 495-504). Great Britain: Butler & Tanner Limited.

第七章 內科急症

前言

醫學博大精深，病人有個別差異，即使一流人才，窮一生之力，也很難面面俱到，更何況醫療原是團隊工作，所以講究終身學習、分工合作、把握原則、謹慎小心，而期盼疏失之減少而品質得以提升。本書實不能，也不必涵蓋所有疾病，僅以常見內科急症爲例說明。要再觸類旁通、精益求精、永保虛心學習之精神，方能學有所成。

第一節　消化系統

食藥物中毒

一般而言，兩人以上若因多人進食造成急性腸胃炎，包括腹痛、腹瀉、嘔吐、噁心等症狀，就要考慮食物中毒之可能，但是有些食物中毒並沒有腸胃症狀，而是以神經麻痺來表現，例如河豚中毒之類，必須採檢通報（圖 7-1）。

食物中毒定義：因食品、添加物或是容器造成健康障礙，二人以上（含二人）進食而有類似症狀時稱食物中毒。其原因爲：(1)微生物汙染，這是最常見的食物中毒原因，占九成以上。(2)自然毒素中毒，有將近七成之致死率，比如肉毒桿菌等。(3)化學物質中毒。

食物中毒的症狀包含有：(1)腸胃道症狀如腹痛、腹瀉、嘔吐、噁心等症狀，所以糞便採檢有其必要。(2)腸胃道以外之症狀，如發燒、脫水、低血壓，以及麻痺感覺，這些症狀對於診斷和處置也相當重要。

從進食至發病之期間叫做潛伏期，因病各異，甲醇中毒潛伏期約 24 小時，葡萄球菌來勢洶洶，三小時內即發病，其他大多在 10～20 小時，也就是隔餐出現症狀，所以要問病人上一餐是否有進食特別食物、共餐者是否有異狀，剩餘食物要帶過來送檢。

在處理食物中毒時，中毒既然是二人以上，有時候造成大量病患，必要時急診必須啓動大量病患機制來因應，可以參考大量病患章節來處理；由於症狀類似，處理比其他大量病患來得簡單，可以同樣的醫囑重複使用在擁有相同症狀的病人身上。至於腹瀉和嘔吐屬於生理保護機構，若非嚴重，不需刻意阻止其發生；腹瀉緩和者仍可以少量進食清淡食物，補充水分和電解質，若是有發燒和大量脫水以及老幼婦孺，才需要靜脈點滴治療。

而河豚中毒者大多可以從病人探知，發作時盡量催吐，打上靜脈點滴，發生窒息時施行氣管內插管連接呼吸器維生，沒有特殊解毒劑。

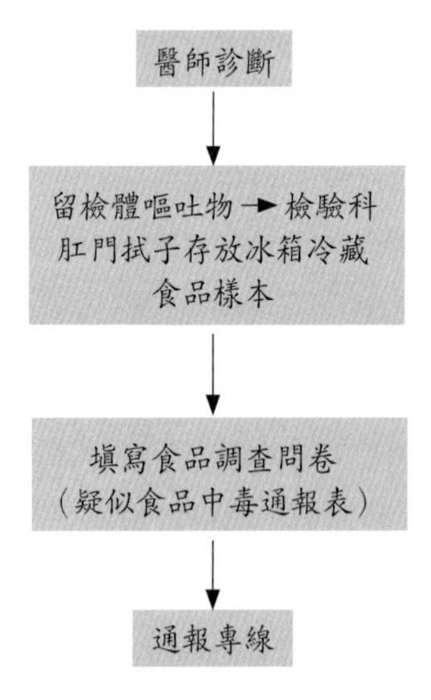

圖 7-1　食物中毒通報流程

河豚中毒（Tetrodon poisoning）

河豚中毒，死亡一般發生在誤食後二十四小時以內，一般若無休克或是呼吸衰竭者，預後良好。日本人嗜食河豚，根據日本的統計，十九世紀因河豚中毒死亡率大約 80%，近年來因衛生教育和品質管制，而有逐年減少趨勢，大約在 50% 以下，相對於日本近年來中毒人數逐年減少，我國卻不減反增，大約在 15%，顯示民眾警覺性不足，有賴衛教來加強注意。

自 2000 年 8 月以來一年間，一共發生了三起大陸漁工食用河豚而造成的集體中毒事件，就醫人數 19 人，其中有一人不幸死亡，之後每年都有個案發生。

河豚毒素來自於食物鏈之傳遞，集中於卵巢和內臟，爲對熱安定的神經毒素，中毒主要以影響神經系統爲主，造成神經傳導阻斷，症狀多於食後 10～45 分鐘產生，但亦可延至三小時才產生。

常見症狀爲嘴麻、手麻、腳麻、眩暈、嘔吐；嚴重時則可能導致複視、無法發聲、瞳孔擴大、眼肌無力、抽搐、呼吸衰竭，但症狀一般不會持續太久（很少超過二十四小時）。腹瀉、腹痛等腸胃症狀亦可能產生，但較少見，至於對血壓的影響，一般以血壓降低爲主。

中毒可分四級，(1)第一級：嘴麻，也可能有腸胃道症狀。(2)第二級：四肢有麻木感，但反射正常。(3)第三級：全身肌肉失去協調、發聲困難、呑嚥困難、呼吸乏力、胸痛、發紺，血壓下降、但意識仍清楚。(4)第四級：嚴重時意識不清，呼吸停止，只能再維持短暫心跳。

處置主要以維持生命徵象的支持性治療爲主，無特殊解毒劑。處置有：(1)催吐：在剛食用後可催吐。(2)給予洗胃和瀉劑可能有幫助。(3)食入大量 $NaHCO_3$ 可能減少河豚毒素的作用及有催吐作用。(4)給予 Strychnine 或 Pralidoxime 加上 Atropine（在動物實驗中可做解毒劑）。(5)給予大量靜脈點滴和升壓劑以維持血壓。(6)對於窒息者予以氣管內插管連接人工呼吸機，維持呼吸。

肉毒桿菌中毒

肉毒桿菌（clostridium botulinum）爲嫌氣性，會產生耐熱性芽孢，當發芽時分泌外毒素造成中毒，常發生在罐頭與眞空包裝食品，病例雖罕見但有致死可能。

其症狀爲噁心、嘔吐、腹部痙攣、下痢乃至於呼吸麻痺、複視、語言不清和吞嚥困難。

診斷要靠飲食病史、食物採撿證實。治療要做呼吸管理，必要時作氣切術，施打抗毒素。

有機磷中毒

有機磷（Organophosphates）爲常見農藥殺蟲劑，機轉在於抑制乙醯膽鹼酵素，使乙醯膽鹼積蓄於神經而造成中毒症狀。自殺或是誤食者，其急性症狀口訣爲 SLUDGE：(1)Salivation：流涎。(2)Lacrimation：流淚。(3)Urinary incontinence：尿失禁。(4)Diarrhea：腹瀉。(5)Gastrointestinal distress：腸胃不適。(6)Emesis：嘔吐。

有機磷中毒時，其急性症狀如口水多、流淚、小便失禁、腹瀉、視力模糊、頭痛、焦慮等，通常在中毒後數分鐘到數小時（6～12 小時）會顯現；而有機磷殺蟲劑（Organophosphate insecticides）中毒造成影響生命的症狀，通常在 1～3 天內會逐漸消退。是否中毒，診斷可由以下三點來判斷，包括：(1)經由病史或身邊遺留空罐可知。(2)經由血液乙醯膽鹼酵素分析。(3)經由尿液農藥分析。

處置

(1)除汙、洗胃。(2)穩定生命徵象。(3)Atropine 會減少呼吸道的分泌和促進支氣管擴張，故用來做 Cholinesterase inhibitors 中毒時的 muscarinic 拮抗劑。(4)Atropine 開始的用量爲靜脈注射 1～2 mg（0.05 mg/kg），通常藥效在 1～4 分鐘內會出現，最高作用則在八分鐘出現。(5) Atropine 可每五分鐘加倍使用，直到氣管支氣管分泌物變得乾燥和病人能接受氧氣為止，此藥並持續使用至少二十四小時（有機磷的代謝至少需要二十四小時；50 mg in 250mL 的 N/S，以每小時持續滴注），然後再慢慢減量。(6)或每五分鐘打 2～5 mg，直到分泌物變得乾淨為止（或第一次打 1 mg 然後每十五分鐘打 2 mg），大概平均一天需要 40 mg。心跳則是以每分鐘可增加 10～20 下為目標。(7)以解毒劑 Pralidoxime（2-PAM）（為一種 Nucleophilic oximes）來治療肌肉過度刺激狀態。(8)通常要治療 24～48 小時，直到肌肉不再無力或震顫。一般在使用藥物 10～40 分鐘內症狀會開始減輕。2-PAM 開始使用劑量為 1～2 g（20～40 mg/kg）在 100mL N/S 內靜脈滴注 30～60 分鐘，此劑量可在一小時內再用一次以達療效。此後每 4～8 小時再重複使用，或改成 500 mg～1,000 mg/hr 在 2.5% 溶液內持續滴注，一天內最多用到 12gm。注意滴注太快有時會引起呼吸停止、高血壓、頭暈、噁心、嘔吐。(9)抽筋時用 Atropine 和 Diazepam（0.2～0.4 mg/kg），或 Lorazepam（0.05 mg/kg），或 Phenobarbital（18 mg/kg）治療。

巴拉刈中毒（Paraquat）

在鄉村地區常見自殺或是誤食農藥，造成巴拉刈中毒之慘劇。一般是經皮膚、腸胃道、呼吸道吸收，若是劑量超過 40 mL 以上則一週內必定窒息死亡。其毒性是由於過氧化物（superoxides）的產生，自殺患者常見口咽部灼傷，肺是主要受傷害的器官，因肺部纖維化導致呼吸衰竭（Respiratory failure）而死，此外肝、腎、心臟、中樞系統也會受到破壞。因死亡率極高，家屬要有心理準備，參與急救的醫護人員也要小心防止汙染上身。

處置

(1)醫護人員要全副武裝，確保自己不受汙染。(2)去除汙染：沖洗身體，除去汙染衣物。(3)積極的胃部灌洗和給予活性碳與 Mg Citrate。(4)入住加護病房，簽署病危通知。(5)尿液巴拉刈定性分析，可以早期確定診斷。(6)安排活性碳血液透析（Charcoal hemoperfusion）。

普拿疼中毒（Panadol）

普拿疼的學名爲乙醯胺酚（Acetaminophen），沒有 Aspirin 之消炎作用，但也沒有雷氏症候群之副作用，現今已經取代 Aspirin，是最常用的口服止痛藥；但是服用過量，會造成肝臟衰竭（Liver failure），甚至需做肝臟移植，常見於年輕人自殺傾向。其症狀爲意識昏迷，併發嚴重的代謝性酸中毒，患者常常合併安眠藥和酒精使用。

造成 Acetaminophen 急性中毒，通常要服用 140 mg/kg 才會引起中毒現象，通常在吃藥後四小時和 4～8 小時間驗血清的藥物濃度並比照其在圖譜上的位置來決定是否中毒。二十四小時內的中毒現象爲噁心、想吐、冒冷汗，肝功能指數在 24～36 小時開始上升，凝血酶原時間（PT）延長，在 72～96 小時 GOT、GPT 達到頂點，四天後若是中毒不深就會逐漸恢復。

處置

- 服藥物後的四小時內，可先洗胃和灌活性炭（Charcoal）來急救，超過四小時則不必洗胃灌 Charcoal 來急救。Charcoal 有保護肝臟作用。
- 在 8～36 小時可先以 Flumucil（N-Acetylcysteine）140 mg/kg 來解毒，每四小時服用 70 mg/kg，共服用 17 個劑量。因爲氣味不佳，要配著果汁呑服，以免引發嘔吐。Flumucil 原本是化痰藥，用來治療上呼吸道感染，而今也有靜注用來處理乙醯胺酚中毒。此外 Charcoal 可一起使用。
- 病人要入住加護病房，每天監測 GOT、GPT、Bilirubin、Cr & PT，若肝衰竭發生，可安排血液透析，並照會外科預備緊急肝臟移植。

甲醇中毒

喝添加甲醇的工業用酒精之假酒，造成甲醇中毒，潛伏期爲二十四小時，呈現酒醉、頭痛、視力模糊、呼吸困難乃至於失明。

處置

(1)及早洗胃。(2)飲入乙醇競爭將甲醇排除。(3)矯正代謝性酸中毒。(4)吸入氧氣。(5)緊急血液透析，排除甲醇及其代謝產物甲醛與甲酸。

清潔劑中毒

沙威隆（Chlorhexidine）、漂白水（Sodium hypochlorite），是居家常用清潔劑（Detergent），用於消毒和殺菌。誤食高濃度沙威隆（20% 以上）會造成腸胃道黏膜潰瘍、浮腫和壞死，引發肝毒性、溶血、變性紅血球症和過敏性休克。誤食漂白水會造成化學性肺炎，若是有呼吸窘迫情況，應插管接呼吸器，轉加護病房持續治療和觀察。

處置

(1)避免催吐，造成二次傷害。(2)不需洗胃。(3)口服牛奶以稀釋。(4)懷疑食道灼傷者，安排上消化道內視鏡檢查。

其他藥物中毒

其他藥物中毒，特別是一些罕見藥物、混用各種藥物以及需要特定解毒劑者，由於案例少而致死率高，可以先安定生命徵象，矯正電解質與動脈血氧氣體分析（Arterial blood gas）異常，再照會各次專科以及毒藥物中心，請參照急診配備之中毒緊急救治要則來處理。

- 三環抗憂鬱劑（TCA）：Isuprel，矯正電解質異常。
- Potassium cyanide 解毒劑：Hydroxocobalamin 30 mg IM。
- Benzodiazepine 解毒劑：Flumazenil 0.2 mg IV。

- Nitrate/ Nitrite 解毒劑：Methylene blue 2 mg/kg IV。
- Anticholinergic 解毒劑：Physostigmine 0.02 mg/kg IV。
- Digitalis 解毒劑：Digibind IV。
- 殺鼠藥 Bromadiolone 解毒劑：Vitamin K_1 10 mg IV q 6hr。
- Morphine 拮抗劑：Naloxone 2 mg IV。
- 甲醇拮抗劑：乙醇，矯正代謝性酸中毒。

洗胃迷思

當藥物過量，且在一小時內緊急送醫，就是洗胃的適應症。可是並非所有藥物過量都得洗胃，有些則是禁忌，例如：(1)神志不清、癲癇發作就不宜洗胃，因為很有可能造成吸入性肺炎。(2)酸、鹼、汽油等腐蝕物質，都不能洗胃。(3)藥物服用超過一小時者已通過胃部，也沒有洗胃的意義。(4)不能配合、無法吞鼻胃管者也無法洗胃。

腸胃功能障礙

嘔吐、腹瀉、打嗝、便秘、噁心、食慾不振、脹氣等都是腸胃功能障礙，急診處置在於改善症狀、找出致病原因。

便秘

便秘是老人和小孩常見之腸胃問題，其症狀為腹痛、嘔吐、腹脹、打嗝、食慾不振、焦躁不安。常見的原因在於：(1)排便習慣不良。(2)水分、蔬果攝取不足。(3)缺乏運動。(4)精神壓力與生活不規律。(5)痔瘡與肛裂造成解便疼痛。所以要先找出造成便秘之原因，針對原因來預防，改善生活習慣。

處置

(1)以腹部 X 光和超音波確認是否有糞便、脹氣或腸阻塞。(2)急診處置主要是灌腸以 Glycerin enema 1 mL/kg 或 Evac 為主。另外給予塞劑如 Dulcolax 效果也很好。(3)口服軟便劑如 MgO 或是 Dulcolax 等也有效，若是老人宿便難解糞便堵塞（Stool impaction）連續幾次都失敗，只有戴手套來挖了，順便肛門檢查是否有其他堵塞因子，如肛裂或肛門腫瘤等。(4)灌腸後，不管有解、無解，都須留置觀察，注意是否有腹痛或是腹膜炎，注意有時灌腸會造成腸穿孔之意外。

衛生教育

(1)每日須均衡進食，多攝取含纖維素之水果、蔬菜。(2)飲用足夠水分，每天最少喝水 2,000mL。(3)增加日常的活動和運動，特別是在餐後做些溫和的運動，如散步。(4)定時如廁，每天早餐後 15～20 分鐘是最好的如廁時間，有便意時不要忍住；上廁所時，不要用力過大或如廁太久。(5)除了醫生的吩咐外，絕不可亂用瀉藥或灌腸劑。(6)對於長期臥床、行動不便者，可由家屬經學習居家護理後，實施灌腸或是戴上手套直接挖除堵塞之糞便。(7)若是因習慣服用瀉藥所致便秘，應該立即停藥。(8)若有任何疑問，請洽急診處。

打嗝（Hiccup）

常見於飽食後造成橫膈膜神經刺激而引起，包括飲酒過度、吞食大口食物、邊吃邊笑、吞入空氣等。其他原因造成橫膈膜神經或是迷走神經刺激，包括腫瘤、發炎、外傷等都有可能，絕大多數打嗝只是暫時性的，會自行消失，但若是連續超過兩天，就有必要做進一步檢查，包括 X 光、超音波、胃鏡來找出根本原因。

處置

- 先排除一些少見但是致命的原因，包括心肌梗塞、肺炎、胰臟炎、膽囊炎、橫膈膜下膿瘍、胃穿孔等等問題。

- 先試試所有可行方案，包括吞一大口水、深吸氣後憋氣、壓舌頭、雙手抱膝壓腹。
- 使用藥物，包括：(1)鎮靜劑 Wintermin。(2)止吐劑 Primperan。(3)消脹劑 Gascon。(4)肌肉鬆弛劑 Baclofen 等。
- 對於嚴重病例才轉介給神經外科，施行橫膈膜神經截斷術（Bilateral phrenectomy）。

腹瀉（Diarrhea）

急性腹瀉是急診常客，但很少嚴重到需要住院；慢性腹瀉（腹瀉超過一個月）應該轉給腸胃科來評估和處理，包括：經常性的腹瀉、體重減輕，甚至有血便，則必須照會腸胃科做進一步詳查，以排除大腸躁鬱症、潰瘍性結腸炎，或是腫瘤的可能。

造成急性腹瀉的原因，以感染、食物中毒爲常見，另外和藥物、旅行、生活也有關係。根據病人自述，前一餐是否進食辛辣火鍋或是不新鮮食物可得線索，一般只要空腹六小時讓胃腸休息，大多可以恢復正常功能。

處置

控制腹瀉症狀，找尋其原因，對於發燒、脫水者要做血液培養，補充水分和電解質，不一定非禁食不可，特別是小孩唯恐脫水，可以喝稀釋運動飲料來補充電解質和水分。

改善症狀藥物包括吸附劑 Kaopectin、收斂劑 Bismuth、麻醉性止瀉劑 Imodium、Opium tincture、抗膽鹼製劑 Dicyclomine、Buscopan、Trancolon、以及表飛鳴製劑如 Biofermin、Lact-B。

嘔吐（Vomiting）

嘔吐的原因可以來自於腸胃本身功能異常，也可以來自於腸胃以外的問題，包括眩暈症、中耳炎、中耳迷路水腫、懷孕、腦壓增高（腦膜炎或是頭部外傷）、眼壓過高（青光眼）、頭痛，以及藥物之影響。

治療時應該要先找到原因，再根據病因來處理，使用藥物也要注意其副作用，例如 Primnperam 可能造成 EPS、Salidomide 造成新生兒海豹足。

處置

嘔吐會造成病人不適，處理上要先禁食，打上靜脈點滴，給予 Novamin 或 Primperam 止吐，再來探討造成嘔吐之原因例行檢查包括如：(1)驗孕。(2)做全血檢查。(3)腹部 X 光檢查。(4)腹部超音波。

消化性潰瘍（Peptic ulcer）

由於胃腸疾病研究、胃鏡技術和用藥進步，消化性潰瘍併發十二指腸穿孔的病例近年來明顯減少，反而使急診醫師降低了警覺，造成誤診之可能。是以對於各種胃腸疾病之診斷要領，仍須謹記在心，切不可掉以輕心。

消化性潰瘍保括胃潰瘍（Gastric ulcer）和十二指腸潰瘍（Duodenal ulcer），致病原因在於侵害因子與保護因子之失衡所致。侵害因子包括幽門桿菌感染、胃酸、膽汁；保護因子則為胃壁、血液循環、重碳酸鹽、前列腺素等。

處置

- 對於胃痛病人，先給予幾天制酸劑，若無改善則安排做胃鏡檢查。
- 對於胃潰瘍鏡檢，要追蹤病理報告，確認是否為惡性腫瘤。
- 消化性潰瘍三合一治療包括制酸劑、H_2-blocker、Proton pump inhibitor、抗生素（如 Amoxillin 或 Metronidazole、Clarithromycin）、胃黏膜表面保護劑 Sucrafate。

- 考慮手術因素包括疼痛不止、胃穿孔、胃癌、幽門阻塞、胃出血不止等。

上消化道出血（Upper GI bleeding）

上消化道出血是指 Traiz ligament 以上之消化道，包括食道、胃、十二指腸出血。原因主要包括胃食道逆流（GERD）、胃炎、食道靜脈曲張（Esophageal varices）、食道撕裂傷（包括 Mallory-Weiss syndrome、Boerhaave's syndrome）、消化性潰瘍（包括胃潰瘍與十二指腸潰瘍）、壓力性潰瘍、食道癌或是胃癌。檢查包括：(1)安排照胸腹部 X 光，並可確認鼻胃管位置，有無穿孔可能。(2)上消化道鏡檢以確認出血原因，但是上消化道鏡檢並非絕對必要，有時甚至反受其害，例如懷疑食道穿孔者，上消化道鏡檢不一定看得出來，反而拖延病情，甚至因鏡檢時打氣擴張造成更大之併發症。(3)上消化道顯影劑攝影檢查，懷疑胃穿孔要用水溶性顯影劑。(4)安排腹部電腦斷層檢查。

處置

- 治療前要先穩定生命徵象，考慮中心靜脈導管之必要，備血。
- 插鼻胃管，但現在不再灌冰水了。
- 食道靜脈曲張，先使用藥物治療，Glypressin 或 Pitressin IV、Glypressin 2 amp st，1 amp q 6 h，或是 Stilamin 2 amp in 500 mL NS、20 mL st and 20 mL/hr。
- 其次得考慮使用 Sengstaken-Blakermore tube。
- 胃潰瘍使用：(1)H_2-blocker：Cimetidine 或 Tagamet、Defense。(2)Proton pump inhibitor：Takepron、Losec，須遵照健保規定使用。
- 利用內視鏡止血，band ligation、sclerotherapy。
- 若是內視鏡看到裸露血管或是食道靜脈曲張則暫時禁食，若是其他消化性潰瘍等，則仍可以進食。

- 出血不止（> 2,000 mL）則要打上靜脈點滴穩定生命徵象、輸血、通知外科準備手術，常見術式爲食道截斷與血管根除以及門脈——下腔靜脈吻合分流，包括 Esophageal transection & devascularization、TIPS（Transjugular intrahepatic portosytemic shunting）、肝移植（Liver transplantation）。

衛生教育

- 初步急救：禁食、平躺、送醫。
- 居家照護及注意事項：(1)飲食應定時定量。(2)避免暴飲暴食。(3)避免刺激性食物，如咖啡、酒類、辣椒等。(4)按時服藥，並回門診追蹤。(5)出現吐血或黑便，立即就醫。
- 若有任何疑問，請洽急診處。

急性胰臟炎（Acute pancreatitis）

急性胰臟炎死亡率近年來大有改善，大約在 5% 左右，主要是發作後在兩週內死於多發性器官衰竭（Multiple organ failure），晚期則死於感染性壞死（Infected necrosis）。其病因主要是酒精和膽道結石，其次爲高脂血症等。症狀爲上腹疼痛、發燒、嘔吐、噁心等。

針對此病，早期以內科保守療法爲主，外科治療留待晚期有腹腔內壞死性膿瘍和感染才考慮；近年來微創手術和放射影像之大幅進步，在外科治療方面也不再只是開腹引流而已，取而代之的有內視鏡逆行胰管攝影和乳頭肌切開術，細針抽吸引流以及經動脈栓塞止血等治療方式，得以降低急性胰臟炎之死亡率與併發症。

處置

(1)暫時禁食，給予靜脈點滴。(2)檢測 WBC 和 D/C、Amylase、Lipase、鈣離子濃度。(3)安排腹部超音波與電腦斷層檢查。(4)止痛，以 Demerol 較宜。(5)投予抗生素預防膿瘍和感染。

急性憩室炎（Acute Diverticulitis）

中度發燒，右下腹疼痛，長期腸胃功能不適，便秘者必須考慮憩室炎，只要確認沒有腹膜炎，就不需手術，只要以抗生素，禁食幾天可得痊癒，平時注意增加食物纖維攝取和排便習慣，可以防止憩室炎發生。

急性闌尾炎（Acute appendicitis）

急性闌尾炎爲最常見的外科急症，好發於 4～15 歲青少年，老年人闌尾大多萎縮，因此，對於腹痛、輕度發燒，合併有腸胃症狀之青少年，都必須考慮是否爲急性闌尾炎。其症狀爲初期上腹部疼痛，而後轉移至右下腹（RLQ pain），合併腸胃症狀，所以有噁心、嘔吐、胃口不佳；若是發高燒，就必須考慮是否併發膿瘍與腹膜炎的可能。抽血可見白血球增加，且中性球增多，腹部 X 光 15% 可見糞石，局部脹氣，超音波可見局部腸阻塞，呈現標靶形狀（Target sign）。急性闌尾炎延遲處理會有腸穿孔導致腹膜炎之危險，一般建議及早手術爲宜（圖 7-2）。任何檢查都有死角，沒有百分百準確，必須在腹膜炎發生前及時手術，才能避免擴大手術與減少併發感染機會；但是若有外科醫師可以隨時待命，也可以留置急診觀察看看，不一定非手術不可。對於症狀很不典型之病患，可以施行更進一步腹部電腦斷層檢查。

處置

(1)禁食，打上靜脈點滴。(2)檢測全血與白血球、CRP、生化、PT、APTT。(3)腹部超音波可見 Target sign。(4)照會外科準備手術，施行傳統手術或是腹腔鏡手術。(5)給予術前抗生素，以第一代 Cephalosporin IV 單一劑量即可。(6)止痛。

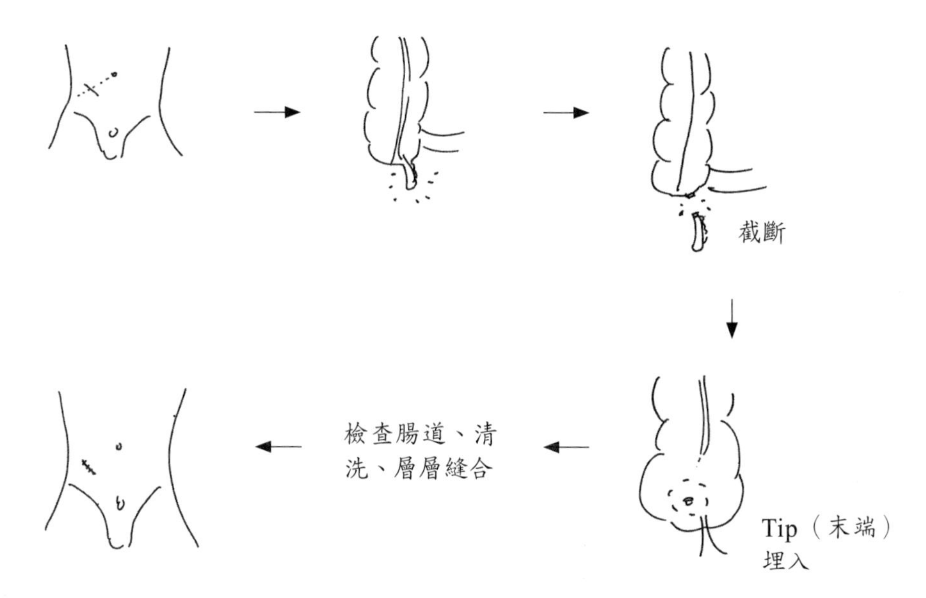

圖 7-2　急性闌尾炎手術步驟

急性膽囊炎（Acute cholecystitis）

急性膽囊炎近年來逐漸少見，外科治療也以腹腔鏡手術爲主，症狀爲右上腹痛，牽連到背部、發燒、嘔吐噁心，而有 Murphy sign，再以腹部超音波發現膽囊結石與膽囊壁增厚、水腫，即可診斷。至於無膽石性膽囊炎是指術後空腹過久而發生膽囊炎的病人，是比較少見的情況。

處置

(1)禁食：靜脈點滴。(2)止痛：Demerol 50 mg IM、Buscopan 10 mg IV。(3)抗生素：使用第二代以上 Cephalosporin、Cefmetazole 2gm IV q8hr 或 Cefamandle。(4)手術原則：一般是立即手術，不然就等幾週以後發炎穩定以後再手術，若是合併糖尿病者，一般建議及早手術，以免有敗血症之虞。

肝膿瘍（Liver abscess）

肝膿瘍病原分成細菌性和阿米巴性兩種，阿米巴性肝膿瘍來自於阿米巴原蟲感染，主要是飲食用水衛生不潔所致；細菌性肝膿瘍來自於克雷伯氏菌（Klebsiella spp），大腸桿菌或是金黃色葡萄球菌感染即屬此類。延誤診斷、合併癌症及需要手術引流者，會有較高的死亡率。如何早期發現，有賴於急診醫師之警覺心和腹部超音波之技術。

症狀爲右上腹不適、發燒、畏寒、胃口不佳、體種減輕、疲倦，抽血檢查可見白血球增加、肝功能異常、CRP 增高、阿米巴肝膿瘍間接血凝試驗（Indirect hemagglutination test, IHA）呈陽性，超音波可見低回音病灶，必須熟練超音波技術才能早期發現。

處置

(1)靜脈點滴、血液培養。(2)抗生素：阿米巴膿瘍應該使用 Metronidazole（750mg Tid X 10 days）；細菌性膿瘍使用 Cephalosprin 和 Aminoglycoside，再依據血液和引流液培養結果調整敏感性抗生素。(3)引流：照會腸胃科做超音波導引引流，或是剖腹探查開頂術（unroofing）引流。(4)以腹部電腦斷層檢查，找出原發病灶治療。

下腸胃道出血（ LGI bleeding）

下腸胃道出血大多來自於痔瘡，但是還要注意是否有其他更嚴重的問題，例如大腸癌或是潰瘍常常和痔瘡並存，但是卻有致命之可能。必須先排除這些可能，再來處理痔瘡問題。常見下腸胃道出血之原因有：(1)痔瘡。(2)大腸炎症。(3)腫瘤。(4)憩室炎。(5)血管畸形。(6)肛裂。(7)其他原因。

處置

(1)穩定生命徵象，維持血壓，打上靜脈點滴，以輸血矯正貧血維持Hb

在10 g/dL 以上。(2)直腸鏡檢確認除了痔瘡外別無出血點。(3)若是痔瘡出血，或是痔瘡術後出血，可先灌腸洗出殘留於直腸內積血，再用凡士林紗布製作肛門通條，塞住肛門止血，或是塞入肛管，充水，拉緊，固定於肛門口，達到止血的目的。(4)照會大腸直腸外科，接受進一步根絕手術。

肛門急症（Anal emergency）

肛門口的急症相當常見，包括痔瘡、肛門膿瘍（Perianal abscess）、肛門瘻管（Anal fistula）、肛裂（Anal fissure）、肛門癢診（Pruritus ani）、肛門異物（Anal foreign body），往往造成病人很大的困擾，而來求助於急診。其實處理很簡單，甚至大多可以在門診完成，最常見的是痔瘡，年輕人以肛門出血，老人以肛門脫出爲主訴居多。痔瘡分成四級：(1)第一級：出血；(2)第二級：脫出，但可以自己縮回；(3)第三級：脫出，用手可以推回去；(4)第四級：脫出，推不回去。

除了痔瘡以外，肛門口附近還有其他問題可見於急診，例如肛門膿瘍、肛門異物，或是肛門癢疹等。處理肛門急症，必須顧及病人隱私，最好在密閉診間從事檢查，而且需要家屬和護理人員在旁協助，以免徒增困擾。診斷時，除了以手指做肛診外，有必要得照 KUB，若是急診備有直腸鏡，就更方便了，至於更深層之乙狀結腸以上，有賴大腸鏡檢，事先須以輕瀉劑清腸兩天才能施行檢查。

處置

一、只有第三和第四級痔瘡才需要手術，在急診可以盡量用手指推回去，另擇時間安排住院手術即可。輕度痔瘡人人皆有，局部使用軟膏 Proctosedyl ointment，內痔使用栓劑 alcos-anal 保持大便暢通即可。若是有局部疼痛，可能合併肛裂或是靜脈血栓，必須詳細檢查確認，安排入院手術。

二、肛裂常見於 30～50 歲中年人，由於肛門內括約肌過度緊縮所致，排便時產生疼痛以致不敢如廁而後轉變成便秘。症狀爲肛門口有刺痛感、出血。急性期可以先局部止痛，再照會直腸外科施行括約肌切開術。

三、肛門膿瘍和肛門瘻管由於肛門腺感染所致，產生局部疼痛、化膿、發燒等症狀。急性期先予以止痛、引流，再照會直腸外科收入院，擇日施行瘻管切除術，分階段實施手術；然而復發率高，大約 25%。

四、肛門異物有可能是糞石、魚鉤、骨刺、迴紋針，乃至於杯子、鐵管等，無奇不有。其處置首先在於完整病史之收集，其次仔細檢視肛門口，以手指施行肛診，乃至於做直腸鏡檢，眼見爲憑，再來思考採取治療方式；對於可疑病例，要加做愛滋病篩檢與精神科諮商。

五、肛門癢疹由於糞便成分、內褲材質、殘留糞便、過敏、焦慮症等原因造成，處理在於局部清潔，塗抹局部類固醇軟膏或是 Calamine lotion 收斂劑，避免食用造成過敏之食物和穿不當材質的內褲，養成定時排便習慣；症狀嚴重者睡覺時可戴手套以防亂抓等，並轉診皮膚科追蹤。

衛生教育

- 術後臥床休息，請保持傷口的乾淨，每天換藥、清洗傷口、坐浴泡溫水、塗抹藥膏。
- 多吃蔬果，保持排便暢通，定時解便。
- 服藥止痛。
- 使用軟墊減輕坐姿產生的疼痛，穿著寬鬆、棉質衣褲，以防肛門刺激。
- 如有紅、腫、疼痛加劇、化膿性分泌物、發燒，表示傷口發炎，請隨時至門診或急診處理。
- 請接受醫師指示，返回直腸科門診追蹤治療。
- 若有任何疑問，包括服藥後有不適症狀，如皮膚癢疹、眼皮腫脹，甚至呼吸困難等，請立即停藥並洽急診處。

第二節　呼吸系統

上呼吸道感染（URI）

一般感冒（Common Cold）由鼻病毒或是人類冠狀病毒感染所致，藉咳嗽飛沫傳染，一般會有發燒、咳嗽、咽喉疼痛、流鼻水等症狀，均侷限於上呼吸道，故又稱上呼吸道感染，爲一般門診和診所最常見之疾病，治療感冒的藥物可以減輕症狀，但無法殺死病毒。

處置

以症狀治療爲主，應避免使用抗生素，包括：(1)發燒時，可給予Scanol。(2)給予 Medicon 可止咳。(3)Periactin、Allermin、CPM 可改善流鼻水症狀。(4)Encore、Danzen 可化痰。(5)Peace可改善鼻塞症狀。(6)複方維他命可緩解全身酸痛。

衛生教育

(1)平時應多喝開水、多休息。(2)感冒時期戴上口罩，咳嗽應遮口，視爲基本禮貌。(3)發燒和頭痛可以使用冰敷和藥物來緩解。(4)避免食用刺激性高的食物（如辛辣、乾硬食物、菸酒）。(5)避免出入公共場所，多洗手，不要與人共用毛巾、碗筷。(6)若出現意識不清、抽筋、心悸、氣喘、全身起紅疹或水疱、上吐下瀉情況，則須即時回診。(7)預防感冒在於正常作息、空氣流通、充足睡眠和休息。(8)若有任何疑問，請洽急診處詢問。

流行性感冒（Influenza）

流行性感冒簡稱流感，爲急性病毒性上呼吸道疾病，病因爲流感病毒（Influenza virus），分成 A、B、C 三型，常引起發燒、頭痛、全身酸痛、肌肉痛、疲倦、流鼻涕、喉嚨痛及咳嗽等症狀，但通常均在 2～7 天內會康復。臨床上所謂的普通感冒（Common cold）、喉炎、支氣管炎、病毒性肺炎以及無法區分之急性呼吸道疾患，均有可能爲流感病毒所引起。而估計每年流行時，約有 10% 受感染的人也有噁心、嘔吐以及腹瀉等腸胃道症狀伴隨呼吸道症狀而來，此爲一般開業醫所稱「腸胃型感冒」。

流感之危險在於其爆發流行快速、散播範圍廣泛以及併發症嚴重，尤其是細菌性及病毒性肺炎。爆發流行時，重症及死亡者多見於老年人，以及患有慢性心、肺、腎臟及代謝性疾病，或貧血、免疫功能不全者，但是新型流感 H1N1 卻偏好年輕人。疾病之實驗診斷，需經由鼻咽分泌物以細胞培養或接種雞胚蛋進行病毒分離，或直接取鼻細胞進行螢光染色或酵素免疫分析，以偵測病毒抗原之存在；亦可採取急性及恢復期之血清分析是否具有特異性抗體，以確認感染。

臺灣地區位處於熱帶及亞熱帶，雖然一年四季均有病例發生，但仍以秋、冬季較容易發生流行，主要在密閉空間中經由空氣傳播，也就是低溫季節之擁擠環境，成爲傳染流感之溫床，所以醫院、車站、機艙、學校、軍營、會議時常爆發感染。其潛伏期（Incubation period）短，通常爲 1～4 天。流感疫苗可提供針對那一年疫苗株的血清免疫反應，或是個體先前已感染之相關病毒型的追加免疫作用。

現階段，行政院流行疫情指揮中心以防範重症個案及群聚事件的產生爲防治目標，因此， 各醫院應積極加強落實以下作業規範：

- 強力宣導有感冒症狀者進入醫院應戴口罩，並加強院內手部衛生督導查核事宜。
- 落實每日員工發燒或類流感症狀之監測，發病者除要求其居家休息外，並予以妥適治療。
- 落實類流感群聚事件通報機制，請即時通知轄區衛生主管機關。
- 一旦院內發生 H1N1 新流感群聚事件，應立即介入感控措施，並依機構既定之處理群聚事件標準作業流程，展開各項因應措施。
- 在臨床上，針對懷疑 H1N1 新流感感染者，應妥適診療，及早投予抗病毒藥物治療。

若持續擴大，院內群聚事件發生不斷，甚至造成醫護人員重症個案，則指揮中心將會更強制性地要求各醫院執行更嚴格的措施，例如：出入醫院全面戴口罩，限制訪客人數及活動時間；關閉醫院美食街、商店街之營運；暫停外借醫院內會議室等空間供外部人員辦理各類活動；院內員工之教育訓練宜以線上學習方式辦理，若須開課應要求學員戴口罩，另院內小型討論會亦應採取相關防範措施。

另外，指揮中心將會考量函請地方衛生局加強查核醫院執行感控措施情形，發現缺失應立即依法處罰並限期改善，如不改善且連續發生群聚事件，則不排除暫時關閉病房之作爲，以利疫情處理。

診斷須同時符合三項條件：(1)突然發病、有發燒（耳溫 ≥ 38°C）及呼吸道症狀。(2)有肌肉痠痛、頭痛或極度倦怠感。(3)須排除單純性流鼻水、扁桃腺炎及支氣管炎的可能。

所謂流感併發重症，是指出現類流感症狀後四週內，發生符合以下臨床狀況至少一項者：(1)肺部併發症（Pulmonary complications）且住院者。(2)神經系統併發症（Neurological complications）。(3)心肌炎（myocarditis）或心包膜炎（pericarditis）。(4)侵襲性細菌感染（Invasive bacterial infection）。(5)其他：非符合上述 1～4 項臨床症狀，但個案必須是在加護病房治療或死亡者。

治療時主要以症狀處理之支持性療法爲主，使用抗病毒藥劑，必須遵照臨床路徑之標準流程，最好先照會感染科醫師確認：抗病毒藥劑神經胺酶抑制劑（Neuraminidase inhibitor）可以有效抑制流感病毒的擴散，包括 Zanamivir〔瑞樂沙（Relenza）、GSK〕及 Oseltamivir〔克流感（Tamiflu）、Roche〕，可同時治療 A 及 B 型流感病毒，且具較不易產生抗藥性之優點，使用該藥物並不會影響接種疫苗的效力。

處置（圖 7-3）

- 13 歲以上以使用克流感爲主，5～12 歲兒童適用瑞樂沙。早晚各一次，連用5天。
- 使用簡易喉頭拭子檢測 A 型或 B 型流感抗原（圖 7-4），對於 A 型流感（包括新流感 H1N1，季節流感 H3、H1）使用克流感。
- 預防流感最好的方法就是施打流感疫苗，健康成年人大約可達 70～80% 之保護，而六十五歲以上等高危險群尤應接受疫苗接種，以防感染流感引起之併發症。
- 全世界 90% 疫苗由九個先進國家生產，眞正疫情嚴重的落後地區反而買不起疫苗，有賴國家的力量自立更生研發疫苗，才能防止大流行時民衆大量感染傷亡的災難重演。

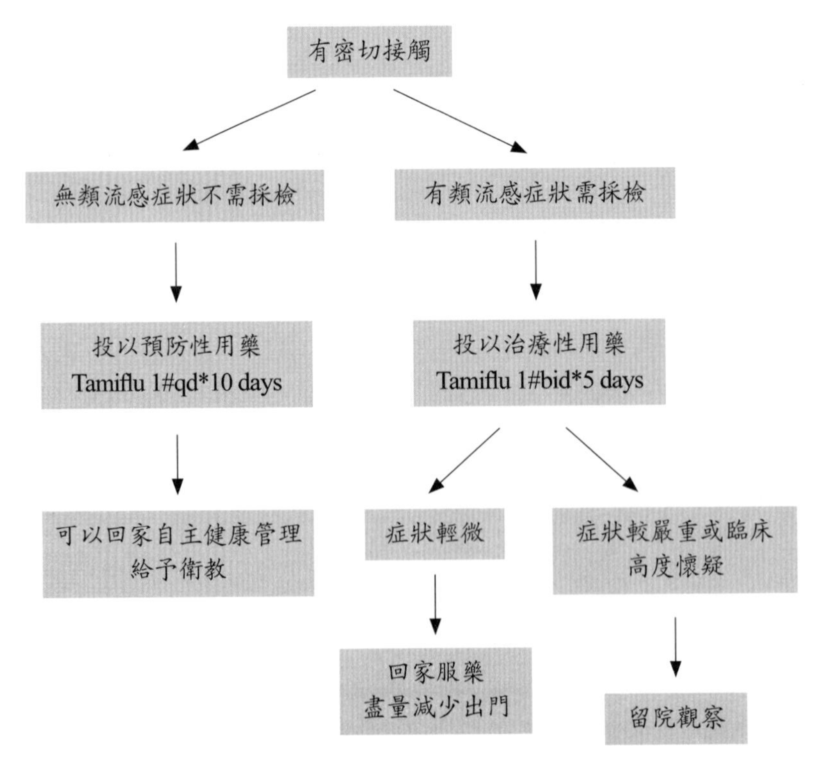

圖 7-3　流行性感冒處置流程

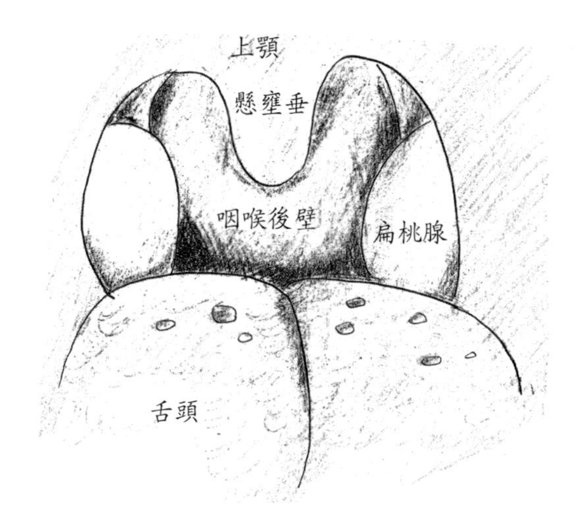

圖 7-4　咽喉拭子採檢處在兩側扁桃腺之間（咽喉後壁的懸壅垂後側）

衛生教育

(1)加強個人衛生習慣，勤洗手，避免接觸傳染。(2)如有出現類流感症狀，如有發燒、咳嗽等症狀，應請及早就醫，以防感染流感引起肺炎、腦炎等嚴重併發症。(3)感染流感盡量在家休息，居家隔離一週，減少出入公共場所；如有外出，請記得戴上口罩，並注意咳嗽禮節，於咳嗽或打噴嚏時，摀住口鼻，避免與人握手以避免病毒傳播。(4)於流感流行期間，民眾盡量避免出入人潮擁擠、空氣不流通的公共場所，減少遭病毒感染機會。

氣喘（Asthma）

氣喘俗稱「嘿龜」，是一種慢性的呼吸系統疾病，指個體對外來過敏原或內在刺激，產生過敏反應（Allergy）所發生的細支氣管收縮與呼吸窘迫現象。過敏性體質約占人口 1/5，氣喘是過敏反應表現方式之一，每年死亡率大約十萬人中有 4.5 人。

氣喘是可以治療也是可以控制的疾病，但是需要病人學習健康管理，避免接觸過敏原，監測氣喘嚴重度，善於使用支氣管擴張劑，長期門診追蹤，這些有賴於社會衛生教育之推廣來實現。在診斷方面，囉音（Rale）固然是診斷證據，但是並非絕對，胸悶、呼吸不順暢、頻繁咳嗽也是氣喘之兆，特別在小兒常見。確定診斷要靠肺功能檢查來確認。

處置

支氣管擴張劑吸入性療法優先使用，藥物以 Atrovent、Bricarnyl、Berotec 為常見，若是未能有效改善，則打上靜脈點滴，開始以 Aminophyllin 連續滴注，之後使用類固醇，包括 Solu-medrol、Solu-cotef。

胸部 X 光，確認是否有和氣喘相關問題，例如肺炎、氣胸、肋膜積水或是肺癌，等待病情穩定後，再照會胸腔科，安排肺功能檢查與過敏原調查（圖 7-5、7-6）。

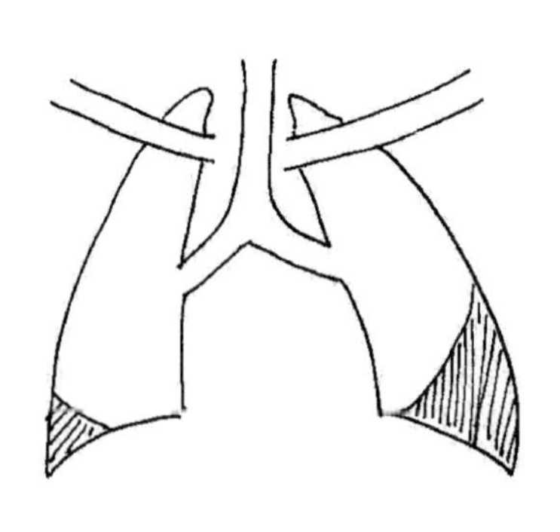

胸部 X 光正面
肋膜積水 Costophrenic angle 消失

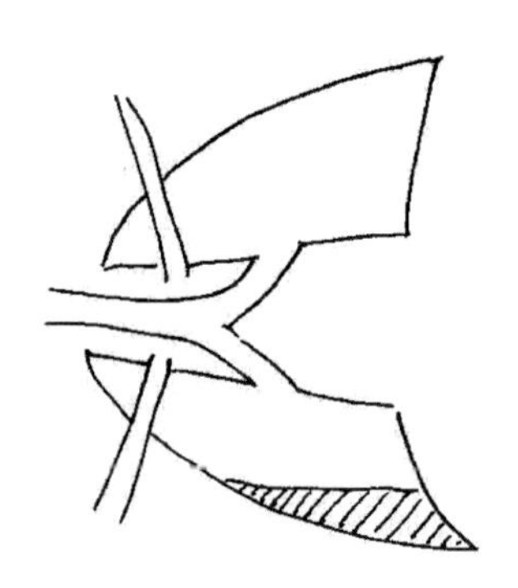

側躺照可見水平面

圖 7-5　肋膜積水胸部 X 光圖解
（Pleural effusion）

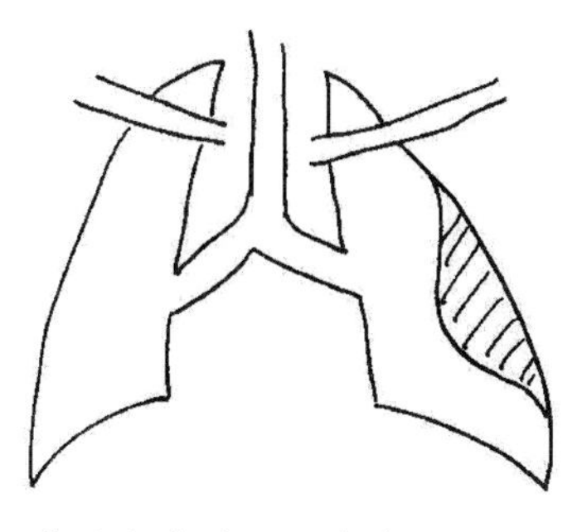

膿胸與被膜化肋膜積水

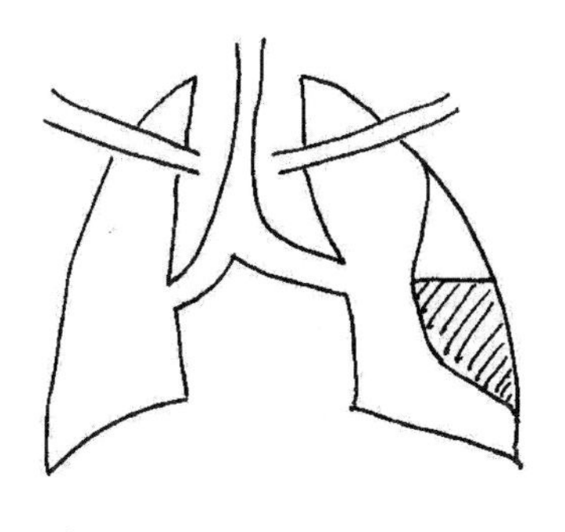

膿胸合併瘻管可見水平面

圖 7-6　膿胸 X 光圖解
（Empyema）

衛生教育

(1)戒酒、戒菸、避免二手菸。(2)避免感染或感冒，若有發燒及呼吸困難時，應前來就醫。(3)合宜室溫，避免寒冷、乾燥的空氣，平時應注意保暖。(4)避免大笑、大哭、情緒過度激動及不必要之心理壓力。(5)避免接觸過敏原（如花粉、灰塵、動物、絨毛玩偶）。(6)避免劇烈運動，運動前暖身、運動後緩和運動，亦可預防發作。(7)攝取營養均衡的食物，避免冰冷及油炸類。(8)若無心臟病，平日應多喝水。(9)依照醫生指示服藥，定期回門診追蹤治療。(10)若有任何疑問，包括服藥後有不適症狀，如皮膚癢疹、眼皮腫脹，甚至呼吸困難等，請立即停藥並洽急診處。

支氣管炎（Bronchitis）

支氣管炎是指連接氣管和肺部的小氣管發炎，在支氣管黏膜上有微小的纖毛，上面有黏性分泌物幫助潤滑、淨化吸入的空氣。支氣管發炎時，因爲受到刺激分泌過多黏液，而導致呼吸困難或引發咳嗽。支氣管炎分爲急性和慢性，慢性支氣管炎多發生在五十歲以上的人，以男性居多，尤其是經常在充滿灰塵環境裡工作的人，例如礦坑或倉庫，支氣管長期受到刺激而造成慢性發炎；急性支氣管炎常發生在小孩或老人，大多數是病毒感染。

慢性支氣管炎的病情發展較緩，初期可能只是冬天較易咳嗽、咳痰，夏天則較無症狀。隨著病情發展，症狀逐漸加重，咳嗽加劇，痰呈現泡沫黏液狀。慢性支氣管炎大多會反覆發生，尤其在寒冷的冬季更容易發作。

急性支氣管炎症狀出現的時間，通常在上呼吸道被感染的五天後，症狀包括乾咳或是有痰的咳嗽、輕微發燒、疲倦、胸悶或胸口不適、呼吸有雜音。如果支氣管炎合併其他肺部疾病，如氣喘等，往往會造成病情加劇，有惡化成肺炎的危險。

慢性支氣管炎的致病原因包括吸菸、空氣汙染，尤其是當廢氣中含有很多二氧化硫時；而哮喘、肺氣腫和其他慢性肺部疾病也可能引發慢性支氣管炎。急性支氣管炎常見於病毒感染引起發炎，但也有可能是細菌感染或是接觸遭汙染的空氣或抽菸所造成。急性支氣管的發炎反應是暫時性的，當感染或刺激物消失，發炎反應也會慢慢緩解。急性支氣管炎若治療不當，則可能演變爲慢性支氣管炎。慢性支氣管炎若治療不當，可能引起續發性支氣管擴張症（Bronchiectasis）、慢性肺氣腫（Emphysema）等疾病。

處置

反覆不止的咳嗽是支氣管炎最令人煩惱之處，常常影響生活作息。(1)每天喝 8～10 杯水。水分可以稀釋痰液，使痰較易咳出。(2)服用普拿疼（Acetaminophen）等的止痛退燒藥物，可以幫助緩解症狀。(3)呼吸濕暖的空氣可以幫助化痰，如以洗熱水澡吸收蒸氣。(4)必要時，服用化痰或氣管擴張劑，改善呼吸道暢通。常用爲 Encore（Acetylcysteine）、Atrovent（Ipratran）inhalation。(5)咳嗽症狀根治不易，必要時加入 Codeine（koderlin），甚至含嗎啡製劑（Brown mixture syrup）咳嗽藥水。

衛生教育

(1)避免處於受汙染及多塵埃的環境中。(2)戒菸。吸菸或是接觸二手菸的人容易感染支氣管炎。(3)適當運動和休息。(4)注意家居環境的清潔、通風、保暖。(5)避免進入空氣汙濁的公共場所。(6)寒冷的冬季要加強口、鼻、喉等部位的保養，出門戴口罩。(7)居家常備止咳藥物應謹慎使用，尤其痰量較多時，應避免使用。

肺炎（Pneumonia）

肺炎在美國十大死因排名第六名，主要來自於細菌感染，以肺炎雙球菌（Pneumococcus）爲主，占了 90% 以上，其次爲 H. Influenza。在非典型性肺炎（Atypical pneumonia）方面，黴漿菌（Mycoplasma）與肺炎披衣菌（Clamydia）占了大多數；所謂非典型性肺炎是指除了肺炎外，還有其他器官之症狀，包括腸胃不適與神經學症狀。對於酒醉、中風、神志不清者須考慮有無吸入性肺炎（Aspiration pneumonia）之可能。典型吸入性肺炎，由於重力的關係，胸部 X 光大多可見到右下肺葉浸潤（Infiltration）。

肺炎之臨床症狀主要是呼吸急促（每分鐘大於 20 次）、發燒和呼吸囉音，但是對於神志不清或是敗血症患者，也要考慮是否肺炎所致。其診斷要靠胸部 X 光和血液包括WBC & D/C、CRP、Procalcitonin、痰液培養來找出致病因子。

處置

1. 給予氧氣、靜脈點滴、皮膚敏感測試、抗生素。
   - 一般社區肺炎：Amoxicillin。
   - 院內感染肺炎：Augmentin、Claforan、Tazocin。
   - 老人社區肺炎：第三代 Cephalosporin + Gentamicin。
   - 非典型性肺炎：Erythromycin，其次爲 Ciprofloxacin。

- 吸入性肺炎：Penicillin + Gentamicin，其次為 Cephalosporin + Clindamycin、Fluoroquinolone + Metronidazole。

2. 發生呼吸衰竭、休克、意識喪失者要施予氣管內插管給氧，並轉入加護病房治療。
3. 物理治療：胸腔照護（Chest care）、拍痰、姿勢引流。
4. 支氣管擴張劑吸入治療。
5. 給予止痛藥以緩解肋膜疼痛、咳嗽藥水以止咳。
6. 非典型性肺炎必須連續治療兩週，才有完全痊癒機會。
7. 治療四十八小時若病情未改善，仍然發燒、白血球偏高，則改用更強抗生素，並照會感染科醫師會診，重新檢討可能合併其他問題，有必要應考慮安排支氣管鏡檢。

肺結核（Tuberculosis）

結核病是一種目前仍普遍存在於全世界，尤其是未開發及開發中國家的慢性傳染病。以發生率而言，男性比女性高，老年人比年輕人高，社會階層低的比較高。臺灣二十歲以上成年人在 1993 年的 X 光診斷，肺結核盛行率為 0.65%；依據 2002 年健保結核病就醫資料推估，二十歲以上人口結核病盛行率為 0.11%；近年盛行率確實有逐漸下降的趨勢，且已低於世界衛生組織公布結核病達到控制的標準（二十歲以上人口盛行率 0.14%）。臺灣於 2004、2005 及 2006 年確定病例分別有 16,784、16,472 及 15,378 例（共 48,634 例），每十萬人口確定病例數分別為 74.11、72.47 及 67.38，死亡病例數分別為 957、970 及 832 例，逐年下降。

在初感染時，大約 95% 的人會因自身的免疫力而未明顯發病，但會有終身再活化（Reactivation）的潛在危險，也就是在身體免疫力下降時發作；只有 5% 的人在初感染後，結核分枝桿菌（Mycobacterium tuberculosis）會經由血行或淋巴液之散播造成肺內或肺外結核（如結核性腦膜炎）。經過初感染而未發病的人，日後也可能因外在的再感染（Exogenous reinfection）而發病。

結核病可以發生在人體任何器官或組織，如淋巴結、腦膜、胸膜、腎臟、骨骼、皮膚、消化道、泌尿生殖道等；在臺灣比較常見的肺外結核是淋巴結核及骨結核，其次爲結核性腦膜炎，肺外結核的發生率遠比肺結核來得低。

若給予適當的抗結核藥物治療，結核病幾乎可以百分之百痊癒；但若不予治療，則在三年內，約有一半的病人會死亡。在臨床上病人常見的症狀有咳嗽、胸痛、體重減輕、倦怠、食慾不振、發燒、咳血等。

結核病的傳染方式過去曾有飛沫傳染、塵埃及飛沫核（Droplet nuclei）傳染等學說，而以飛沫核傳染論最可信。帶菌的結核病患者常在吐痰或藉在公共場所講話、咳嗽、唱歌或大笑時產生的飛沫排出結核菌。這些飛沫在乾燥後殘核飛揚飄浮在空中，直徑小於 5 μ 的飛沫殘核便可經由呼吸道到達正常的肺胞，造成感染，所以來路不明的病人擁擠於狹小的急診室，帶來極高的肺結核傳染風險，這是急診醫護人員必須提高警覺之處。

診斷方法如下說明：

一、皮膚結核菌素試驗（Tuberculin test, T.T.）。結核菌素試驗係以一定量之結核菌素注入皮下，查看有無特異之過敏反應現象；人體第一次受到結核菌侵入後，無論是自然感染或人工感染（卡介苗接種），一般都在 4～8 週後，結核菌素試驗反應由陰性轉爲陽性；結核菌素是萃取自結核菌的蛋白質。卡介苗是由牛型的結核菌經繼代培養減毒後所做成的疫苗，沒有接種過卡介苗的人，如果 T.T. 是陽性，則表示曾受到結核菌的感染，但值得注意的是，一些免疫機能不全（如愛滋病）、受損（使用免疫抑制劑者）及受到某些病毒感染（如痲疹病毒）者，當其罹患肺結核時，T.T. 有可能呈現陰性反應，甚至出現不反應之情況。

二、細菌學檢查。結核病的病原體是結核菌，因此，經由驗痰發現結核菌，才是肺結核最重要的診斷依據。痰裡有結核菌的病人，因爲具有傳染力，視爲開放性病人，也是結核病防治的重點對象。痰細菌學檢查一般採用塗片抗酸菌染色及結核菌培養兩種方式；痰塗片可偵測出痰中細菌量大的病人，至於痰中細菌量小的病患，即痰塗片陰性者，可藉由痰培養發現細菌。經過研究顯示，同樣是培養呈陽性的病患，塗片陽性者的傳染力是塗片陰性者兩倍以上；而同樣是塗片陰性，培養陽性者的傳染力只比培養陰性者增加少許且不具統計學意義，所以痰塗片呈陽性的病人，傳染力最高，是最優先治療管理的對象。

三、胸部 X 光檢查。當痰液中找不到結核菌時，亦可由胸部 X 光檢查，加上病人的臨床症狀、實驗室檢查之數據，作爲肺結核的臨床診斷依據。

處置

目前的結核藥物非常有效，雖然要把個案治療到不再復發，需要長達半年以上的時間，但是只要能夠規律服藥，原本具傳染性的個案可以在很短的時間內（兩週內）把傳染力降下來。

肺結核並非急性傳染病，但是由於臺灣肺結核太過於普遍，每年通報確診病例超過萬人，死亡率是 3.4/100,000，大約在千人上下，國人諱疾忌醫，潛藏的病例當不只此數。一般治療兩週即無傳染性，治療半年可痊癒，卡介苗只能提供幾年保護作用，無法提供終身免疫效果。

急診醫師依據臨床症狀或 X 光理學等工具檢驗，只要懷疑爲疑似結核個案即進行通報。建議具有傳染力（痰陽性）結核病人若於客觀環境許可下，在發病後兩週內住進負壓隔離病房，以避免傳染，病人只要依醫囑按時服藥兩週後，傳染力即降得很低。

衛生教育

(1)教導民眾認識疾病之傳染方式、防治方法，以便能早期診斷。(2)改善居住環境，避免過度擁擠，以減少疾病傳染機會。(3)加強病人之追蹤管理，做家庭訪視，以直接監督病人服藥，並安排複查、接觸者檢查及預防接種。(4)接種卡介苗之目的係在人體尚未受到第一次自然感染前，先用疫苗造成人工感染，使人體免疫系統認識結核菌抗原，以避免有害的結核菌在初次自然感染時引發進行性初發性結核病（Progressive primary tuberculosis），故最遲應在一歲之內完成卡介苗接種。

退伍軍人症（Legionnaire's disease）

退伍軍人症是一種相當普遍卻很嚴重的肺炎。病程由輕度咳嗽、低度發燒、快速進行的肺炎及昏迷。早期症狀包括身體不適、肌肉疼痛及輕微頭痛；後期症狀有高燒（可達 40°C），接著乾咳、呼吸急促；其腸胃症狀包括嘔吐、下痢、噁心、腹痛。

致病原因係吸入含有一種嗜肺性退伍軍人菌的桿狀細菌的水霧而引起，常由汙染的中央空調造成群眾感染。退伍軍人菌種類超過 30 種，而嗜肺性退伍軍人菌爲其中最常引起疾病的菌種。

處置

紅黴素是目前抗生素類首選藥品，早期治療持續兩週可以降低疾病嚴重度並促進及早恢復健康。

嚴重急性呼吸道症候群（SARS）& MERS

嚴重急性呼吸道症候群是世界衛生組織於 2003 年 3 月 15 日新公布的名稱，在這之前稱爲非典型肺炎。感染特點爲發生瀰漫性肺炎及呼吸衰竭（Respiratory failure），因較過去所知病毒、細菌引起的非典型肺炎嚴重，因此取名爲嚴重急性呼吸道症候群（Severe acute respiratory syndrome, SARS）。

SARS 的主要症狀爲發高燒（> 38°C）、咳嗽、呼吸急促或呼吸困難。可能伴隨其他症狀，包括：頭痛、肌肉僵直、食慾不振、倦怠、意識紊亂、皮疹及腹瀉；胸部 X 光檢查及電腦斷層可發現肺部病變。最嚴重時會出現瀰漫性肺炎，氧氣交換率下降，導致肺部缺氧，所以病人會呼吸困難、缺氧，甚至死亡。

其致病因子爲一種新發現的冠狀病毒，並被正式命名爲「SARS 病毒」。一般認爲可能的源頭來自大陸；2002 年 11 月至 2003 年 2 月中，廣東發生非典型肺炎疫情流行，證據顯示，續發的香港疫情，爲一廣東教授的個案所引起，個案發病住院後，因醫院未能警覺即時採取隔離措施，致爆發院內感染，同時藉由受感染之住宿該酒店國際旅客散布全球。

其傳染方式（Mode of transmission）是近距離傳染，主要經由「親密接觸」從一個人傳染給另一個人，且需接觸到患者呼吸道分泌物、體液及排泄物狀況下才可能遭受感染，潛伏期從 2～7 天不等，最長可達十天以上。

診斷

由臨床症狀、流行病學，再以實驗診斷來證實。若有以下症狀包括：(1)發燒（≥ 38°C）。(2)一種或以上的下呼吸道症狀（咳嗽、呼吸困難、呼吸短促）。(3)放射線診斷學上有與肺炎或呼吸窘迫症候群一致的肺浸潤的證據。(4)無其他可替代的診斷能完全解釋疾病。流行病學方面，在發病前十天有以下四者任一之曝露史：①有 SARS 流行地區（經 WHO 宣布）之旅遊史。②有 SARS 確定病例之接觸史。③有與 SARS 病毒實驗室相關之曝露史。④無前述三項流行病學曝露史，但臨床上極度懷疑爲 SARS 者。SARS 確定病例要經實驗室確定診斷。

處置

目前針對 SARS 病毒，並無已證實療效的特效藥物，良好的支持性療法可幫助絕大部分的病人度過難關。

衛生教育

- 養成良好衛生習慣，尤其是勤洗手及打噴嚏或咳嗽要遮掩口鼻。
- 鼓勵民衆保持經常量體溫之健康行爲。
- 保持居家環境衛生及空氣流通。
- 沒事避免上醫院，以免感染，尤以小孩和老人須注意。
- 避免到人群聚集或空氣不流通的地方。
- 發燒 ≥ 38°C，應戴口罩，並先以電話諮詢醫師，依醫師指示在家休息或至醫院就醫。
- 戴口罩時機：若 SARS 疫情發生時，一般民衆有呼吸道症狀或有發燒症狀者戴一般外科口罩；SARS 個案戴一般外科口罩（隔離並有特殊運送機制下）；SARS 個案家屬（有近距離接觸）戴 N95 口罩；一般民衆至醫院看病或探病時，戴一般外科口罩；急診、加護病房等高危險單位醫療人員戴 N95 口罩；其餘醫療工作人員依院內感染控制指引原則配戴一般口罩。

第三節　心血管系統

高血壓危症（Hypetensive crisis）

隨著時代的進步，民衆對於高血壓（hypertension）也愈發重視，但良好的血壓控制卻不到五成。很多人家中已備有血壓器，卻會因血壓居高不下而衝進急診，或是因爲頭暈、頭痛而懷疑血壓飆高。其實頭暈的因素很多，血壓也並非主要因素，面對以高血壓爲主訴的病人，除了血壓以外，也要注意其他相關的問題，例如情緒、感染、中風等和血壓互爲因果關係的疾病。就好像其他生命徵象的變化一樣，發燒要找造成發燒的原因，呼吸急促和心跳加快亦同，治標也要治本。

高血壓95%原因不明，故稱爲原發性高血壓，5%來自於內分泌和腎臟疾病，故爲次發性高血壓，舉凡40歲以下，舒張壓高於120 mmHg，突發性和難以控制的惡性高血壓（Malignant hypertension）必須立即處置；若是血壓突然升高，舒張壓大於120 mmHg，或是收縮壓超過210 mmHg，就稱爲高血壓急症，都應該入院徹查次發性高血壓的原因。

長期高血壓會造成：(1)中風。包括老人常見之腦血管堵塞和年輕人常見之腦出血。(2)冠心症以及心臟衰竭，其發生率爲常人之六倍。(3)血管病變，包括主動脈剝離、四肢血管病變。(4)視網膜病變。(5)腎臟衰竭。

由於高血壓是慢性疾病，大多數病人都有長期服藥之習慣，必須定期檢視其用藥及劑量是否有需要調整之處，也可檢討生活作息方面的問題。例如高血壓治療六大用藥中，利尿劑要優先使用，但是要注意有血鉀降低而尿酸增高問題；乙型交感神經阻斷劑會造成氣管收縮，不適合氣喘病人使用；血管張力素轉換酶適用於糖尿病患者，但有乾咳和頭痛副作用；甲型交感神經阻斷劑適合前列腺肥大病人等。

處置

在急診，處理高血壓，特別是收縮壓高於190 mmHg，有中風之虞，必須積極處理。

- 使用降血壓藥，依次爲Adalat舌下含片、Trandate靜脈注射、Apresoline肌肉注射、Nipride連續靜脈滴注。
- 注意用藥副作用：Adalat孕婦禁用；Trandate、α和β受體阻斷劑，須緩慢靜注，且氣喘患者避免使用；Apresoline直接擴張血管，引起心輸出量增加，主動脈剝離者不宜；Nipride同時擴張動靜脈，須以D5W稀釋；鋁箔紙包住以避光，以Arterial line監測血壓下使用，最好在加護病房內使用比較安全。

- 例行檢查，包括心電圖、胸部 X 光、全血和生化檢驗。
- 若是血壓未能恢復正常，或是引發器官傷害，則住院徹查相關原因。
- 若有神經學症狀，包括頭痛、嘔吐、偏癱，須照會神經內科，安排頭部電腦斷層檢查是否中風。

衛生教育

(1)請依醫師指示，每天按時服藥，不可中斷，一段時期後要檢討用藥和劑量。(2)定期測量及記錄血壓。(3)避免鹽分高食物，如罐頭、醃製食物。(4)節制酒類與咖啡鹼之飲品，如咖啡、可可、茶等。(5)戒菸。(6)控制體重，必要時減肥。(7)避免精神壓力。(8)避免工作過度，安排時間休閒。(9)適度運動。(10)充分睡眠。(11)避免溫差過大，例如避免洗三溫暖、大清早出門要注意保暖。(12)避免精緻、油膩食物，保持排便暢通。(13)若有任何疑問，請洽急診處。

急性冠心症（Acute coronary syndrome）

心肌梗塞和不穩定型心絞痛（Unstable angina pectoris），合稱爲急性冠心症，是急診醫師緊急時刻常下的暫時診斷，有賴進一步檢查來分辨，但是對於急診醫護同仁而言，處置比確診還要重要。

現代社會繁忙人心緊張，因胸痛來院者很常見，很容易造成醫護人員疏忽，以爲都是心理因素。切記在做心理因素之臆測前，必須先排除器質性問題。任何檢查都無法百分百的準確，但疏失很不容易得人諒解。所以，最安全的作法是把一切胸痛的病人都以謹愼的態度來小心處置，要排除心肌梗塞的診斷，就得有讓病人活著走出醫院的把握，切記切記。

心絞痛（Angina pectoris）是因血管狹窄、冠狀動脈灌流不足，導致心肌缺血所產生的特定性疼痛（表 7-1）；胸痛爲極典型的表徵，病患主訴胸

表 7-1　心絞痛症分類

項目	穩定型心絞痛	不穩定型心絞痛	變異型心絞痛
病理生理變化	因冠狀動脈粥狀硬化，無法有效的擴張，而不能應付心肌需氧量的增加	冠狀動脈阻塞引起	因冠狀動脈痙攣，導致心肌氧氣供應突然減少
促成因素	通常與進行費力活動、情緒壓力等誘發因素相關例如性交、洗澡、上樓梯、手提重物、惡夢、吵架、情緒激動、深夜電話聲、電鈴聲；其發生的時間、持續長短及程度一般是可預期的	其發生的次數較穩定型心絞痛更加頻繁，持續時間更久，疼痛程度更加嚴重，發作時間無法預測，可於休息狀態下發作；爲心肌梗塞的前兆	又稱普金茲曼托型心絞痛（Prinzmetal's angina）；爲嚴重持續之疼痛，症狀反復出現且呈週期性，主要發生原因爲冠狀動脈痙攣引起。運動並不會促發
緩解因素	含 NTG 或休息可緩解	無法經由休息或含 NTG 來緩解	無法以含 NTG 獲得緩解
心電圖變化	ST 段下降（>1 mm），可能併發疼痛	T 波倒置	ST 段上升；疼痛發生後 ST 段回復至基準線上

＊NTG：硝化甘油

前有壓迫感或撕裂般疼痛，最常出現的部位在胸骨下及上腹部，部分患者的疼痛會輻射至手臂、手肘、下巴或頸部，此時表示心肌缺氧需要量超過動脈血流中所運送的氧氣量。

急性心肌梗塞，是指供應心肌血液之冠狀動脈因血栓形成，或粥狀動脈硬化而發生阻塞，當心肌無法獲得足夠的氧氣，造成心肌細胞缺氧性壞死，嚴重者影響心肌收縮功能，甚至發生猝死、心因性休克等合併症（表 7-2）。常見病因爲冠狀動脈粥狀硬化、冠狀動脈血栓（感染性心內膜炎或

表 7-2 不同部位心肌梗塞的臨床表徵

前壁心肌梗塞（Anterior wall myocardial infarction）	下壁心肌梗塞（Inferior wall myocardial infarction）	側壁心肌梗塞（Lateral wall myocardial infarction）	後壁心肌梗塞（Postterior wall myocardial infarction）
爲左前降支（LAD）阻塞造成，梗塞範圍包括心肌前壁及心室中膈。因 LAD 是供應左心室的冠狀動脈，當血流受阻，易造成左心室肌肉壞死，導致血流動力學上的改變	通常是右冠狀動脈（RCA）阻塞造成，由於 RCA 主要供應房室節、竇房節及希氏束之血管，當供血受阻時，常使心臟傳導發生障礙；故下壁心肌梗塞常合併有病竇症候群（Sick sinus syndrome）、左、右側支傳導障礙（LBBB、RBBB）、心房心室傳導組滯（AV black）等心律不整	爲左迴旋支（LCX）阻塞，易造成左心室側壁壞死，導致與前壁梗塞類似之血液動力學變化	左心室後壁之血液是由 RCA 及 LCX 共同供應，當兩血管供應不良，將導致後壁心肌梗塞

風濕性心臟病造成）以及動脈剝離。急性心肌梗塞的病理機轉大致上可分成二部分：一爲心肌供應的氧氣量不足；另一是心肌需氧量增加，最常見的原因爲動脈粥狀硬化。

典型的心肌梗塞包含三部分：(1)梗塞區（infarct）：心電圖出現病理性的 Q 波。(2)受傷區（injury）：緊接在梗塞區外圍的是受傷區，心電圖會造成 ST 段上升。(3)缺氧區（ischemia）：最外圍的是缺氧區，是一可逆的變化，心電圖會出現 T 波倒置，也就是心肌由缺氧、受傷到梗塞壞死的過程。其診斷也包括三項：(1)胸痛症狀。(2)心電圖變化。(3)心肌酵素，只要有兩項就符合。只要胸痛持續就不能讓病人出院，要持續觀察，再檢查以

表 7-3　心肌梗塞血清心臟酵素變化

	CPK	CK-MB	GOT	LDH	Troponin-I
開始上升	3～6 小時	3～6 小時	8～12 小時	24～48 小時	3～6小時
高峰	12～24 小時	12～24 小時	24～36 小時	3～6 天	24小時
回復正常	3～4 天	3～4 天	4～7 天	10～14 天	7天

註：CPK: Creatine phosphokinase　CK-MB: Creatine kinase
LDH: Lactis dehydrogenase　GOT = AST: Glutamic oxaloacetic transaminase: Aspartate aminotransferase

找出原因，把握檢查的特異性（specificity）和敏感度（sensitivity），以提升準確率（accuracy）。

合併症

(1)心律不整：占 90% 且為心肌梗塞主要死因。(2)充血性心衰竭及肺水腫：因心肌壞死，心臟收縮功能降低所致。(3)心包膜炎。(4)心肌破裂。(5)心因性休克，因心輸出量降低，造成全身組織灌流不足所致。

處置

ST 段上升之心肌梗塞（ST-segment-elevation myocardial infarction, STEMI）標準流程如下，(1)急性胸痛，高度懷疑是心肌梗塞。(2)十分鐘內完成十二導程心電圖。(3)通知心臟科醫師到場。(4)給氧，心電圖監測儀。(5)全血檢查，生化檢驗包括心臟酵素 CK、CK-MB、Troponin-I，Troponin-I 特異性最高，雖然檢查正常，只要胸痛持續，就必須留置觀察全力找出病因，六小時候再檢測心肌酵素及 Troponin-I 可達 100% 敏感度以確認無誤。(6)點滴：給予 D5W 或 NS。(7)Heparin 5,000 unit IV stat。(8)阿斯匹靈、硝化甘油舌下含片 0.3～0.6 mg。NTG 靜脈注射劑，開始劑量為 5～10 μg/min；

若血壓穩定每次可增加 5 μg/min，直至疼痛緩解。Isordil：每四個小時給予 10～40 mg。(9)血壓 100 mmHg 以上且心跳 60 以上則可用 Inderal。(10)胸部 X 光。(11)IV NTG（minisrol 3 mL/hr）。(12)Aggrastat 1 Amp。(13)Morphine 予 2～5 mg 以減輕疼痛，降低焦慮，並降低心臟的前負荷。(14)通知心導管室準備經皮冠狀動脈介入治療（PCI）。(15)轉心臟內科加護病房住院，簽署病危通知。(16)若 PCI 失敗則進行繞道手術，有兩種，孰優孰劣未成定論，健保給付與否也是讓病人有所選擇，包括冠狀動脈擴張術（PTCA）和冠狀動脈繞道術（CABG）。

衛生教育

- 切記勿漠視胸痛所帶來的警訊，宜盡早就醫。
- 避免情緒起伏、攝取高熱量食物、高咖啡因和飲酒、抽菸。
- 多攝取蔬菜水果，保持大便暢通，勿用力大便，增加心臟負擔。
- 按時服藥，定期至心臟科門診追蹤。
- 維持理想體重，適度運動。
- 急性發作應該立即休息，避免激烈運動，暫停性行為。
- 注意氣候變化，小心冷天氣時禦寒，出入室內外時須注意保暖。
- 若有胸部不適、心跳不規則或是每分鐘大於 120 下， 應立即休息，使用舌下含片。
- 連續使用三片未能改善， 立即送醫處理
- 舌下含片開封三個月，或含起來沒有辣味即失效。使用舌下含片會造成血壓下降和頭痛，故要注意臥床休息。
- 若有任何疑問，請洽急診處。

心臟衰竭（Congestive heart failure）

心臟無法搏出足夠血量，以供應身體循環及組織代謝需要，而形成心肌肥大、心室擴張以及循環鬱血的各種症狀與徵象。原因來自：(1)因壓力

負荷過重引起，如高血壓、主動脈狹窄等。(2)因容積負荷過多引起。大部分是先天性心臟病，或心臟瓣膜重度閉鎖不全。(3)因心肌壞死或病變引起，如廣泛性心肌梗塞、心肌病變。(4)嚴重心律不整引起，如心跳過緩或過速。

心臟衰竭通常可分為左心衰竭及右心衰竭，其症狀說明於表 7-4。

檢查

心電圖、胸部 X 光、心臟超音波，心肌酶濃度之測定，包括 CPK、CK-MB、LDH、GOT、NT-pro BNP之濃度測定（如 CPK 及 CK-MB 的血清濃度增加，常是心肌梗塞的徵兆）、血液電解質檢驗（因體液滯留，血清鈉及鉀離子濃度被稀釋而呈現血鈉及血鉀偏低的現象）；如果病患有服用

表 7-4　左心衰竭及右心衰竭症狀比較

右心衰竭	左心衰竭
右心衰竭會造成體靜脈循環系統鬱血，導致周邊組織水腫，其症狀如下： • 周邊組織水腫（如四肢、陰囊、臉、眼瞼等） • 體重增加 • 腹水 • 肝、脾腫大 • 全身水腫 • 頸靜脈怒張 • CVP 值升高 • 心搏過速 • 疲倦感	左心室功能異常，使血液滯留於左心房及肺靜脈，致肺血管壓力增高，其症狀如下： • 心搏過速 • 左心室擴大 • 左心房壓力或肺微血管楔形壓（PCWP）升高 • 血壓過低 • ABG 值改變（PaO_2↓、$PaCO_2$↑） • 肺水腫（呼吸濕囉音） • 呼吸困難、呼吸淺快 • 端坐呼吸、陣發性夜間呼吸困難 • 咳嗽（白色或粉紅色泡沫痰） • 異常之第三心音（由於心室血流填充時的阻力，造成心室壁的顫動）

利尿劑，血鉀也有偏低的情形；當心輸出量不足時，腎血流量降低使腎功能缺損時，血鉀會升高，BUN、Creatinine 及尿酸濃度也會增加，在尿液檢查發現有蛋白尿及尿比重升高的情形。

血中藥物濃度測定，目的在評估病患服藥療效，以及監測是否有用藥過量或中毒之傾向，尤以毛地黃要特別當心（表 7-5）。

依照美國紐約心臟學會將心臟功能分成四類，(1)第一類：沒有活動上的限制，日常活動不會引起疲倦、心悸、呼吸困難或心絞痛之症狀。(2)第二類：受輕度的活動限制，於休息時感到舒適。(3)第三類：受明顯的活動限制，但從事低於日常活動之工作量時便出現疲倦、心悸、呼吸困難或心絞痛之症狀。(4)第四類：無法舒適地進行任何活動，即使在休息狀態下亦會出現心肌功能不足的症狀，用來評估病人心臟衰竭之嚴重程度。

處置

(1)臥床休息，給予氧氣。(2)IV lock。(3) NTG IV drip、IV push Lasix if SBP > 100；Dobutamine IV if SBP < 100。(4)依處方按時服藥，包括毛地黃、利尿劑。(5)採低鈉飲食，避免攝取過多水分。(6)照會心臟科，安排心臟超音波評估心肺功能與確診、入院治療。

表 7-5　各種心臟用藥治療和中毒血清濃度比較

藥物種類	藥物作用	治療血清濃度	中毒血清濃度
Digoxin	毛地黃類強心劑	20～35 ng/mL	> 40 ng/mL
Lidocaine	抗心律不整	1 ng/mL	> 60 ng/mL
Mexitil	抗心律不整	0.5～2 ng/mL	> 3 ng/mL
Pronestyl	抗心律不整	4～8 ng/mL	> 10 ng/mL

心悸（Palpitation）

所謂心悸是病人本身感覺到心臟有不正常搏動。正常時候一般人是不會感受到心臟的悸動，除非是在激烈運動或是情緒激動時，有些則是來自於心律不整、心臟疾病、精神官能症、感染、服藥物或是新陳代謝等生理反應。心悸可以反映出心臟跳動改變的狀況，例如：心臟收縮力或心跳快慢的改變。但對某些病人來說，非心臟方面的疾病也可能會被認爲是心臟的不正常活動，而使病人誤認是心悸。原因包括：(1)心律不整。(2) 非心律不整性之心臟異常。(3)非心臟性的疾病，包括發燒、甲狀腺機能亢進、藥物影響及心理方面的問題。

對於以心悸爲主訴之急診者，先量脈搏，除了感受是否有心跳變化外，也能從和病人交談中，得知是否爲偶發性、有否有心臟病、曾經開過刀或是服用藥物等病史。詳細的病史詢問是評估心悸的主要步驟，包括現在的病史，注意病人描述心悸的感覺，如心臟像在賽跑的感覺，或像是有人在胸前重擊一樣，或心跳忽然停了一下；其他包括胸痛、喘息、胸悶都可能被心悸的病人拿來描述心悸。重要的是當心悸的病人主訴有胸痛喘息時，要注意是否有嚴重心血管疾病。對於心跳節律的描述可請病人自己數出心跳的節律，對於病人來說對診斷是有幫助的。儘管大部分的病人不知道什麼是良性或惡性心跳節律，但如果病人描述的心律是快速且非常不規則的話，則病人可能有心房顫動（AF）。會導致心室早期性收縮（VPC）或竇性心搏過速（Sinus tachycardia）的因素都應避免，這包括了運動、抽菸、咖啡、焦慮、壓力、發燒、生理期、酒精、巧克力及某些化學物質的曝露。此外完整的藥物使用史，包括醫師處方與非醫師處方，或藥物的使用都應了解，再來詢問是否有緩解方式，包括頸動脈按摩或 Valsalva 手法，如果可使心悸緩解，則可能是心室上心搏過速（Supraventicular tachycardia）。

心悸伴隨著胸痛可能表示有缺血性心臟病，而大部分有暈厥或眩暈，並伴隨心悸的病人極有可能有心律不整。其他相關症狀例如潮紅或感覺異常並伴隨心悸，可能表示是停經症候群或緊張。當醫師檢查病人的脈搏六十秒，如發現有不規則心律，則超過 90% 可在 Holter EKG（攜帶式 24 小時心電圖）上發現。在少數例子中，醫師可能會摸到與病人心悸同步的心臟額外收縮。收縮時的心雜音可能表示有心臟瓣膜性疾病。非心臟方面的發現如甲狀腺腫大、發燒或姿態性低血壓，我們應懷疑是否爲甲狀腺機能亢進症、感染或貧血，再安排進一步的檢查來確認。

處置

1. 心電圖檢查與監測（圖 7-7）
   - 當 ST 節段改變或 T 波倒置，可能是缺血性心臟病或陳舊性心肌梗塞。
   - 當心軸左偏，或在 V1 有 Q 波，或 V5 有 R 波時可能有心臟擴大。
   - 竇房節阻滯或心室傳導阻滯，及 Wolff-Parkinson-White 症候群（心電圖上可發現 PR 間隔變短及 δ 波）。
   - 心室外節律及心房顫動。
2. 若是病人有胸悶、呼吸急促、血壓降低、冒冷汗時，表示血行力學之不穩定，必須立即給予處置，給予氧氣、休息、打上靜脈點滴、裝設心電圖監測器，從心肌梗塞和心臟衰竭方面來處理。
3. 安排心臟超音波檢查。
4. 必須對症下藥，找出心悸之原因，再針對原因來處理，大部分心悸的病人並不會因心悸而提高死亡率。大部分心悸與焦慮有關，經由衛教與諮詢，可對此情況做有效的改善。
5. 一般對於 PSVT 病人使用 Adenosine 6 mg IV，先建立靜脈點滴，打入時立刻抬高上肢，讓藥物盡快進入心臟，病人會感到胸口一緊，有灼熱感，而後心悸獲得改善，無效則再追加。其他可用 Isoptin 1 amp

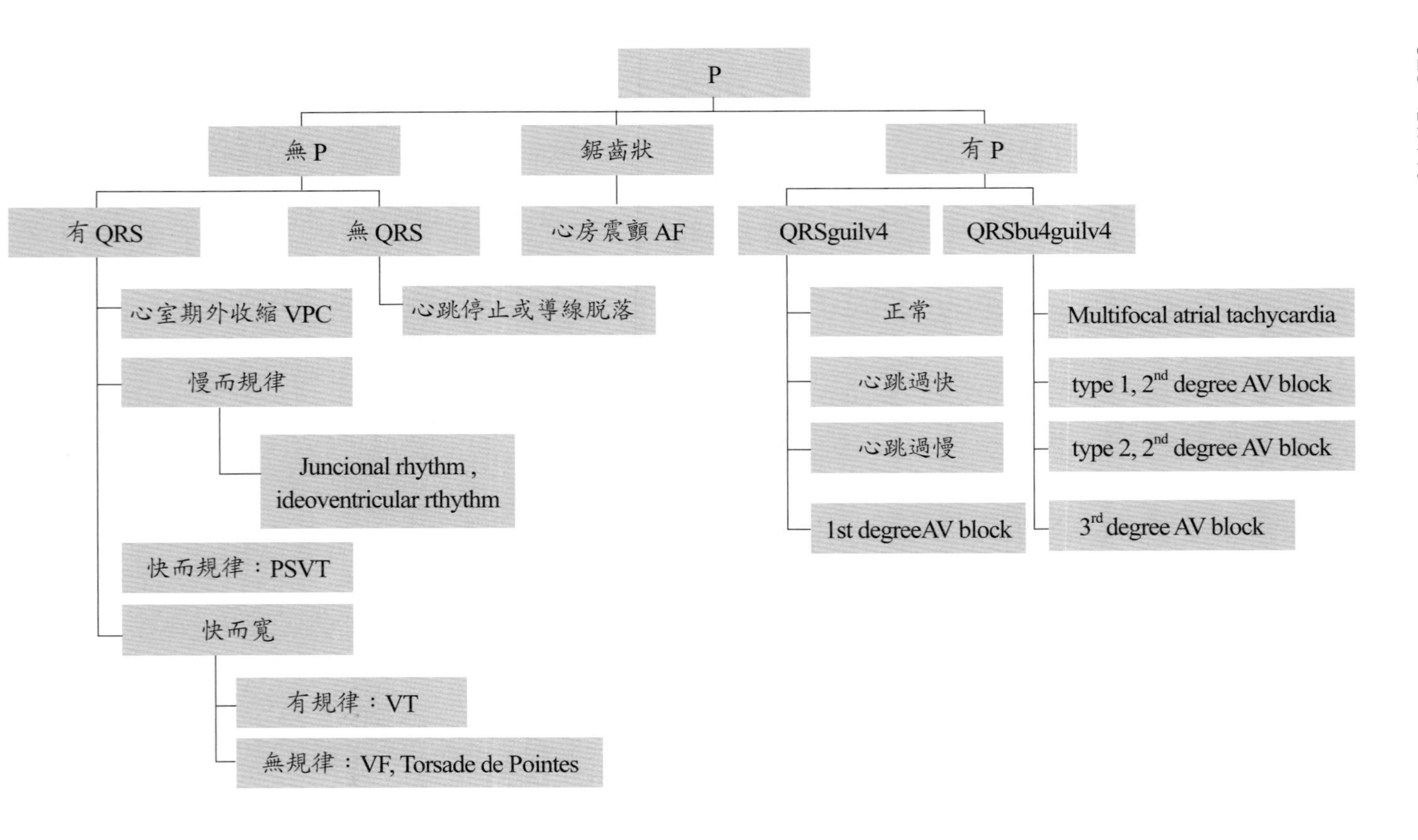
P
無 P
鋸齒狀
有 P
有 QRS
無 QRS
心房震顫 AF
QRSguilv4
QRSbu4guilv4
心室期外收縮 VPC
慢而規律
Juncional rhythm ,
ideoventricular rthythm
快而規律：PSVT
快而寬
有規律：VT
無規律：VF, Torsade de Pointes
心跳停止或導線脫落
正常
心跳過快
心跳過慢
1st degreeAV block
Multifocal atrial tachycardia
type 1, 2nd degree AV block
type 2, 2nd degree AV block
3rd degree AV block

圖 7-7　心電圖判讀流程

和 20% glucose water IV 或是在鎮定劑使用下用電擊 Cardioversion with 50 WS。

6. 對於孕婦，由於使用 Adenosine 容易造成心律不整和心臟衰竭之副作用，進而影響胎兒安全，是以建議使用鈣離子阻斷劑 Verapamil，若是血行力學不穩定，則改行電擊整流，同步電擊 200 焦耳，可以獲得很好療效，對胎兒影響很小。
7. 對於焦慮患者，給予 Inderal (10) 和鎮定劑，留置觀察，若是情況改善才可以出院。有些音樂家在上臺演奏前也會緊張得心悸和手足發抖，若是使用鎮定劑過度會導致神志和專注力低下而影響演出，因而改用 Inderal，可以改善心悸而不會影響演出。
8. 時常發作之 PSVT 病人，應照會心臟科門診，服用 Inderal (10)，有必要時應轉診心臟外科，安排燒灼手術 Radio-frequency ablation。
9. AF with RVR：Digoxin 0.25 mg + 20% glucose water slowly IVD。

心房顫動（Atril fibrillation）

心房顫動爲最常見的持續性心律不整，會隨著年齡而增加，和老化有關，65 歲以上高達 70%。造成心房顫動原因爲心臟本身疾病外，和肺病、酗酒、甲狀腺機能亢進也有關。心房顫動併發症爲血栓發生，常造成阻塞性中風。

處置

(1)治療在於找出基本致病因子，例如敗血症、甲狀腺機能亢進、心肌缺氧等，而予以排除。(2)藥物治療包括三方面：①控制心跳：左心室功能不良者可用 Digoxin、B-blocker、Verapamil and Diltiazem、Atrioventricular junction radiofrequency abation 和永久性心臟節律器植入（permanent pacemaker implantation）。②整流：Amidarone 是首選用藥，Propafenone。③血栓預防：給予 Warfarin，然而劑量很難控制，照會心臟科醫師來處理比較安全。

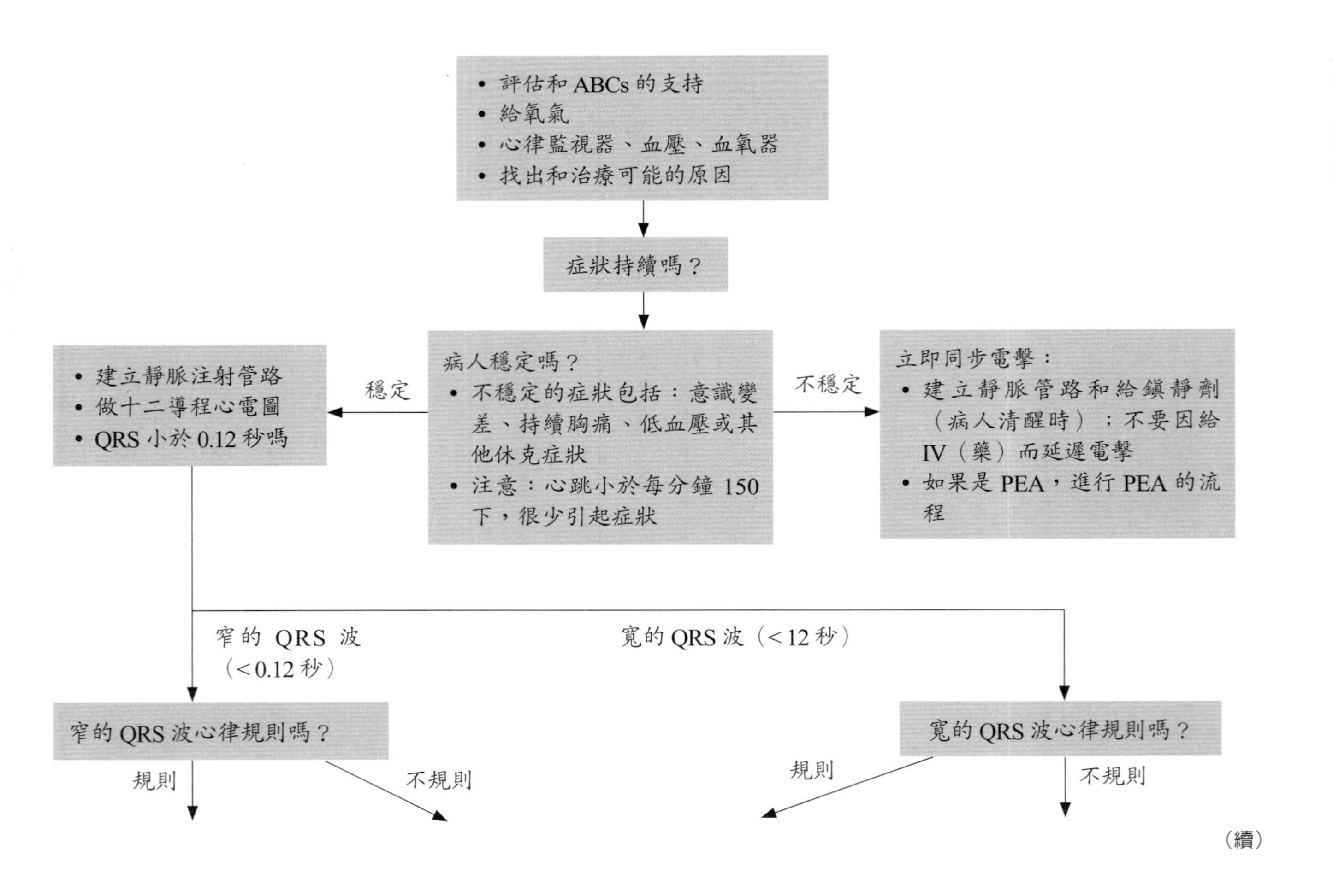

• 評估和 ABCs 的支持
• 給氧氣
• 心律監視器、血壓、血氧器
• 找出和治療可能的原因
症狀持續嗎？
病人穩定嗎？
• 不穩定的症狀包括：意識變差、持續胸痛、低血壓或其他休克症狀
• 注意：心跳小於每分鐘 150 下，很少引起症狀
穩定
• 建立靜脈注射管路
• 做十二導程心電圖
• QRS 小於 0.12 秒嗎
不穩定
立即同步電擊：
• 建立靜脈管路和給鎮靜劑（病人清醒時）；不要因給 IV（藥）而延遲電擊
• 如果是 PEA，進行 PEA 的流程
窄的 QRS 波（<0.12 秒）
寬的 QRS 波（<12 秒）
窄的 QRS 波心律規則嗎？
規則
不規則
寬的 QRS 波心律規則嗎？
規則
不規則

（續）

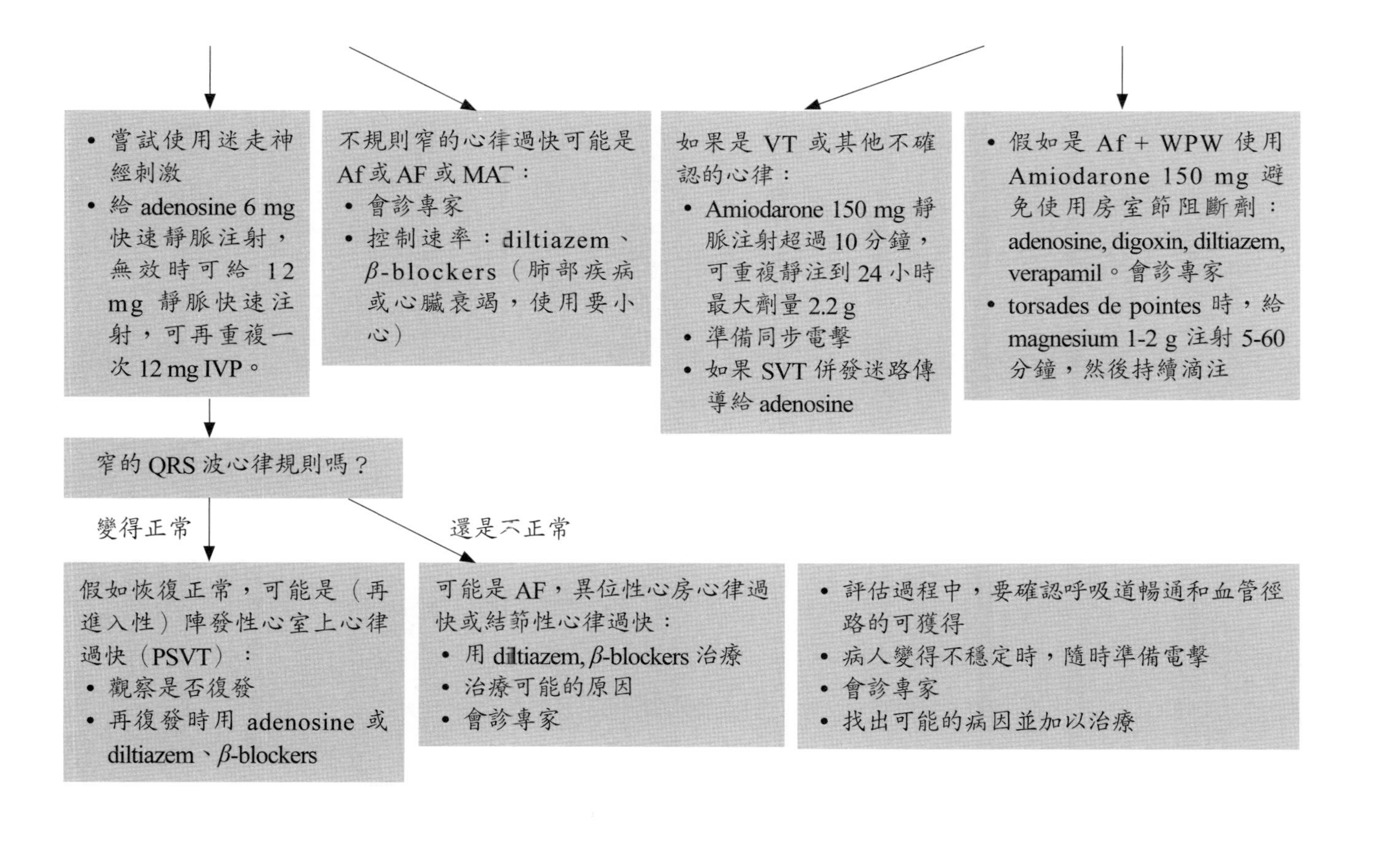

圖 7-8　心律過快有脈搏的治療流程

心跳過慢

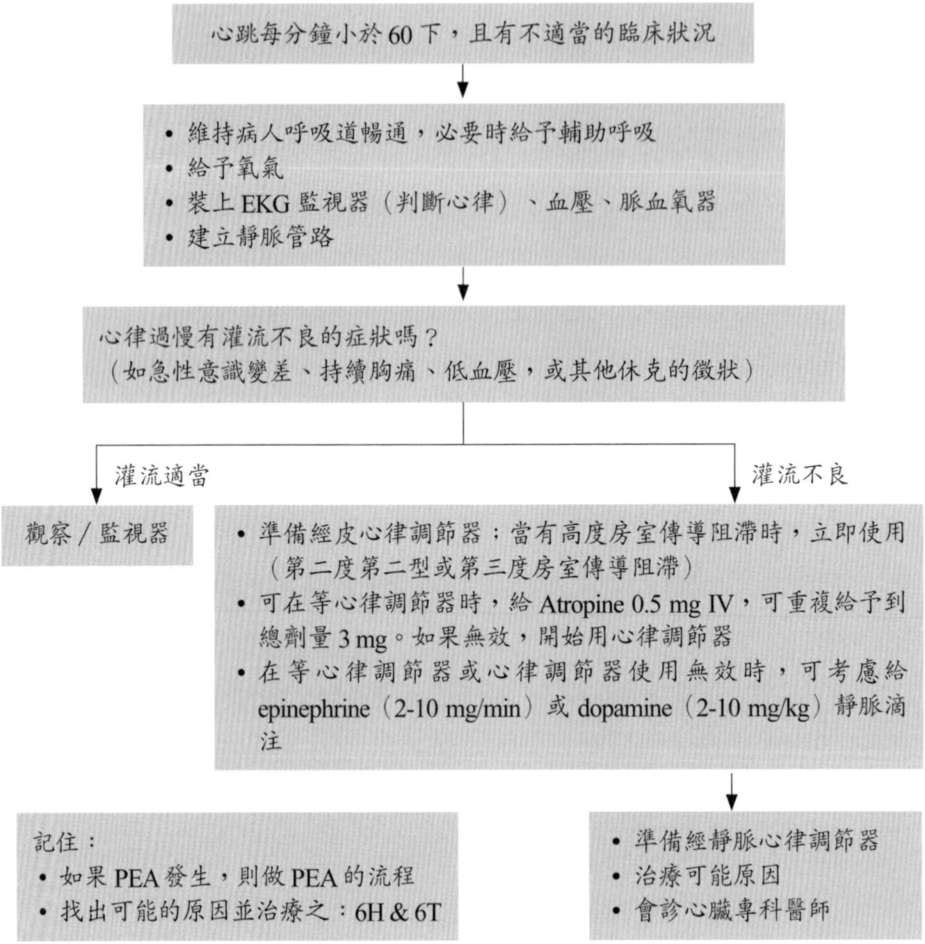

*6H：低血容、低血氧、氫離子異常（過酸）、鉀離子（過高或過低）、低血糖、低體溫

*6T：毒物、心包膜填塞、張力性氣胸、冠狀動脈栓塞、肺動脈栓塞、外傷（低血容，IICP）

圖 7-9 心律過慢的急救流程

急性肢體缺血（Acute limb ischemia）

急性肢體缺血是指突然發生的肢體血流灌流障礙，影響組織存活。其症狀爲 5P：疼痛（Pain）、麻痺（Paresthesia）、癱瘓（Paralysis）、脈搏摸不到（Pulseless）、肢體蒼白（Pallor）。

最常見原因是動脈內出現栓塞，可能是血栓、腫瘤、增生物或是異物。檢查有無脈搏可用杜普勒超音波（Dopllar echo），診斷則有血管攝影檢查。排除其他原因包括外在腫瘤壓迫、動脈炎（Arteritis）、動脈攣縮、動脈剝離、高凝血狀態（Hypercoagulable state）等。

處置

打上靜脈點滴，抽血檢測 PT、APTT、Platelet、D-dimer、CK、CKMB、Troponin-I；先給予肝素（Heparin），照會心血管外科，施行導管式血栓溶解術（Catheter-oriented thrombolysis）；鼠蹊以上栓塞，或是不能接受導管式血栓溶解術者，施行血栓清除術預後不佳；若預後不佳，10～30% 病人三十天內需要截肢。

急性靜脈栓塞（Venous thromboembolism）

一位英國女士在搭乘長途航程由澳洲返國後猝死，引起全球各界對久坐不動致下肢深層靜脈栓塞之關切，其實不只是擠在狹窄經濟艙之乘客，長程巴士、手術後臥床、久坐辦公桌等，再加上原先的心血管疾病患者，皆有發病的可能，一般分成肺栓塞與深層靜脈栓塞兩種。

深層靜脈栓塞（Deep vein thrombosis）是指身體深層大靜脈血液凝結成血栓，若是隨著血流到達肺臟，造成肺栓塞（Pulmonary embolism），死亡率可達 15%。住院死亡率爲一般的五倍，有 5% 病人會併發慢性血栓，栓塞性肺高血壓症。

肺栓塞症狀爲呼吸急促、血壓下降、胸悶或咳血，深層靜脈栓塞症狀為下肢疼痛、跛行，診斷建議使用臨床評估法（表 7-6），總分 4 分以上就很有可能，再以胸部 X 光見血管紋路（Lung marking）驟減、心電圖 S1Q3T3、壓迫式血管超音波、D-dimer，以及胸部電腦斷層，確診率可達 99%。D-dimer主要用來預測再發和排除肺栓塞，也就是說，D-dimer陰性者，要考慮栓塞以外的可能，而陽性者要進行下一步電腦斷層確認檢查。

處置

(1)給予氧氣，靜脈點滴。(2)檢查動脈氣體酸鹼度，動脈血氧分壓差增大。(3)低分子量肝素（Low molecular heparin）使用 100 unit/kg IV bolus，同時服用 Coumadin、Warfarin 等抗凝血藥物，等 INR 到達治療目標值 2.0～3.0 時，可以停用 heparin。(4)加護病房監測。

衛生教育

對於有心肺功能障礙和行動不便者，及臥病不起、腎功能不全、糖尿病、高脂血、肥胖、心臟病患等，原本循環系統不佳者，經濟艙症候群之

表 7-6　臨床評估法

檢查項目	評　分
深層靜脈壓痛	3
其他診斷不如肺栓塞	3
心跳大於 100／分	1.5
不動超過三天或術後	1.5
以前有同樣病史	1.5
咳血	1.0
癌症治療中	1.0
總計	
超過 4 分就有可能	

預防，應列為航空公司之長程旅遊須知。穿漸進型壓力彈性襪，常常走動走動，按摩下肢，勤加復健，即早因應，杜漸防微，才是明智之舉。

心包膜填塞（Cardiac tamponade）

看到病人低血壓、頸靜脈怒張，則要考慮是否為心包膜填塞，但是也要考慮到其他可能原因，包括氣胸和氣喘（特別是呼吸急促者）、肺栓塞、心肌梗塞和心臟衰竭，須先排除以上問題，針對心包膜填塞，還要考慮造成心包膜填塞的原因。

造成心包膜填塞，最常見是癌症，其次是外傷、心肌梗塞、主動脈剝離、心包膜炎、肺結核都有可能，所以要一一排除；檢查方面，胸部 X 光、心臟酵素、全血檢查、心臟超音波都是必要的檢查。

處置

(1)給予氧氣，靜脈點滴。(2)檢測心肌酵素、胸部 X 光、D-dimer、全血檢測。(3)安排心臟超音波，心包膜積液超過兩公分，可以做心包膜穿刺引流，培養。(4)若是血壓持續低於 90 mmHg，打上中心靜脈導管輸液，給予強心劑。(5)照會心臟科醫師，入院治療。

第四節　癌症急診

癌症原本屬於慢性疾病，但是因治療過程之副作用，有時會出現急性變化，而且即使癌症末期，也有可能發生急症或是外傷，不論和原來的癌症相關與否，當然也必須全力搶救，不能因為是癌症就輕易放棄，即使癌症醫院也應該有急診能力。本章僅針對癌症治療之副作用所產生之急症來處理。常見與癌症相關之急症如下：

- 使用化學療法後，併發噁心、嘔吐、發燒、白血球低下。
- 術後併發症、感染、腸阻塞、出血、疼痛，例如 PORT-A 裝置相關問題，要照會原負責醫師商量對策（圖 7-10）。

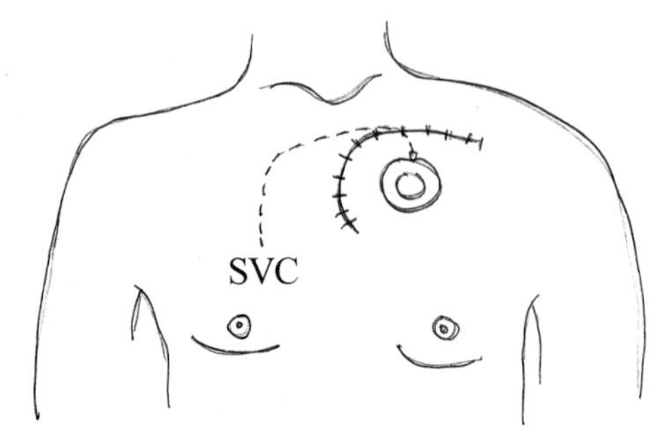

由 Cephaloc vein 進入 SVC 放置在皮下固定在胸大肌筋膜上用來注射化學療法藥物用

使用要以特殊針頭，否則造成滲漏

圖 7-10　PORT-A 裝置

- 臺灣交通方便，病人可以四處自由就醫，很多癌症病人想另謀高明，或是找醫院來確認診斷或是探詢第二意見，在在考驗急診醫師的學理能力。
- 癌症末期打算入住安寧病房者，會到急診來打聽或是待床。
- 癌症或是轉移造成相關症狀包括呼吸困難、腹水發脹、疼痛。

處置

(1)穩定生命徵象。(2)確診，與家屬溝通，配合病患體檢和所攜病歷摘要。了解病人需求，設法提供解決和安排。(3)照會各專科安排後續處理。

疼痛治療

疼痛是癌症病人最常見症狀，癌症引起的疼痛，70～90% 都是可以口服藥物來治療的。在處理因癌症引起的疼痛，首先要做好評估，遵循癌症臨床研究合作組織（TCOG）所提供的臨床癌症疼痛處理指引，以確保處置之連續性，病人之告知決定，注重病人之福祉以及對病人之支持效果。

評估

(1)相信病人陳述。(2)疼痛程度評估。(3)癌症病史。(4)理學檢查。(5)實驗診斷。(6)與家屬溝通處理原則。

治療原則

(1)口服藥優先，不適用口服藥者照會麻醉科進行 PCA（Patient control analgesia）。(2)定時給藥。(3)循次加強用藥：由 NSAID 開始，其次 Codeine，最後 Morphine。(4)長期使用嗎啡者，依次使用口服 Codeine、口服 Morphine、脊椎內注射 Morphine、靜脈注射 Morphine、神經阻斷術。(5)配合輔助性藥物，包括類固醇、鎮靜安眠藥等。(6)避免使用具有精神興奮作用藥物，如 Demeral 以防副作用。(7)照會疼痛科和安寧病房接手安排後續疼痛治療。

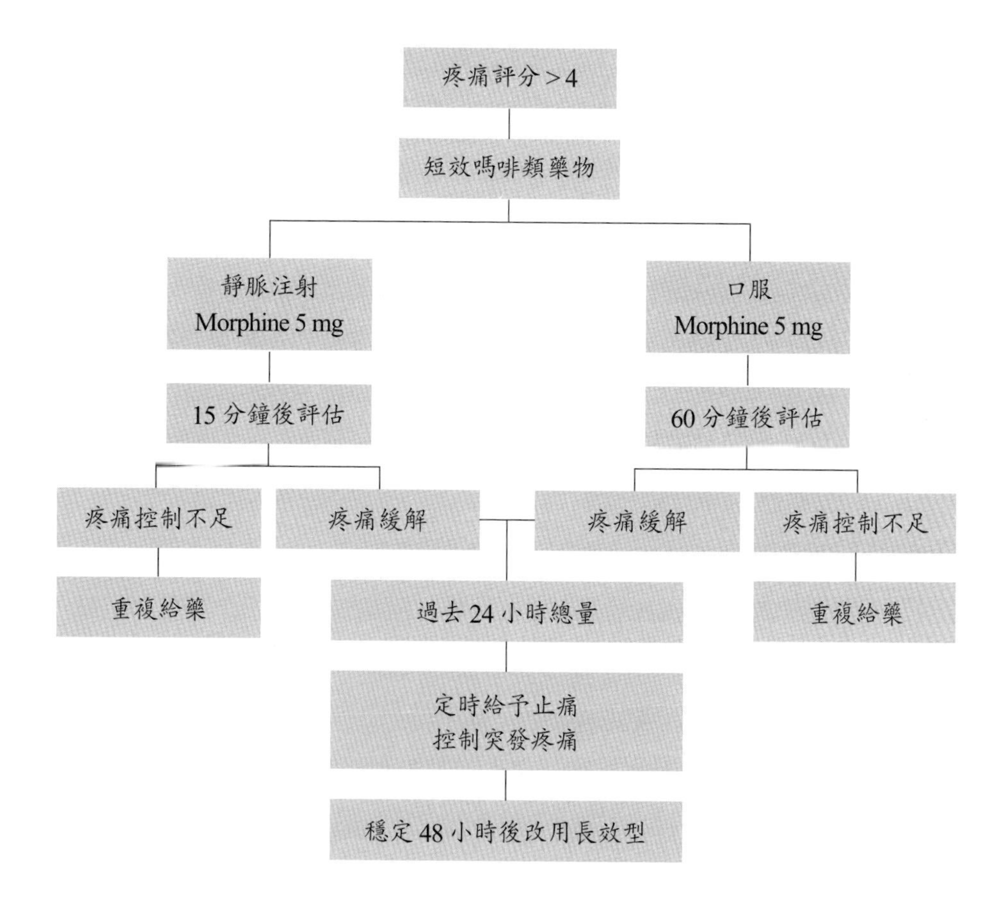

圖 7-11　癌症疼痛治療流程

化療嘔吐

一般原則是在化療前三十分鐘即開始使用止吐劑效果較好。藥物使用順序爲：Vomiz, Zofran & Steroids > Primperan, Haldol > Novamine > Vena, Ativan。當發生錐體外症候群（Extrapyramidal syndrome, EPS）使用 Akineton 5 mg。

化療後發燒（Febrile neutropenia）

根據癌症治療中心統計，化療後發燒是癌症病人造訪急診最常見的問題，稱爲發燒性白血球低下症（Febrile neutropenia）。所以，即使癌症是慢性病，也有急性併發症，不可掉以輕心，癌症治療中心和急診都必須學習如何處理癌症之急症，不可互推責任，否則難逃輿論指責，如同八仙塵爆那樣。

處置

(1)病人必須以冰枕退燒、戴口罩、隔離，以防伺機性感染，造成敗血症之後果。(2)血液培養，靜脈點滴。(3)使用抗生素。(4)顆粒型白血球生長刺激因子（Granulocyte colony stimuating factor, G-CSF）可在下次化療前就使用，防止再發。

上腔靜脈症候群（SVC syndrome）

上腔靜脈（Superior vena cava, SVC）受到腫瘤或水腫壓迫，以致無法順利回流右心房，導致臉紅脖子粗，表現靜脈浮現、水腫、眼皮下垂變化，甚至造成上呼吸道閉塞、神志昏迷乃至死亡。

造成上腔靜脈症候群的原因，最常見是肺癌，占了近八成，其次爲惡性淋巴瘤，約占 14%；其他原因有些可能來自於 PORT-A，或是長期中心靜脈導管造成血栓所致。

處置

(1)臥床，給氧，頭部抬高，移除頸部異物包括靜脈導管。(2)給予利尿劑、類固醇。(3)由下肢股靜脈插入導管，進行血管腔擴張術（Expandable metalic stent），改善頸部血流情況。(4)對腫瘤施行切片，確認診斷，合併多種藥物化療。(5)施予放射線療法。

高血鈣症（Hypercalcemia）

高血鈣症為最常見的癌症代謝性急症，任何癌症病人發生多尿、神志不清以及消化道症狀包括噁心、嘔吐、便秘、腎衰竭，就必須考慮是否有高血鈣症。矯正血清鈣值＝測量血清鈣＋（4－白蛋白）×0.2。

處置

(1)補充水分，靜脈注射 Normal saline，利尿劑。(2)對於腎衰竭者進行血液透析或是腹膜透析。

腫瘤溶解症侯群（Tumor lysis syndrome）

在治療一些生長快速的腫瘤時，對化學療法敏感的癌細胞大量死亡，釋出大量鉀離子、尿酸和磷酸，而有高血鉀、高血磷、高尿酸、少尿，乃至於心律不整、休克，甚至心跳停止等症狀出現。

處置

(1)大量給水，利尿。(2)矯正高血鉀、高血磷、高尿酸、酸中毒。(3)鉀離子大 > 6、肌酸酐（Cr）> 10、磷 > 10，則施行血液透析。(4)化療前先大量喝水，補充 Allopurinal 300 mg/day 防止尿酸產生。

黴菌感染（Fungus infection）

癌症病人，尤其是白血症患者，由於接受化療後造成顆粒性白血球缺乏，以致常常併發黴菌感染，最常見的黴菌感染為念珠球菌（Candida），占 58%，其次爲 Aspergillus。癌症病人接受化療後，常有嚴重的顆粒性白血球降低與發燒反應，若是以抗生素治療一週未見改善，則必須考慮黴菌感染的可能，若是發現口腔有念珠球菌感染，致吞嚥困難與灼熱感，則必須積極處理。

處置

(1)中性白血球增生刺激因子（Colony-stimulating factor, CSF）可以縮短白血球缺乏之期間。(2)Amphotericin B 50 mg 加入 500 mL D5W，0.6mg/kg/day，注意腎毒性與過敏反應。(3)若有念珠球菌造成口腔炎，予以 Nystatin qid 漱口兩週，或是用 Canesten 或 Miconazole 陰道錠，以口含片方式治療，每天五次，治療兩週。

第五節　泌尿系統

腎臟急症

急性腎絲球體腎炎（Acute glomerulonephritis）又稱急性腎炎，原因分成原發性和繼發性，原發性腎炎是免疫反應造成腎臟腎絲球體傷害，臨床症狀是高血壓、水腫、腹水、胸水，尿液檢查可見蛋白尿和血尿；在繼發性腎炎方面，常見爲急性鏈球菌感染後腎炎以及紅斑性狼瘡性腎炎，必須以腎臟切片做最後診斷，以決定使用類固醇或是免疫抑制劑來治療，若是腎臟功能惡化，就會演變成腎衰竭。

急性腎衰竭（Acute renal failure），腎臟功能在幾天之內惡化，肌酸酐上升 1 mg/dL 以上，造成高血壓、神志不清、噁心嘔吐、腸胃道出血等症狀，血鉀、尿素氮、肌酸酐上升。和先前比較，肌酸酐上升 1 mg/dL 以上，即可做出腎衰竭診斷，藥物毒害是醫原性腎衰竭最常見的原因，因此在使用藥物前，必須先考慮腎臟毒害，尤其對老人病患以及原本腎功能不全者，更需要注意。

以下分成腎前、腎後討論，主要是在找出導致腎衰竭之原因，以期盡早加以矯正。(1)腎前：體液缺乏、心臟衰竭、血管因素。(2)腎實質：藥物毒害、免疫傷害。(3)腎後：尿路堵塞爲主，老年男性以前列腺肥大爲主要原因。

處置

- 以支持性療法爲主。
- 控制血壓，以利尿劑改善水腫現象。
- 培養證實爲鏈球菌感染者，給予抗生素治療一週。
- 對於嚴重腎衰竭者可以透析治療，緊急透析適應症如下：(1)體液過多，造成肺水腫和心臟衰竭。(2)尿毒性腦病變。(3)瀕危之藥物中毒。(4)高血鉀與高血酸。
- 相對地，腎盂腎炎預後比較好，主要來自於泌尿道上行性感染，產生高燒、寒顫、下背痛與解尿困難等症狀，必須做尿液和血液培養，使用抗生素，住院持續治療。

急性漲尿（Acute urine retension）

急性漲尿由於前列腺肥大、感冒藥造成平滑肌失能、尿道感染，膀胱無力、子宮腫瘤壓迫、疼痛或是便秘造成直腸壓迫，而產生尿液滯留膀胱，以致解尿困難，病人焦躁不安，下腹脹痛、心跳加速。

處置

- 小便檢查：KUB、超音波可見膀胱飽滿，輕壓下腹造成病人不適。
- 先導尿解決漲尿窘境，尿液檢查，有感染則做尿液培養。
- 根本治療在於根據病因處置，初次發生急性漲尿，單次導尿即可（圖 7-12），不可驟予留置導尿管，徒增病人之痛苦，一次導出 500 mL，再分次導出，避免一次全部導出，以免造成血尿和血管迷走神經反射（Vaso-vagal reflex）之低血壓。

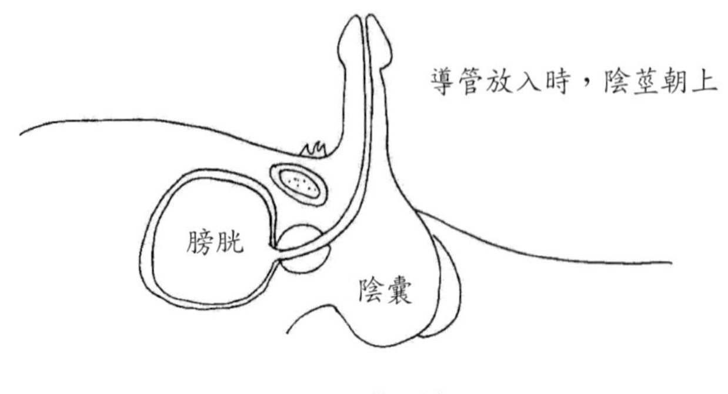

圖 7-12　導尿法

- 急診症狀治療，止痛以 Keto、解除攣縮以 Buscopan、促進膀胱收縮可用 Urocholine（Bethanechol）、尿路感染使用 Baktar 或是 Docol，若是疼痛持續，則改用 Demerol，並會診泌尿科安排進一步檢查。
- 導尿如果連 14 號導尿管都插不上去，則考慮做恥骨上膀胱穿刺術。
- 照會泌尿科安排腎臟攝影、膀胱鏡檢、膀胱肌電圖、尿流速檢查。

衛生教育

1. 病人爲何放置留置導尿管？因爲病人膀胱漲滿尿液，卻無法解出或完全排空，須藉由導尿管插入膀胱引流出尿液。
2. 放置留置導尿管後應注意事項
    - 病人會一直有想解尿的感覺是正常的。是因爲放置導尿管前端有水球刺激所致。
    - 導尿管須固定、避免牽扯：女性可將導尿管固定在大腿內側，男性則固定在大腿上或腹部。
    - 維持導尿管的通暢，不可用夾管夾住。
    - 下床活動時，蓄尿袋高度須放置在低於腰部以下；臥床休息時，則蓄尿袋須低於床沿高度。
    - 當蓄尿袋內積蓄尿液超過一半時，請經由蓄尿袋末端的活門來排空尿袋內的尿液。

3. 若有任何疑問，請洽急診處。

血尿（Hematuria）

病人會因血尿來急診，主要是來求個解釋。血尿主要來自於泌尿道感染，合併疼痛可能偏向於尿路結石或是泌尿道感染，無痛性血尿則可能來自於腫瘤，需要照會泌尿科做進一步之膀胱鏡檢、腎臟攝影和切片檢查，以確認原因。

處置

(1)急性疼痛血尿，常見爲尿路結石或是泌尿道感染。(2)無痛性血尿則要考慮腫瘤和前列腺肥大，症狀處理後轉診或是照會泌尿科處理。

尿路結石（Urolithiasis）

尿路結石的罹病率男性 14.5%、女性 4.3%，好發於 30～60 歲，即使治療後，復發率仍達 65% 以上，其病因爲：(1)尿路結石爲多因子影響，舉凡與基因、飲食、感染、種族、環境皆有關。(2)大多在腎臟形成，再逐漸掉入輸尿管。(3)好發族群爲有家族病史者、痛風、副甲狀腺亢進、少喝水常憋尿者。(4)結石成分以草酸鈣最常見，占 80% 以上。(5)黑心奶粉含有蛋白精（三聚氰胺），容易沉澱於腎臟造成小兒腎結石。

尿路結石症狀爲突發性血尿、下背痛、冒冷汗，甚至嘔吐，要和急性下背痛或是闌尾炎做區分，檢查包括：(1)小便檢查，可見血尿。(2)KUB，可見含鈣成分之結石。(3)超音波，可見結石、腎臟擴大、水腎（hydronephrosis）、腎盂擴大（pelviectasis）。(4)安排腎臟攝影、電腦斷層檢查。

處置

(1)急診止痛，以 Buscopan 和 Keto（或 Clofon）1 amp IM，口服藥使用 Scanol、Spasmonal（或 Buscopan、Genurin），若有泌尿道感染則使用

Keflex、Dolcol 或 Baktar。(2)若是症狀持續，予以靜脈點滴與 Demerol 止痛，安排腎臟超音波，注意是否有腎盂炎（APN），甚至有氣腫性腎盂腎炎（Emphysematous pyelonephritis, EPN）之可能。(3)安排泌尿科會診、安排腎臟攝影及震波碎石術（ESWL）。(4)適合使用檸檬酸鉀（K Citrate）促進排石及結石的對象，包括：①接受體外震波的結石患者，術後服用可幫助結石排除；②多發性小結石患者，服用後可能減少結石體積，易於排出；③有結石體質或結石病史的患者，也能服用預防。檸檬酸鉀（Urocit-K）是目前臨床常用來給尿結石病人使用的藥物，但是易造成血液鉀離子提高，要注意心律不整之副作用。

衛生教育

(1)尿路結石，平時多喝水，不可憋尿。(2)多喝弱鹼性飲料、酸梅汁或含維他命 C 的飲料。(3)尿酸結石患者要注意避免攝取內臟、蘆筍和香菇等高嘌呤類食物。(4)適度運動。(5)尿結石復發率高，當疼痛緩解後，記得找泌尿外科醫師安排後續檢查、治療。(6)如有發燒、腰痛、血尿症狀，應立即就醫。(7)若有任何疑問，請洽急診處。

泌尿道感染（Urinary tract infection, UTI）

泌尿道感染是泌尿道內有病菌存在而引起的感染，可發生在膀胱、尿道、腎臟以及前列腺部位，而有血尿、排尿疼痛、下腹疼痛，甚至發燒症狀。肛門口至尿道口感染，若上行至腎臟可導致腎盂炎（Acute pyelonephritis），症狀為突發性高燒、腰痛、腰部敲擊痛（Knocking pain），根據感染部位而有不同的分類：(1)糖尿病患者出現發高燒、寒顫、腰痛、敗血症現象，是為急性細菌性腎盂腎炎，若有氣泡產生，可由腎臟超音波診斷為氣腫性腎盂腎炎（Emphysematous pyelonephritis）。(2)下腹痛、頻尿、尿急是為膀胱炎。(3)手指肛診可以診斷前列腺炎，常為革蘭氏陰性菌感染。(4)排尿疼痛、燒灼感、尿道口有分泌物，是為尿道炎。

處置

(1)尿液培養。(2)給予抗生素：Baktar 或 Dolcol 1# Tid 或 Ciprofloxacin 1# Bid。(3)給予止痛藥（Scanol）、止痙劑（Buscopan）。(4)給予尿道消毒劑，Urodine（Phenazopyridine）1# Tid。(5)若是症狀未改善，高燒不退、休克，則加上血液培養，靜脈點滴抗生素（Cefazolin 1g IV 和 Gentamicin 80 mg IVF），並安排住院。(6)氣腫性腎盂腎炎則需要急會泌尿外科手術治療。(7)泌尿道感染根本治療在於根據病因處置，找出感染病菌、結石或是其他異常因素。

衛生教育

1. 居家照護及注意事項
   - 盡量攝取大量水分，每日除三餐外，額外攝取水分 2,000mL，以稀釋尿液，減少感染機會（水分限制者除外）。
   - 增加排尿的次數，不要憋尿。
   - 多攝取酸性及含維生素 C 食物，如藍莓汁、葡萄柚汁、柑桔類）。
   - 女性於生理期間應保持會陰清潔及乾燥。
   - 避免食用刺激性食物，如菸、酒、咖啡。
   - 排便後使用衛生紙擦拭時，請由前往後擦拭，以免糞便感染尿道。
   - 洗澡以淋浴方式為宜。
   - 感染期間應依醫師指示服用藥物完整療程，勿自行停藥，以免造成反覆感染發作。
   - 急性期應臥床休息，避免熬夜、久站與操勞過度。
2. 若有任何疑問，包括服藥後有不適症狀，如皮膚癢疹、眼皮腫脹，甚至呼吸困難等，請立即停藥並洽急診處。

尿量減少

一天尿量小於 500mL 是爲少尿（Oliguria），少於 100mL 是爲無尿（Anuria）。要找出造成的原因，先導尿、驗尿，再安排泌尿系統超音波，其鑑別診斷可以圖 7-13 所示。

抽血驗尿需檢查血鈉、血肌胺酸、尿鈉、尿肌胺酸的數值，及計算尿鈉排泄率和滲透壓。當滲透壓大於 500、尿鈉排泄率小於 1%、尿鈉小於 20，尿肌胺酸與血肌胺酸比大於 40，則爲腎前性少尿症，反之則爲腎臟本身問題。

嵌頓性包皮（Paraphimosis）

由於包皮過長或太緊，有時候退至龜頭頸部時，造成龜頭血液循環不良，龜頭因此腫脹，此爲嵌頓性包皮。局部可見包莖、龜頭紅腫，疼痛不堪。

處置

(1)在局部麻醉下，局部塗抹 Xylocaine jelly 麻醉。(2)握住龜頭，輕輕

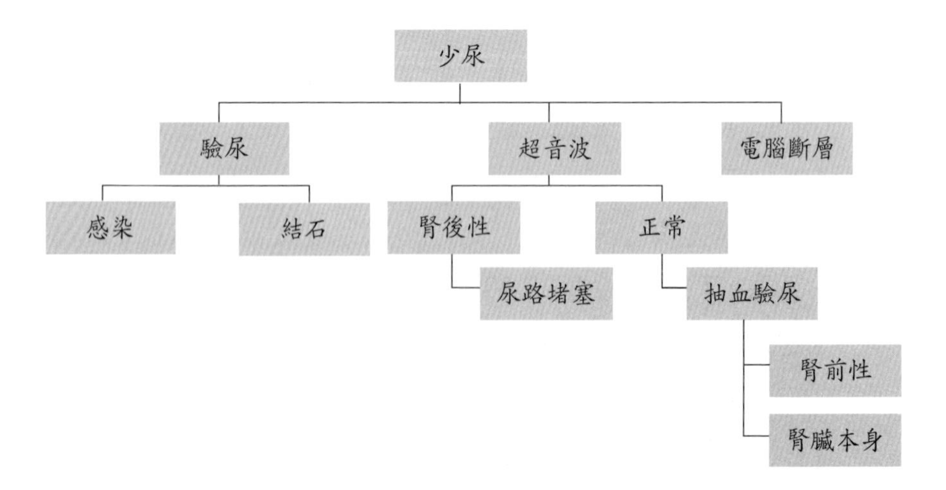

圖 7-13　尿量減少鑑別診斷圖

拿捏按摩，改善其水腫狀況，再以雙手捏住包皮，推回龜頭、拉出包皮（圖 7-14）。(3)若撥不開有時需做緊急包皮切開術，即切開陰莖包皮背側（Dorsal slit），止血包紮。(4)照會泌尿科，擇日另做包皮環切術。

前列腺肥大

前列腺隨著年齡增長而肥大，和睪丸有關。四十歲以上有 80%、八十歲以上則將近 100% 有前列腺肥大現象。由於醫療資源普遍，病人就醫年齡也下降，國內前列腺肥大手術約在六十五歲，年齡層比過去大幅降低很多。

前列腺肥大症狀爲頻尿、夜尿、漏尿、脹尿甚至解尿困難，所以中年以上男子若未能每天洗澡更衣，很容易有尿騷味上身；在遊民、路倒與無法自理的男性病人可以聞到。

在急診常見到急性漲尿，可以導尿和服用藥物來解決，若是阻塞嚴重致反覆漲尿、尿道感染、頻尿與懷疑腫瘤時，就必須照會泌尿科進行檢查和手術。

處置

• 初次發作可以單次導尿解決。

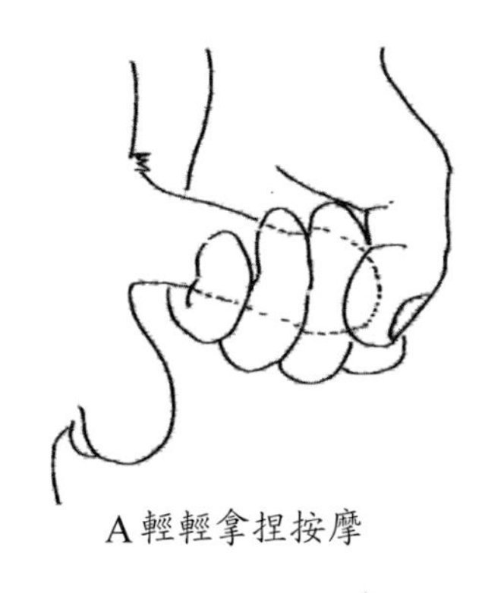

A 輕輕拿捏按摩

B 推回龜頭、拉出包皮

圖 7-14　嵌頓性包皮復位法

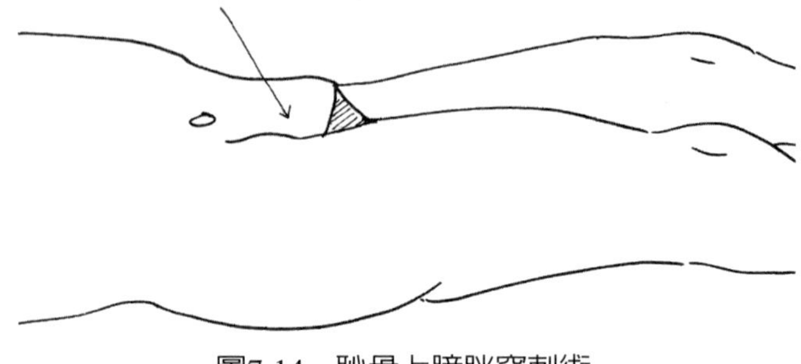

圖7-14　恥骨上膀胱穿刺術

- 使用藥物：(1)止痛藥與抗生素，如 Phenazopyridine、Baktar、Dolcol 等。(2)α1 受體阻斷劑（Receptor blocker），如 Prazosin 1# Bid 或 Terazosin、Silodasin。(3)5α還原酶抑制劑，如 Proscar 1# Qd。
- 頻繁發作則安置導尿管（16 號以下），緊急情況下或導尿失敗時，可以採取恥骨上膀胱穿刺術（Supra-pubic cystostomy）（圖 7-14）。
- 照會泌尿科，評估手術可能。

衛生教育

(1)五十歲男性應定期體檢，了解前列腺肥大狀況。(2)盡量不要憋尿。(3)規律性生活。(4)注意感冒藥之抗組織胺會造成膀胱肌肉收縮；食用西瓜、喝酒、咖啡和濃茶都會產生利尿作用，建議睡前要避免食用。(5)輕鬆散步和運動，坐浴有助於前列腺肥大狀況改善。

性行爲傷害

陰莖之繫帶斷裂（Frenular tear）常常發生於青少年，當陰莖勃起、手淫或是做愛時過度激烈，發生龜頭繫帶斷裂出血，是男性性行爲傷害最爲常見的問題，眞正發生陰道攣縮（Vaginismus）很罕見，倒是性交時陰莖斷裂

（Penile fracture）偶有所聞，見於報章或學會病例報告，發生於女上男下之激烈性行爲，造成陰莖白膜破裂、尿道出血，俗稱陰莖骨折。另一方面，做愛時前戲準備不足、緊張，以致陰道分泌不夠，強行插入也會造成陰道裂傷（Vaginal laceration）或是陰道攣縮。陰道攣縮造成性交困難與疼痛，大多查無原因，來自於陰道原有的骨盆腔感染、陰道裂傷者，而且是暫時性發作者無需心理治療，只有慢性、反覆性發作者，才需要進一步檢查和治療。

處置

(1)繫帶斷裂，直接以 Chromic 4-0 縫合出血點止血，再抹上 Neomycin Ointment，泌尿科門診追蹤。(2)陰莖斷裂：照會泌尿科手術，修補白膜斷裂處，清除血塊，止血。(3)陰道裂傷：照會婦產科手術，縫合止血。(4)陰道攣縮：施打肌肉鬆弛劑，有必要經由婦產科評估，照會精神科協談。

性病（STD）

性病（Sexual transmitted disease, STD）本來不應該是急診醫師的本業，但是很多性病病人諱疾忌醫，會趁深夜造訪急診，此外，也有一些急性表現的症狀，例如在淋病尿道炎病人，有時尿道發炎濃稠到塞住尿道，進而引發急性漲尿（Acute urine retension）症狀；也有合併敗血症或是愛滋病全身症狀者，作爲一位全能的急診醫師，也要認眞辨識、處理，並且施予衛教，安排後續泌尿專科複診，善盡急診醫師該有的責任。

淋病（Gonorrhea）

淋病是由奈瑟氏淋病雙球菌所引起之一種性傳染病。淋病雙球菌好侵犯柱狀上皮細胞，例如尿道、子宮頸管及直腸黏膜等。其病程嚴重程度，以及個案診斷之難易度，均有性別上之差異，基本上，男性症狀明顯，而女性則否。

男性感染後 2～7 天會出現症狀，尿道有膿稠分泌物流出、排尿有刺痛或灼熱感，有些病患會自癒，偶爾有少數成爲無明顯症狀之帶菌（Carrier）狀態。此外男同性戀者常患直腸感染，多無症狀，但可能產生搔癢、裡急後重（Tenesmus），以及有分泌物流出。女性感染後數天可發生尿道炎或子宮頸炎，症狀常不明顯，故不被注意。約有 20% 之病患因月經週期波及子宮，引起子宮內膜炎、輸卵管炎或骨盤腔腹膜炎，最後甚至造成子宮外孕或不孕症。

淋菌性結膜炎在成人很少見，新生兒則很容易經由產道而被感染，如無適當處理與治療，常導致失明。所有淋病感染中約 0.5～1.0% 之病患併發菌血症，導致擴散性感染，包括淋病性關節炎、皮疹，以及極少數病人會產生心內膜炎及腦膜炎。假如未能及時並妥善處理，關節炎可能產生終身性損害，至於死亡病例甚少發生，除非併發心內膜炎。

致病菌是奈瑟氏淋病雙球菌，由德國醫師亞伯・奈瑟氏（Albert Neisser）於 1879 年所發現之病原微生物。五年後波姆氏（Bumm）成功培養分離，確認爲淋病之致病原。自從 1977 年青黴素抗藥性淋菌（Penicillinase-Producing Neisseria Gonorrhea, PPNG）首次出現於東南亞國家，即迅速蔓延全球，其出現機率有極大之地區性差異，臺灣之 PPNG 高達 50% 以上。此外抗四環黴素、抗 Cefoxitin 及抗 Spectinomycin 淋菌相繼出現，且有增加之趨勢。淋病爲全球性之性傳染病，基本上不論任何種族、性別及年齡均能發病，尤以年輕族群，即 20～35 歲之年輕人最多，城市之流行率較農村高。過去二十年來，全球之流行率也有上升之情形。傳染模式爲：(1)性接觸是最主要之傳播方式。(2)接觸至感染者的黏膜滲出物。(3)嬰兒可經由產道感染引發結膜炎。

處置

- 由醫師臨床診斷感染淋病，且由染色顯微鏡檢或培養分離出淋病雙球菌，或使用 PCR 或其他檢驗方式偵測出淋菌抗原或基因。

- 須於一週內通報，淋病為法定報告傳染病，確定個案應呈報當地衛生主管機關，且須尊重個人隱私。
- 成年人罹患淋病，可用 Ceftriaxone 125～250 mg IM, Doxycycline, 100 mg bid p.o × 7 days。或是 Spectinomycin 2.0 g IM, Doxycycline, 100 mg bid p.o × 7 days，如確知對盤尼西林無抗藥性，可用 Amoxicillin 3.0 g p.o, Probenecid 1g p.o。

愛滋病（AIDS）

後天免疫缺乏症候群（Acquired Immunodeficiency Syndrome, AIDS），俗稱愛滋病，這個名稱來自 1981 年在美國發現一群原先身體健壯的年輕、男同性戀者感染了肺囊蟲肺炎、口腔念珠菌和患有卡波西氏肉瘤等。這些疾病在過去多見於免疫機能缺損的患者，例如癌症病患接受化學治療，或接受免疫抑制劑治療的病患；為了和先天免疫缺乏區分，故稱為後天免疫缺乏症候群。

後天免疫缺乏症候群，是感染人類免疫缺乏病毒（Human Immunodeficiency Virus, HIV，俗稱愛滋病毒）的末期表現，其診斷標準為 HIV 的檢驗（抗體、抗原或病毒培養等）呈陽性反應，加上：(1)CD4 淋巴球數少於 200 個／mm^3。(2)出現某些特定的伺機性感染、神經系統病症或腫瘤。

HIV 目前可分為 HIV-1 和 HIV-2 兩型。HIV-1 是大多數國家中最主要造成愛滋病的病因，至於 HIV-2 主要分布在西非。兩種病毒的致病力並不相同，感染 HIV-1 後超過 90% 的患者會在 10～12 年內發病成為愛滋病。

愛滋病毒有三大傳染途徑：

1. 性行為傳染：與愛滋病毒感染者發生口腔、肛門、陰道等方式之性交或其他體液交換行為時，均有受感染的可能。

2. 血液傳染
- 輸血或接觸被愛滋病毒汙染的血液、血液製劑。
- 與愛滋病毒感染者之藥癮者共用注射針頭、針筒。
- 接受愛滋病毒感染者之器官移植。

3. 母子垂直感染：嬰兒也會由其已感染病毒的母親在妊娠期、生產期或因授乳而感染愛滋病毒。

AIDS 診斷

症狀以不明原因的發燒、腹瀉、體重減輕、咳嗽、喘氣、口腔念珠菌等之表現最爲常見，愛滋病毒感染的檢驗方法包括：酵素免疫分析法（ELISA）、西方墨點（Western blot）、p24 抗原、病毒培養、聚合酶連鎖反應（Polymerase chain reaction, PCR）及分支 DNA（bDNA）方式。一般檢驗方法是用 ELISA 檢驗有無愛滋病毒抗體存在，如果二次檢驗結果均爲陽性反應，應再接受西方墨點檢驗，以確定其爲愛滋病毒感染。若懷疑感染愛滋病毒，應盡快至衛福部的指定醫院或各縣市衛生機關所接受愛滋病毒的檢驗，同時停止可能傳染愛滋病毒的危險行爲。如爲陽性，並經再次確認，開始接受指定醫院裡有愛滋病治療經驗的醫師追蹤治療；如爲陰性，應在三個月後再次接受愛滋病毒的檢驗。

處置

- 照會感染管控小組，通報疾病管制署。
- 愛滋病治療使用藥物，「雞尾酒療法」是指合併數種抗愛滋病毒藥物治療，以期降低病毒量、提高免疫力、改善存活率和減少抗藥菌種產生。截至 1997 年的治療成效看來，不少患者的血中病毒量已無法用儀器檢測得到，但這並不等於治癒，因爲儀器本身有其敏感度的限制。再者，病毒仍可能存在於淋巴結、巨噬細胞、中樞神經系統或其他組織和細胞中。

- 目前仍沒有把握治癒愛滋病毒感染者。衛福部自 1997 年 4 月開始免費提供藥物，讓每位感染者及患者都可以在指定醫院取得這些藥物。

梅毒（Syphilis）

梅毒是由梅毒螺旋菌所引發的性行為傳染病（Sexually transmitted disease, STD）。最近罹患率有增加趨勢，全世界每年新增有 1,200 萬人，臺灣則由 2000 年 3,800 人至 2008 年之 6,500 人，八年間增加一倍，但是潛在未通報感染人數可能更多。

梅毒主要由性交傳染，也可經由輸血感染，或婦女懷孕時罹患梅毒經由胎盤而感染胎兒，造成先天性梅毒。螺旋菌入侵人體通常在皮膚或黏膜破損處，在該處形成無痛潰瘍之原發性病灶，叫做硬性下疳，感染後不久，螺旋菌很快散播全身，可以侵犯幾乎全身之器官及組織，產生變化多端之臨床症狀。但梅毒也可以完全無臨床症狀，只能靠梅毒血清檢驗出來，這種潛伏狀態即稱為隱性梅毒。

根據傳染期程及傳染性之有無，梅毒分為初期梅毒，感染後 2～4 週或更久，在接觸處出現無痛性潰瘍，開始時為丘疹，不久即變為潰瘍，多為單個病灶，潰瘍界限分明，表面呈肉紅色糜爛，不易出血，邊界及底部有浸潤化而呈硬感，觸摸之如感覺皮下埋一鈕扣狀，故有硬性下疳之稱，無壓痛感，但壓之有清澈之滲出液溢出，內含大量之梅毒螺旋菌，故傳染性極高。

局部淋巴腺腫大隨硬性下疳出現不久即發生，淋巴腺腫不痛，無壓痛感，堅實似橡皮，各自單獨存在不相結合，不與皮膚或皮下組織沾黏。硬性下疳好發於男性陰莖任何部位，女性則好發於女陰，硬性下疳經數週後會自動癒合消失。進入二期梅毒，梅毒螺旋菌已從淋巴結進入血液並散播全身，以致全身組織器官全受影響，並能出現全面性症狀，包括頭痛、倦怠、噁心、發燒、體重減輕，肌肉、骨骼及關節疼痛，尤其在晚上更甚。皮疹是二期梅毒最常見之症狀，常爲全身對稱性，多無自覺症狀，可出現於手掌及腳掌，開始時皮疹晦暗不明顯，稍後則異常突顯。皮疹之型態包括斑疹、丘疹、脫屑性丘疹及膿，全身性淋巴腺腫也是二期梅毒常見症狀之一。腫大之淋巴腺堅實似橡皮，各自分立不相融合，無壓痛，好發於鼠蹊、頸部、後枕部（Occiput）、腋部及上髁部之淋巴腫，二期梅毒症狀經過數週到一年長短不定之時期會自動消失，而進入隱性梅毒期。

罹患梅毒超過兩年，通常傳染力變弱，是爲晚期梅毒，即三期梅毒，包括晚期隱性梅毒、心臟血管性以及神經性梅毒。隱性梅毒之診斷端賴過去病史，以及陽性梅毒血清反應。通常因病患做婚前、輸血、兵役、移民或其他原因例行梅毒血清篩檢才發現，這類病人雖然並無臨床症狀，但體內仍有梅毒螺旋菌存在，對身體組織器官仍有破壞性。

三期梅毒通常發生於感染後 3～7 年，不少病患未曾經過一期或二期梅毒即進入三期梅毒，主要病變爲「梅毒腫」，好犯皮膚、上表皮組織以及骨骼肌肉組織。皮膚梅毒腫有三種表現，即結節型、乾癬樣型及表皮下梅毒腫。抗生素未發明以前，約 10% 病發後 10～20 年會演變成心臟血管病變，男性患者多於女性，黑種人又較白種人容易發病，其病變主要是主動脈炎、冠狀動脈入口狹窄、動脈瘤等。約 10% 未經治療之梅毒病患於病發後 10～30 年發生神經性梅毒，男性患者多於女性，而白種人較黑種人容易得病；神經性梅毒分爲無症狀之神經性梅毒、腦膜血管性梅毒以及腦實質性梅毒。臨床上有頭痛、煩躁不安、複視、記憶力消退、神情面貌冷漠、癲癇、小便失禁、半身不遂等。腦實質性梅毒則分精神錯亂性全身癱瘓及脊髓癆。

血清學診斷有兩種，篩檢先用 Nontreponemal test（VDRL、RPR），

確診則使用 Treponemal test（TPHA、FTA-ABS），感染後不論治療與否，Treponemal test 終身呈陽性。

處置

- 適用長效盤尼西林，一次注射完成治療；對不能每天接受注射，以及配合不好的病人最適宜。Benzathine penicillin，2.4 m.u. IM。油性，不可靜注否則恐有致死之虞。
- 對盤尼西林過敏之病患，可用下列任一種方法：(1)Doxycycline, 100 mg bid p.o. ×14 days。(2)Tetracycline, 500 mg q6h p.o. ×14 days。
- 晚期梅毒 Benzathine penicillin, 2.4 m.u. IM qw × 3 weeks。
- 梅毒通報條件（須一週內通報）：(1)臨床症狀出現硬下疳或全身性梅毒紅疹等臨床症狀。(2)未曾接受梅毒治療或病史不清楚者，RPR（+）或 VDRL（+），且 TPHA = 1：320 以上。(3)曾經接受梅毒治療者，VDRL 價數上升四倍。

第六節　神經系統急症

神經系統急症包括最常見的眩暈症、駭人的癲癇症、可以致命的腦膜炎，以及讓病人困擾不已的頭痛、面神經麻痺、錐體外症候群和 Guillan-Barre syndrome（GBS）。處理前要先分辨是否外傷導致，或是有其他相關症狀，包括發燒、肌肉神經障礙等等。

眩暈症（Dizziness）

眩暈症是神經內科最為常見之主訴，占神經內科門診超過一半，主要由於視覺、內耳前庭系統、四肢軀幹感覺和小腦平衡中樞失衡所致，初次發生眩暈者常有恐慌焦慮之感，急於求助，想要找出病因所在，急診處置在於改善症狀，提出可能原因，安撫病人，轉介適當的專科（如神經、眼科、耳鼻喉科等）持續治療。

發生眩暈症可能原因爲：(1)梅尼爾氏症（Meniere's disease）：包括耳鳴、聽力低下和暈眩。(2)腦幹和小腦缺血，包括中風、暫時性缺血。(3)陣發性體位性眩暈：和後半規管耳石有關。(4)前庭迷路炎：和感冒有關。(5)聽神經瘤：單側耳鳴與聽覺障礙。(6)姿勢性低血壓：和貧血或高血壓藥物有關。(7)視覺調適問題。(8)精神性：如焦慮、歇斯底里症。

處置

(1)處理症狀，止吐，控制眩暈症狀，臥床休息。(2)抽血檢查是否有貧血、低血糖，或是電解質失衡現象。(3)耳鳴現象，若加上聽力障礙，則要考慮是否爲梅尼爾氏症，應照會耳鼻喉科。(4)懷疑視覺問題如對焦失調，應照會眼科。(5)症狀惡化或持續或懷疑中風要安排腦部電腦斷層檢查。(6)大多找不出原因，只要休息服藥，症狀逐漸會改善：Cephadol 1 # qid、Euclidan 1 # qid、Novamine 1 # qid、Trental (Caretal) 1# Tid。(7)轉介到神經內科追蹤。

衛生教育

1. 眩暈是平衡系統發生左右不平衡引起的，病患會有本身或周圍環境旋轉的感覺，常伴隨出現噁心、嘔吐、胃部不舒適、冒冷汗、步態不穩、心跳加快、血壓升高、頭痛、耳鳴、聽力障礙等症狀。
2. 居家照護及注意事項
   - 在安靜的環境下臥床休息，動作要放慢，心情要放鬆，改變心態。
   - 下床活動時，家屬須陪伴在病患身邊，病患要採漸進式方式下床（先坐在床上，無眩暈情形後再站起來，沒有任何不適情形才開始活動），避免因眩暈跌倒而發生意外。
   - 當出現噁心、嘔吐、胃部不舒適時，請暫時不要喝水、進食，等到症狀改善，再喝少量水，無不舒服時，才開始進食。

- 避免熬夜，生活作息要適當調整；避免緊張和壓力。

3. 若有任何疑問，請洽急診處。

癲癇症

癲癇（Epilepsy）是指反覆發作的抽搐（Seizure）症狀，發作時意識喪失、肌肉張力及活動改變、行爲混亂等現象，主要是由於中樞神經腦組織受刺激所引起。由於癲癇一詞較具負面意義，故常有人將它與抽搐交互使用，其造成的導因很多，如表 7-7 所示。

導致癲癇發作的眞正病理機轉目前尚不清楚，僅知腦神經突然產生爆發性活動，擾亂腦組織正常之神經傳導功能。這種混亂放電若是分布很廣，即產生泛發性抽搐發作（Generalized seizure）；若僅侷限在某一部位，則爲局部性抽搐發作（Partial or Focal seizure）（表 7-8）。

處置

- 不可將異物包括手指置入病人口中，以免二次傷害，發作時應注意保護病人不使其跌倒，抽吸口腔除去嘔吐物以防吸入性肺炎。

表 7-7　導致癲癇的成因

電解質不平衡	中樞神經感染	藥　物	結構性導因
• 酸中毒 • 重金屬中毒 • 低血鈣 • 低血糖 • 血氧過低 • 鈉－鉀不平衡 • 肝、腎衰竭 • 水中毒	• 腦炎 • 腦膜炎 • 腦膿瘍	• 藥物戒斷 • 酒精 • 停止抗癲癇藥物 • 藥物過量	• 頭部創傷 • 腫瘤 • 基因性疾病 • 腦血管病變 • 退化性疾病 • 熱性痙攣

表 7-8 各類型癲癇的臨床表徵

	癲癇類型	臨床表徵
局部性發作	簡單性局部發作（Simple partial seizure）	• 意識清楚 • 運動症狀 • 身體感覺與特殊知覺症狀 • 精神方面症狀
	複雜性局部發作（Complex partial seizure）	• 意識喪失 • 無其他特別症狀出現 • 運動症狀 • 身體感覺與特殊知覺症狀 • 精神方面症狀
	續發性泛發性發作	• 簡單性局部發作引發泛發性大發作 • 複雜性局部發作引發泛發性大發作
泛發性發作	大發作（Grand seizure）或陣攣性發作（Tonic-clonic seizure）	• 意識喪失 • 強直、陣攣
	小發作（Petit mal）或失神性發作（Absence seizure）	• 意識改變 • 失神呆滯
	非典型之失神性發作（Atipical absence seizure）	• 似失神性小發作 • 常伴隨他型發作
	肌陣攣性發作（Myoclonic seizure）	• 突然短暫的肌肉抽動 • 常因強光誘發
	強直性發作（Tonic seizure）	• 意識喪失 • 肌肉僵硬
	無張力性發作（Atonic seizure）	• 意識短暫喪失 • 全身肌肉突然無力

- 給予氧氣，靜脈點滴，Valium (10) IV，小孩使用 Ativan（0.05mg/kg）IV，或是 Valium 0.5mg/kg IV。
- Dilantin（20mg/min）3 amp in 100 mL normal saline IV drip，小孩使用 15 mg/kg IV drip。
- 第三線用藥，使用 Phenobarbital（10mg/kg），如果還是無效，則照會麻醉科，施行全身麻醉及氣管內插管，Propofol 2 mg/kg IV，維持5 mg/kg/hr。
- 全血球計數、尿液分析、電解質分析、血糖、血液生化等檢查，檢測 Dilantin level（10～20 ng/mL）、Luminal（15～30 ng/mL）。
- 矯正血糖、電解質異常以及併發症，包括腦水腫、高燒、肺水腫等等。
- 若懷疑有中樞神經感染，則須做腰椎穿刺腦脊髓液分析。
- 初次發作或是發作型態和頻率改變者，安排腦部電腦斷層檢查，可評估有無腫瘤、大腦皮質萎縮、出血等問題。
- 核磁共振亦可協助找出腦部結構性的病變，腦電波（EEG）為抽搐診斷的最佳工具，可以同時找出病灶位置及辨別癲癇症候群，都是住院後由神經內科來安排。

衛生教育

1. 癲癇發作要鎮定，不可慌張。
2. 清除四周雜物，避免撞傷，並小心防止病人從高處跌落。
3. 勿試圖壓制或約束病人。
4. 病人牙關緊閉時，不可硬塞異物，也不可將手指插入。
5. 居家照護及注意事項
   - 在安靜的環境下臥床休息。
   - 家屬須陪伴在病患身邊以保安全。

表 7-9 常用抗癲癇藥物

藥 名	劑量範圍	適應症	副作用
Phenytoin (Dilantin)	300～600 mg／天	陣發性痙攣、複雜性發作、精神運動性發作、重積性癲癇	皮膚炎、腸胃不適、眼球震顫、牙齦增生、血鈣過低
Carbamazepine (Tegretol)	600～1,200 mg／天	陣發性痙攣、複雜性發作、精神運動性發作	嗜睡、運動失調、眼球震顫、口乾、皮膚發疹、水腫、黃疸、全血球減少
Valproic Acid (Depakene)	15～60 mg／天	失神性發作、泛發型肌陣攣部分發作	嗜睡、噁心嘔吐、肝中毒、暫時性脫髮、出血時間延長
Phenobarbital (Luminal)	60～400 mg／天	所有型態之發作，常與其他藥物合併使用	嗜睡、反應緩慢、抑鬱、運動失調、性慾降低、眼球震顫
Diazepam (Valium)	5～10 mg，每隔10～15分鐘給予。最高劑量爲30 mg	重積性癲癇	鎮靜、疲倦、運動失調、呼吸抑制

- 讓病人以復甦姿勢側躺，以利唾液引流。
- 紀錄發作時間和次數。

6. 若有任何疑問，請洽急診處。

面神經麻痺

顏面神經發炎會造成顏面神經麻痺〔貝爾氏麻痺（Bell's palsy）〕，導致單側臉感覺異常與無力，其成因很多，可能來自於感冒，或是濾過性病毒感染，也有可能是出自自體免疫失常或缺血反應。一、兩天後臉半邊腫脹麻痺，眼睛無法緊閉，淚液和唾液分泌異常，耳朵附近疼痛，味覺失調，舉凡面神經分布之處都會受到影響，初次發作常常造成病人恐慌，以爲是中風。

病人需要的是解釋病情和安慰，絕大多數面神經麻痺都能夠完全復原，有 20% 會有麻痺感之後遺症，一般使用類固醇和抗病毒藥物治療，雖然治療結果比對照組好一點，但沒有統計上的差異。

處置

(1)確認無中風問題。(2)照會神經內科。(3)鎮痛消炎藥物，包括類固醇 Steroid 和抗病毒藥物 Acyclovir。(4)復健：一、兩週內 85% 可以恢復，15% 會有顏面肌肉抽搐之後遺症，可能要等三個月才能完全復原。

腦中風（CVA）

腦中風（Cerebrovascular accident, CVA）占國人十大死亡之第二位，隨著人口老化而增加，九成發生於五十歲以上，六十五歲以上人口之腦中風盛行率高達 4% 以上，約 80% 中風病人會有行動和語言障礙後遺症，進而產生憂鬱症，在療養花費和經濟損失方面，帶給家庭很大的負擔。

腦中風爲突發性，非抽搐性顱內血管阻塞或是破裂出血而導致神經功能缺失。在國內梗塞型占八成，出血型占兩成，和西方國家相反。

突然神志喪失、身體偏癱、嘴角歪向一邊或口語不清、眼球偏向患側、血壓急遽升高、大小便失禁、就必須警覺及早處置。此外發現針孔狀瞳孔（Pin-point pupil）要考慮是否嗎啡或有機磷中毒，或是腦幹傷害（Brain stem injury）。

處置

判別針對腦中風病人，先穩定生命徵象，給予氧氣，建立靜脈點滴路徑，安排腦部電腦斷層檢查確診，腦梗塞初期由電腦斷層不容易看出，可

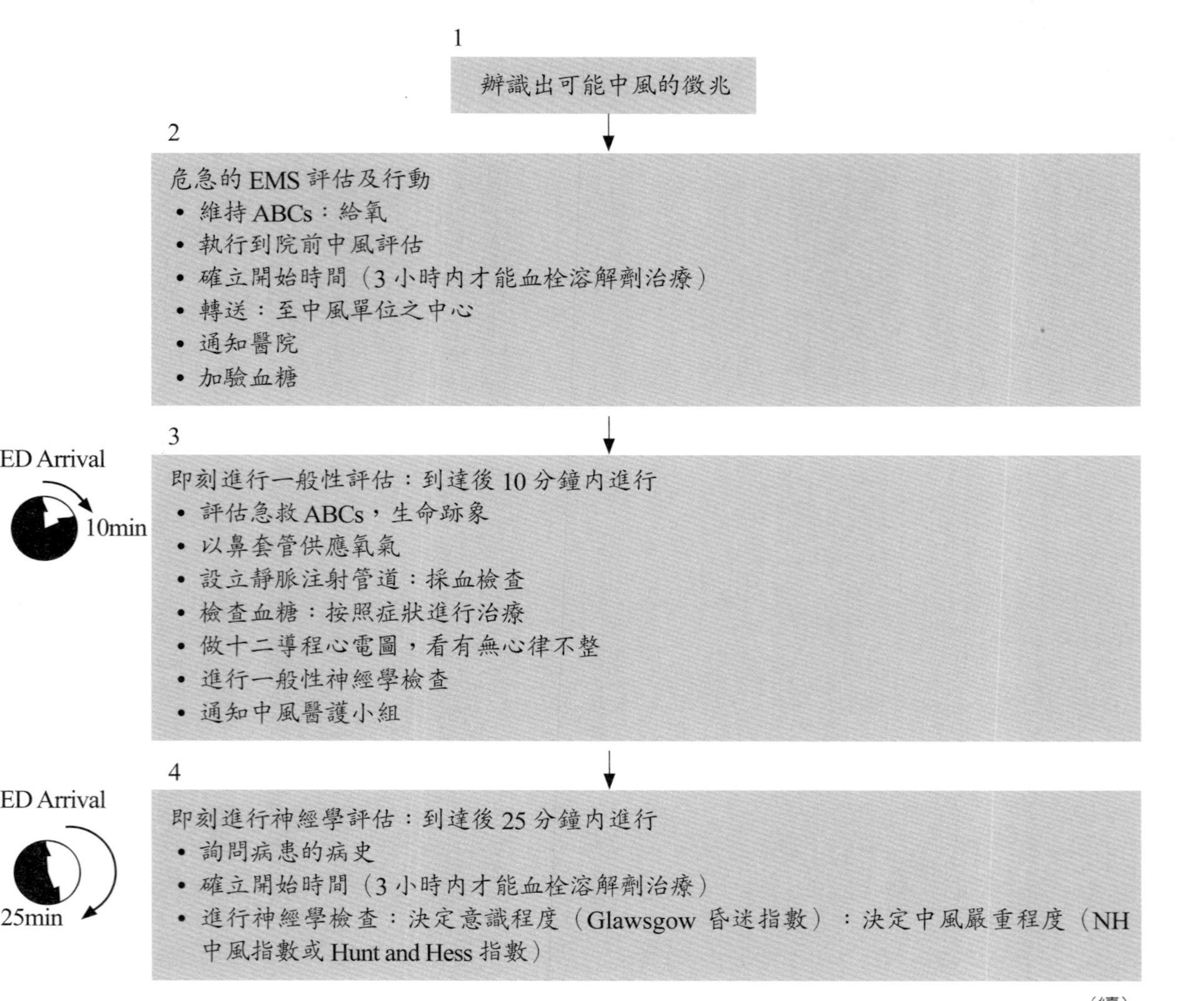
1
辨識出可能中風的徵兆
2
危急的 EMS 評估及行動
• 維持 ABCs：給氧
• 執行到院前中風評估
• 確立開始時間（3 小時內才能血栓溶解劑治療）
• 轉送：至中風單位之中心
• 通知醫院
• 加驗血糖
ED Arrival
10min
3
即刻進行一般性評估：到達後 10 分鐘內進行
• 評估急救 ABCs，生命跡象
• 以鼻套管供應氧氣
• 設立靜脈注射管道：採血檢查
• 檢查血糖：按照症狀進行治療
• 做十二導程心電圖，看有無心律不整
• 進行一般性神經學檢查
• 通知中風醫護小組
ED Arrival
25min
4
即刻進行神經學評估：到達後 25 分鐘內進行
• 詢問病患的病史
• 確立開始時間（3 小時內才能血栓溶解劑治療）
• 進行神經學檢查：決定意識程度（Glawsgow 昏迷指數）：決定中風嚴重程度（NH 中風指數或 Hunt and Hess 指數）

（續）

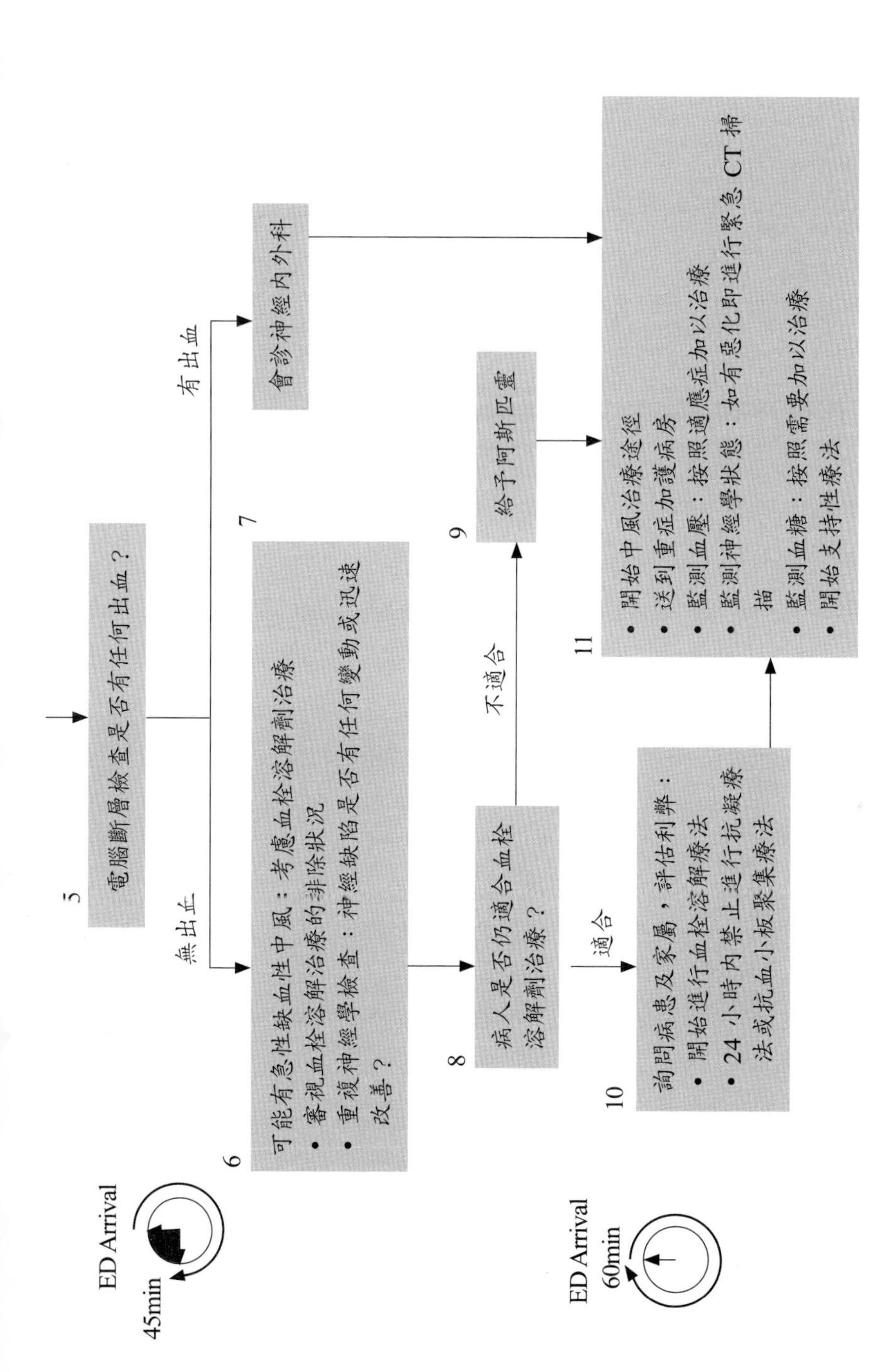

圖 7-15　腦中風治療流程圖

以加做核磁共振，並照會神經內科詳查。一般出血型腦中風歸屬於神經外科範圍，有些部位可以及時手術治療，梗塞型中風屬於神經內科範圍，以抗血小板藥物治療爲主。

病人採取坐臥姿，暫時禁食，給予氧氣，昏迷不醒則插管、鼻胃管和導尿管，血壓飆上收縮壓 190 mmHg，舒張壓高於 120，應即時給予 Adalat 舌下含片，或注射 Apresoline 降低血壓，以 Valium 控制 Seizure。

梗塞型腦中風自 2002 年開始衛福部批准使用 t-PA，但是必須在三個小時之內使用才見效，而且需要先排除腫瘤、出血、過敏等因素，成功率只有 1/3。

預防中風，可以使用 Aspirin、Plavix、Persantin、Aggrenox 等藥物，另外對於危險因子包括高血壓、糖尿病、高血脂、抽菸等加強管制，使用胰島素控制血糖，以 Statin 降低膽固醇，以 Fibrate 提升高密度脂蛋白等輔助藥物。

在生活方面，要避免壓力、便秘、情緒激烈變化和激烈運動，此外若氣溫急遽變化，出入室內外時也需要注意。中風後需要長期療養復健，可以轉介給家醫科作整合式診療。

腦膜炎（Meningitis）

腦膜炎近年來很少見於急診，Streptococcus pneumoniae 是成人最常見的細菌性腦膜炎感染菌，其次是 Neisseria meningitidis 和 Listeria monocytogenes，但是臺灣的統計最常見的是 Klebsiella pneumoniae，占所有病例將近 50%。現今小兒腦膜炎拜疫苗之賜，已經很少見了。

細菌性腦膜炎常見於冬末和早春的季節，病毒性腦膜炎則常見於夏天，腦膜炎好發於男性，細菌性腦膜炎的死亡率 17～28%，70% 發生在最初的四十八小時，在小孩 H. influenzae 細菌性腦膜炎的死亡率約 3～6%，在大人 Pneumococcal 腦膜炎和 G (-) 細菌性腦膜炎的死亡率則超過 50%。

腦膜炎診斷之三要素：發燒、頸部僵硬、神志不清，不一定會全部出現（21～51%），腦膜炎徵象（Menigeal sign）包括 Kernig's sign、Brudzinski's sign，Nuchal stiffness 也只有 5～30% 發生，但是只要有一項，再加上頭痛、發燒、視力模糊、神志不清等症狀，就必須懷疑是否為腦膜炎。小兒則可見囟門隆起、焦躁不安、食慾不振，抽血可見 CRP 增加，就必須注意。

早期診斷，及早使用適當抗生素，入住加護病房，可以降低死亡率。抽取腦脊髓液要送五種檢查，包括例行（Routine）、生化（Biochemistry）、抹片（Smear）、培養（Culture）、抗原（Antigen）；多型核嗜中性白血球（Polymorphonuclear leukocyte, PMN）增加，蛋白質增加，另外乳酸增加，則傾向細菌性腦膜炎；反之，淋巴球顯著的腦膜炎，應想到另外五種狀況，包括細菌性腦膜炎治療期間、結核性腦膜炎、黴菌性腦膜炎（隱球菌感染）、病毒性腦膜炎，及腫瘤轉移到腦部。

正常 CSF 白血球數不會超過 200 cells/mm^3，PMN 最多只有一個。嗜酸性白血球（Eosinophil）則不應該出現。細菌性腦膜炎的白血球數通常大於 500 cells/mm^3，並且 PMN 會占多數。在正常人血清葡萄糖與 CSF 葡萄糖的比一般為 1：0.6；在顯著的高血糖病人則比例為 1：0.4。因此在正常血清葡萄糖時，若 CSF 與血清葡萄糖值小於 0.5；在高的血清葡萄糖時，若 CSF 與血清葡萄糖值小於 0.3，則要懷疑是否有化膿性腦膜炎。

通常 CSF 的 Lactic acid 大於 35 mg/dL 時表示是細菌性腦膜炎。CSF 的抗原試驗對 Neisseria organisms 的敏感度是 50～90%，對 S. pneumoniae 是 50～100%，對 H. influenzae 則約 80%，對 Cryptococcal Ag 的敏感度則約 90%。

處置

- 注意急救步驟，及早防治休克，給予靜脈點滴、退燒、阻斷癲癇發作。

- 腰椎穿刺，抽取腦脊髓液要送五種檢查，包括例行、生化、抹片、培養、抗原。
- 腦壓過高應做腦室腹腔引流術 EVD 讓壓力往上排除，以免壓迫下方的神經，導致四對八條（2、3、4、6）的腦神經受到壓迫而偏癱，避免做腰椎穿刺，以免腦疝脫（brain herniation）。讓病人採坐姿，給予氧氣、利尿劑來降低腦壓。
- 細菌性腦膜炎的致病細菌和使用的治療抗生素，隨著病人的年齡和本身的身體狀況而有不同（表 7-10）。
- 用抗生素治療 24～36 小時後，應再做一次腰椎穿刺，以確認 CSF 是否已無菌狀態。

表 7-10　細菌性腦膜炎的致病細菌和年齡關係

年　紀	菌　種	抗生素	使用期間
<3 月	Sagalactiae E. coli L. monocytogens	Ampicillin Ceftriaxone (Rocephin)	2 週
3 個月～18 歲	N. meningitides S. pneumoniae H. influenzae	Ceftriaxone Vancomycin	2 週
18～50 歲	S. pneumoniae N. meningitides	Vancomycin Ceftriaxone	2 週
>50 歲	S. pneumoniae L. monocytogens Gram-negative bacilli	Ampicillin Ceftriaxone	3 週
頭部外傷	Staphylococci Gram-negative bacilli S. pneumoniae	Vancomycin Ceftazidime	3 週

- 抗生素在治療過程應持續使用高劑量，因抗生素在 CSF 的濃度會隨著發炎消退而減少。
- Dexamethasone, 0.15mg/kg q6h × 4days，對 H. influenzae 腦膜炎治療有幫助。
- H. influenza type b 腦膜炎死亡率爲 10%，S Pneumoniae 腦膜炎死亡率爲 20～40%，超過 20% 病癒後留有後遺症。

Guillain-Barre 症候群

病毒感染引發身體免疫反應，造成多發急性神經根病變，一般爲 40 歲以下，20% 出現呼吸衰竭，死亡率 5%。

症狀爲突發性雙側上肢或下肢無力，下半身癱瘓（Paralysis），感覺異常，要先排除血鉀或血磷過低、藥物過量、食物中毒、重症肌無力、小兒痲痺症，剩下的就可能是 Guillain-Barre 症候群，腦脊髓液穿刺可見 CSF 蛋白質增加，病人無法進行深呼吸，肺活量逐漸降低，乃至於要靠呼吸器，最後呼吸衰竭，就是 Guillain-Barre 症候群之典型變化。

處置

(1)無法行走，要靠呼吸器則入住加護病房。(2)Heparin 5,000 unit SC q12h。(3)阿斯匹靈止痛。(4)靜脈注射免疫球蛋白，進行血漿置換術。(5)照會復健科進行物理治療以復健。

錐體外症候群（Extrapyramidal syndrome, EPS）

小孩服用止吐劑，精神病人服用抗精神病藥物，有時候幾天內就會出現以肌肉運動失調爲主要症狀，包括肌肉失張（Dystonia）、靜坐不能（Akathisia）、帕金森氏症（Parkinsonism）或是抗精神病藥物惡性症候群。致病原因可能是基底核之 Dopamine 活性降低所致。

其中以靜坐不能最爲常見，病人困擾不已，會造成病人自殺機率增加，所以要積極治療。肌肉失張常被誤爲中風，包括背部強直、頸部扭曲、眼球上吊、舌頭吐出，以及喉頭肌肉痙攣，其中，喉頭肌肉痙攣有時會造成窒息而死，必須特別注意確保呼吸道暢通。

帕金森氏症是 1817 年英國醫師帕金森所發現，由於腦部黑質喪失超過 80%，則出現典型症狀，包括靜止時顫抖（Resting tremor）、僵直（Rigidity）、動作不能（Akinesia）、徐動（bradykinesia）、姿勢不穩（Postural unstability）。這種病人會長期在神經內科門診追蹤，送到急診常常是因爲跌倒或是其他合併症包括肺炎或是劑末現象。

所謂劑末現象是指藥物之藥效越來越低，所以使用藥物劑量變得越來越重，才能改善症狀。

處置

(1)降低抗精神病藥物之劑量，即可改善。(2)抗組織胺 Diphenhy-dramine 50 mg IM，抗乙醯膽鹼 Benztropine 2 mg IM。(3)對於靜坐不能還可用 β-blocker 例如 Inderal 10 mg tid。(4)帕金森氏症使用 Levodopa 來控制症狀，並有其他治療方法包括 Akineton、COMT inhibitor、Pallidotomy、Deep brain stimulator、腦內植入晶片等做法，也可以物理治療來改善症狀。

第七節　血液與內分泌急症

糖尿病急症

國內平均每一小時就有 1.2 人死於糖尿病。衛生福利部下修「前期糖尿病」標準，從原本空腹八小時血糖值 110 mg/dL，降爲 100 mg/dL。只要空腹血糖值介於 100～125 mg/dL，都可算是糖尿病高危險群。十五歲以上空腹血糖偏高的盛行率約 3.2%，約五十萬人，這是以空腹血糖值 110～125 mg/dL 所進行的調查。空腹血糖值介於 100～110 mg/dL 的民眾人數，恐怕是上述數量的 2～3 倍，全國約 100～150 萬人。空腹血糖值高於 100 mg/dL，無運動習慣，也沒有進行飲食和體重控制，一年後每七個人中，就有一人會演變成糖尿病。只要空腹血糖值未超過 126 mg/dL，可以靠飲食和運動讓血糖值恢復正常，並不需要吃藥。

糖尿病急症臨床表現常是喘、嘔吐、脫水、虛弱或意識不清，包括低血糖、酮酸血症（DKA）、非酮酸性高滲透壓狀態（HHS）。DKA 的診斷有以下三個條件：血糖在 250 mg/dL 以上，pH 值在 7.3（或 $HCO_3 < 15$）以下，有 Ketosis、HHS 則通常血糖在 600 mg/dL 以上，血清的滲透壓在 320 mOsm/L 以上，有輕微的 Ketosis（或輕微的意識障礙）。

DKA 來自於胰島素不足，以致昇糖激素等拮抗性荷爾蒙增加，引發酮酸血症和高血糖，進而有利尿、脫水與酸中毒發生。鉀離子會稍高，因爲在酸性環境下，鉀離子會由細胞內跑到細胞外，pH 值每上升 0.1，則鉀離子下降 0.6 mEq/L，鈉離子在高血糖的狀況下濃度會降低，除非脫水很厲害，這是因爲血糖每超過正常值 100 mg/dL，鈉離子濃度就會下降 1.4～1.6 meq/L（pseudohyponatremia），所以實際的 Na = 測得的 Na + 1.6 ×〔（Glucose-100）/100〕。

HHS 來自於組織對胰島素不反應，也就是產生胰島素抗性，所以肝糖水解，抑制脂肪水解，沒有酮酸產生，和 DKA 不一樣，而是以高血糖（> 600 mg/dL）和高滲透壓（> 320 mOsm/L）表現。

Osmolarity =（2×Na）+（Glucose/18）+（BUN/2.8）

處置

- RI 一開始給 0.3 u/kg IV，然後維持劑量爲 0.1 u/kg/hr。通常先給 10 unit IV，維持劑量泡法爲 50u in N/S 500mL run 50mL/hr，不過前 50cc 要先沖刷管路，若第一小時血糖沒降低 10%，則再打一次 10～20 u 的負荷劑量。當靜脈注射途徑（IV form）的胰島素要停下時，皮下途徑的胰島素要先打，以維持基本的需求量，胰島素要用到酸中毒已矯正爲止。當血糖降到 250～300 mg/dL 間時，補充液要改爲 D_5W，以免血糖迅速降低致出現腦水腫的可能。

- 水分喪失在 DKA 的病人通常爲體重的 1/10，水分的補充通常在前 1～2 小時要補充 1～2 L。在 HHS 的病人，前 8～10 小時可能就要補充 4～6 L 的體液；然後用 0.45% 的 N/S 每小時繼續補充 200～400 mL。
- 當 pH 值 ≤ 7.0 或 ≤ 7.1 且有休克、心律不整、昏迷和嚴重的高鉀血症時，才用 Sodium bicarbonate 治療。鉀離子通常在治療後的第二和第三小時才開始補充 10～40 mEq/hr。
- 常常合併感染，所以同時要投予抗生素，由於 DKA 死亡率高，建議轉入加護病房照顧比較安全。
- 找出誘發因子，是否爲感染、胰島素不足，或是中風、其他藥物影響等。
- 第一型糖尿病診斷出來後，大約十七年會出現明顯的蛋白尿（> 300 mg/day），表示腎臟功能在急速衰退，若是血糖控制不佳，則腎臟功能衰敗更快，平均再過五年則會變成腎衰竭（ESRD）。

表 7-11　糖尿病急症比較

	血糖	酮體	酸中毒	滲透壓	血壓	呼吸	脫水	AG	入院與否
DKA	> 300	++	+	+	低	急促	++	> 12	加護病房
HHS	> 500	+	+	++	低	−	+++	< 12	一般病房
低血糖	< 50	−	−	−	−	−	−	< 12	門診追蹤

甲狀腺急症

甲狀腺功能亢進病人突發症狀稱為甲狀腺危象（Thyroid storm），包括有心悸、焦慮、多汗、心跳加快、發燒和意識障礙。一般甲狀腺功能亢進所造成的心律不整，都是心室上（Supraventricular）心律不整。甲狀腺功能亢進的病人中，約 10% 有心房纖維顫動（Af）；在不明原因的心房纖維顫動中，有 10% 為甲狀腺功能亢進。單獨的甲狀腺功能亢進並不會造成心臟衰竭，甲狀腺功能亢進的病人若合併心臟衰竭，多半是之前就有心臟的問題。甲狀腺功能亢進會加速毛地黃的代謝，因此毛地黃的效果會打折扣。臨床上遇到心房纖維顫動的病人對毛地黃或 amiodarone 反應差的情況，必須馬上聯想到病人有可能是甲狀腺功能亢進。

處置

(1)靜脈點滴，抽血檢測 T_3、T_4、Free T_4、TSH。(2)照會內分泌科。(3)Dexamethasone 2 mg q6h。(4)Propranolol: 40 mg PO q6h。(5)Propylthiouracil (PTU): 300 mg PO q6h。(6)Iodine (SSKI, 1-2 drops PO q12h)（約在 PTU 第一個劑量使用兩小時後用）。PTU 和 Iodine 的劑量隨著每 3～7 天測得的 Free T_4 驅於正常而逐漸調整減量。

甲狀腺功能低下的緊急處理：(1)T_4, 50～100μg IV 然後給 24 小時，接著每天給 75～100 μg IV 直到能口服藥物為止。(2)Hydrocortisone, 50 mg IV q8h。(3)年輕人 T_4（levothyroxine）的口服劑量從 100μg 起，老人從 50μg 起，若有心臟病（如冠心病、心臟衰竭、心律不整）從 25～50μg 起；然後每 6～8 週，根據 TSH 或 Free T_4 來增加 T_4 劑量，每次 12～25μg。

腎上腺功能低下（Adrenal insufficiency）

腎上腺功能低下的臨床症狀，常見為低血壓、體重減輕、嘔吐腹瀉、腹痛、低鈉或高血鉀症，病人為長期使用類固醇而突然停藥者，或是有感染、外傷等壓力出現，造成 Cortisol 不足所致情況稱爲腎上腺危象（Adrenal crisis）。

處置

(1)腎上腺功能低下診斷不易，因爲症狀沒有特異性，針對可疑病人檢測 Cortisol level 以及 Corsyntropin stimulation test。未做 Corsyntropin stimulation test 前，可給 Dexamethasone 10 mg IV st 和快速滴注 D_5S，防止休克發生。(2)若確定是腎上腺功能低下引起的休克，則給 Hydrocortisone 100 mg IV q8h。腎上腺功能低下平常的維持劑量早上爲 5 mg、傍晚 2.5 mg BID；在生病、受傷、開刀前後，此劑量要加倍，三天後穩定時再逐漸減量。較嚴重的病人則給 Hydrocortisone 50 mg IV q8h 2～3 天，或是用幾天升壓劑，等穩定時再逐次減量。(3)注意壓力性胃潰瘍 Stress ulcer 之可能，可預防用藥 H_2-blocker 如 Tagamet 之類。

登革熱（Dengue fever）

登革熱又叫典型登革熱（Classic dengue），或原發性登革熱（Primary dengue），係由埃及斑蚊（Aedes aegypti）或白線斑蚊（Aedes albopictus）傳播的急性病毒性熱疾，而以高熱、頭部、肌肉、骨頭、關節奇痛，特別是後眼窩痛以及發疹爲主要症狀。

另外登革出血熱（Dengue hemorrhagic fever, DHF）是一種自 1953 年開始，主要侵襲 3～10 歲的兒童，以嚴重出血徵候，乃至休克爲特徵，或稱登革休克症候群（Dengue shock syndrome, DSS），也有續發性登革熱（Secondary dengue）之稱。致病原由黃病毒科（Flaviviridae）黃病毒屬（Flavivirus）中的登革病毒亞屬所引起。在登革病毒亞屬裡共有四種登革病毒，它們依抗原性的不同分別稱爲第一、二、三、四型。登革熱發生的地區，主要在熱帶及亞熱帶有埃及斑蚊及白線斑蚊分布的國家，近年來在臺灣已落地生根成爲地方性傳染病，每年夏末初秋大流行，甚至有死亡個案。一般認爲人與病媒蚊間的傳播循環爲唯一的傳染途徑。由於缺乏快速確診工具，早期診斷和出血症狀有賴急診醫師之警覺和經驗。

診斷

典型登革熱診斷在於突發性高燒（≥ 38°C），持續 3～6 天，並包含下列兩種以上症狀：(1)頭痛。(2)後眼窩痛。(3)肌痛。(4)關節痛。(5)手腳紅疹。(6)出血性徵候（Hemorrhagic manifestations）。(7)白血球減少（Leukopenia）。

登革出血熱之診斷需下列四項皆具備：(1)發燒。(2)出血傾向（符合以下一項以上）：①血壓帶試驗陽性。②點狀出血、瘀斑、紫斑。③黏膜、腸胃道、注射點滴處或其他地方出血。④血便、吐血。(3)血小板下降（十萬以下）。(4)血漿滲漏（Plasma leakage）：因微血管滲透性增加之故，須符合以下一項以上：①血比容上升 20% 以上。②輸液治療後，血比容下降 20%。③肋膜積水或腹水或低血清蛋白（Albumin ≦ 3 gm/dL）。

處置

(1)打上靜脈點滴，給予氧氣，若是血壓未改善，則給予血漿、白蛋白。(2)改善出血症狀，輸血。(3)避免侵襲性檢查，以免誘發大出血；退燒使用 Acetaminophen。(4)追蹤 CBC 和 DIC profile，抽血檢測 DF IgG、DF IgM、RT-PCR，病毒培養以確診。(5)通報感控小組，照會感染科收治入院及通報疾病管制署。

第八節　精神急症

診斷精神疾病，必先排除身體的器質性疾病，否則難免陷入主觀認定情緒，造成誤會，甚至引起病人反彈。須知國人對於精神病相當忌諱，身爲急診醫師，即使非常確定，也盡量要謹言愼行，尤其面對沒有病識感的病人和家屬，盡量不要越俎代庖，幫精神科醫師作診斷，以免造成爭議事端。

比較令人頭痛的是，很多精神病患成爲「夜遊神」，或是急性發作轉來急診，精神科醫師又無法全天候待命時，在深夜或週末有賴急診醫師先做初步處理，留置觀察，再照會精神科醫師接手。

處理精神急症病人首重安全，醫護人員、家屬以及病人的安全必須隨時注意，所以在會談、開藥、留置觀察都必須以安全爲首要考量。特別是遇到有暴力傾向之精神病人，尤其要特別注意，暴力行爲會影響且激發其他人的路見不平情緒，引發抗議、干涉和衝突，造成急診危機，必須立即介入處理。

處置

(1)有危險之虞時，先請保全和警方處理，除去武器後再談治療。(2)病歷記錄力求完整，以防法律責任問題。(3)約束，包括藥物約束與武力約束，藥物可用 Haloperidol 5 mg IM 或 Lorazepam 2 mg IM。(4)會談時，與病人保持一個人身距離以免冷不防一個拳頭打過來，避免逼視其眼睛，並以溫和而堅定的態度來面對病人。(5)照會精神科醫師，有必要須行使強制鑑定和強制住院。

精神疾病分爲有病識感（Insight）的精神病（Psychosis）和無病識感的精神官能症（Neurosis），精神病是會出現幻覺和妄想的精神障礙，包括精神分裂症（Schizophrenia）、躁鬱症（Mania-depression）、癡呆症（Dementia）；精神官能症包括憂鬱症（Depression）、焦慮症（Anxiety）、恐慌症（Panic）、身心症（Psychosomatic syndrome）、強迫症（Obsessive-Compulsive disorder）和適應障礙（Adoptative disorder）等。

失眠（Insomnia）

這恐怕是急診精神病患最常見的主訴了，三更半夜掛急診來討安眠藥者，對於熬夜值班、昏昏欲睡的急診醫護人員而言，眞是情何以堪。在開立安眠藥時，要讓病人知道，急診開藥規定兩天爲限，不能照病人予取予求，有病人甚至要求一次開立上百顆者，眞的是恕難從命，有時病人會因此藉機鬧事發飆，須注意防範。

首先必須釐清是否眞的是失眠，還是其他精神疾病，包括憂鬱症、焦慮症皆有失眠的症狀。若是單純失眠，可以照會身心科進行睡眠衛生教育來改善睡眠品質：(1)佈置安靜、昏暗的睡眠環境。(2)睡前避免咖啡、茶、酒等刺激飲料、食物和激烈運動。(3)固定時間就寢。(4)白天不要小睡。

使用安眠藥物，有幾種選擇：(1)入睡困難：Stilnox 10 mg 睡前使用。(2)早醒：Eurodin 2 mg、Lorazepam 2 mg。(3)嚴重失眠：加上抗憂鬱或是精神病藥物，如 Chlopromazine 25 mg, Amitriptyline 25 mg。注意藥物副作用，儘量少用藥物，尤其老年人要注意恍神跌倒意外。

換氣過度症候群（Hyperventilation Syndrome）

年輕女性，一時情緒失控、呼吸急促、四肢麻痺感、送來急診時神志清醒，確認非自發性氣胸、氣喘、癲癇、腦中風等問題，可以當做換氣過度症候群來處理。

情緒是受到某種刺激所產生的生理、心理和認知反應，其特性在於刺激所引發反應與主觀經驗有關，具有可變性，所以可用學習和訓練來改善，也就是所謂情緒智商（Emotional intelligence），體察自我與他人情緒，妥善處理並運用情緒訊息來指引自己思考與行動之能力。

不當的情緒表現爲亂發脾氣、冷漠以對、誇大罪行、指責對方、防衛性回應等，正確而適當的情緒表現，並非如同苦行僧那樣逆來順受、隱忍不發，而是認知感受、有效處理，選擇適當時機和場所，清楚而具體的表達，提出正面回應，解決問題。

處置

(1)安撫病人冷靜，放慢呼吸，給予鼻管氧氣。現在已經很少以塑膠袋罩口呼吸，可以使用氧氣面罩，但不必接上氧氣管。(2)給予鎮定劑 Valium 或 Dormicuum，留院觀察。(3)照會社工和精神科，學習情緒管理（Emotion management）。(4)有效處理情緒的方式，在於緩和激動，轉換想法，找人傾訴，轉移注意力，改變思考方式，鼓勵正面而積極思維，避免不理性的思考（例如凡事宿命觀，完美主義，堅持己見，逃避推託等）。

酗酒（Alcoholism）

酗酒或神志不清楚病人必須留院觀察，通知家屬，知會社工處理，觀察期間必須注意身體安全，降低床位以防跌倒、保暖、預防嘔吐、身體傷害和低體溫。病人出院時，必須再檢視一番，讓病人自行走動，確認沒有處置之遺漏才能出院。保留酒測紀錄，給予衛教和安全指示。

酒精戒斷症狀（Alcohol withdrawal syndrome）有：(1)六小時內會有焦慮、噁心症狀。(2)十二小時會產生幻覺與妄想。(3)二十四小時癲癇發作。(4)七十二小時發生譫妄。因此，常常合併藥物濫用與成癮者，必須特別注意。

處置

(1)例行檢查，檢測酒精濃度、頸椎保護。(2)靜脈點滴，添加 Vitamine B_1 或是 Vitamine B complex，留置觀察。(3)聯絡家屬。(4)出院前確認無診療與處置遺漏。(5)癲癇發作，使用 Valium 10 mg IV；譫妄時使用 Haldol 5 mg IM 或 slow IV。(6)注意可能併發症，包括吸入性肺炎、食道破裂或合併藥物過量。

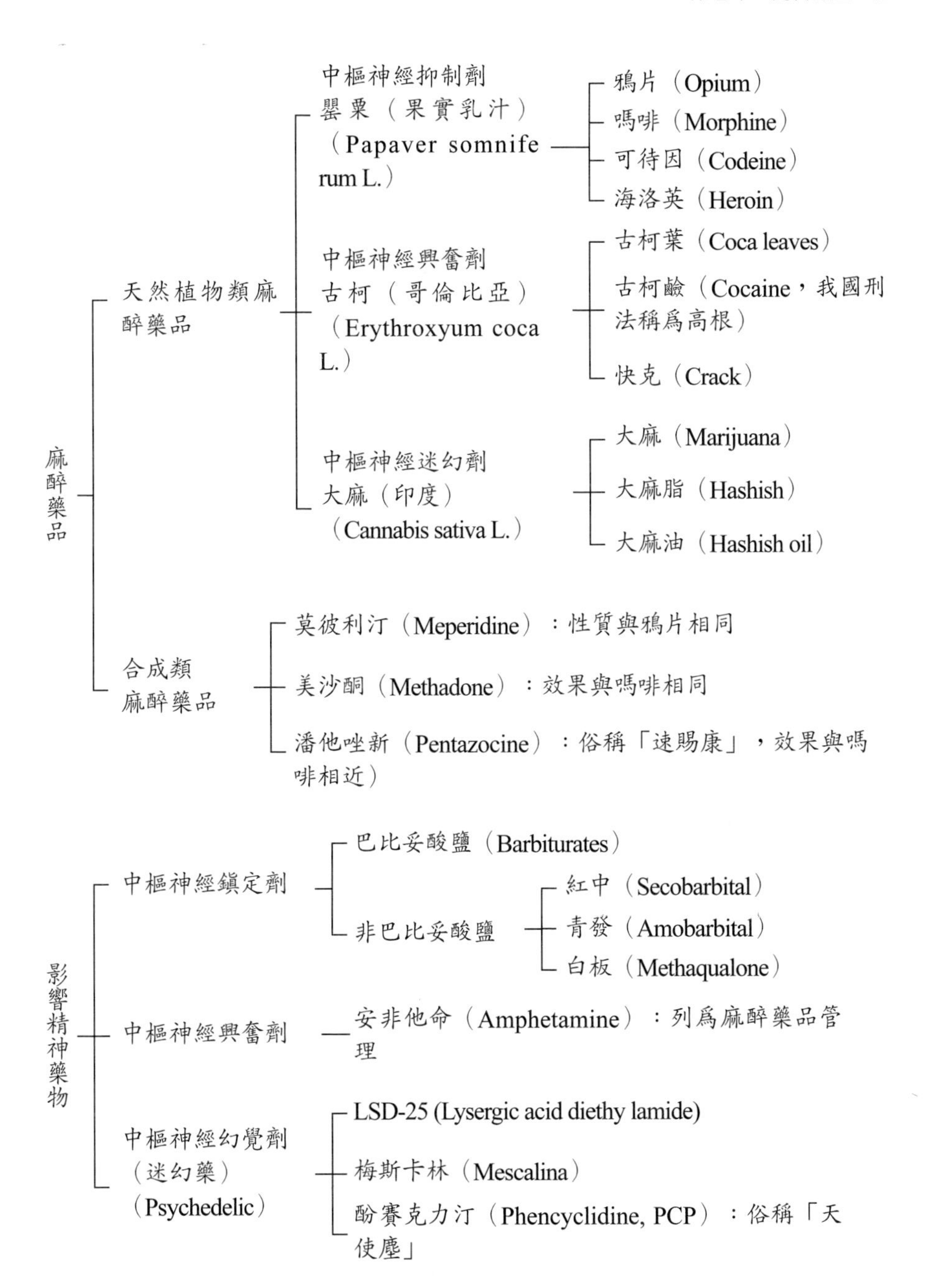

資料來源：法務部、教育部、行政院衛生福利部，民國 84 年。

圖 7-16　聯合國反毒公約毒品種類表

藥物濫用（Drug abuse）

「藥物誤用」是指未經醫囑和非以醫療目的而使用藥物，例如小兒常把藥物當糖果誤食；另一方面，「藥物濫用」是指明知用藥過多有不良反應，仍然執意使用，造成個人健康與社會功能之影響；不當或過度使用到了無法克制，而必須連續使用時，就成爲「藥物成癮」或是「藥物依賴」。

濫用藥物之種類有：(1)海洛英。(2)嗎啡。(3)安非他命。(4)強力膠。(5)可待因（Codeine）。(6)大麻（Cannabis）。(7)鹽酸配西汀（Demerol）。(8)搖頭丸。(9)氟硝西泮（FM2）。(10)煩寧（Valium）。(11)小白板（Halcion）。(12)蝴蝶片（Xanax）。(13)一粒眠（Erimin）。

處置

(1)發生譫妄，則給予 Haldol 5 mg IM 或是 Valium 2mg IM、Akineton，盡量好言安撫，否則須強力約束，應該找五個人一起來壓制。(2)通報：在急診遇到藥物濫用和成癮病人，應該盡量留置，照會社工人員和精神科接續處理。(3)轉介精神科：對於麻醉藥成癮者由身心科安排美沙酮替代療法、行爲治療、社區治療，並追蹤輔導。(4)標準流程，見圖 7-17。

焦慮症（Anxiety）

「歇斯底里」（Hysteria）是一種恐懼心理，造成自我控制之喪失。原來是由西方醫學之父希伯克拉底所提出，到了 1920 年由佛洛依德發揚光大，而後沙可（Jean-Martin Charcot）確定了男性歇斯底里症之存在。到了 1980 年美國精神醫學會出版的《精神疾病診斷與統計手冊》第三版（DSM-III），已經不再使用這樣的名詞，而是更細分成轉化症、解離症、心因性疼痛和畏懼症。

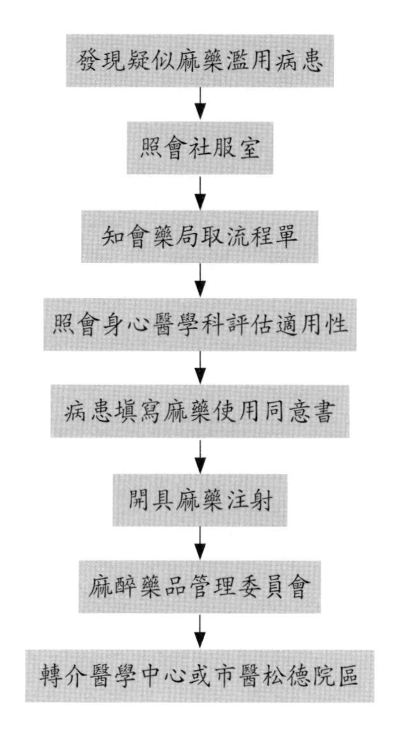

圖 7-17　藥物濫用通報標準流程

「焦慮症」是指緊張和過度不安的狀態，廣泛性焦慮症則是面對某一情境時，發生肌肉張力升高、顫抖、頭痛以及擔心、害怕、注意力不集中，甚至冒汗、心悸、呼吸困難、胃痛、腹瀉、失眠等症狀。焦慮症在一般人口中占 10% 以上，常常出現於急診，神色慌張，以各種身體症狀爲主訴，對於個人生活作息與家庭生活都帶來相當影響。診斷必須先排除身體疾病，特別是心肌梗塞和腦中風等急性致命性急症，再照會精神科醫師處理；過早納入精神科領域，易流於過度主觀見解，常常引發病人與家屬反彈，甚至演變成投訴和醫病糾紛，可以先照會社工師協談，緩衝一下，再循次漸進，以檢查和鎮定藥物並進，化解病人敵意，取得診療共識。

「恐慌症」（Panic disorder）診斷也要靠排除法，以防止錯過心肌梗塞和腦中風等急性致命急症。恐慌症可以再細分成：(1)懼曠症（Agoraphobia）則是曾有一次嚴重的心臟病、呼吸困難或瀕死經驗後，在擁擠、密閉或陌生空間，害怕再度發病無助而產生嚴重焦慮不安。(2)社交畏懼症是指某些科技新貴，或每天埋首醫院的醫生，在社交上發生之障礙。有位公司總經理在毫無預警下被裁員，竟然有十年不敢出門，可見內心傷害之深。(3)特殊對象畏懼症（Specific phobia），包括對蟑螂、蛇、老闆，甚至老婆之畏懼。

「心身症」的定義爲心理因素導致生理疾病，包括身體化症，乃因心理因素導致多重生理不適，其特徵是多重抱怨、多種系統同時有不適、重複就醫；此外「慮病症」則是堅信自己有某種疾病而未診斷出來，故到處尋訪名醫，很像現今健保制度下很多病患的採購式就醫行爲。

此外，還有強迫症（Obsessive-compulsive disorder）、創傷後壓力症候群等，常在急診出現，需予以初步處理，再照會精神科醫師來確診。

在處置上，須冷靜面對恐慌病人應該保持中立，秉持專業素養，好言安撫，調閱病歷了解病情，及早察覺病人和家屬意圖，安排相關檢查，再照會精神科後開立鎮靜安眠藥，如：(1)Benzodiazepines 有鎮定安眠與鬆弛肌肉之效果。(2)Azapirones、Buspirone。(3)β-blocker 可改善心悸手抖症狀，但是對有氣喘和慢性阻塞性肺病者不可使用，以免引發呼吸道收縮導致氣喘發作。

自殺（Suicide）

自殺與自傷行爲，竟然也進入國民十大死因之中，尤其遇到經濟不景氣，更是雪上加霜，增添急診很大之負擔，其處置不單只是醫療而已，有賴於社工、精神科以及家庭之支持和幫忙。

女性自殺意念爲男性之四倍，但是眞正付諸行動者，男性爲女性之三倍，而且手段激烈。精神疾病、身體健康不佳、年齡愈大、離婚、失業、人際關係差、家庭背景混亂者，自殺率高。

自殺病人除了造成自身傷害以外，也有可能殃及無辜，並且常有再犯之可能。此外，自殺病人容易誘發急診周遭人士之情緒反應，而有不適切行爲出現，包括教訓、漠視或發怒，連醫護人員皆不能豁免，必須注意監測防範。

處置

- 處理身體傷害，包括縫合傷口、洗胃等，穩定生命徵象，留置觀察變化。
- 要求家屬把病人服藥之空罐帶來參考，給予特定拮抗劑。
- 照會社工，進一步了解內情，提供社會資源協助。
- 會診精神科。對於自傷自殺者，應請精神科醫師與之會談，釐清自殺原因，提供建議。精神科診斷常爲社會適應不良，給予鎮定安眠藥物，安排門診追蹤。若是有危險行爲，例如一再自傷，或有暴力行爲出現，則予以鎮定劑，約束保護，轉診專科精神病院強制住院治療。
- 若有精神症狀，給予 Haldol 5 mg；若焦慮而激動，給予 Lorazepam 1 mg；若有失眠症狀，給予 Stilnox 1 # H. S.。
- 酒醉須檢測酒精濃度，等酒醒再照會精神科會談，一定要通知家屬到場，不可讓病人逕行離去。
- 留置觀察期間要定時檢視，登錄生命徵象與昏迷指數。
- 通報社會局與自殺防治中心，安排居家訪視。
- 給予衛生教育。

反社會人格（Antisocial personality）

反社會人格，又稱病態人格，特徵是衝動而有攻擊性，對貽害他人行爲缺乏罪惡感，沒有反省能力，占歐美社會約 4%，臺灣約 0.1%，顯然有社會文化差異。

這種人適合做戰士、殺手、恐怖份子，在現實社會裡，則常常隱身爲家暴之加害人或是職場惡霸，主要來自於本質之冷酷、強大的控制欲，以及對於傷害他人毫無罪惡感，爲了達到目的不擇手段，裝可憐博取同情，大過不犯小錯不斷，簡單的說，就是缺乏良心，甚至有人稱之爲「狼人」。

反社會人格的診斷方式，根據《精神疾病診斷與統計手冊》第四版（DSM-IV），反社會人格有以下特徵：(1)無法遵守社會規範。(2)欺騙性與操控性。(3)易衝動，事先無計畫。(4)易怒，具攻擊性。(5)不顧自我與他人安危。(6)不負責任。(7) 傷害他人後毫無悔意。

處置

並非所有這種人都會入獄服刑，犯人中也只有 20% 有此特質，很多反社會人格者仍然潛伏在社會各階層繼續爲惡，直到有一天罪行被揭發，但也不一定會論罪入獄。

如何辨識這種人，可由其特徵來辨識，如常裝可憐以博取同情、對人漠不關心、不安分守己、嗑藥、缺乏罪惡感，很多家暴或是校園暴力的加害者就是反社會人格者，只是這種常常整人害人者刁鑽陰險，往往可以逍遙法外。

在臨床方面，精神醫學似乎對這種病人一籌莫展，對於兒童時期，及早施予行爲治療，預防勝於矯治。在實際生活上，只有盡量避開這種人，以免受害。

缺乏愛心的人生其實是失敗的人生，自私與害人終究會釀成大禍。

從人類漫長的演化歷史來看，良心才是人類最珍貴的遺產，互惠是團體生活最高道德標準，有良心有愛心的人比較有幸福和安全感，生活會比較積極，比較快樂，也才是人類長治久安的倚靠。

憂鬱症（Depression disease）

聯合國世界衛生組織預估，憂鬱症和癌症、愛滋病將成為二十一世紀危害全世界人類之三大疾病。憂鬱症之盛行率可達 10～20%，影響一億兩千萬人口，非但影響個人健康，也對家庭和社會造成負擔。

由於一般人對於精神科之諱疾忌醫，以致憂鬱症有診斷不足與治療不夠的問題，估計只有 25% 接受治療而已，所以需要透過社會教育，來喚起大眾對於憂鬱症防治的重視。

月有陰晴圓缺，人有悲歡離合，憂鬱是日常情緒變化，並非疾病，但是憂鬱過度，影響到正常生活作息，就有罹患憂鬱症的可能，應由精神科專業醫師以憂鬱量表來認定。一般憂鬱症是指憂鬱情緒超過兩週、重複自殺念頭、睡眠障礙（失眠或是嗜睡）、無精打采、注意力不集中、罪惡感、自覺無用等症狀之總合。

儘管現今還沒有完全有效的防治方法，但是早期篩檢，及時心理介入治療，再加上藥物治療，可以改善症狀，進而減少生病帶來之失能與經濟損失。

處置

(1)有疑似憂鬱症者，應該照會精神科或是留置觀察，等待精神科鑑定處理。嚴重憂鬱症應該以藥物治療〔百憂解（Prozac）〕，但病人常常拒絕服藥，需要更多關照為優先考量；輕中度憂鬱症則可以心理治療與藥物治療雙管齊下，包括改善生活習慣、學習放鬆、適度宣洩情緒等。(2)憂鬱症合併焦慮和藥物濫用時，復發率高；合併有酒癮和反社會人格異常之家族史患者，憂鬱症復發危險性較高，急診醫師應盡力留置病人，轉給精神科做進一步的積極處理。(3)超過 2/3 的憂鬱症病人有自殺念頭，其中 10～15% 自殺成功，加強心理治療與家庭支持可以防止自殺。

表 7-12　臺灣人的憂鬱量表

	沒有或極少（每週 1 天以下）	有時侯（每週 1～2 天）	時常（每週 3～4 天）	常常或總是（每週 5～7 天）
我常常覺得想哭				
我覺得心情不好				
我覺得比以前容易發脾氣				
我睡不好				
我覺得不想吃東西				
我覺得胸口悶悶的（心肝頭或胸坎綁綁）				
我覺得不輕鬆、不舒服（不爽快）				
我覺得身體疲勞虛弱、無力（身體很虛、沒力氣、元氣及體力）				
我覺得很煩				
我覺得記憶力不好				
我覺得做事時無法專心				
我覺得想事情或做事時，比平常要緩慢				
我覺得比以前較沒信心				

（續）

	沒有或極少（每週1天以下）	有時侯（每週1～2天）	時常（每週3～4天）	常常或總是（每週5～7天）
我覺得比較會往壞處想				
我覺得想不開、甚至想死				
我覺得對什麼事都失去興趣				
我覺得身體不舒服（如頭痛、頭暈、心悸或肚子不舒服等）				
我覺得自己很沒用				

＊授權引用：行政院國家科學委員會 93 年 11 月 17 日臺會綜三字第 0930052121 號函 Copyright © 董氏基金會 All Rights Reserved。

＊8 分以下：情緒狀態很穩定。

＊9～14 分多注意情緒的變化，試著了解心情變化的緣由，做適時的處理。

憂鬱症求助機構

- 臺北市立聯合醫院松德院區心情專線：02-2346-6662。
- 生活調適愛心會，為精神官能症病友提供諮詢：02-2759-3178。
- 張老師基金會：02-2716-6180。
- 臺北市生命線協會：02-2505-9595。
- 臺灣向日葵全人關懷協會：02-2592-1411。

表 7-13　精神病分級評估標準

精神病患病情分級評估標準，依病患之症狀干擾程度、自傷他傷危險、自我照顧功能、社會角色功能、復健潛在能力及家庭社會支持等六個評估項目，將病人分爲六個類別，詳如下表：

類別	評估項目／病患性質	症狀干擾程度	自傷他傷危險	自我照顧功能	社會角色功能	復健潛在能力	家庭社會支持
第一類	嚴重精神病病狀，需急性治療	嚴重	中或高	不限	不限	不限	不限
第二類	精神病症狀緩和但未穩定，仍需積極治療者	中等	中或低	不限	不限	不限	不限
第三類	精神病狀繼續呈現，干擾社會生活，治療效果不彰，需長期住院治療者	中或嚴重	不限	不限	差	差	不限
第四類	精神病症狀穩定，局部功能退化，有復健潛能，不需全日住院但需積極復健治療者	低	低	可	可或差	可或差	可或差
第五類	精神病症狀穩定且呈現慢性化，不需住院治療但需長期生活照顧者	低	低	可或差	差	差	差
第六類	精神病症狀穩定且呈現慢性化，不需住院治療之年邁者、癡呆患者、智障者、無家可歸者	低	低	可或差	差	差	差

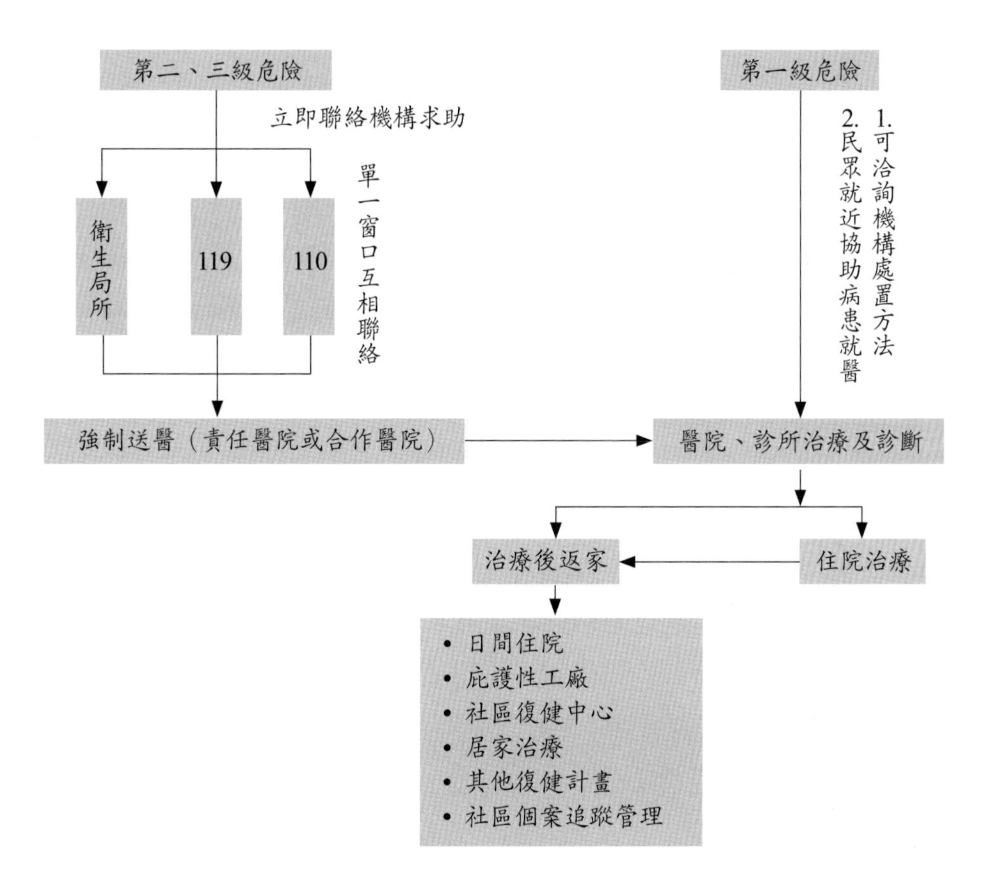

說明：

* 第一級危險：病人出現眼神怪異、不肯服藥、沮喪、話變多或變少、生活作息改變、激動不安、四處遊蕩、不符現實的言語等不同於平時的行為時，就是病患將要發病的前兆。
* 第二級危險：病人拒絕就醫，認為自己沒病且有明顯傷害自己或他人行為之傾向，或無法自我照顧生活起居時。
* 第三級危險：病人已經出現危害他人、傷害自己或製造公共危險等行為時（例如放火、自殺、揚言殺人等）。

圖 7-18　急性精神病發作病人分級

譫妄（Delirium）

譫妄的病程發展快速，幾小時至幾天內即發展完成。症狀爲大腦功能短暫改變，包括意識不清、注意力減退、認知失常和知覺障礙等等。男性和老人較常見，造成原因以藥物、中毒和戒斷最爲常見，占30%。

處置

以找出病因爲主，詳查使用酒精、藥物和病史，再做基本各種實驗診斷，確認是否和腦部、血液、生化、心肺功能或內分泌失調相關。使用藥物來控制症狀有：(1)Haldol 0.5～10 mg IV，可緩解病人混亂和激動行爲，以及幻聽幻覺等症狀。(2)Benzodiazepines 對於鎮靜安眠藥戒斷引起之譫妄，常用 Valium，但是肝臟功能不佳者要調整劑量。(3)Physostigmine。(4)Propofol 10mg IV，repeat every hour，常用於加護病房病患。

其他內科疾病應同時治療，對於酒精戒斷造成之譫妄，必須靜注 Vitamin B_1 100mg，及時治療，症狀可於一、兩週內緩解，但老年人和愛滋病人可能會延長至數月之久。

身分不明者

身分不明人口定義爲路倒病人、遊民、智障者、精神異常、棄兒、失智老人及無名屍體等身分不明者，在急診極爲常見，雖然在處理程序上較爲棘手，且常造成呆帳，但醫療仍是急診醫師責無旁貸的社會責任，其處置有標準程序。

特別是遊民常遭到歧視，總是被社會大衆視爲懶惰、軟弱，其實並非如此，倒不如說人各有志，理應尊重差異；而且遊民們若不偷不搶，並非社會公敵。遊民人口中貧病交迫者衆多，由於常被EMT來急診，往往被醫護人員漠視，因此常有誤診狀況發生，須特別注意。

改變歧視觀念有賴社會教育感化，而醫護人員必須秉持專業本位，在醫療方面做該做的事，善盡社會救濟之責任。對遊民而言有時非醫療因素

（比如失業）比醫療因素更重要。

處置

- 注意皮膚和呼吸道感染：檢視病人必須戴手套、口罩，以防疥瘡、肺結核等潛在感染。
- 報警，清查身分，調閱指紋檔，填具身分不明者案件通報單，上網至警政署身分不明人口網路系統查尋。
- 照相、建檔，上傳通報。
- 通知社工，調查家庭背景與事故原委，安置單位。
- 醫療費用應由家屬或是戶籍所在地之社政單位負擔，須保留收據以填寫申請書。
- 留置觀察病人必須例行檢查胸部 X 光、心電圖、全血與生化檢查，追蹤比較健康變化，定時檢查生命徵象和昏迷指數，避免漠視與疏失。
- 不治死亡時，有家屬者通知家屬，無家屬者依解剖屍體條例或其他相關規定辦理。

參考文獻

1. 大衛・波格、史考特・史培克。《古典樂天才班》。臺北市：大塊，一版，1999。
2. 《中毒緊急救治要則》。毒藥物防治發展基金會，1999。
3. 本田武司。《食中毒學入門》。大阪大學出版會，1996。
4. 白聰勇。歇斯底里之今昔。《臺灣醫界》，2009; 52: 551-5。
5. 安妮・馬克蘇拉克。《掉在地上的餅乾還能吃嗎？》。臺北市：商周，一版，2008。
6. 吳志賢等。老年人心房顫動的藥物治療。《臺北市醫師公會會刊》，2009; 53: 20-26。
7. 李欣南、潘志泉。譫妄及其治療。《臺灣醫學》，2003; 7: 611-7。
8. 《肝病防治會刊》。第 45 期，2009; 1:46-47。
9. 阮芳賦。《老年性生理學和老年的性生活》。臺北市：五南，一版一刷，2009。
10. 林岳增、呂昭林。憂鬱症預防之心理介入。《臺灣醫界》，2009, 52: 547-50。
11. 洪錦益、李明濱。身體症狀，疼痛與憂鬱症。《臺北醫師公會會刊》，2008; 52: 26-30。
12. 盛竹玲。古老疾病大反撲。《好健康》，2009; 4: 14-19。
13. 陳俊欽、陳俊憲。《急診精神醫學》。臺北市：藝軒圖書，一版，2002。
14. 陳龍。如何預防復發性缺血性中風。《臺北市醫師公會會刊》，2008; 52: 43-7。
15. 楊博文等。氣腫性腎盂腎炎。《J Emerg Crit Care Med.》第 16 期；2005; 4: 175-9。

16. 溫佩卿。氣候轉換提防氣喘發作。《恩主公醫訊》，2009; 5-9。

17. 瑪莎・史圖特。《4% 的人毫無良知，我該怎麼辦？》。臺北市：商周，一版，2007。

18. 劉俊煌。癌症疼痛的控制。《中華民國癌症醫學會》，2002。

19. 謝明憲。焦慮疾患的診斷和治療。《臺北市醫師公會會刊》，2008; 52: 39-43。

20. 蘇昱彰。懷孕併發陣發性心室上心搏過速之急診處置與給藥選擇。《臺灣醫界》，2003; 46:541-3。

21. 蘇珊・佛漢。《心理治療現場》。臺北市：書泉，三版，2004。

22. 約翰・瑞辛吉。《第一探長的最後正義》。台北市：博雅書局。

23. 杜祖健。《中毒學概論》。藝軒圖書，一版，2003。

24. Management of severe community-acquired septic meinigitis in adults: from emergency department to intensive care unit. C-L Hsu, C-H Chang, et al. J Formos Med Assoc, 2009; 108(2): 112-8.

25. Control of communicable disease manual, David L. Heymann.

26. Diagnosing pulmonary embolism in outpatients with clinical assessment, D-dimer measurement, venous ultrasound, and helical computed tomograpgy: a multicenter management study. Arnaud Perrier. Am J Med. 2004; 116: 291-99.

27. Effectiveness of managing suspected pulmonary embolism using an algorithm combining clinical probability, D-dimer testing, and computed tomography. Menno V Huisman. JAMA, 2006; 295: 172-9.

28. Chest discomfort and Palpitation. Goldman Lee, Braunwald Eugene: In: Isselbacher KJ, Braunwald E, Wilson JD et al., Harrison Prinsiples of Internal Medicine. 13th ed. New York: Mcgraw-Hill. 1994, 60-61.

29. Guidelines on antimicrobial therapy of pneumonia in adults in Taiwan, revised 2006. J Microbiol Immunol Infect. 2007; 40: 279-83.

30. Palpitation. Knudson, MP: In: Mengel MB, Schwiebert LP, eds. Ambulatory Medicine. The primary care of families. 2nd ed. Standford: Appleton & Lange. 1996, 258-263.
31. Palpitation and Cardiac arrhythmias. Kudenchuk Peter: In: Dugdale D.C. & Eisenberg MS, Medical Diagnostics. Philadelphia: W.B. Saunders. 1992, 85-86.
32. New advances in cancer pain management in Taiwan. Chih-Cheng Wu, Chih-Jen Hung. J Chinese Oncol. Soc. 2009; 25: 167-74.
33. Physician suicide in Taiwan, 2000-2008: preliminary findings. Y-J Pan, M-B Lee, C-S Lin. J Formos Med Asoc 2009; 108: 328-32.
34. Pyogenic liver abscess: clinical profile, microbiological characteristics, and management in a Hong Kong hospital. K-H Lok, K-F Li, et al. J Micro J Inf. 2008; 41: 483-90.
35. Small cell lung cancer combined with acute pancreatitis. H-C Wu, W-C Su. J Chinese Oncol Soc. 2008; 24: 386-90.
36. Surgical treatment of acute pancreatitis. Tsann-Long Hwang, Formosa J Surg 42, 2009; 1: 7-12.
37. Unusual foreign body in the rectum of a case. Shih-Ming Hung, et al. Forms J Surg 2009; 42: 230-3.
38. Clinical practice Caren. G. Solomon & Jeffroy M. Drazen. massachusetts medical Socety. McGraw-Hill Medical Publislins Division, 2006.
39. D-Dimer Predicts Early Clinical Progression in Ischemic Stroke. Mark Barber, etc. Stroke, 2006; 37: 1113-1115.
40. Use of a Clinical Decision Rule in Combination with D-Dimer Concentration in Diagnostic Workup of Patients with Suspected Pulmonary Embolism. Marieke H. A. Kruip etc. Arch Intern Med. 2002; 162: 1631-1635.

第八章　五官問題

對於急診醫師而言，五官科原本是份外工作，只是因爲健保財政無法支撐五官科醫師之值班，所以在深夜和週末假日，只好將五官科之常見問題轉嫁給急診，而此情況必須讓病人也能了解，若是病人無法接受，或是實在非急診能力和設備可及，例如眼科細隙燈操作或是使用頭燈內視鏡等，還是照會各專科，或是轉院比較適宜。

此時急診醫師之責任，在於初步處理，穩定生命徵象，不一定非得向病人收取費用，以免徒惹爭議。比如說先以棉球塡塞鼻孔止血，以生理食鹽水沖洗眼睛灼傷，再轉給各專科，不額外收費，對病人來說比較好過點。

話說回來，基本的處理，對於急診醫師來說，還是有所必要，簡單的五官鏡使用，可以判斷中耳炎與否，並不困難。在窮鄉僻壤、醫病關係良好之處，可以盡量提供幫忙。但在都會地區醫療資源充足、各科健全，實在不必越俎代庖。

第一節　眼部

遇到眼科病人，要讓病人知道急診醫師只有簡單處理，開立局部眼藥水和藥膏，沒有儀器、設備，也沒有眼科專業技術，必須另外照會眼科醫師處理，若是醫院也沒有眼科醫師，特別是深夜和例假日，趁早轉院醫學中心爲宜，不必浪費病人的時間。

一、緊急狀況：(1)化學傷害（Chemical injury）：有明顯遭強酸、強鹼或化學藥物灼傷病史，可以先行以生理食鹽水沖洗，再安排眼科會診（圖

8-1）。(2)甲醇中毒（methanol poisoning）：誤飲假酒，二十四小時內急性顯著視力喪失。

二、重大狀況：(1)青光眼（Acute glaucoma）：急性發作之嚴重單側頭痛合併同側眼球紅痛及視力模糊、噁心，必須照會眼科，測量眼壓值看是否為閉鎖性青光眼。(2)燙傷：爆炸火燄或高熱之眼部灼傷。(3)眼球破裂（Eyeball rupture）、眼球內異物（IOFB）：眼外傷併顯著視力下降或眼球破裂／或遭外物噴擊之病史者。(4)角膜傷害（Corneal injuries）：嚴重之眼部疼痛以致嚴重溢淚、怕光且無法張開患眼者。(5)葡萄膜炎（Uveitis）急性發作之單側眼紅、懼光、溢淚或有葡萄膜炎病史。

三、非緊急狀況：(1)眼眶蜂窩性組織炎（Orbital cellulitis）、麥粒腫（Hordeolum）、單側眼皮紅腫或膿瘍而未合併有視力之下降。(2)急性淚囊炎（Acute dacrocystitis）單側或雙側紅眼合併分泌物增加，而無視力下降或疼痛。(3)急性結膜炎（Acute conjunctivitis）或過敏性結膜炎（Allergic

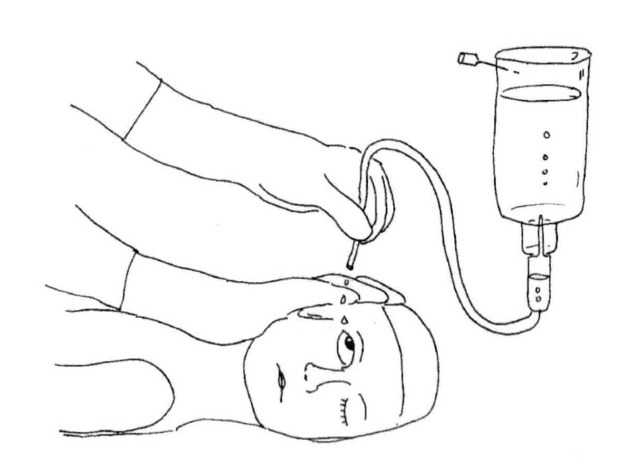

眼睛燙傷時，以生理食鹽水連續性滴注沖洗，照會眼科。

圖 8-1　眼睛燙傷處理

conjunctivitis）眼皮水腫伴隨癢及揉眼病史者（尤其兒童），而無紅痛者，合併其他過敏症狀，包括氣喘和鼻炎。結膜炎十分常見，分成細菌性、濾過性病毒、過敏、Clamydia 等感染，主訴分泌物增加、癢、異物感、局部紅腫充血，處置時要戴手套以防感染。(4)視神經病變（Optic neuropathies）長期慢性之視力緩慢喪失大於一週以上者。(5)視網膜或玻璃體出血（Retinal or vitreous hemorrhages）糖尿病患之進行性視力喪失者。

四、一般處置：請見表 8-1。

表 8-1　眼部急診一般處置

疾病	症狀	初步治療	進階治療
急性過敏性結膜炎	發癢、眼皮浮腫、過敏	冰敷	Rinderon eyedrop Rinderon ointment OSME
結膜下出血	異物感	冰敷 3 天後熱敷	
眼內異物	metal rust impact	22-gauge syringe irrigation	slit lamp exam
青光眼	頭痛、眼睛痛	Acetazolamide (250) Mannital IV drip	Schiotz tonometry 眼壓測量
角膜擦傷	異物感	22-gauge syringe irrigation	remove foreign body
化學燙傷		22-gauge syringe N/S irrigation	
眼球外傷	corneal striae, hyphema	gauze cover for protection	surgical exploration
針眼	睫毛根部膿腫	熱敷 3 天	排膿手術

第二節　耳部

曾幾何時，耳鼻喉科專用的耳鏡，悄悄的出現在急診醫師的診療桌上，意味著急診醫師，好歹也要爲耳朵略盡心力。一回生，二回熟，就能診斷是否有耳膜破裂（Ear drum perforation）、中耳炎（Otitis media）、外耳炎（Otitis externalis），或是否有外耳道異物，也可以修補耳部外傷、外耳裂傷（Ear laceration），但是對於耳鼻喉科更進一步之頭鏡檢查，和咽喉異物取出，得視個人功力，量力而爲。

處置

- 中耳炎：來自於上呼吸道感染，經過耳咽管到中耳所致發燒疼痛、耳漏（Otorrhea）、鼓膜穿孔，可以耳鏡檢查看到鼓膜腫脹發紅，甚至穿孔流膿，局部可以使用 Tarivid otic solution，口服止痛消炎藥物和抗生素 Augmentin。
- 外耳道異物以及外耳炎：外耳道有紅腫與潰瘍，病人主訴耳痛，小孩會合併發燒，必須清除耳垢，予以止痛和耳內抗生素軟膏使用。
- 外耳裂傷：可在局部痲醉下，以 5-0 Nylon 間斷縫法來縫合。2% Xylocaine 沿著耳廓皮下施打一圈，若發生斷裂傷（Transection），內層以 5-0 Vicryl 縫合，表皮以 5-0 Nylon 間斷縫法來縫，其技巧在於仔細對好傷口，避免修剪，縫好後以棉球塞住外耳道，敷料覆蓋，以紗布捲成甜甜圈式包紮，外套以 6 號網套固定。
- 耳膜破裂：1/3 以上的女性耳膜破裂來自於家庭暴力，在驗傷時發現有被摑耳光而發生耳鳴現象，就必須檢視耳膜是否完整，塡具驗傷單，並照會社工師（圖 8-2）。

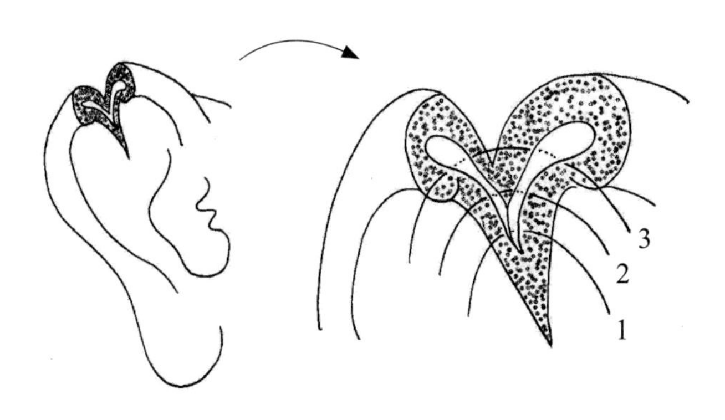

圖 8-2　耳廓裂傷縫合法

第三節　鼻部

鼻出血（Epistaxia）是最常見之鼻部急症，鼻部傷害原本屬於耳鼻喉科範圍，但是在深夜或是假日，耳鼻喉科休診時分，急診醫師可勉予代勞，在止血、穩定生命現象後，再轉診或是照會耳鼻喉科。

處置

- 鼻出血：先以乾棉球塞入兩側鼻孔，局部冰敷壓迫止血，鼻樑加壓冰敷，保持頭低下姿勢（圖 8-3）。
- 囑咐病人張口呼吸，若仍流血不止則照會耳鼻喉科處理。
- 鼻骨斷裂（Nasal bone fracture）：因外傷造成鼻樑骨折，常合併鼻出血，先予以止血，局部冰敷，以 Nasal bone X ray 確認，開立止痛藥，再照會整形外科處理，一般會觀察三天，等局部消腫後再由整形外科門診安排入院手術。
- 鼻腔內異物：小孩有時會把鈕釦、糖果等物品塞入鼻孔，可以鼻腔鏡撐開鼻孔取出。

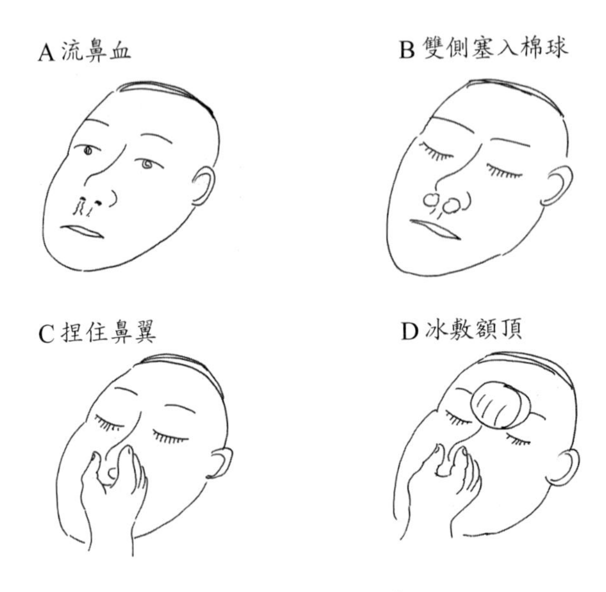

圖 8-3　鼻出血處置

第四節　口部

口腔內的傷害，常常是血淋淋的，加上口水，呈現血肉模糊狀態，看起來很可怕，其實危險性很小，而且處理簡單。口腔內的傷害不需考慮結疤，只要幾針縫合就能止血，冰敷就能消腫，由於血液循環良好，恢復很快，很少有併發症出現。

口腔內感染口腔念珠菌症（Oral candidiasis）、口腔疱疹（Oral herpes）、口腔黏膜潰瘍（Aphthus ulcer 或 Oral ulcer），常造成不適，可以口內膏局部處理。因外傷造成牙齒斷裂（Tooth fracture），可以先處理口腔黏膜裂傷，縫合舌頭裂傷（Tongue laceration），再照會牙科處理。

口腔內發生蜂窩組織炎（Cellulitis），常因牙齦感染所致，則必須考慮是否住院，以靜脈點滴投予抗生素 prostaphylin 1g V q6hr 治療。

嘴唇裂傷很常見，縫合技巧在於對準解剖位置，兩側嘴唇線一定要對好，以 Nylon 5-0 先對好縫住，再以 5-0Vicryl 間斷性縫合內層，表皮再以 Nylon5-0 連續縫合閉合傷口（圖 8-4）。

處置

- 口腔念珠菌症：以 Nystatin(50) 1# tid。
- 口腔疱疹：以 Acyclovir 1# q4 hour × 5 days、Acyclovir Ointment local apply。
- 牙齒斷裂：止血、清潔傷口、填塞止血、冰敷，並照會牙科後續處理。
- 牙齦感染化膿：可能來自於蛀牙、智齒感染或是發牙反應，對於膿瘍可以切開引流，清洗傷口，以溫水漱口消毒，服用 Acetaminophen 止痛，而以 Augmentin 或是 Clindamycin(300) 1# q6hr 防止感染惡化。
- 蜂窩組織炎：視嚴重度使用靜脈注射抗生素 prostaphylin 1g V q6hr，安排住院治療。
- 齒齦出血：清潔傷口，填塞止血。
- 口腔黏膜潰瘍：使用口內膏如 Nincort、Kenalog oitment、Oralog orabase ointment 0.1%，大約兩、三天可以緩解。

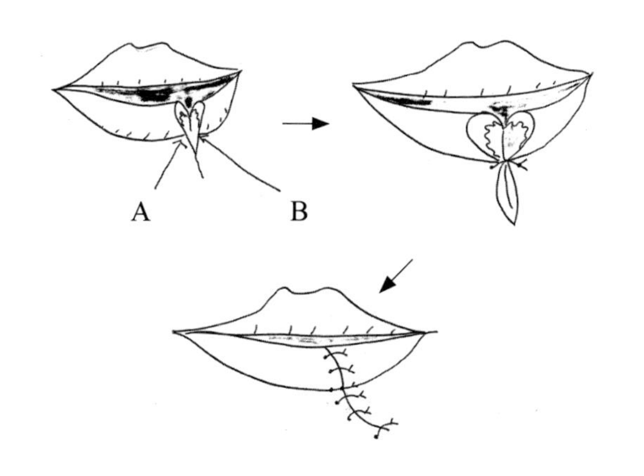

對齊最重要，先在 A 與 B 縫合好，再逐層縫合傷口。

圖 8-4　嘴唇裂傷，解剖位置

- 舌頭裂傷：以 Dexon 4-0 或是 5-0，間斷縫合，幾天內傷口癒合，線頭也溶解，不需拆線。

第五節　表皮組織

急診皮膚科問題最常見的是蕁麻疹和帶狀疱疹，過去常照會皮膚科，現在大多由急診醫師先行處理，有必要再轉給皮膚科門診追蹤，很少有緊急或是致命問題，常常是買一送一式的，處理其他急症，順便附帶處理一下足癬或是痱子、開個軟膏等，當然也有神經質的病人，不耐門診久候、或三更半夜衝進急診，央求非得連夜處理足癬或是痱子不可等小問題。

疥瘡（Scabies）

疥瘡可說無所不在，臨床操作必須時時謹記在心，尤其處理一些疥瘡危險族群，包括遊民街友、安養院民、罪犯、長期臥床、精神病患、獨居老人，檢視病人盡量戴手套，注意指間、腹部、陰部是否有皮屑和紅色丘疹，若有懷疑，先隔離，照會皮膚科確診來處理；一旦確診，所有病人使用過的床單、被套，都要特別包裝、標示、送洗消毒曝曬，警告所有經手的人員注意。

診斷要注意患者是否來自於擁擠、汙穢環境，主訴癢疹夜間加劇，手指間有丘疹、線型隧道（burrow）、皮屑（scaling），特點在於「仁、義、禮、智、信」有助於記憶。

- 「仁」：人人皆可接觸感染，無人可以免疫。
- 「義」：見義勇為幫助弱勢族群反而感染。
- 「禮」：感染部位在腹部、指間等隱密之處，不會曝露而失禮。
- 「智」：疥蟲狡猾聰明難以根治。
- 「信」：每天晚上必然造訪搔癢，非常守信。

處置

(1)使用 Scabies ointment、Benzyl Benzoate solution 全身塗拭。(2)給予抗組織胺以止癢、安眠藥以鎮定安眠。(3)用過之床套、枕頭、棉被全部封存標示，送洗消毒曝曬。

蕁麻疹（Urticaria）

這是急診皮膚科最爲常見之問題，主要是食物過敏引起，但常常找不到原因，病人可以書寫過敏日誌，將發作前後每天飲食細項記錄，再一項一項的分析，有可能找出罪魁禍首；急診處理後轉給皮膚科後續處理。

處置

- 抗組織胺：Venadryl（Bena、Allermin）肌肉注射，會有嗜睡後遺症，必須留置急診觀察，避免騎乘機車、爬樓梯。
- 外用止癢：給予 Sinbaby lotion、Calamine lotion、CB ointment。
- 口服藥物：給予 CTP (Allermin)、Prednisolone。

衛生教育

(1)避免進食易致過敏食物，常見的包括牛奶、海鮮。(2)多喝水以利新陳代謝。(3)使用不含香料之肥皂和溫水洗澡，避免水溫過熱。(4)暫停任何皮膚保養品，若有搔癢可以濕毛巾輕拍，減輕症狀。(5)要找出過敏原，必須每天勤寫日誌，詳細塡寫所有進食和接觸之物品，一一排除其可能性。(6)照會皮膚科或是風濕免疫科，進行過敏測試和減敏感療法。

趾（指）甲傷病

趾甲的邊緣（最常發生於腳拇趾的內側與外側）在成長過程嵌入附近的皮膚，爲趾甲內嵌（Ingrowth nail）也有人稱此爲「凍甲」。凍甲會使得鄰近的組織產生紅、腫、痛的現象，而有甲溝炎（Parenychia）之發生。趾甲內嵌的好發原因爲長期穿太鬆的鞋子（或常穿高跟鞋），使腳往前滑至鞋子前方，或穿太緊的鞋子，讓趾甲承受不當的壓力，以及錯誤的修剪趾甲方式所致。

通常受影響的大多是大腳拇趾，但其他腳趾也都有可能因爲以上的原因而造成傷害，使鄰近軟組織產生腫脹和感染（甲溝炎），而這種傷害如果發生在糖尿病患者身上，會更加嚴重甚至造成壞死。

初期可能會沒有感覺或者有疼痛、腫脹的情形，發生問題的部位會有溫熱潮濕感，而在觸摸時也可能有壓痛的現象，發展到後期如果沒有盡快治療，內嵌的趾甲會加劇發炎與腫脹的情形。

此外，因爲車禍或跌倒、踢到鐵板，也會造成趾甲掀起（Elevated nail）、破裂，甚至趾甲床裂傷（Nailbed laceration）。

處置

- 局部麻醉下，清洗傷口，拔除嵌入的趾甲，開立止痛藥和抗生素。
- 避免趾甲內嵌，最重要的是做好足部保養，包括穿合適的鞋子、盡量避免穿高跟鞋、修剪腳趾甲時應保持平直，不要沿著指甲的弧線剪除、腳趾頭最好用品質良好的腳刷清洗，這比用銼刀尖去挖，更能清除趾甲內的汙垢，也比較不會傷害皮膚；此外，趾甲剝落時千萬不要用刀片刮，或用手拉，那樣很容易割傷並造成感染。
- 騎機車避免穿拖鞋，以免腳趾露出，容易受傷造成趾甲掀起。穿拖鞋和涼鞋也得小心，不良設計會增加趾甲受傷危險。
- 保持足部乾淨與乾爽，糖尿病患者應該定期做足部檢查與趾甲保養，一旦發生症狀時，就應該盡早處理，以免內嵌的趾甲發炎，腫脹得更厲害。
- 對於反覆性發作者，施行指甲生長板根絕手術，可以徹底解決凍甲的困擾。

蜂窩性組織炎（Cellulitis）

病菌侵入皮下，或是蚊蟲叮咬感染，在皮下組織內散布，引起紅、腫、熱、痛、感覺異常的炎性反應，常在四肢發生，而有程度不同之表現，包括蜂窩性組織炎、靜脈炎（Phlebitis）、丹毒（Erythepelas）、壞死性筋膜炎（Necrotizing fasciitis）。

除了局部紅腫，合併淋巴腺腫大、發燒、畏寒等全身性症狀，是爲蜂窩性組織炎。若是順著靜脈呈現線狀分布，則要考慮靜脈炎：若是位於下肢，而紅斑境界十分鮮明，就要考慮爲 Group A Streptoccocus 感染造成的丹毒。丹毒有可能惡化成爲壞死性筋膜炎，特別是那些本身已患有慢性病以及長期使用類固醇的病人。

若病患身體部分部位患有蜂窩性組織炎合併膿瘍時，治療並非那麼單純，例如藏毛竇膿瘍（Pilonidal abscess），發生於薦椎部位之藏毛竇（pilonidal sinus），其治療必須轉介到外科，經過多次清創引流手術，甚至植皮手術，才可能根治。

另外，如肛門膿瘍（Perianal abscess）發生於肛門口，常常合併有肛門瘻管，要轉介給直腸外科，切除瘻管、清創多次始得改善。

至於發生於手肘、前脛、肩胛骨之反覆性蜂窩性組織炎，要考慮是否爲黏液囊炎（Bursitis），全身上下大約有 150 處黏液囊（Bursa），若發生反覆性感染合併膿瘍，必須經過切開引流、局部壓迫包紮、抗生素投予，乃至於徹底切除黏液囊，才有痊癒的可能。

處置

(1)局部濕敷，換藥包紮固定。(2)生化檢查、血液培養全血檢查與白血球分類。(3)靜脈點滴 Normal saline。(4)盤尼西林皮膚敏感測試（PCT test）。(5)給予抗生素（Prostaphylin 2 amp IV、Gentamicin 80 mg IV drip）。(6)消炎、止痛、止癢。(7)患部墊高，冰敷，建議住院持續治療，以免病情惡化發生敗血症。

衛生教育

(1)請保持傷口的乾淨，避免碰水與汙染。(2)每天換藥，清洗傷口，以乾淨紗布覆蓋。(3)臥床休息，墊高患部。(4)服藥止痛，抬高患部，預防浮腫，減少活動，防止傷口感染惡化。(5)抗生素治療兩週以上，不可輕言中斷，以免復發。(6)如有紅、腫、疼痛加劇、化膿性分泌物、發燒，表示傷口發炎，請隨時至門診或急診處理。(7)請接受醫師指示，於醫師指定時間返回門診追蹤治療。(8)若有任何疑問，包括服藥後有不適症狀，如皮膚癢疹、眼皮腫脹，甚至呼吸困難等，請立即停藥並洽急診處。

壞死性筋膜炎（Necrotizing fasciitis）

蜂窩性組織炎繼續發展下去，就可能造成壞死性筋膜炎，乃至於敗血性休克（Septic shock）。雖然少見，死亡率卻可以高達 60%，特別是本身原本就有糖尿病、腎臟衰竭、癌症、長期服用類固醇、身體免疫力差的老年病患特別要注意，造成感染的菌種爲多菌種性（68%），其次是 Group A Streptococcus。

初期症狀類似蜂窩性組織炎，發燒、局部紅腫，多菌種性感染可摸到皮下組織間產氣的感覺，病人主訴極爲疼痛，病程進行快速，瀰漫性血管內凝結反應（DIC）至多發性器官衰竭休克（Multiple organ failure），必須及早照會外科，組織切片確診後即施行清創術以及投予抗生素。

處置

(1)血液凝固因子檢查（Coagulopathy）、生化檢查、血液培養。(2)大量靜脈點滴 Normal saline，避免使用升壓劑。(3)盤尼西林皮膚敏感測試（PCT test）。(4)抗生素以盤尼西林加上 Clindamycin 600 mg IV q8hr。(5)外科清創術，轉加護病房持續治療。(6)高壓氧治療。

帶狀疱疹（Herpes zoster）

感染水痘後，水痘帶狀疱疹病毒（Varicella herpes zoster virus）會潛伏在神經節裡，躲避免疫系統追剿，當宿主年老、壓力、感冒、外傷造成免疫失衡時，病毒趁機活化，沿著神經分布造成帶狀疱疹發生，俗稱皮蛇（shingles）。症狀爲有局部燒灼感、疼痛、水泡，大多順著胸背皮紋（dermatone）分布，之後併發神經痛稱爲疱疹後神經痛（Postherpetic neuralgia），可長達數月之久。感染面神經可造成前額、鼻部和眼睛不適，須照會眼科處理。

處置

(1)止痛，若有併發症或是極度疼痛，應住院治療。(2)Acyclovir (250) IV 5 mg/kg/q8hr × 5 days。(3)Acyclovir (200) 5＃ qd × 5 days。(4)局部給予Acyclovir 藥膏會診皮膚科。(5)50 歲以上成年人建議施打疫苗保護。

單純疱疹（Herpes simplex）

陰部單純疱疹經由性交感染，致病因子爲單純疱疹二型，反覆發作，局部出現疼痛水泡，持續約兩週，可以 Acyclovir 治療，也有口服劑型和局部藥膏可用。口部單純疱疹主要致病因子爲單純疱疹一型，下唇嘴角有水泡，靠接觸患部傳染，每當壓力增加、熬夜、外傷時反覆性發作，也常由成人親吻幼兒而感染。

處置

(1)止痛。(2)可以 Acyclovir 治療，有口服劑型 400mg 一天五次共服用四天，和局部藥膏 Acyclovir 可用。

曬傷（Sun burn）

夏天風和日麗，豔陽高照，正好出遊，騎自行車已成爲時髦的休閒活動，但是曬傷的患者也越來越多，不少人被曬到脫皮、長出紅疹、斑點等而造訪急診。如果沒有做好防曬措施，其實對皮膚及眼睛的傷害很大，尤其是眼睛，一旦長時間受到紫外線的照射，就埋下了日後罹患白內障的因子。

紫外線分爲三種：第一種爲長波紫外線（簡稱 UVA），波長介於 320～400 nm 之間，其穿透力最強，可以穿透遮陽傘，亦可穿透皮膚到達眞皮組織，當皮膚受到 UVA 照射時並不會有灼熱感，但是會使皮膚出現皺紋、形成黑色素、長斑點。第二種是中波紫外線（簡稱 UVB），波長介於 280～320 nm 之間，它會使皮膚變紅、灼傷、發炎、脫皮，甚至引發皮膚癌，其傷害立即而馬上顯現，只要在大太陽下被曬幾分鐘就開始變紅，曬久一點就有刺痛感，嚴重的話過幾天就會脫皮，是皮膚被曬傷的主要原因。第三種是短波紫外線（簡稱 UVC），其波長介於 200～280 nm 之間，因爲短波紫外線在經過臭氧層時大多已被阻隔掉了，所以對皮膚沒什麼傷害。

研究指出，80% 的皮膚老化都是因爲長時間受到紫外線照射，導致皮膚乾澀、粗糙、失去彈性、形成皺紋、長黑斑，甚至造成皮膚癌等。因此，夏日外出，防曬是一件非常重要的工作。防曬方法說明如下：

一、市面上販售的防曬乳琳琅滿目，大多會標明 SPF 值。SPF 是防曬係數（Sun Protection Factor）的簡稱，指對抗 UVB 的防護能力而言，其數值代表在 UVB 的照射下保護皮膚不被曬傷的時間。例如：原本五分鐘會被曬傷的人，使用 SPF15 的防曬乳，就可延長皮膚被曬傷時間的十五倍，5 分鐘 ×15 倍 = 75 分鐘，所以曬 75 分鐘就會被曬傷。防曬乳的另一項指標是 PA 值，PA 值是指對 UVA 的防護效果，PA 的「+」號越多，防曬效果越好。例如：標示 PA^{+} 表示可遮斷輕度至中度之紫外線 UVA，標示 PA^{++} 表示可遮斷中度之紫外線 UVA，而標示 PA^{+++} 則有更強的防護功能，可遮斷高度之紫外線 UVA。因此爲了防曬傷及曬黑，在選購時要記得選同時有標示 SPF 及 PA

的防曬乳液。

二、防曬裝備有太陽眼鏡、帽子、手套、袖套、長褲等，太陽眼鏡不但可防止紫外線對眼睛的傷害，亦可使眼睛四周的皮膚達到防曬效果，減少魚尾紋產生。

三、慎選騎乘時間，每天早上十點到下午兩點是紫外線最強時段，最好避開這個時段，減少曝曬受傷。

處置

可當作一度燙傷來處理，局部紅腫疼痛，予以冰敷降溫、給予止痛劑、塗抹 Calamine lotion，暫時避免出門日曬，居家環境保持涼爽通風，降低室內溫度，洗冷水澡，可以改善燒灼疼痛感的症狀。

痱子（Miliaria）

由於汗腺堵塞，以致在頸部及軀幹皮膚常見丘疹，小孩及年輕人常見有刺痛灼癢之感。

處置

(1)保持涼爽。(2)給予抗組織胺止癢。(3)局部抹以 Calmine lotion 或 Sinbaby lotion 等。

癰與癤（Furuncle and Carbuncle）

單一毛囊本身感染發炎，致病因子爲金黃色葡萄球菌，外觀有一個小膿包，此爲毛囊炎（Folliculitis）；若是發炎擴大到四周紅腫，則爲癤；附近幾個癤融合在一起，表面有多個膿包，局部紅腫疼痛，則稱作癰，在抗生素尙未普遍使用的年代，常常惡化成蜂窩性組織炎、敗血症，而有生命危險。

處置

• 初期先予以熱敷，以 Acetaminophen 止痛，服用抗生素第一代 Cephalexin (500) 1# q6h，或是 Clindamycin (300) 1# q6h，或是 Augmentin 1# q12h，再安排門診追蹤。

- 若是膿包集中，可以切開引流，以 11 號尖刀劃開膿包，傷口以生理食鹽水沖洗並濕敷，每天換藥，並且給予止痛消炎藥物與 Doxymycin BiD。
- 若是有發燒與敗血症傾向，則須住院，持續以靜脈點滴抗生素治療，Prostaphylin (500) 1 vial IV q6h，給藥前必先做皮膚敏感測試與血液培養。

黴菌感染

黴菌感染包括足癬（Tinea pedis）、手癬（Tinea manuum）、體癬（Tinea corporis）、股癬（Tinea cruris）、灰指甲（Tinea unguium）、念珠菌（Candidiasis），大多非一朝一夕造成，所以並非急症，也很少致命，故非重症，很少成爲造訪急診之主訴，反而要注意其他潛在的問題，例如合併感染之敗血症、糖尿病等。

處置

- 黴菌感染常用 Undecylenic acid ointment、Sulconazole nitrate、Pasca gel，持續治療三個月才有效果。
- 念珠菌病常用 Mycostatin、Nystatin ointment。
- 灰指甲以拔除指甲加上內服 Griseofulvin (250) 1# Tid 爲主，外塗 Amorolfine。
- 口服 Griseofulvin 會造成肝臟傷害與紫質症（porphyria），有致死報告，必須小心。

參考文獻

1. 林祺彬。談疥瘡的診斷、治療與環境控制。《臺灣醫界》，2007; 50: 266-72。

2. 范如霖。《臨床皮膚科學》。臺北市：合記，1981。

3. 趙公亮等。《牙科臨床解痛手冊》。中華民國 TDC 讀書會，2002。

4. Clinical and microbiological feasures of necrotizing fasciitis. I Brook, E H Frazier. J Clin Microbiol. 1995; 33: 2382-7.

5. Group A Streptococcal necrotizing fasciitis: a rapidly fatal infection. W-M Choi, K-S Chang, et al. J Emergrit Care Med. 1995; 6: 32-7.

6. Necrotizing fasciitis: a clinical, microbiologic, and histopathologic study of 14 patients. I J Umbert, R K Winkelmann, et al. J Am Acad Dermatol. 1989; 20: 774-81.

7. Necrotizing fasciitis caused by erratia marcescens in two patients receiveing corticosteroid therapy. J-W Huang, C-T Fang, et al. J Formos Med Assoc. 1999; 98: 851-4.

第九章　用藥技巧

第一節　綜論

急診疾病各式各樣，常用藥物種類繁多，每個醫院每個時期都有些許差異，尤其新藥替代競標更新藥價，更換頻繁，但是萬變不離其宗，可以記住各種疾病常見基本用藥，以此延伸，增補闕漏。

剛到一家醫院急診時，可以先取得各家醫院的處方集參考，各醫院都有自己的處方集，常用藥物也略有不同，不同品牌藥（Brand name）和學名藥（Generic name）推陳出新，一時之間很難全部記住，只要記住常用的幾種，其他有必要臨時再查閱處方集或上網查證即可。

先快速瀏覽該院處方集，與自己記憶連結，略過急診罕見少用藥物如癌症用藥、減肥藥物等，將常用疾病適用藥物列出，做成小抄隨身攜帶，便於隨時查用；有些特殊處方，可以請教藥局，配合常用藥品手冊看看本院急診常用藥品名稱爲何。此外，各院藥局均另有用藥指導說明，將常用藥品陳列供大衆參考，可以藉此了解院內常用藥之作用和副作用。

現今醫院大多電腦化，醫院診療電子化有助於開藥，只要鍵入藥物名稱前幾個字即可找出該藥物；更方便的是，可以瀏覽電腦記載院內同仁常開的處方，很快地就能和大家融合，趕上用藥習慣水準。此外診斷碼（ICD-9）、處置碼也是如此。注意同成分藥不可重複否則申複寫不完。

爲了避免疏失，容易弄錯的藥盡量少用，否則就要再三確認，危險易致命藥物要特別上鎖保管，以下爲舉例說明：

- Eurodin（鎮靜安眠）、Euglucon（降血糖）以及 Euclidan 等類。

  Biso 和 Bisco 不一樣。

adalat 和 aldactone 不一樣。

- 只能肌注藥物爲 Retarpen，慢速靜注藥物爲 Gentamicin、KCl。要特別加註警語。
- 麻醉藥品，要特別上鎖保管。
- 必須避光藥物爲 Nipride、Amphotericin B。
- 只能以 D5W 來溶解藥物爲 Amphotericin B、Levophed、Amiodarone、Nipride、Dobutamine。

此外，應配合該院同仁常用藥物習慣，避免使用罕見少用藥物，以免變成異類，引人側目，也容易被健保刻刪，也應盡量避免使用最新藥品以及須照會次專科才得用藥，例如使用抗生素第三代以上須照會感染科，就讓感染科自己來開吧！慢慢地會有藥商來訪，新藥介紹以及同仁推薦，很快的在開立處方時可以熟能生巧。

第二節　實例說明

常見藥物普拿疼，Scanol 爲常見商品藥名，但是醫院買進的學名藥不一定是如此，就可回歸 Acetaminophen；查閱醫院之處方集，得知該院使用的商品名，可能爲 Tinten、Panadol 或是其他；而就小兒科用藥而言，要找出同成分之糖漿商品名，例如可能爲 Nogesic syrup，或是其他。總之，這些常見藥物由於醫院之成本考量，藥廠之惡性競標，每年時常更換，但是跑了和尚跑不了廟，查閱該院之處方集或 google 可以得知，而後多用幾次就記住了。

至於較少見用藥，例如針對急性漲尿使用的副交感神經興奮劑 Bethanechol，有的醫院使用 Urecholine，但是也有醫院用 Dampurine，各種廠牌用藥不一而足，只要記住一種，其他上網查查藥典，或請教藥局，但注意應盡量避免在病人面前查藥，以免引來信心危機與不專業之譏。

第三節　急診常用藥物略覽

表 9-1　急診常用藥物略覽

	藥物名稱
皮膚	Sinbaby lotion、Neomycin ointment、Teracycline ointment、Betadine ointment、Silvazine ointment、Rinderon VA、Canestin ointment、Acyclovir ointment
口腔	Kenalog (Nincort)、oral base ointment
眼科	Sinomin eye drop、Tetracycline ointment、allegra drop
耳鼻喉科	Tarivid otic drop
感冒	Acetaminophen、Allermin (CTM)、Medicon、Brown mixture、Colin、Peace、Bisco
化痰藥	Danzen、Mucosolven (Ambroxol)、Acetylcysteine (Encore)、Broen-C Lysozyme
支氣管擴張劑	Aminophyllin、Meptin、Atrovent and Bricarnyl inhalation (A + B)、Ephedrine、Berotec
制酸劑	Gowel、MgO、Fanta、Gasgel
消除脹氣	Gascon、Kascoal
止吐	Novamin、Primperam、Vomiz
止瀉	Buscopan、Biofermin、Imodium、Trancolon、Kaopectin
便秘	Evac、Glycerin enema、MgO、Dulcolax、Konsyl、KBT
消化性潰瘍	• Tagamet、Zantac、Cimetidine、Nicewe、Defense • Nexium、Takepron、Pantoloc (40mg)、Losec，必須有胃鏡報告確認消化性潰瘍才得使用 • Ulsanic (Sucrafate)，胃黏膜保護劑 • Metronidazole、Flagyl、Tetracycline，針對幽門桿菌之抗生素

（續）

	藥物名稱
暈眩	Cephadol、Nootropil、Songora、Diphenicol、Valium
抗生素	Ulex、Ucefa、Augmentin、Amoxil、Gentamicin、Cefazolin
黴菌感染	Canestin ointment、antifungal ointment
泌尿道感染	Baktar、Ciproxin、Dolcol
疱疹	Acyclovir、Valtrex、Virless
解毒劑	Carbomix、Flumazenil、Naloxone、Acetylcysteine
過敏	Benadryl (Vena)、Allermin、Prednisolone、CTM
止痛	• Scanol、Acetaminophen • Aspirin、Stin • Indomethacin (25 mg)，須併用制酸劑，孕婦禁用 • Ponstan、painoff • Voren (50 mg)，消化性潰瘍禁用，副作用爲胃腸不適、過敏 • Ketoprofen (50 mg)，孕婦和消化性潰瘍禁用 • Demerol • Morphine • Tramadol
肌肉鬆弛劑	• Dorsiflex (Shurane)、solaxin、Tolperisone • Baclon • Bolaxin (500 mg)，骨骼肌鬆弛劑，小心過敏出疹則停用
痛風（用藥ABC）	• Allopurinol (100 mg)，平時使用，要多喝水，避免啤酒，副作用爲過敏、禿頭、腸胃不適 • Benzbromarone，肝腎功能異常者與孕婦禁用，副作用爲腸胃不適、過敏、胸悶 • Colchicine (0.5 mg)，發作時使用，每半小時一顆治疼痛改善或是腹瀉則終止。副作用爲腹痛、腹瀉、骨髓抑制

（續）

	藥物名稱
鎮靜止痙	Valium、Ativan、Dormicuum
氣喘	• Atrovent、Combivent • Bricanyl • Aminophylline (100 mg)，副作用爲胃腸不適、多尿、心悸 • Solu-Medrol • Bosmin 0.3 mL SC
高血壓	• Adalat (10 mg)，快速降低血壓，副作用爲頭痛、水腫，不得與葡萄柚併用，adalat (30) • Trandate, 20 mg IVP for 2 min • Nicardipine, 5μg/kg/min, IVD • Nipride, 5μg/kg/min, IVD • Capoten (25 mg)，副作用爲噁心、乾咳、眩暈、皮疹、蛋白尿 • Norvasc (5 mg)，副作用爲頭痛、水腫、心悸、暈眩 • Aldactone (25 mg)，留鉀排鈉利尿作用，副作用爲腸胃不適及昏睡、Lasix • Apresoline (25 mg)，出現紅斑性狼瘡與神經異常須停用，副作用爲頭痛、暈眩、心悸 • Trichlormethiazide (2 mg)，留鈉排鉀利尿劑，副作用爲噁心、皮疹、便秘 • Diovan (160 mg)，副作用爲頭痛、暈眩、咳嗽
心悸	• Inderal，孕婦、氣喘者禁用，副作用爲暈眩、噁心、昏睡、支氣管痙攣 • Valium • Xanax

（續）

	藥物名稱
失眠	• Stilnox (10)，孕婦與小兒禁用，副作用爲頭痛、無力、健忘、暈眩 • Ativan • Xanax • Valium
PSVT	Adenosine、Amiodarone、Verapamil
心絞痛	• NTG (0.6 mg)，心絞痛發作時舌下含片，使用三劑未改善則緊急就醫，副作用爲頭痛、面潮紅、低血壓，避免和威而鋼並用，以免猝死 • Aspirin、Bokey (100 mg)，肝腎疾患、血友病、蠶豆症、小兒、消化性潰瘍者禁用，副作用爲腸胃不適 • Isorbide (20 mg)，貧血、低血壓、腦溢血、心肌梗塞初期禁用，副作用爲低血壓、暈眩、心悸 • Isoptin (40 mg)，對心絞痛急性期無效，孕婦禁用，副作用爲頭痛、便秘、噁心 • Persantin (25 mg)，副作用爲低血壓、頭痛、暈眩
升壓劑	Bosmin、Dopamin、Levophed
平滑肌鬆弛劑	Buscopan (10 mg)，麻痺性腸阻塞、青光眼和攝護腺肥大者禁用，副作用爲口渴、心悸、尿液滯留

*PSVT: Paroxysmal supraventricular tachycardia，陣發性心室上心搏過速。

第四節　抗生素使用

急診使用抗生素，除非是老病號，曾經做過檢體培養可以依據使用，否則總是憑藉過去的經驗療法，盡可能選用口服，第一代最常見、最便宜的抗生素，以免健保署刻刪。根據文獻報告，越早使用適當抗生素，就能越早阻斷敗血症之休克過程。一般根據經驗療法，針對急診可能遇到的腦膜炎、心內膜炎、肺炎，選取適當抗生素如下：

- 腦膜炎：第三代 Cephalosporin，其次爲 Vancomycin。
- 愛滋病：Amphotericin B。
- 心內膜炎：Oxacillin ＋ Gentamicin，其次爲 Vancomycin ＋ Gentamicin。
- 一般社區肺炎：Amoxicillin。
- 老人社區肺炎：第三代 Cephalosporin＋ Gentamicin。
- 非典型性肺炎：Erythromycin，其次爲 Ciprofloxacin。
- 吸入性肺炎：Penicillin ＋ Gentamicin，其次爲 Cephalosporin ＋ Clindamycin。
- 肺膿瘍：Oxacillin，其次爲 Clindamycin。
- COPD with AE：第三代 Cephalosporin。

使用抗生素，必須要有確切的必要，第三代以上最好有感控專科醫師認可背書，否則很難逃脫刻刪之惡夢。圖 9-1 爲使用抗生素之制式說明書。

第五節　藥害救濟

藥物不良反應（Adverse drug reaction, ADR）是指凡病人因使用藥物而產生不預期、或是過度強烈的反應，因而造成以下狀況之一者：(1)需要停藥（不論是治療性質或是診斷性質）。(2)需要更換藥物治療。(3)需要調整藥物劑量（輕微的劑量調整除外）。(4)必須住院。(5)延長住院時間。(6)需要支持性治療。(7)明顯使診斷複雜化。(8)對預後產生負面影響。(9)導致暫時或永久性的傷害，失能或死亡。

藥物不良事件（Adverse drug event）是指病人因使用藥物或應給予藥物卻未給予而造成的傷害事件。

Amticrobial agent (s) :______

需要立即開立抗生素的原因（可複選）

☐Sepsis (≥ 2 criteria)

☐Temp > 38°C 或 < 36°C

☐Heart Rate > 90 beats/min

☐Respiratory Rate > 20/min 或 PaCo2 < 32mmHg

☐ WBC > 12000 cells/mm、< 4000 cells/mm 或 > 10% band

☐ New-onset fever，經臨床評估，認爲是細菌感染，無其他顯然原因

☐ Leukocytosis，經臨床評估，認爲是細菌感染，無其他顯然原因

☐ Unstable vital signs，經臨床評估，認爲是細菌感染，無法只以 Hypovo-lemia、Cardiogenic shock 或 anaphyaxis 解釋

☐ New Pulmonary infiltrate 無法以肺積水或輸血反應解釋解釋

☐ Others（請註明 Special host factor 等，尤其是 immunocompromise）：

☐ DM、☐Neutropenia、☐Steroid use、Orther______________。

請根據所選的抗菌範圍，註明爲何選用此藥或此處方（The reason to use this antimicrobial regimen）

• cover ☐ GPC ☐GNB ☐Anaerobes

☐Pseuomonas spp 等 NFGNB ☐MRSA

• Reason：96/12 /27 Sputum culture：待報告中。

與此 inf 有關的 Symptoms、Sign、laboratory / microbiological / radiological data（與選用此藥的理由有關的 data）。

Other Comments (Optional)

開立醫師 by Dr. ______________

圖 9-1 使用抗生素之制式說明書

管制抗生素處方箋

病歷號：　　　　性別：□男 □女　年齡：　　　　身份別：

姓　名：　　　　科別：　　　　病床號：　　　　申請日期：　　年　　月　　日

目前診斷：

身高：　cm	體重：　kg	體溫：　℃	WBC：　/cumm
PMN：　%	BUN/Cr：	Ccr　：	

抗生素名稱用法及用量：

藥名/單位	劑量	用法
1.		
2.		
3.		

使用期間：　月　日至　月　日（最多 7 日）註2　□首次申請（請以三天為原則）

請勾選非第一線抗生素之使用理由：

一、可直接使用第一線以外之抗生素：（請同時進行細菌培養及藥物敏感試驗，如結果證明第一線抗微生物製劑有效，則應改用第一線）

□1. 感染病情嚴重者，包括：
　□(1) 敗血症或敗血性休克
　□(2) 中樞神經感染
　□(3) 使用呼吸器者
□2. 免疫狀態不良病人：
　□(1) 接受免疫抑制劑
　□(2) 接受抗癌化學療法
　□(3) 白血球(WBC)＜1000/cumm 或多核白血球(PMN)＜500/cumm
□3. 轉診並經感染專科醫師會診確認者
□4. 手術中發現明顯感染病灶者
□5. 脾臟切除病人有不明原因發熱者
□6. 臟器穿孔
□7. 嚴重污染傷口
□8. 早產兒及新生兒（＜2 month）
□9. 住院後出現明確嚴重感染者如：
□10. 常有厭氧菌與非厭氧菌混合感染之組織部位感染時。

二、可改用第一線以外之抗生素：

□1. 使用第一線抗生素＞72 小時經微生物培養及敏感試驗證實對第一線抗微生物製劑具抗藥性者（並請檢附該檢驗報告）。
□2. 每 72 小時更換第一線抗生素一次，歷經 7 日以上仍無效，由其他醫療機構轉送者。
□3. 嬰幼兒（2M～5Y）使用第一線抗生素 72 小時，仍無明顯療效者。

主治醫師（負責醫師）	科主任（感控醫師）	藥師
	審核意見：□同意使用　□不同意使用 建議：	

第一聯（白）：病歷聯　第二聯（藍）：藥劑科聯

1. 開立抗生素如不符合健保局規定而被健保局核減之處方，由開方醫師負責申覆。
2. 預防性抗生素處方應以 24 小時為限，如須使用第一線以外之抗生素或超過 48 小時，請詳敘理由。

圖 9-2

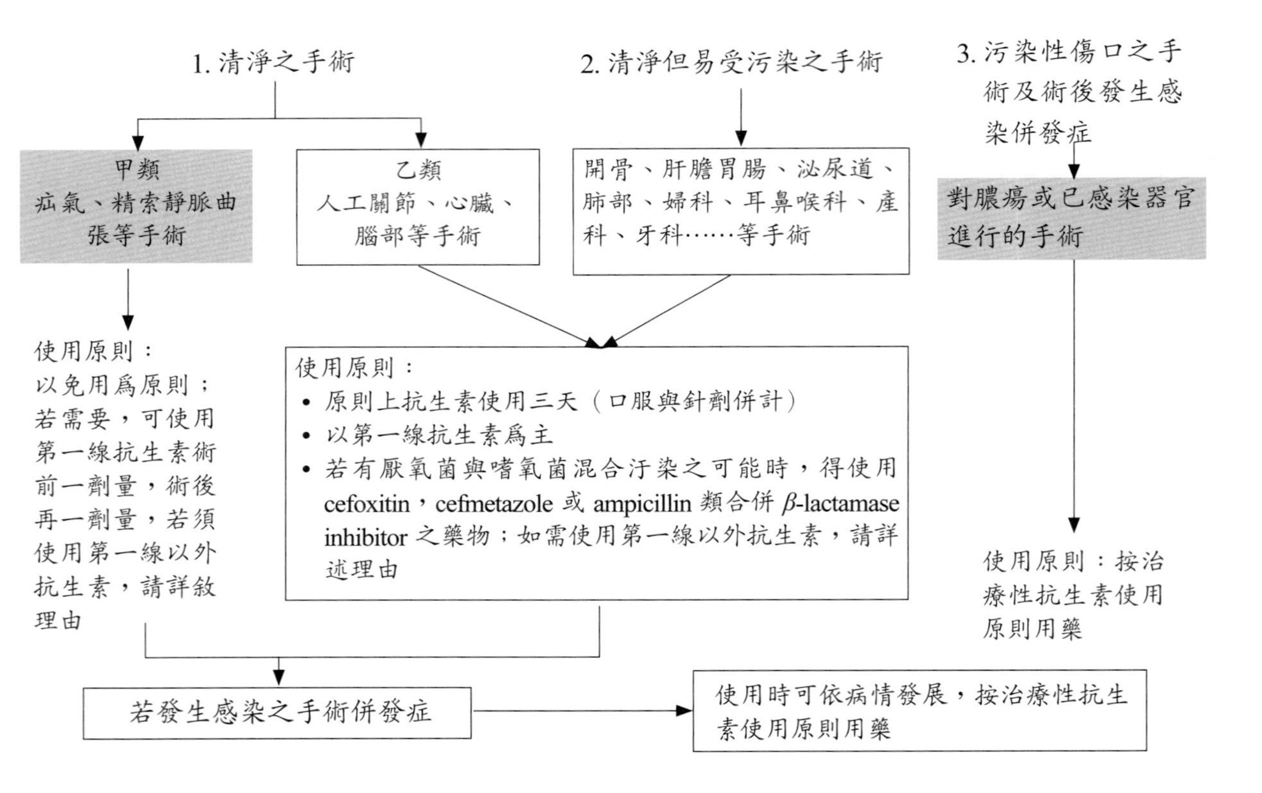

圖 9-3　外科抗生素使用流程

表 9-2　臺灣引發腎毒性的前五大可疑藥物

排名	成分名（常見的中文商品名）	藥理分類
1	Gentamicin （見大黴素、健大黴素、全達黴素等）	抗生素
2	Vancomycin （穩可信、泛可黴素等）	抗生素
3	Warfarin （可邁丁、歐服寧等）	抗凝血藥物
4	Amphotericin B （防治黴等）	抗黴菌藥物
5	Cyclosporin （新體睦等）	免疫調節藥物

*資料來源：全國藥物不良反應通報中心民國 90～96 年通報案件。

潛在性藥物不良事件（Potential adverse drug event）指與藥物相關的錯誤或異常事件雖已發生，但是並未釀成病人傷害的藥物異常事件。而藥物錯誤（Medication crror）係指在藥物治療過程中，凡與專業醫療行爲、健康照護產品、程序與系統相關之因素，發生可預防的藥物使用不當或病人傷害的事件；可能發生場合在處方的開立、醫囑的轉錄、藥品的標示、包裝與名稱、藥品的調劑、分送、給藥、病人教育、監管與使用過程。

根據財團法人藥害救濟基金會規定，對於臨床治療使用藥物中不幸發生傷害者，以社會資源提供合理賠償。其審議過程見圖 9-4，適用範圍如下：(1)領有衛生福利部核發之藥物許可證，依法製造，輸入或販賣之藥物。(2)依照醫藥專業人員指示或藥物標示而使用藥物。(3)因藥物不良反應致死、障礙或嚴重疾病。

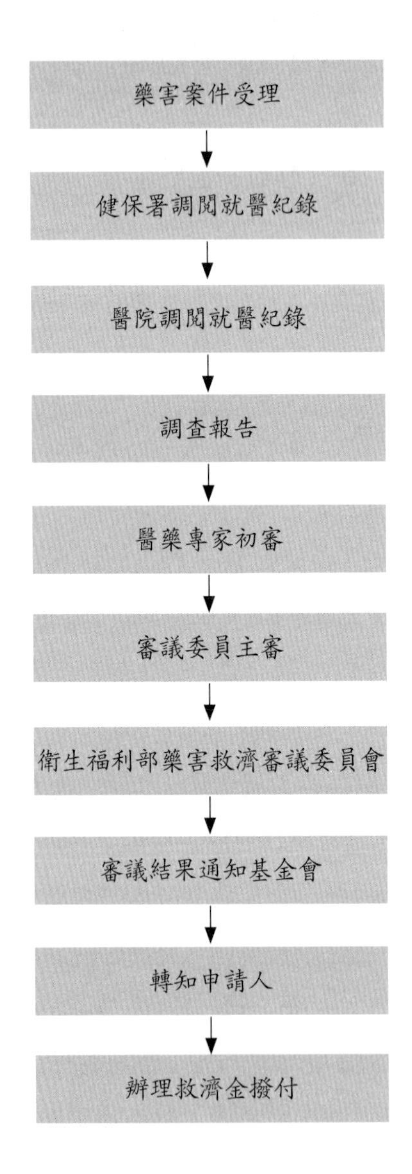

圖 9-4　藥害救濟審議過程

第十章　臨床技術

臨床技術的訓練，在於標準動作之養成，對於初學者加以規格化的制式訓練，經過持之以恆的練習，就可以熟能生巧。學生若遇到良師，就能得到眞傳，也能因此避免錯誤和嘗試，減少横加於病人的痛苦，所謂名師出高徒也。

急診處置不同於開刀房，沒有絕佳的設備和人力，卻有緊急和家屬旁觀的壓力，不容有絲毫疏失與延誤，所以在採取緊急處置技術時，最好支開家屬、器械準備妥當，下刀前默唸手術步驟，選擇最好的位置、最順手部位，一次成功，省得麻煩。

在指導和說明上，盡量繪圖表示，讓圖解成爲和病人溝通的另一種方式，可以加強印象，而且能夠繪圖讓人看得懂，才是眞的懂，也才是教學相長的具體表現。

急診常用到的臨床技術有：(1)各項管線的置放操作和合併症處理。(2)維持呼吸道暢通基本技術。(3)心電圖操作和判讀。(4)電擊，AED 和 TCP 之操作。(5)X 光和電腦斷層掃描之判讀。(6)傷口縫合。(7)石膏固定。(8)超音波。(9)骨折處理。(10)關節脫臼復位。(11)胸管放置，Pig tail。(12)靜脈切開。(13)動脈採血。(14)腰椎穿刺。(15)腹腔穿刺。(16)心包膜穿刺。(17)燙傷處理。再擇要分節說明如下。

第一節　畫圖說明

病人和醫護人員對於醫學知識的認知差距極大，醫護人員有必要運用各種方法來詳加解釋與溝通，雙方取得共識才能進行醫療行爲，避免因誤會而衍生糾紛。

除了使用病人熟悉的語言外，還要運用圖解和文字，也是不可或缺。因此，醫護人員應該加強語言能力，醫院要儲備外語和方言人才，甚至手語教學，教育年輕醫護人員熟練使用方言和繪圖（圖 10-1），增進醫病間的溝通。

對於所有從事醫療工作的醫護人員而言，基本人體簡圖之熟練繪製，有助於手術記錄、急診和術前解說，以及醫護同仁之交班和溝通。

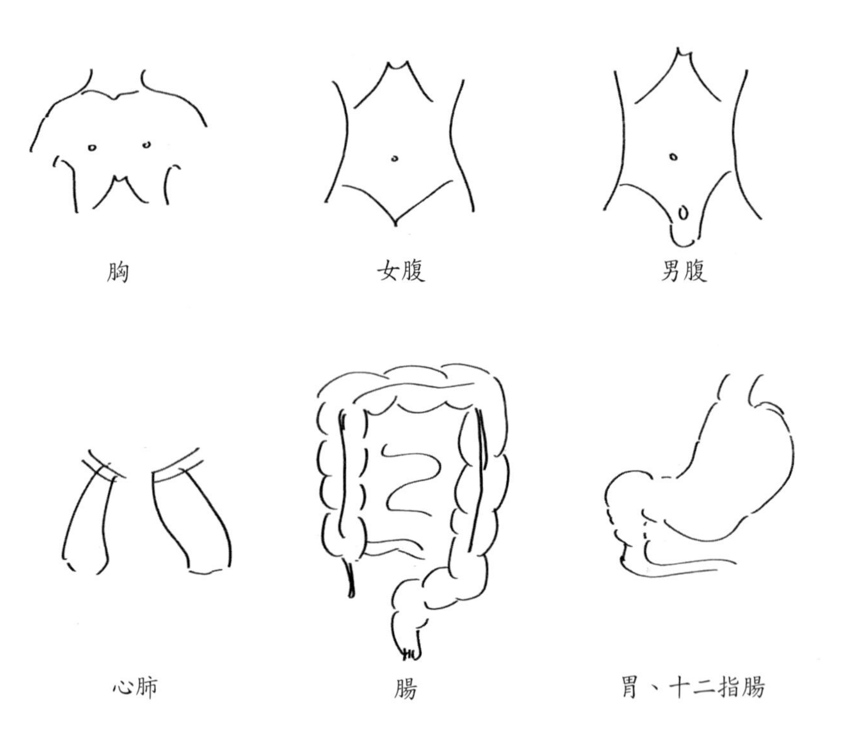

圖 10-1　畫圖說明

第二節　傷口處理技術

例行傷口處理步驟爲：(1)清洗傷口。(2)去除異物，確認無異物殘留。(3)檢視韌帶、神經，若是有神經血管或是韌帶斷裂，則照會外科到開刀房處理。(4)傷口照相存證，登錄於病歷上。(5)對病人說明處置方式，取得病人同意再施行。(6)選取縫合包、器械、縫線。(7)採取麻醉方式。(8)縫合方法。(9)視傷口深度、汙染程度、滲血情況決定放置引流管。(10)包紮固定。(11)衛教說明。

傷口初步處理

即使在器械之擺設，也都講求標準化，所以不必翻箱倒櫃來找東西，病人進入急救區，頭部方向也必須固定，久之成習，如此就可以避免開刀開錯邊、開錯病人的醫療疏失發生。傷口初步處理注意事項如下：

一、清潔傷口：影響傷口癒合的因素在於傷口不潔、有異物殘留、感染、血液循環不佳、傷口縫合有張力，以及病人本身體質，是以處理外傷，清潔傷口爲首要工作。

二、斷指收集、洗淨、包裹紗布，再以塑膠袋裝好，置於冰袋內，轉交開刀房處理。

三、汙染傷口，或是有感染之虞，例如動物咬傷，除了盡量沖洗外，盡量不做初步縫合，放置引流管，並對病人說明。應每天到門診換藥直到傷口乾淨後再縫幾針，拉近傷口減少疤痕。

四、局部麻醉：使用 Xylocaine 1% 或 2%，裂傷每公分使用 1 mL 左右，在傷口皮下注入，等幾分鐘後才開始縫合，若是在手指根部實施麻醉，Digital block，則需要等十分鐘才有麻醉效果。

五、小孩之麻醉：(1)三歲以下，局部麻醉加上約束壓制。(2)六歲以上，局部麻醉，比照成人處理。(3)3～6 歲兒童、智障和無法配合者，只好送入開刀房全身麻醉處理，3～6 歲兒童，在家長同意下，可以施行簡易全身麻醉，使用 Chloral hydrate enema 50～75 mg/kg 由肛門灌入，等病人冷靜下來，或是靜脈注射 Fentanyl 或 Ketamine 1 mg/kg，要點在於徐徐推注，病人沉睡後即停止推注，可開始縫合，Ketamine 藥效來得快去得也快，要等病人完全清醒才能回家。另外也可以使用 Morphine 0.1～1.0 mg/kg IV，但是要注意呼吸抑制狀況，並備妥拮抗劑 Naloxone 在旁以防萬一。

傷口閉合方式

閉合傷口，除了傳統上用針線縫合以外，現在還多出其他選擇，其優劣比較於表 10-1。

表 10-1 各類閉合傷口的比較

傷口閉合	優　點	缺　點
針線縫合	• 強度夠 • 精細	• 費時 • 須拆線 • 易有針扎意外
釘針	快速	• 須拆針 • 妨害放射影像 • 不精緻
膠帶固定	• 快速 • 病人舒服 • 價廉	• 手和黏膜傷口不可適用 • 易於迸裂 • 不能碰水
三秒膠	• 快速 • 病人舒服 • 不需拆線	• 手和黏膜傷口不可適用 • 易於迸裂 • 不能碰水

衛生教育

(1)縫好的傷口應保持乾淨，不可碰水。(2)原則上兩天換藥一次，七天後即可拆線；拆線後再貼上美容膠帶保護傷口六個月，以免疤痕過大。(3)避免攝取刺激性食物，如菸、酒、辣椒、咖啡等類。(4)傷口快癒合時會有發癢感覺，切勿用手抓。(5)避免激烈運動，以防傷口崩裂，特別是位於關節處之傷口。(6)補充高蛋白和維他命 C 食物如奶類、肉類和柳橙汁，有助傷口痊癒。(7)若有大量滲液、疼痛以及紅腫熱痛發生，請立即回外科門診檢查。

特殊縫法

縫合技術，有賴平時之研習和訓練，才能求其完美與迅速。最好是到外科受訓，由基本動作學起，其次就是善用外傷在職教育，以動物實驗設備來練習，務必要先養成正確動作和習慣，才能避免弄壞器械，誤傷病人或自己，延誤外科縫合作業。技巧說明如下：

- 左手拿有角鑷子，右手拿持針器。
- 連續縫合，縫合要由遠而近，由左而右。
- 間斷縫合可用二分法，取裂傷傷口中點下第一針，再於兩側各取中點再縫，如此可以避免傷口產生不齊之狗耳（Dog ear）的問題。
- 狗耳的處理方式：(1)傷口兩側長度不均等，造成縫合無法對齊。(2)縫到最後狗耳出現。(3)將傷口末端剪開，將狗耳提起覆蓋傷口，剪掉多餘部分。(4)完成傷口縫合（圖 10-2）。
- 眼瞼縫法：(1)生理食鹽水洗淨傷口。(2)局部麻醉 Xylocaine 1%。(3)眼瞼裂傷縫線靠近眼角膜會造成刺激不適，下針和結束後出針都必須遠離眼瞼。(4)以 6-0 Nylon 連續縫合，故每一公厘縫一針（圖 10-3）。

- 臉部傷口盡量避免修剪，每一公厘縫一針，連續縫合，每次出針後，以持針器夾住近側端 2/3 處，所以省時方便，好像轉圈圈似的，因此稱作 Running suture。
- 手腳部分傷口對於狹角可予以修剪，每一公分縫一針，間斷縫合。
- 趾間裂傷縫合，由於趾間空隙有限，運針不易，且縫到後來趾間拉近，空間更狹小。有鑒於此，應該間斷縫合，暫不打結，等到整個傷口都縫了，再一個結一個結綁緊，完成縫合（圖 10-4）。
- 出血點縫合止血法，是針對穿刺傷、血管瘤破裂、靜脈曲張出血等單一出血點之縫合止血。也就是以 4-0 以上大針，在出血點上下左右四方，以八字縫法（Figure of 8）完成止血動作。
- 手指與腳趾末端不可縫太密，否則造成缺血性疼痛（ischemic pain），必須間隔拆掉幾針。

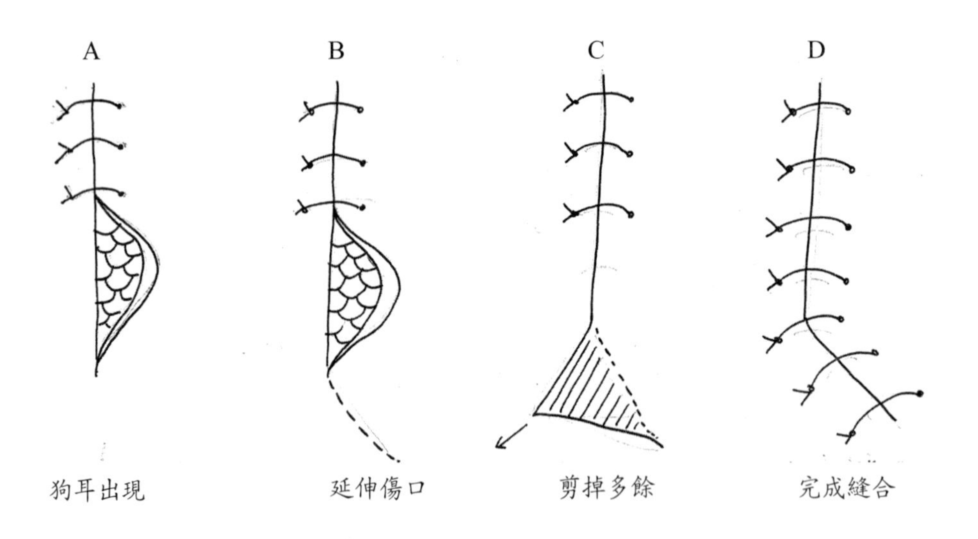

圖 10-2　裂傷狗耳修補法

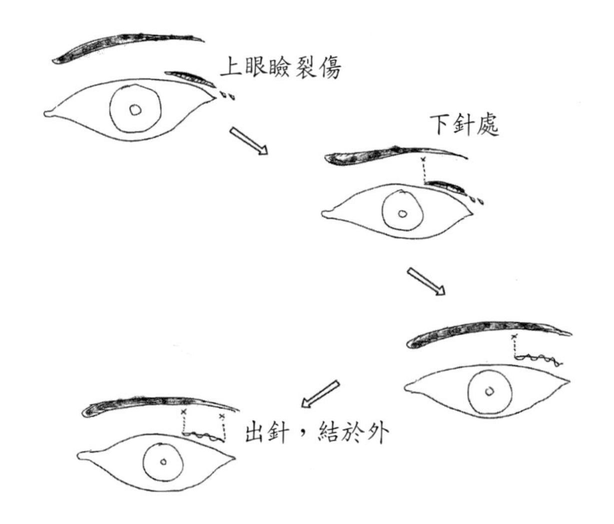

圖 10-3　眼瞼裂傷縫合

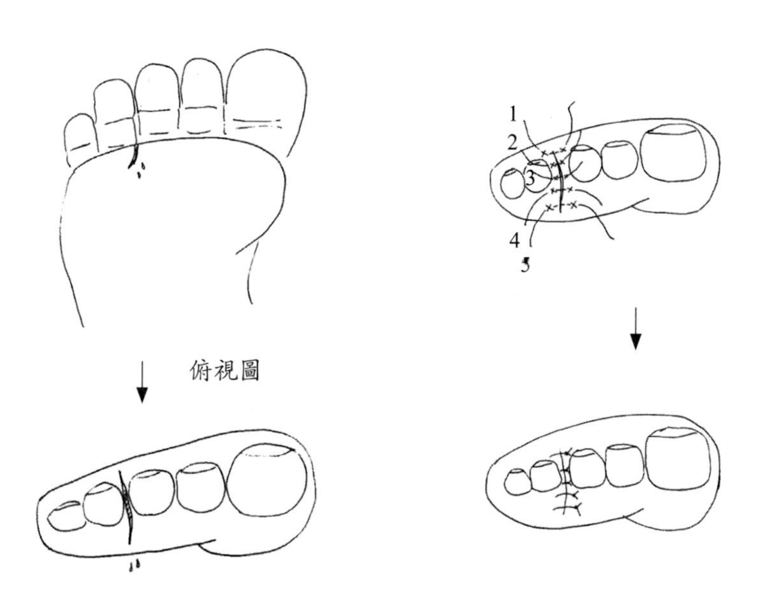

裂傷兩側用 4-0 Nylon 縫合，中間在趾縫處用 5-0 Nylon 先間斷縫合好，最後再一一打結。

圖 10-4　腳趾間縫合法

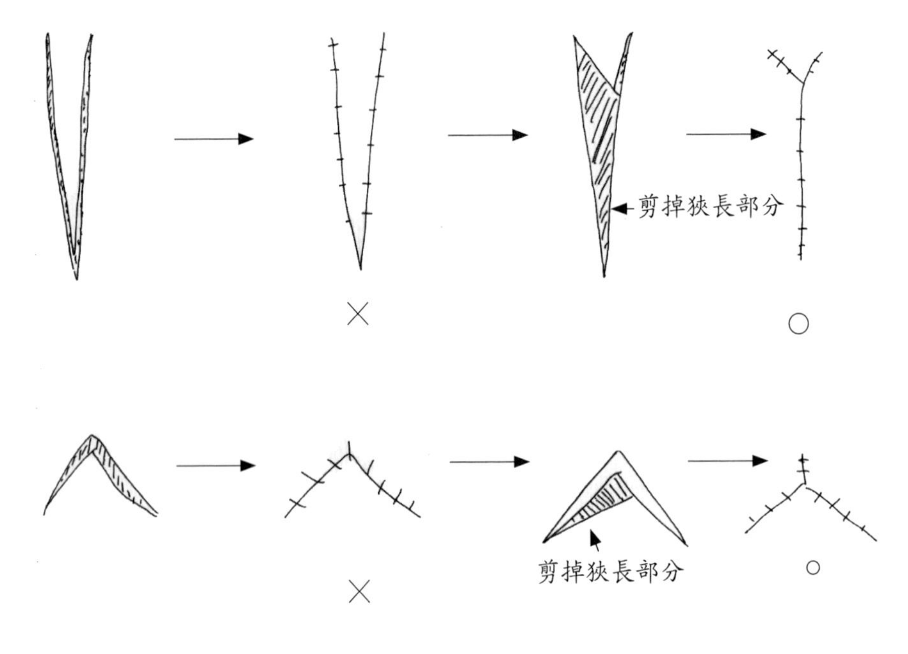

圖 10-5　特殊縫法

包紮固定

傷口包紮（wrapping）之目的在於保護傷口，預防感染，局部加壓可控制出血；傷口固定（fixation）之目的在於固定傷口敷料（Dressing），保護患肢，防止進一步傷害，減輕疼痛，防止腫脹。

包紮固定為外傷處理之基本動作，是急診醫護人員之技術本位； 而衛材的品質，適用種類之準備和補充，考驗急診管理之優劣。

基本原則在於清潔、無異物汙染、包紮要鬆緊適中，由遠側而近端，由下而上，打結在外側，避免在傷口上或是骨突關節處，而以病人舒適安全為首要考量。

處置

- 頭皮裂傷縫合後，以紗布覆蓋傷口，可以利用髮束交叉來固定，否

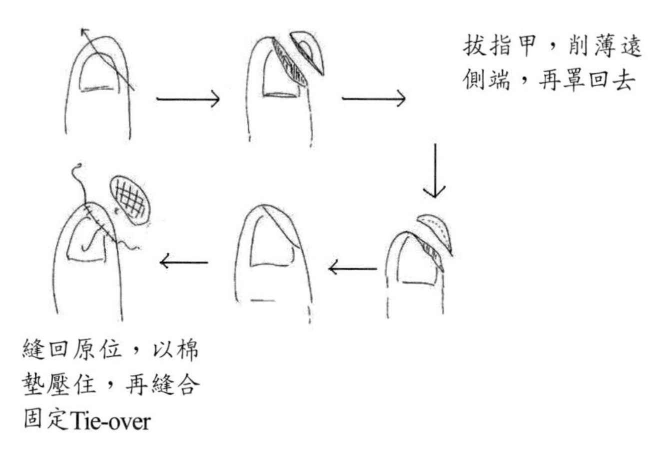

圖 10-6

則就用彈性網狀頭套固定。

- 膝蓋或是肘關節之傷口固定，必須考量到關節伸屈，影響傷口癒合，甚至造成傷口迸裂，可以副木加強固定，副木長度超過兩邊關節，護木與肢體間塞軟墊，延遲拆線時間到十天，拆線後持續以彈性繃帶固定，以防疤痕擴大，手肘有傷可用三角巾固定。
- 股骨骨折，兩片式護木，長過髖關節，由腰部、大腿、小腿三處固定。
- 手指骨折，使用鋁板或是人形鋁板固定，指端要露出，以判斷血液循環；有斷指要先清洗，紗布包紮，以生理食鹽水潤濕，無菌手套反折包住，放入冰袋中送開刀房備用（圖 10-6）。
- 顏面傷口處理後，由於出汗，很難固定，其實局部抹以藥膏，不覆蓋亦可。
- 固定膠帶貼法，要順著身體體紋來貼才比較好固定。
- 皮下血腫，預防勝於治療，在發生後即以冰敷，局部壓迫處理，使用鬆散紗布包住傷口，外以彈性繃帶加壓固定，囑咐病人盡量臥床休息，可以有效改善皮下血腫，警告病人不可到處走動，否則血塊化解，由皮下滲到眼眶，變成熊貓眼，很久才吸收，更是有礙觀瞻。

其他處置

三秒膠皮膚黏合劑

三秒膠（Dermabond）皮膚黏合劑於 2000 年上市，用於乾淨無感染、無張力的小傷口、難以配合的小孩、拒絕縫線和特殊情況，如演員、職業棒球球員等，但是手、關節、黏膜部位則不適用。其實，在此以前，已有醫師運用超黏膠帶固定傷口，只是效果並不受肯定。

處置

(1)可用於傷口小於十公分，且乾淨，無張力之表皮裂傷傷口。(2)須傷口清洗後，要保持周圍皮膚乾燥。(3)須將傷口兩邊拉向中線靠攏，擦乾滲液，塗抹三秒膠皮膚黏合劑。(4)須小心不可過量，不可擠入傷口內，不可波及醫師的手。(5)約一分鐘後放手，使用後保持乾燥，不可碰水，也不用擦藥膏。(6)須自費，大約千元左右，要先向病人解說清楚，以免發生財務糾紛。

甲床下血腫

指甲或是腳趾受到鈍挫傷而發生甲床下血腫，可以在甲床上以 18 號針頭鑽幾個洞來引流甲床下積血，若是出血不止，很可能甲床下裂傷，或是骨折，必須照 X 光確認，若有裂傷，則以局部麻醉 Digital block，等十分鐘麻醉藥開始作用後拔除指甲，縫合傷口，包紮傷口；術後傷口容易滲血，要病人盡量臥床休息，腳部墊高，以免滲血不止。若滲血太多則重新檢視傷口並以止血、重新包紮，以彈性繃帶由遠側向近側逐漸放鬆方向包紮（圖 10-7）。

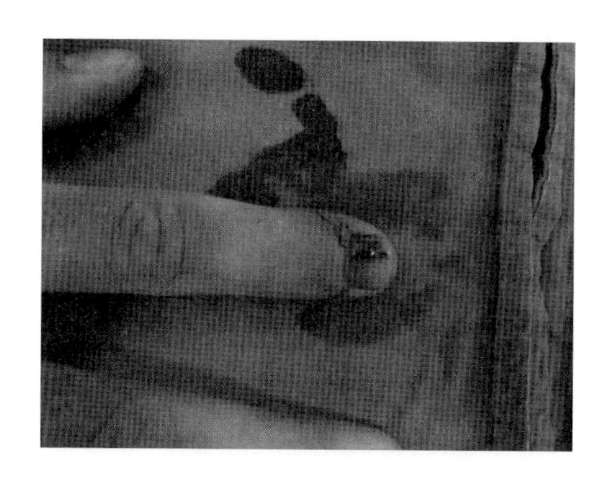

圖 10-7　指甲下血腫

靜脈輸液導管建立

急救過程中，及早建立靜脈輸液管道，可以穩定病人血液循環系統，防止休克、病情惡化。對於低容積休克，先在周邊靜脈打上輸液導管，灌入生理食鹽水 2,000mL，若是血壓仍然拉不起來，就再輸液，備血，準備手術。

反之，對於兒童和老人，特別是懷疑有心臟衰竭者，靜脈輸液就要小心，否則效果適得其反。此外，對於神經性休克者，除了靜脈輸液外，應該改用升壓劑，以改善休克狀態。

中心靜脈導管

- 股靜脈：從鼠蹊下兩公分下針，一邊壓住股動脈，從股動脈之內側兩公分處進入。
- 鎖骨下靜脈：醫原性氣胸是個噩夢，病人呼吸急促、躁動不安時，避免從此下手。
- 內頸靜脈：(1)要點在於擺好位置、平躺、頭轉向對側。(2)以 22 號針頭抽抽看。(3)抽中了再改用原中心靜脈導管用針下去。(4)打上了記得安排照胸部 X 光確認位置，最好導管末端在上腔靜脈，不可進入右心房（圖 10-8）。

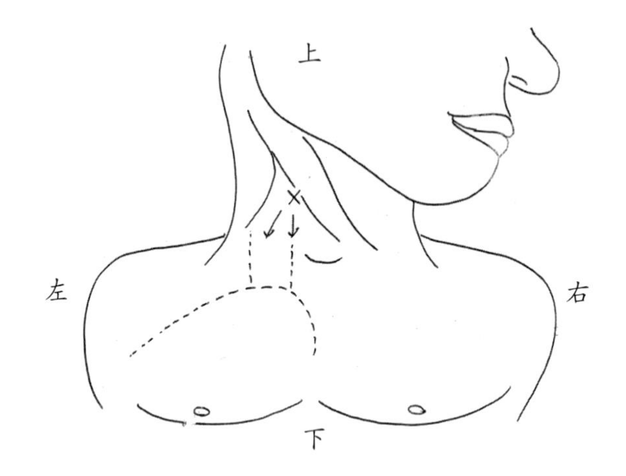

插入由三角區下針向乳頭方向先以 22 號針抽，確認方向，再轉以中心靜脈導管專有針頭下針

圖 10-8　由頭側視角來做中心靜脈

靜脈切開

1. 內踝大隱靜脈：找最順手、最常見、最好做的位置（圖 10-9）。
    - 內踝上一公分處，以 15 號刀片橫切兩公分，深度爲切開表皮即可，太深入會切破靜脈。
    - 打開皮下組織，縱向層層剝離，找出大隱靜脈，其呈現藍色細管。
    - 以尖嘴止血鉗挑出靜脈。
    - 遠側短結紮、近側端則以 11 號刀片切開一個小口。
    - 插入 18 號靜脈導管，結紮固定，連接靜脈點滴。
    - 縫合切開皮膚傷口。
2. 臍靜脈切開
    - 對於初生六個月嬰兒施行。

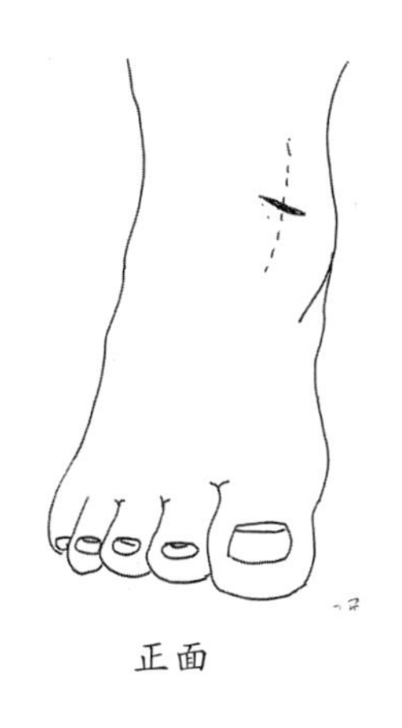

正面

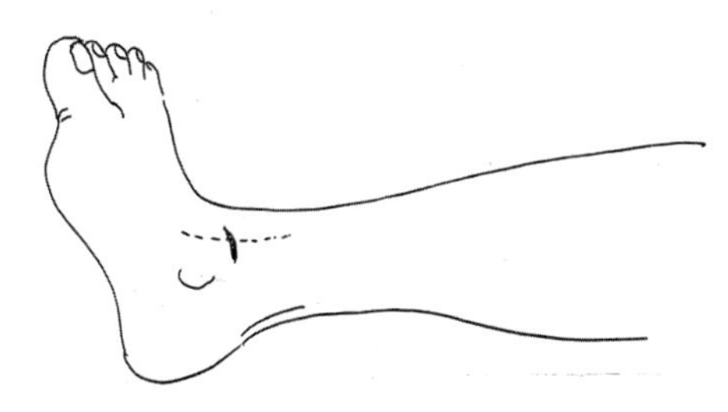

換另一視角來看大隱靜脈切開，由內踝上 2 公分處下刀橫向切開皮膚，縱向撐開皮下組織，清出靜脈。

側面

圖 10-9　內踝大隱靜脈切開

- 肚臍下兩公分，橫切兩公分，深度爲切開表皮即可，太深入會切破靜脈。
- 打開皮下組織，縱向層層剝離，找出臍靜脈。
- 以尖嘴止血鉗挑出靜脈。
- 遠側短結紮、近側端則以 11 號刀片切開一個小口。
- 插入靜脈導管，結紮固定。
- 縫合切開皮膚傷口。

骨針穿刺

- 骨針穿刺，針對三歲以內幼兒，從脛骨近側粗隆下兩公分打入骨髓腔，三歲以上兒童則由脛骨遠側端打入，給予靜脈點滴（圖 10-10）。
- 穿刺時，小孩要約束住，下肢要固定；清醒患者給予局部麻醉。
- 骨針要垂直插入，先施點力釘入骨膜，以免滑開，不可斜插以免傷及生長板。

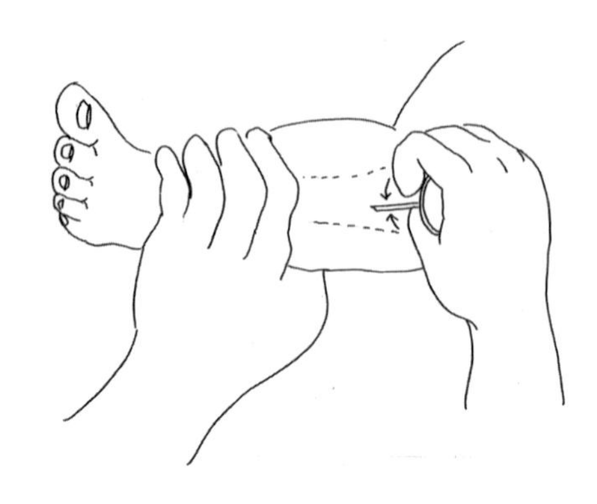

固定下肢，由脛骨粗隆下 2 公分下針，左旋、右旋交互壓入，不可搖晃，以免滲漏。

圖 10-10　小兒脛骨骨針穿刺法

- 順時針、逆時針交互旋轉漸壓漸入，不可左右搖晃，以免在骨膜造成較大針孔而有漏液可能。
- 插入骨髓腔。
- 要注意不可施力過度，以免打穿脛骨。
- 以針筒抽洗可見骨髓液流出，確認骨針在骨髓腔內，再連接靜脈點滴。
- 固定骨針。
- 注意是否有漏液，造成皮下水腫。
- 當病人循環系統穩定下來，而有其他靜脈導管建立時，即予以撤除。

動脈採血

- 脈搏測定：顳動脈、內頸動脈、橈動脈、膝窩動脈、股動脈、足背動脈。

- 動脈採血時機：動脈血氣體分析、動脈管道監控。
- 採血部位：橈動脈、股動脈。
- 採血步驟：(1)最好的部位是股動脈。(2)以食指與中指按觸脈動。(3)從食指與中指間下針。(4)垂直下針，一針到底，再徐徐往上提，直到鮮血噴入針筒， 適量而止。(5)拔針後直接加壓止血（圖 10-11）。
- 採血後直接加壓止血約三十分鐘。

胸管插入

一、適應症：(1)緊急時刻。檢查有氣胸可能，則立即進行胸管插入，不必等胸部 X 光檢查。(2)血胸和氣胸。至於肋膜積水，可以考慮置放豬尾型（Pig tail）引流管。(3)自發性氣胸。小於 15%，病人無不適，不須插胸管，可以住院觀察，一般每天會吸收 1.5%，十天後就得改善。(4)張力性氣胸（Tension pneumothorax）。

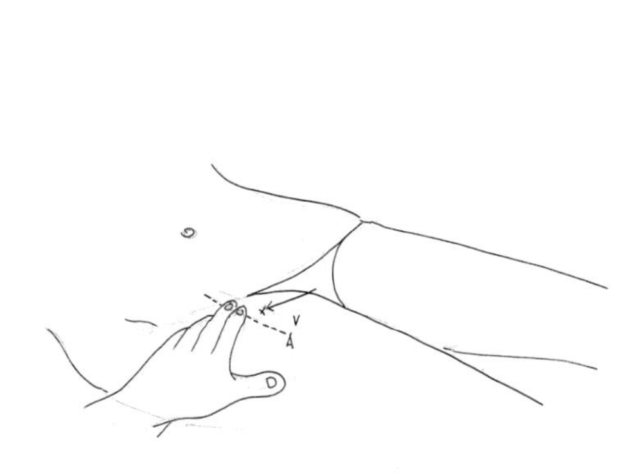

最佳位置在股動脈，以食指和中指定位脈搏，由兩指間插入採血。

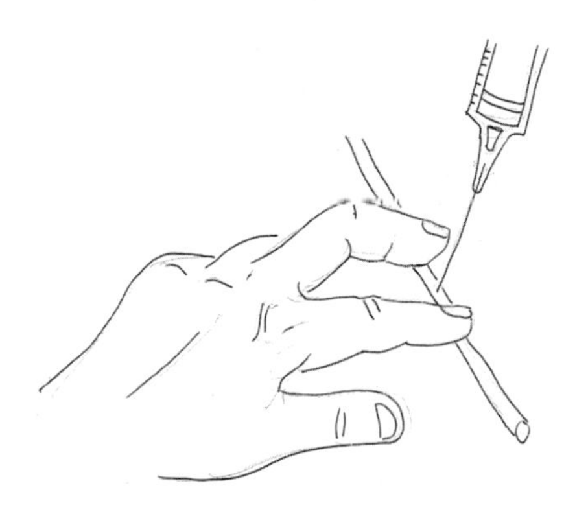

由食指與中指定位動脈搏動，再由兩指間插入採血。

圖 10-11　動脈採血

二、選擇胸管：(1)血胸用 32 號，氣胸用 20 號。(2)成人用 32 號，兒童用 20 號，幼兒用 14 號。(3)選擇針刺型胸管（Needle thoracotomy）或管狀胸管（Tube thoracotomy）。

三、插入部位：(1)針刺型胸管由前胸、第二肋間、鎖骨中間下針。(2)管狀胸管由前腋線和第 4、5、6 肋間交會處下刀。(3)以筆標記插入位置，第 5 肋間最常用、也最安全。(4)氣胸以上方插入，血胸以下方插入爲主（圖 10-12）。

四、步驟：(1)手臂上舉固定。(2)麻醉、止痛、鎮靜。局部麻醉由皮下打起，順著插入途徑一邊推入一邊注射，頂到肋骨時由上方進入肋膜，進入肋膜腔時反抽；若沒有氣體（氣胸）或血液（血胸），則要考慮是否診斷有誤。(3)皮膚切開三公分。(4)以 Kelly 逐步撐開皮下組織。(5)由肋骨上緣進入肋膜，遇到肋膜可以感受到彈性，施力突破病人會有陣痛，此時氣體（氣胸）或血液會噴出（血胸）。(6)伸入手指確認橫膈膜和肋膜腔位置。(7)以 Kelly 夾住胸管末端，抵住胸壁，將胸管沿著肋膜外壁帶入肋膜腔後上方。(8)調整胸管深度約插入至標記 10 左右，避免頂到胸腔頂部（Apex）位置，造成病人不適。(9)縫合傷口，固定胸管用 1 號黑絲線，綁蝴蝶活結固定。(10)連接引流管，要病人咳嗽確認胸管功能。(11)布膠三方黏貼胸管固定，連結處也以布膠層層密封。

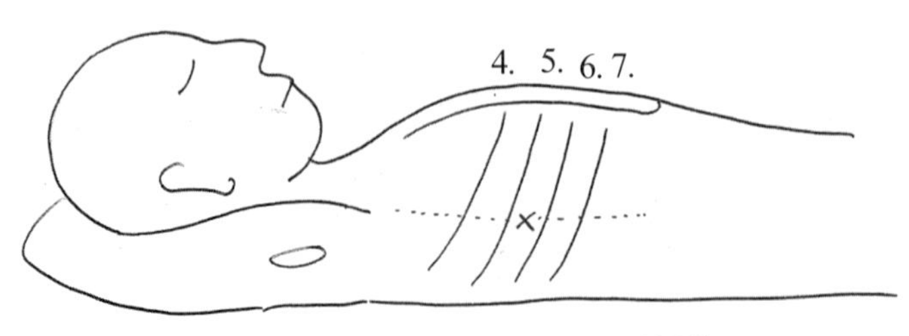

以乳頭在第 4 肋間定位，選擇第 5、6、7 肋間與前腋線交叉處插入

圖 10-12　胸管插入位置

五、後續：(1)再次胸部 X 光檢視胸管位置。(2)觀察胸管引流功能，決定照會胸腔外科時機；一次出來 1,500mL、生命徵象不穩定、引流連續四小時每小時出來 200mL 以上，就必須照會外科進行開胸術止血。(3)發生皮下氣腫有可能引流管側孔作怪，要拔除胸管，重插深一點，或是連接低壓抽引機（Low pressure suction），以增加引流效果。(4)幾天後若是引流效果變差，可以連接低壓抽引機，增加引流效果。(5)胸管一般放置約七天，拔除前二十四小時要用 Kelly 夾住引流管，再照 X 光確認沒有氣胸復發，才能拔除。

參考文獻

1. 市田憲信。《外來小手術圖解》。日本：文光堂，一版五刷，1993。
2. 陳建華譯。《急症醫學》。臺北市：藝軒圖書，一版，2004。
3. 陳鐵宗譯。《外科基本技術技術》。臺北市：合記，1984。
4. 賴鴻緒。《圖解小兒外科常見疾病》。臺北市：原水，一版一刷，2008。
5. Advanced trauma life support, Raymond H Alexander, Herbert J Proctor. American College of Surgeons, 1993.
6. Initial management of injuries, Ronald F Sing, Patrick M Reilly, et al. BMJ books, 2001.
7. Pocket atlas of pediatric emergency procedures, Christopher King, Fred M Henretig. 2000 by Lippincott Williams & Wilkins.

第十一章　急診管理

現代醫療要求全人治療，也需要全人教育，而全人教育有賴通識課程之安排，也就是現行醫學大學的畢業後第一年（PGY1）之教育。尤其在今日全民健保之時代，醫療環境愈形嚴苛，年輕醫師有必要接受更多通識教育，改變成見，拓展見識，更新人生觀，以更有效率的管理，更積極面對挑戰，才能走出醫療紅海，迎向人生藍海。

第一節　心理調適

急診爲醫院之門面，住院病人有 50% 以上來自於急診，是醫院營運不可或缺的部門。隨著健保之開辦，很多中小型醫院以及很多科別，例如婦產科和外科都面臨經營壓力，薪資銳減，風險卻很高，以致年輕醫師望而卻步，有青黃不接之困境，原本外科醫師很多轉爲急診，然而急診辛苦又危險，走急診這一行，需要相當大的勇氣。

急診原本多事，常成爲醫院內各科批判之對象，雖說有人之處必有爭執，但防人之心不可無，醫師間明爭暗鬥時有所聞，而護士居間見縫插針，往往火上加油，所以言談之間要小心謹慎。

「明知山有虎，偏向虎山行」，要走急診這一科，需要相當勇氣，也要相當智慧，需要相當心理調適。其實只要用心，即使未能診斷出眞正病因，但急診醫師仍然可以幫助很多病人穩定病情，而且確切診斷不必在急診就要水落石出，血液培養至少要三天，病理切片報告要一個禮拜，急診搶救措施有助於病人穩定病情，度過難關功不可沒。

由於急診是醫療各科中屬於很不穩定的科目，病人來源不穩定、醫護人員流動率高、醫療糾紛風險很大，而且健保給付政策一夕多變，在在讓急診醫學這一行面臨很大的挑戰和壓力。從事急診這一行的急診醫護人員，隨時得接受挑戰，所以必須要有相當的心理準備，除自我調適以外，也需要相當的鼓勵與支持。

了解病人的訴求

病人爲何生病？病人來急診爲的是什麼？每個人都理直氣壯地說要看病，事實上，有的想拿安眠藥、有的想要方便住院、有的只求一紙診斷證明、有的想要引起家人關注，各有所求。只要及早發現，找出眞正需求，找到關鍵人物，就能掌控局面，不會被牽著鼻子走，而且可以及早介入、明快處理、防患未然，以免生事，徒增麻煩，甚至避免池魚之殃。如何一眼洞悉病人的心理狀態，其實和正確診斷疾病一樣重要，尤其在急診，很多病人都是初診，病歷全無，背景不明，意圖不清，這正是急診醫護人員要特別加強也值得好好學習的技巧。

案例說明：八十歲男性病人，由家屬陪同搭乘救護車送來急診，自述因爲跌倒造成左髖關節疼痛，要求進一步檢查。但是病人本身並無痛苦表情，顯然並非剛發生的意外；家屬帶來大包小包病人盥洗衣物行李，準備周全，顯然住院意願很明顯；檢視左側髖關節並未造成疼痛反應，局部有開過刀的疤痕，一問之下始知兩側髖部早已接受過關節置換手術，在其他醫學中心做過全套檢查；X 光檢視骨盆也都正常，沒有新近骨折的問題。再進一步追問之下，病人家屬坦承是覺得他每天來往醫院做復健太麻煩，所以想來住院，之所以叫救護車是爲了營造急重病印象，同時也可以省下計程車錢。透過細心觀察、測試、詢問以找出問題根源，我們很快了解病人的意圖，就不必浪費過多的檢查或是其他醫療資源，也不必當面給病人難堪，只要照會骨科醫師來作決定即可（後來骨科醫師勸說病人回到原來開刀醫院做進一步之檢查，不需急診入院）。因此，處理要點在於：

察言觀色

病人走進急診，就要保持警覺，注意其一舉一動，急診是醫院最前線，原本是是非之地，來到急診的人各有所圖，不一定都是來看病的，有的是麻藥成癮、有的是精神病患、有的是來投訴的、有的來找人尋仇、有的來問床位要診斷書等，病人的背景和意圖五花八門，不一而足，必須盡早發掘及早處置。胼手胝足，大多非工即農，手腕割痕合併刺青，大多歡場人物；腹部刀疤可以估測何種手術，由口音可以判斷何方出身，不同職業會有不同疾病……。所以，冷靜處理和仔細觀察，洞悉病人目的，找出關鍵人物、能夠做決定的家屬，才能提供適當協助和決策。病人最常以醫護態度不佳問題投訴，誤把醫專業人員當作是服務業；面對不理性病人，就必須更有理性。須運用客服人員「以客爲尊」的態度，和顏悅色隨機應變來處理各式狀況，謹言愼行，遵守標準流程，以中立客觀而專注態度自保，避免引起無謂的糾紛。

旁敲側擊

病史不一定能夠一次完成，病人不一定會說實話，有的甚至顧左右而言他，有的乾脆不理人，這時必須從陪同前來的朋友、第一現場的救護人員、隨後趕來的家屬等方面來了解病人相關的問題和需求、調閱病歷快速瀏覽找出特點。例如我們遇到國中生發生腹肌強直，疑似十二指腸潰瘍穿孔的病例，病人雖不多話，但是由家長口中得知，昨天在學校接受體罰仰臥起坐兩百下，進而檢測 CK、Myoglobulinuria，確認爲橫紋肌溶解症。有時遇到受虐、家庭暴力或性侵害等案件，受害者者往往難以啓齒，畏懼施暴者威脅，就必須發揮旁敲側擊之技巧，引蛇出洞或利用護士婉言相勸，避免當面衝突，來找出眞正原因以尋求解決之道。

善用社工資源

急診病人很多，事務繁雜，很多時候無法一一處理，無法充分地和病人慢慢交談，況且病人也未必配合，事緩則圓，這時可以會診社工人員或精神科醫師來幫忙，另闢協談室來做進一步溝通，如此有助於打開病人心結，方便急診醫師找出病因或是找出其他非醫療因素，提供有效處置。所以，和社工人員合作無間，有利於急診運作，但是也要注意有些社工人員水準不齊，經驗不足，反而壞事。例如曾遇過有經驗不足的社工對病人說，醫師懷疑他有家暴之嫌，所以才來關切，結果反而讓醫師飽受威脅；也有社工人員以宗教自恃托大，敵視醫護人員，干涉醫療，甚至幫病人捉刀投訴，反而引來反彈，打擊醫護人員士氣，甚至造成醫護人員集體離職。凡此種種，必須以教育和協商來解決，也端視醫院高層的態度，考驗其管理醫院的能力。

同情家屬心理

兒科用藥必須小心，寧少勿多，否則副作用會造成家長恐慌，引起醫療糾紛。製劑以糖漿爲主，避免磨粉而予人不專業之感，小兒原本體弱多病，家長往往爲此關切而歇斯底里，而把醫護人員當作出氣筒，對之只有忍耐，這是醫療這一行的卑微之處，需要磨練 EQ 發揮同理心，調整心態因應。

認知自我極限

急診醫學科已經成爲醫療領域中特殊專門科目，和過去僅由住院醫師來值班大不相同，雖然品質得以提升，但是急診病人形形色色，而醫院人事縮編，也給急診醫護人員帶來很大的壓力和挑戰。急診醫師要有自知之明，知道自己能力之極限，也要知道所處醫院之能力。緊急醫療能力分爲重度、中度和一般三級，不能處理的病人要趁早轉診，詳細說明請病人諒解，以免延誤病情，反而害人。

畏戰心之克服

初上戰場的急診新鮮人當面臨急診環境之挑戰，常有畏戰膽怯之心理，需要前輩提攜鼓勵與掩護默唸法號，靜心屏息克服恐慌，進入情況，才有成長茁壯的機會。

看得快，放得慢

急症病人必須及早處置以穩定病情，但是在短時間內處置，必然有疏漏或是不足之處，因此，先做穩定病情措施，再追查病因，亦即一邊檢查一邊觀察，調整治療方向，不必急著讓病人出院。

寧少勿貪

大量病患一時擁入，這是急診常有的情況，若是經常如此，則急診必須調整人力和空間規劃來因應。根據急診醫學會之建議，急診醫師每小時看診 2.5 人為合理量，再根據問卷調查，急診醫師們大致同意十二小時值班期間看診二十五人左右可以接受，不能超過三十人，否則急診醫護人員過勞，造成厭戰心理，醫療疏失和醫病糾紛將隨之而來。何況，急診的設置宗旨並非用來增加營收的，不可以病人多寡當業績，而應以緊急應變之品質來分高下，以病人人數來算績效的急診是不正常經營方式。

急診的極限

急診可以做到什麼程度，端視醫師本身有多少能力，以及醫院有多少後援而定，特別是在邱小妹人球悲劇發生後，衛福部已經著手於急診分級之規劃，將各醫院急診能力區分成重度、中度、一般三個等級，轉達緊急醫療災難應變指揮中心（EOC）和各救護車系統周知，希望將急重症病人在最短時間送達最適急診（Right time to right place），以爭取搶救生命成功的機會，才不致讓邱小妹事件之悲劇重演。

相較於公立醫院之顢頇，有些追求績效的醫院，對急診來者不拒，甚至搶收病人，多做多錯也因此引來不少醫病糾紛，這叫做過猶不及。

老子說：「知人曰智，自知曰明。」基本上，每位醫師都應該了解自我以及自家醫院的極限，盡力發揮己長，永不停止學習和進步，增加自己的臨床能力，盡量在急診許可範圍內爲病人服務，不能也無法做的，就要幫忙轉院或照會，以爭取搶救病人的機會，取捨之間，存乎一心，這是當仁不讓的道理。

人不知而不慍

病人送來急診，大多情非得已，而且狀況急迫，面對不熟識的醫護人員，常缺乏信賴感，質疑與生疏本是人之常情；然而病人對醫護專業人員必定有所期待，急診醫護人員應該一本醫療專業，心平氣和遵照標準流程處理，嚴守醫病之間的權利和義務，釐清醫療之界限，不必因爲病人之質疑而生氣。舉凡不接受治療、不接受心肺按摩同意書、自動出院等要求，醫病之間都必須溝通清楚，白紙黑字寫下來以爲憑證；對於抱持敵意完全無法溝通者，也不必強求留院，轉而照會社福、身心科溝通即可，但是要盡量解釋清楚，並登記在病歷上，以免橫生枝節，增添麻煩。

急診醫師和職業球員不一樣，沒有嚴密的評鑑和考核，敘薪也如同按日計酬的勞工無異，投資與報酬並不成比例。然而新知識和技術之學習，例如葉克膜、自動心肺按摩機 thumper、氣切，很多醫院的急診直到現在仍然沒有這樣的設備和能力，但是，急診醫師若是對此醫學新知一無所知，不能與時俱進、日新月新，面對緊急場面和病人家屬質疑時就會很難堪。

把握關鍵時刻

洞燭機先，把握關鍵時刻，即時發揮扭轉乾坤的力量，不但適用於傷病診療，也適用於急診業務之經營，其成敗取決於平時之訓練，充分授權，積極而正面的態度，也是急診人生事業成功之關鍵。

疏失防止

遵循治療標準流程，爲了安全，避免疏漏，最好讓兩位以上醫師來看診，但是醫院基於經營成本考量無法做到，有時必須靠照會次專科，或是將診斷存疑病人留置觀察，轉掛門診，甚至等到下一班醫師交辦商量，秉持標準流程處理病人，防止先入爲主的執念，要時時警惕，回歸本心，一再反省檢討診療流程，以免誤入歧途，出錯時會及時反轉補救，反敗爲勝。

不求名爭利

對急診醫師而言，低調而不求出名，急診經營不需廣告行銷大量招徠病人，反而要求完整的後援組織，比較實在。醫療並非自動化工廠，大量生產必然漏洞百出，累死醫護人員不說，更造成醫療品質低落，傷害病人的權益，因爲每個病人都不一樣，而且每個人需求各有不同。

解釋病情

解釋病情需要學習溝通技巧，才不會發生誤解，有些醫師直言病人轉診太慢，讓病人以爲誤診，反而給前一位醫師造成困擾；爲了吹噓自己的處置而過分誇大，例如幸好有來開刀，不然後果不堪設想云云，這在一些所謂的醫學中心之年輕醫師特別常見。社會複雜，人心各異，一言一行，可能招致無謂的醫病糾紛，不可不慎。

急診人際關係

急診只能做前半套，必須要有後援，所以應該和各科和睦相處，切忌明爭暗鬥，兩敗俱傷；也有必要對各科能力和生態，要有相當程度之了解。急診和加護病房結合，可能是較好之經營方式，可以從過去的對立變成合作關係，減少交班障礙，增加醫療安全和效率，也爲急診醫學開創另一門出路，讓資深醫師可以遁入加護病號。同時，急診醫護人員的能力也必須與時精進，才能跟上時代。

把握關鍵時刻

在最緊要關頭之及時雨，比任何事後補救都有效，同時在關鍵時刻也考驗急診醫護人員之訓練、態度和品格，有人因爲一次失誤而一敗塗地，有人卻能化險爲夷，躲過災難，這不只是運氣問題，而是能在關鍵時刻做出正確判斷和明快處置。例如病房住院病人突然休克，病房醫師和麻醉科醫師輪番上陣插管還是失敗，急召急診醫師施行氣切，在家屬圓目睜睜之下幸不辱使命，轉入加護病房，展現專業的水準，也化解了一場可能的醫療糾紛。

全神貫注，掌控情勢

生殺大權旁落人手，等於引頸受死，急診醫師若不能主導急救，是最大的危機。急救現場，主導只有一個人，不能主導，就會被取代。有的醫療院所之志工或是宗教人士過度熱心，越俎代庖，干涉急診醫療，反而徒增困擾。最糟糕的情況是被病人家屬取代，醫護人員畏縮保守，猶豫不決，讓家屬看不下去，跳出來指揮醫護人員，或是對醫護人員頤指氣使，此時才是真正的危機。

由本職學能充實而建立之專業自信，以積極正面態度博得病人與醫護同仁信賴，以穩定而鎮靜之口吻指揮若定，運籌帷幄各次專科人力調派，掌控急診全場診療節奏，有如指揮交響樂團般亦步亦趨的完成各階段任務，讓所有病人不管是出院、入院，或是轉院，皆能心平氣和按部就班地各得其所，才是急診醫護人員經營管理之最高境界。

要如何展現自己的專業？首先要掌握全場的運作節奏。每天早會，循例會提出幾個病例來討論，年輕的醫護人員會被點名，出來講解和回答質詢；由於年輕醫師上了臺難免緊張和生疏，窘態畢露。如何克服這個階段之困境，其實別無他法，重點在於訓練，從心理上來調整，從技術層面來訓練。

孟子曰：「說大人，則藐之。」只要準備充分就會有實力，在講台上發表時，有幾點要訣如下：

- 多使用專業名詞，以顯示專業水準，多用英文，提升格調。
- 多用醫療簡寫，例如 DIITI、OBS、SOB，表示內行。
- 按部就班，循序漸進，不疾不徐，顯示專業思路之穩健和理性。
- 善於舉例說明，提出完整的故事或病史，顯示有備而來且閱歷豐富。
- 隨時抽問台下學生問題，做出師生之區隔。
- 引經據典，引述大師格言，表現出大師風範，趁機對大師致敬（如果大師在座，效果尤佳）。
- 使用肢體語言，合併精心畫圖，以生動表情表演，讓人感受誠意與投入。

然而在面對病人時，專業印象固然有助於增加病人對醫師的信心，但是醫病之間需要更進一步的溝通，醫師應該改變過去高高在上的態度，更加深入淺出地講解，讓病人了解整個醫療過程，尊重病人的選擇，甚至鼓勵病人提出問題，並尊重第二意見，不要怕被病人質疑。

社會越來越多元化，價值觀也逐漸改變，很多人對醫師不以爲然，抱持敵意妒恨者也不少。然而，不尊重專業，專業就沒有存在的價值。若是發覺病人對醫師專業毫無信心，言詞閃爍，顯然心裡另有所屬，也不必強留，應尊重病人本身的意願，信心重建非常困難，費時耗力，而第一印象非常重要，未能讓病人有信心，醫療工作就無法進行下去。

根據日本外科醫學會會長門田守人教授所述，醫病之間受到傳播媒體之影響，造成如今這樣的對立關係，其實對於醫病雙方都沒有好處，應該互信互諒，共同合作，一起來和健保署協商醫療之權益，才是最明智的做法。

直言之，醫師專業必須受到尊重，特別是在急救場合，發號司令者，一人即可，否則一馬雙鞍，醫囑或有牴觸時，徒增護理人員執行困擾，且造成病家疑懼，是爲大忌。急診醫師爲急診之核心人物，除了應具備急診醫學之本職學能外，應該以積極而正面的態度，帶動急診同仁之工作士氣，發揮團隊合作精神，共同面對急診業務之挑戰，尤其是遇到大量傷患或災難發生時，更應將士用命，再接再厲，全力以赴，才能克敵致勝，達成救人拯溺之使命。

虛擬實境

意外事件非天天有，但防治措施卻不可一日不備。所謂的防治包括平時的安檢與戒愼、事前訓練和演習、事發時之應變以減小傷害的程度、阻止其繼續惡化。訓練年輕人勇敢和冷靜面對意外挑戰，而非逃避現實，以險境求生的堅強意志，越過生存競爭和自然淘汰的關卡，避免因意外傷害導致無妄之災。

所以演習、假設狀況，甚至紙上操演，走位演練，其實對於急診人來說是有必要的虛擬實境的訓練，說明如下：

一、隨機應變：例如若遇到頸部大動脈出血，要如何搶救？當第一種急救方式失敗時是否有替代方案？是否有候補人選待命？只要能讓病人存活，任何方法都可以派上用場，平時可以腦力激盪來鼓勵大家發表高見。

二、相信直覺：例如遇到似是而非的心肌梗塞病人，所有檢查結果都在臨界值時，如何判斷？是否有家庭暴力可能？念頭一閃而過，做與不做往往可以決定病人之生死。

三、冥想超能：遇到無法當場解決的難題，不要慌張，更不可讓病人家屬看穿，一邊做一邊想，或甚而回到值班室放空自己來回想反省，在冥想之中往往可以找到遺忘的人、地、物以及遺漏的部分，調整診療處置方針。

四、學會放鬆：精神狀態和體力一樣，不能一直保持緊繃狀態，要適時放鬆、適度休息，有助於身心靈之恢復，只有放空，才能裝填，這就是金剛經揭示的「應無所住，而生其心」的道理。

五、熟悉臨床路徑和操作後，對於各種疾病之處置，大多可以預知其例行處理流程和結果，藥物的副作用事前先向病人說明，能夠配合和接受再進行，比事後糾紛發生竭力說明要省時省力得多。例如休克重症必須住院，要及時讓病人知道，簽具病危通知單，先有心理準備，不想住院或是想轉院者可及早安排。

所以「養兵千日，用在一時」，身為急診第一線的醫護人員，必須時時反省警惕，如何加強本身之戰力，修正處置方式，配合環境需求，以做好急診醫療的工作。因此參加各種急救加護之講習會，包括 ATLS、ACLS、APLS、ETTC 以及超音波和重症醫療等，就成為急診醫師生涯教育裡不可或缺的投資，藉由研習經驗傳承和實習，以提升自身對於緊急醫療工作的能力。

如果環境不能配合，則也要深自了解自身能力的限制，不可逞強、一夫當關力拚反而誤事，對於不能負荷的工作，比如大量傷患蜂擁而至，則應立即啓動大量傷患動員令，請其他各科醫師下來幫忙；又如加護病房滿床時，要立即通報緊急就醫系統，讓重大傷病患者優先轉予其他醫學中心急救，免得救護車空跑一趟，延誤病人就診的時機。

第二節　疏失防範與病人安全

病人安全係「對於健康照護過程中引起的不良結果或損害所採取的避免、預防與改善措施。這些不良的結果或傷害包含了錯誤、偏差與意外」。近年來「病人安全」議題受到世界各國的重視，包括美、英、澳等各國所做的醫療不良事件發生頻率的調查研究顯示，發生醫療不良事件的比率約在 2.9～16.6% 之間，平均約爲 10%。爲此，各國先後成立病人安全相關之機構或委員會，統籌全國醫療不良事件的資訊收集與分析，並藉由教育訓練的推廣與改善活動的介入，以降低醫療疏失的再次發生。

民國 91 年國內發生幾起醫療院所之醫療不良事件而造成多人傷亡後，凸顯出國內醫療安全的問題，也因此直接衝擊到醫療院所與醫病關係。SARS（急性非典型肺炎症候群）流行，不但突顯防疫的重要，病人就醫安全的重要性更讓所有民衆警覺，督促醫院也必須做出最適當的安全措施。

丹麥醫師會會長 Dr. Jesper Poulsen 在民國 92 年 2 月於國內醫學會公開的演講中，根據各國研究的結果，推估臺灣地區每年因醫療不良事件而死亡的人數約爲 6,000～20,000 之間。爲使醫療疏失降到最低，保障病人就醫的安全，衛福部邀集產官學界相關專家學者於民國 92 年 2 月正式成立「病人安全委員會」，統整並擬定國內病人安全的目標。

爲配合衛福部「病人安全委員會」政策推展，財團法人醫院評鑑暨醫療品質策進會亦成立「病人安全專案小組」，致力於醫療安全的提升。

短期目標將進行醫療機構病人安全工作之實證研究與現況調查、病人安全相關名詞定義之釐清、建立，並進行宣傳推廣，使醫護專業人員及民眾對「病人安全」有基本認識；長期目標則爲醫療機構自願性通報制度之建立，期望從醫療人員及醫療機構面向去建立病人安全的模式，同時也可以從病人的角度，提供醫療安全資訊，發展提升病人安全的機制，以確保就醫品質。

病人安全之定義爲對於健康照護過程中，引起的不良結果或損傷所採取之避免、預防和改善措施。其中這些不良結果或損傷包含了錯誤、偏差和意外。有鑒於病人安全之日益受到社會重視，醫策會於民國 96 年擬定醫院病人安全工作目標爲：(1)提升用藥安全。(2)落實院內感染控制。(3)提升手術正確性。(4)提升病人辨識正確性。(5)預防跌倒。(6)鼓勵異常事件通報。(7)改善交接病人之溝通與安全。(8)提升病人參與安全防護。

根據臨床病人安全事件通報統計資料，管路滑脫是加護單位常見事故，僅次於住院病人跌倒事故，管路滑脫以人工氣道自拔占第一位，其次爲中心靜脈導管脫落，對病人生命安危影響甚鉅，不可不防。

急診現場醫療工作，尤其必須全力以赴，專心致志，保持高度警覺心。與病人和家屬應對要注意觀察，謹愼發言，白紙黑字，按時記錄，有憑有據，保持彈性，留取後路，對於診斷保持質疑態度，把精力用在關鍵時刻；不可一廂情願，固執己見，避免糾紛。

然而再怎樣努力，也無法完全杜絕醫療疏失，人原本就是會犯錯，醫生也是人，但可以藉訓練、教育、通報、反省、改善結構等措施來有效減少疏失發生。過去對於醫療疏失，總是找個替死鬼來負責，造成歸罪文化，人人自求多福，爭功掩過，欺壓年輕弱勢醫護人員揹黑鍋，社會也興起人人喊打之民粹傾向，未審先判，不但模糊眞相、犧牲無辜者，也妨害了疏失防制研究的進步。

預防勝於治療，而體制之改善，才是有效減少疏失之方法。有鑒於醫療疏失對於醫院形象和社會觀感之影響，醫療院所莫不把醫療疏失處理，列為直屬高層之首要任務，從教育訓練、通報、檢討、研究、資料收集、調查、風險管控，及時介入等作為，全力以赴，期待能減少與防止醫療疏失對於醫護人員和病人的傷害，但院方高層不一定可信，昏庸糊塗、壞事者不少，所以醫界醜聞常見諸報章上。

根據現今急診病人安全管理辦法，擬定之急診病人安全指標為：(1)滯留急診超過二十四小時。(2)七十二小時再返急診。(3)急診不預期 CPR 與死亡。(4)初步診斷和離開急診診斷不同。(5)住院診斷和離院診斷不同。(6)急診出院後七日內再入院。

表 11-1　相關名詞解釋

名　詞	解　　釋
病人安全（Patient safety）	在醫療過程中所採取的必要措施，來避免或預防病人不良的結果或傷害，包括預防錯誤、偏誤與意外。
警訊事件（Sentinel event）	係指個案非預期的死亡或非自然病程中永久性的功能喪失，或發生如病人自殺、拐盜嬰兒、輸血，或使用不相容的血品導致溶血反應、病人或手術部位辨識錯誤等事件。
意外事件（Accident）	非因當事人之故意、過失、不當作為或不作為所致之不可預見的事故或不幸。通常伴隨有不良的後果。
異常事件（Incident）	通常指因為人為錯誤或設備失靈，造成作業系統中某些部分的偶然性失誤，且不論此失誤是否導致整個系統運作中斷。
重大異常事件（Critical incident）	舉凡人為錯誤或設備失靈，若未及時發現或更正，便可能導致不希望發生的結果（例如住院時間延長或死亡）。

（續）

名 詞	解 釋
異常事件報告（Incident reporting）	用以記錄那些與醫院常規運作或病人照護標準不一致事件的處理程序。
幾近錯失（Near miss）	由於不經意或是即時的介入行動，而使原本可能導致意外、傷害或疾病的事件或情況並未眞正發生。
醫療不良事件（Medical adverse event）	傷害事件並非導因於原有的疾病本身，而是由於醫療行爲造成病人身體受到傷害、住院時間延長，或在離院時仍帶有某種程度的失能、甚至死亡。
未造成傷害的異常事件（No harm event）	錯誤或異常事件雖已發生於病人身上，但是並未造成傷害，或是傷害極爲輕微，連病人都未感覺到。
可預防之不良事件（Preventable-avoidable adverse event）	意指按照現有的方法及知識，正確執行即可避免發生的特定傷害，卻仍然因爲失誤而造成的不良事件。
醫療錯誤（Mdical error）	• 未正確執行原定的醫療計畫之行爲，即「執行的錯誤」。 • 採取不正確的醫療計畫去照護病人，即「計畫的錯誤」。
醫療過失（Medical negligence）	意指醫療行爲不符或未達當今一般醫師所應有的標準。（並合於現今法律名詞定義）
系統性錯誤（System error）	由於不良的技術安排或組織因素或行政決策所造成延遲，發生的不良後果。
潛在錯誤（Latent error）	發生在設計、機構、訓練，與維修保養的錯誤，其結果導致操作者出錯；一般而言該錯誤的影響通常會潛藏在系統中很長一段時間。

醫病雙方權利和義務

近年來消費意識高漲，病人自主性很強，不一定肯接受醫師之建議，有的甚至一意孤行，死而無悔，醫師必須察言觀色，因勢利導，盡力盡責，卻不必強人所難，以和爲貴。但也要病人簽字切結負責。醫病雙方都必須認清而且善盡本身應注意之責任。

特別是急診，醫護人員每天處理的病人，沒有慕名而來的，很多都是初次謀面，因此對病人的生活背景和行爲模式都不清楚，尤須察言觀色，謹慎應對。醫護人員對於病人衛生教育等注意事項，固然有教育的責任，卻沒有如同師長般訓誡的權利，佛度有緣人，所以在態度和表達方面，不必太過高調、強硬，以免引來反彈與投訴，徒增困擾。

病人的權利

- 有權利不受任何歧視，無論種族、膚色、性別、年齡、國籍、信仰、社經地位和殘疾，均應獲得相同完整的服務。
- 有權利應受到尊重，並接受專業化、視病如親的悉心照顧。
- 有權利要求合理持續性的照顧，但務必免於醫療程序濫用和不良的醫療行爲。
- 有權利知道正確完整的醫療資訊，包括自己的病情、診斷、病情發展、治療計畫及藥物諮商。
- 有權利參與討論診療及照護的過程，並做決定。
- 有權利在合法範圍內拒絕醫師的建議治療，但沒有權利去要求醫學上認爲非必要性或不適當的醫療行爲。
- 有權利徵詢其他醫師的意見。
- 有權利選擇拒絕參與醫學研究計畫。
- 有權利接受或拒絕牧靈者的心靈照護。
- 有權利要求個人的隱私受到尊重與保護。

- 有權利在合法原則下有自主性且尊嚴的走完生命的全程。
- 有權利在醫療照護服務方面提出合理的個人請求，並得到回應。
- 有權利申請與自費取得自己的各項檢查報告，診斷證明與病歷摘要等資料，但請按照本院規定的流程申請。
- 有權利提出申訴。

病人的責任

- 希望您能主動向醫護人員提供詳實的個人健康狀況、過往病史、過敏史及其他有關個人身體狀況之詳情。
- 希望您能尊重專業，勿要求醫護人員提供不實的就醫資料或診斷證明，希望您能遵守「醫院住院指引」諸項守則。
- 當醫護人員告知您某些特定診療時，希望您能在下決定前，先充分了解接受治療，或拒絕治療後所可能構成的危險或損害。
- 希望您能配合醫師所建議並經自身同意的治療程序及有關醫囑。
- 希望您能對不了解的事物詳加諮詢。
- 希望您能珍惜醫療資源。
- 希望您能眞實表達醫療處置或藥物治療後之反應，以利正確適當的診療判斷。

查本人自入院以來蒙貴院醫師診療，本應繼續住院醫治以收全效，惟因本人另有困難，事與願違，爰特自動提早出院，以後病勢如有轉變或惡化情事，概與貴院無關，特立本切結書爲據。

此致

醫院

科病房患者簽章 ______________

患者親屬（稱謂）：______________

中華民國　　　　年　　　　月　　　　日

圖 11-1　自動出院切結書（AAD）

立證明書人　　　　　　　　因患　　　　　　　　症，經貴院醫師說明病情並建議手術（住院治療），但本人拒絕接受屬實，爾後發生任何變故，概與貴院暨診療醫師無涉，特立此證明書爲據。

此致

醫院

立證明書人：　　　　　　　　　　　　簽章

病歷號碼：　　　　　　　　　　　　　簽章

與立證明書人關係：

中華民國　　年　　月　　日　　時　　分

圖 11-2　拒絕手術／住院治療證明書（Refuse treatment）

病人＿＿＿＿＿＿罹患嚴重傷病，經醫師診斷認爲不可治癒，而且病程進展至死亡已屬不可避免，茲因病人已意識昏迷或無法清楚表達意願，乃由同意人＿＿＿＿＿依安寧緩和醫療條例第七條第三項之規定，同意在臨終或無生命徵象時，不施行心肺復甦術（包括氣管內插管、體外心臟按壓、急救藥物注射、心臟電擊、心臟人工調頻、人工呼吸或其他救治行爲）。

同意人：
　簽名：＿＿＿＿＿＿國民身分證統一編號：＿＿＿＿＿＿
　住（居）所：＿＿＿＿＿＿＿＿＿＿＿電話：＿＿＿＿＿＿
　與病人之關係：＿＿＿＿＿
中華民國＿＿＿＿＿＿＿年＿＿＿＿＿＿月＿＿＿＿＿＿日

附註：
安寧緩和醫療條例第7條條文，不施行心肺復甦術，應符合下列規定：
1. 應由二位醫師診斷確爲末期病人
2. 應有意願人簽署之意願書。但未成年人簽署意願書時，應得法定代理人之同意。前項第一款所定醫師，其中一位醫師應具相關專科醫師資格。
末期病人意識昏迷或無法清楚表達意願時，第一項第二款之意願書，由其最近親屬出具同意書代替之。但不得與末期病人於意識昏迷或無法清楚表達意願前明示之意思表示相反。
前項最近屬之範圍如下：
1. 配偶。
2. 成人直系血親卑親屬。
3. 父母。
4. 兄弟姐妹。
5. 祖父母。
8. 曾祖父母或三親等旁系血親。
7. 一親等直系姻親。
第三項最近親屬出具同意書，得以一人行之；其最近親屬意思表示不一致時，依前項各款先後定其順序。後順序者已出具同意書時，先順序者如有不同之意思表示，應於安寧緩和醫療實施前以書面爲之。

圖 11-3　不施行心肺復甦術同意書（DNR）

急診管理基本守則

急診管理的目的，在於維持急診醫療工作之安全、效率和品質，讓診療流程順暢，改善急診擁塞與滯留現象；除了透過社會教育，讓病人盡量不要濫用急診資源；調整急診醫護人力，防止過勞造成厭戰心理；也要加強訓練，鼓舞鬥志，克服畏縮怯戰心態；正本清源，還是要提供急診醫護人員一個安全而舒適的職場環境，澳洲墨爾本皇家醫院急診，除了提供三餐、報紙、運動器材外，甚至還能外叫按摩，對急診醫護人員的照顧可說無微不至，希冀能安撫人心，減少離職率，創造長治久安，永續經營的急診部門。

急診常設主任一人，副主任一人，執掌急診科內行政、教學、財政，以及對外和其他單位溝通之管道。在醫學中心之主任大致學養兼備，銓敘資格公評認定，管理上大致沒有問題，問題在於中小醫院，主任大多是欽點任命，沒有學生可教，也沒有服人的學養，很難發號司令，往往搞得灰頭土臉，常常連排班都擺不平，最後還是要靠院方高層來收拾殘局，等於是院方管理單位直接介入急診管理，以外行帶領內行，更是常生爭議。

所以，身爲急診主任，若是不能得到充分授權，得到同仁共識，必然無法做好急診管理工作。須知合則共存共榮，分則被醫管各個擊破，於是分崩離析、人心潰散，投訴黑函滿天飛，醫療疏失和糾紛也隨之而來，終究樹倒猢猻散而解體，在健保制度下，小醫院甚至倒閉關門，醫、護、病三方同歸於盡，這種下場在醫界非常普遍，驗證凡夫俗子之短視與冥頑難教。

最近幾年，急診人力仲介公司蔚然成風，急診醫師如同計程車司機般靠行，接受派遣，盈虧自負，承擔訴訟風險，院方則省下大筆人事成本和管理麻煩，也帶來很多問題，醫、病、醫院爭議時起有待醫政機關及時介入解決。

單就急診醫師本身而言，有些基本守則是放諸四海而不變的，說明如下：

- 準時交班，遲到早退者不適任。
- 服裝儀容整潔，避免牛仔褲和運動鞋，自貶身價。
- 觀察進入急診的病人和家屬之舉動與互動，察言觀色。
- 聆聽檢傷護士與病人交談和互動，檢傷一、二級優先處理。
- 取得急診病歷，開始面對病人診療。
- 注意生命徵象、過去病史、藥物與過敏史。
- 問診時目視病人，問診、聽診，言談穩重平和，而非緊盯電腦螢幕。
- 檢查前先告知，先洗手，並請護士和家人作陪。
- 理學檢查由頭頂到腳底，特別加強病人主訴部分。
- 善用聽診器、壓舌板、手電筒、橡皮槌、五官鏡、眼底鏡和超音波。
- 告知病人初步診斷與處理計畫，取得共識而實施，若是病人有意見，無法配合等情事都必須記錄於病歷中。
- 盡量配合病人要求，即使不合理的要求也應提出替代方案，例如頭部外傷而清醒者堅持要求做電腦斷層，若勸不聽可以容許自費施行。
- 檢驗報告等待時間應先告知，報告出來要主動告知病人與解說。
- 留觀病人必須定時查看，登記生命徵象和昏迷指數，隨時向病人及家屬解釋病情與處置進度。
- 交接班必須到病床前和病人面對面交接清楚，且讓病人看到醫師在場。
- 會診次專科醫師和社工要有禮貌，仔細說明會診必要，共商處置辦法，心平氣和安撫與溝通。
- 病人離院前必須施予衛教、簽收，並預約門診追蹤。
- 值班期間要保持警覺，不可擅離職守，除了急診醫學相關資料外，不建議沉迷於雜誌書報，以免分心，造成疏失同時防止病人借題發揮。

急救責任醫院分級制度

民國 94 年 1 月，臺北市立聯合醫院仁愛院區爆發邱小妹人球事件，急診醫師誤將病危幼童轉院遠達臺中，造成延誤病情致死，暴露出急診管理缺失與緊急醫療網之諸多疏失，而後催生了急救責任醫院分級制度。

根據衛福部規劃，即就責任醫院依照評級條件分成重度、中度、一般和特別指定急救責任醫院，並且明文規定其評分條件、責任劃分、品質督考、轉診與檢傷規範、罰則。(1)重度：醫學中心規模。(2)中度：區域醫院規模。(3)一般：地區醫院規模。(4)急重症照護能力認證：外傷中心、心血管中心、中風中心、周產期照護中心、兒科重症照護中心。

所以，在急救現場，EMT 就能做到院前檢傷分級，判定病人急重症程度與診療需求，即時將病人轉送到最適合醫院接受治療，一次到位，沒有延誤。

病人轉歸動向

急診病人經過診療後，其轉歸動向可分成出院（Discharge）、住院（Admission）和手術（Operation），其中出院還包括轉院（Transfer）、自動出院（Against advice discharge, AAD）與自行離院（Escape）；住院包括加護病房（Intensive care unit, ICU）、一般病房、隔離病房（Isolation room）和留置觀察（Observation room），需要手術者包括立即手術（Emergency operation）或擇日手術（Elective operation），必須由病人病況之輕重緩急來做決定。

分析病人動向，可作爲急診管理品質評估之要項，可以經由縝密之分析和追蹤，找到改善急診品質之關鍵。例如分析自動出院，可知哪位醫師有哪種特質造成病人不願就醫，或是病床不夠，無法立即手術，缺乏次專科醫師等，可以作爲醫院經營改進之參考。

留置觀察，是針對病情未能穩定，或是診斷尚有疑慮，或是等待住院者，應該安排適當留觀病床，定時檢視，擬定診療計畫，且應該比照住院病人，完成例行檢查包括胸部 X 光、心電圖、全血檢驗和生化值，就不會發生留觀病人遺漏了宿疾（肺結核或糖尿病等）之誤診遺憾。

住院與否，有賴臨床判斷來決定；除了急診醫師外，還要得到次專科醫師之認可，最後徵得病人同意施行之，另外考量本院能力之限制，有必要須幫病人安排轉院、代叫救護車，並視病況安排隨車護士，轉送費用方面也得提出公定價目來和病人討論，取得共識後執行，避免發生爭議。若是病人拒絕住院，則必須簽署自動出院同意書。而急診爲開放空間，人來人往，在診療過程中無法強制病人行動，病人有時會自行離去，視爲自行離院。

住院與否，若有疑慮者，應該遵循實證醫學先做住院與否之判斷，整理如下表 11-2。

表 11-2　病人住院與否之判斷

	加護病房	普通病房	留院觀察	出院
SAH	＋			
中風	tPA 治療	非 tPA 治療		
Hip fracture		無法行走		Stress fra cture
下背痛		無法行走		止痛有效
發燒	休克、敗血症	一個月以下嬰兒、藥物濫用者、化療者	愛滋病老人	小於 50 歲無其他異狀
DKA/HHNS	懷孕、神志不清	老人、小孩、新病人		

（續）

	加護病房	普通病房	留院觀察	出院
腸胃炎（AGE）		脱水>10%，症狀未改善	乏人照應、點滴注射	進食無礙
膽石症	休克、敗血症	急性膽囊炎，疼痛未改善		無症狀膽石症
脊椎壓迫		多發性膿瘍、外傷性椎體壓迫 > 50%		HIVD、下背痛
Thrombocytopenia		持續出血中，血小板 < 10,000	Warfarin 使用中	
暫時缺血發作（TIA）		神經障礙，心血管疾患		無異狀
一氧化碳中毒	昏迷、COHb > 30%、心血管缺血	孕婦 COHb > 10%、任何人 COHb > 25%	有症狀	無症狀 COHb < 10%
頭部外傷		電腦斷層異常，Coma scale < 15	3 小時	無 ILOC
溺水	CPR 後	自殺、Coma scale < 13，觀察中惡化	8 小時	無異狀

（續）

	加護病房	普通病房	留院觀察	出院
燙傷	電擊和化學燙傷、二度以上，成人超過 20%、小孩超過 10%	二度以上成人 10～20%，小孩 5～10%，社會因素		成人< 10%、小孩< 5%
氣喘		治療無改善，SaO_2 < 91%	相關症狀	大幅改善
心房顫動（AF）		胸痛、血壓低、持續 AF	相關症狀	電擊後改善
PSVT		WPW、AF、syncope、Chest pain、<3m/o	相關症狀	治療反應良好
Syncope		老人、CHF、心電圖異常	相關症狀	年輕人、無心因性
尿路結石		症狀持續、感染	疼痛	症狀改善

加護病房入院程序

重症病人若有必要入住加護病房，必先照會加護病房專責醫師、實地到急診評估、計算阿帕契指數、簽署病危通知、入院申請、入院同意書，並完成交班紀錄。

加護病房阿帕契指數起 1981 年，由美國華盛頓大學醫學中心 George Washington University Medical Center 之加護病房研究單位提出雛議，全名爲 Acute Physiology and Chronic Health Evaluation（APACHE），阿帕契指數其目

的在於：(1)預測死亡率及存活機率。(2)評估治療成果。(3)評估醫療資源利用的適當與否。(4)比較各家加護病房照護品質。

1985 年修正爲阿帕契指數第二版，1991 年第三版問世，但是現今國內加護病房仍習慣使用第二版。算法爲三項成績加總而成，總分爲 0～71 分，分數越高則死亡率越高。

APACHE II Score = A + B + C

A：急性生理點數（Acute physiology score points）

B：年齡點數（Age points）

C：慢性健康點數（Chronic health point）

急性生理點數

APACH II SCORING SYSTEM

病歷號碼：
姓名：　□男□女
床號：　年齡：

____年____月____日____時____分

Variable	+4	+3	+2	+1	0	+1	+2	+3	+4
Temperature	≧41	39-40.9		38.5-38.9	36-38.4	34-35.9	32-33.9	30-31.9	≦29.9
Mean Arterial BP	≧160	130-139	110-129		70-109		50-69		≦49
Heart Rate	≧180	140-179	110-129		70-109		55-69	40-54	≦39
Respiratory Rate	≧50	35-49		25-34	12-24	10-11	6-9		≦5
$AaPO_2$ [1.]	≧500	350-499	200-349		＜200				
PaO_2 [2.]					＞70	61-70		55-60	＜55
Arterial pH	≧7.7	7.6-7.69		7.5-7.59	7.33-7.49		7.25-7.32	7.15-7.24	＜7.15
Serum HCO_3 [3.]	≧52	41-51.9		32-40.9	23-31.9		18-21.9	15-17.9	＜15
Serum Na^+	≧180	160-179	155-159	150-154	130-149		120-129	111-119	≦110
Serum K^+	≧7	6-6.9		5.5-5.9	3.5-5.4	3-3.4	2.5-2.9		＜2.5
Serum Creatinine	≧3.5	2-3.4	1.5-1.9		0.6-1.4		＜0.6		
Hematocrit	≧60		50-59.9	46-49.9	30-45.9		20-29.9		＜20
WBC Count	≧40		20-39.9	15-19.9	3-14.9		1-2.9		＜1
Glascow Coma Score(APS) [4.]									
Acute Physical Score(APS)									

[1] If FiO_2 ＞ 50%
[2] If FiO_2 ＜ 50%
[3] Use only if no ABGs
[4] Score = 15 − Actual GCS

年齡點數

年齡	點數
小於 44	0
45-54	2
56-64	3
65-74	5
大於 75	6

慢性健康點數

符合以下慢性疾病且此次爲非手術或急診手術術後，則爲 5 點 1 ；符合以下慢性疾病且此次爲非急診手術者爲 2 點。

嚴重的器官系統疾病或免疫不全必須是在住院前已存在的慢性狀況以及符合下列標準，(1)肝臟疾病：切片證實的肝硬化，被證實的門脈高壓（Portal hypertension），曾發生因門脈高壓引起的上消化道出血，或曾發生肝衰竭／肝性腦病變／肝昏迷。(2)心臟疾病：New York Heart Association (NYHA) Class IV －休息時即有不適的症狀表現。(3)呼吸系統疾病：因慢性、限制性、阻塞性或血管性肺病導致的嚴重活動限制，即無法爬樓梯或做家事，或已證實的慢性低氧血症、高二氧化碳血症、次發性紅血球過多症、嚴重肺動脈高壓（大於 40mmHg）或依賴呼吸器。(4)腎臟疾病：接受慢性透析治療。(5)免疫不全：病人接受造成免疫不全的治療，如：免疫抑制治療、化療、放射線治療、長期或最近接受高劑量類固醇治療。或病人患有造成免疫不全之疾病，如白血病、淋巴癌、AIDS 等。

術後併發症處理

由於節約營運成本，很多手術變成門診手術，病人術後不再住院觀察，而是回家休息，常常因爲手術後併發症轉而求助於急診；術後併發症的定義是手術後一個月內發生的各種狀況，常見的併發症可以口訣風水輪流轉來探究，風：肺部感染；水：泌尿道感染；輪：下肢靜脈栓塞；流：引流管問題；轉：其他方面。另外也有很多出院病人，會因為疾病復發、惡化，或是待床而轉到急診處理。

處置

(1)穩定生命徵象。(2)通知原先主治醫師，若是其他醫院主治醫師，則視情況轉院。(3)先行處置。(4)後續安排。常見案例解說，見表 11-3。

表 11-3　常見案例解說

案例 1：胃鏡後解血便，心絞痛發作
• 靜脈點滴，穩定血壓 • 通知原先主治醫師 • 全血檢查、備血，改善貧血與低血壓後，胸痛症狀改善 • 轉送胃鏡室檢查，止血 • 留置急診觀察，待生命徵象穩定後出院
案例 2：痔瘡術後疼痛、解便困難、出血，病人抱怨過早出院
• 通知原先主治醫師 • 止痛 • 灌腸 • 全血檢查 • 肛門出血不止，則使用肛管壓迫止血 • 留置急診觀察，確認不再出血，疼痛改善後出院
案例 3：膝蓋縫合後傷口崩裂，病人抱怨不止
• 膝蓋傷口崩裂，重新縫合，以較粗之絲線，間斷縫合法，最後以石膏護木固定，以防止膝蓋過度運動影響 • 聯絡原先外科醫師予以安撫 • 止血縫合 • 出院，門診追蹤

（續）

案例 4：包皮術後血腫
• 檢視傷口，壓迫止血 • 通知泌尿科醫師接手，打開傷口，進行止血縫合手術 • 採血檢查凝血功能與貧血狀態 • 留置急診觀察，出院前再換藥，確認無持續出血

留置觀察注意事項

急診病人處理後，其轉歸可分成住院、手術、出院三項，其中出院包括正式出院（Discharge）、自動出院（AAD）、不告而別（Escape），以及轉院（Transfer）。住院也分成普通病房、隔離病房、加護病房與急診觀察室，基於安全考量，留置急診觀察當然是越少越好，不得不留置觀察時，要先確認留置觀察之目的，是觀察病情變化？等待住院？還是隔離保護？以便安排下一階段之處理。留置觀察注意事項說明如下：

- 留觀病人必須當作一般住院，施行例行的檢查包括全血、尿液、心電圖，特別是胸部 X 光，以免相互感染，例如開放性肺結核、肺炎，常常也有其他意外發現，例如肺癌甚至肝癌之Fresh case。
- 有感染危險者應該轉入隔離病房，無隔離病房則轉診感控醫院。
- 不同器官疾病者應該盡量分開，以免發生院內交互感染。
- 定時檢測生命徵象，定時查房，解釋病情，解說檢查報告，告知處理方針和治療計畫。
- 若是病人無法立即入院，就要開始執行治療計畫，先行皮膚敏感測試，給予抗生素，當作住院病人來處理，不可延誤病情。
- 交班要帶病歷到病床邊交班，讓病人聽到、看到，確認醫師對病情之認知，知道醫師有來查房，治療持續進行而讓病人安心。

醫療疏失處理及預防

預防醫療疏失，首先重視的是系統的調整和結構之改良，避免歸罪文化，採取類似航空駕駛員組織之無罪罰通報，讓整個醫療團隊共同承擔醫療疏失的責任。在急診方面，可以努力的方向爲：持續在職教育和標準流程訓練，提醒注意並教育醫護人員研究發展，鼓勵創新研究，改善醫療疏失，注意醫病人數比例關係，隨時機動調整人力。美國研究發現，裁減護理人力會增加醫療疏失；同理，急診醫師若是忙不過來，無法分身注意各項醫療流程與留置觀察病人變化，也會造成很多疏失問題。找出結構關鍵，予以改善，例如自動潰縮針頭之發明，可以有效減少針扎意外；無接縫管線設計，可以防止管路鬆脫；開發監測系統，例如 Pulse oxymeter、CO_2 偵測器，可以及時偵測氣管內插管是否誤入食道。

容易弄錯的藥盡量少用，否則就要再三確認，危險易致命藥物要特別上鎖保管，例如：(1)藥名類似者，如 Eurodin（鎮靜安眠），Euglucon（降血糖）等類。(2)只能肌注藥物如 Retarpen，慢速靜注藥物如 Gentamicin、KCl，要特別加註警語。(3)麻醉藥品，要特別上鎖保管，登錄，回收空瓶，防盜；必須避光藥物如 Nipride、Amphotericin B，要加濾光紙保護。(4)只能以 D5W 來溶解藥物，如 Amphotericin B、Levophed、Amiodarone、Nipride、Dobutamine；以上這些藥物都必須標示，提醒使用者注意。

醫療疏失處理

由北城婦幼醫院打錯針造成一死七傷事件，可見意外爆發有其原委可尋，疏失只是冰山之一角，醫療誤失之發生，不只是個人的疏失（25%），整個醫療團隊之管理和訓練都有問題（75%）。是以越大的團隊、越忙的單位，越容易發生問題，也愈發凸顯管理和訓練之必要。醫療品管有賴醫療團隊之努力和堅持，是醫療工作必須持之以恆的要求。

改善醫療疏失，首先重視的是系統的調整和結構之改良，避免歸罪文化，讓整個醫療團隊和病人共同承擔醫療疏失的責任，未來更盼望能夠透過社會教育與立法將醫療疏失免除刑責，而以社會保險制度來補償病人之損失。其特點在於：

- 非懲罰性：鼓勵通報發覺問題，通報者不罰。
- 保密性：當事人報告者均不可洩漏給第三者。
- 獨立性：任何具有權責關係者均不宜擔任接受通報和處理之單位。
- 專業分析能力：疏失調查者應具有臨床經驗且可分析潛在因素。
- 及時性：高層迅速分析，及時介入並給予建議。
- 系統導向：著重流程、系統設計和結構之改良而非個人表現。

對年輕醫護人員的建議

而今醫療環境愈發嚴苛，民眾消費意識高漲，健保署亦虎視眈眈，動輒以刻刪解約以挾制醫師，然而醫界前輩，原本爲既得利益者，並未能替年輕醫師鋪好康莊大道。理論和現實必須兼顧，保護年輕醫護人員，原本是醫界前輩醫師應盡的責任。因此建議年輕的醫護人員，在走入醫院，參與醫療團隊前，要先以下做好準備，提高警覺：

一、每天起床後，做好心理準備再看病人。過去在教會醫院，每逢週會，都先來一段晨耕，由牧師上來唸唸聖經，和大家一起禱告，澄心靜慮，再全神貫注開始一天繁忙的醫療業務。即使不信教的人，也應該每天靜思反省，沉思默想一番，不可在毫無心理準備的情況下，直接就跳入醫療戰場，更不可以在徹夜狂歡後，帶著暈頭轉向的宿醉倦容來急診上班。

二、解釋病情口徑應一致。解釋病情是主治醫師對病患及其家屬的事，住院醫師不必多事，而多說多錯，越描越黑，宜少說多做，但要認眞聆聽主治醫師的解釋病情的技巧，擇其善而棄其短，以爲臨床訓練的一部分。

三、惡劣的上司有時比病患更可怕，特別是大難臨頭，正是考驗品格之關鍵時刻，欺下瞞上 SARS 期間所見多矣。白色巨塔是非多，對於自己不熟悉的領域，或有存疑之處，寧可多方查證求教，安全第一。醫界講究競爭和成就，很少鼓勵與安慰，來自於長官的關愛很罕見也不可期待，自己要給自己激勵，有心靈寄託，保持積極正面態度，就能發揮潛能，成長茁壯。

四、年輕的醫護人員和第一線上急診人員，很容易成爲病患發洩怒氣的對象，應避免正面衝突，忍辱負重。

五、不要搶先用新藥，也不要最後才用，搶先雖然有博取名利雙收的機會，但也難避免副作用的戕害，而副作用也許幾年後才陸續出現，愧對病患，自己也良心難安。

六、對於病患本身，不分富貴貧賤，盡量不可有分別心，不可有先入爲主的觀念，以免誤診，這種修養很不容易，因爲不易，所以當視爲終身教養來訓練。

七、對站在醫療第一線上的醫護人員而言，求形而上的醫德和追求醫術本位一樣重要，就如同現在大學裡，既講專業也要追求通識教育一樣，不必怕醫療糾紛，但一定要設法防止醫療疏失。謹守疾病診治的標準流程，應常保警覺，勤快一點，找尋新的問題，謀求改善，以避免疏漏，對於病患的病史、家屬、出身背景越多了解，越可以找出問題關鍵，而減少失誤的發生。

八、要勇敢誠實地面對錯誤，並以機智化解紛爭；疏失並非大罪不赦，凡人皆會犯錯，醫師也不是神，發生錯誤時要勇於承擔，並積極尋求解決的方法。很多時候，病患想知道的是實情，並沒有偏執至告到底的意思，只是有的醫師因自尊心過強，或害怕醫療糾紛，而反應激烈，惡言相向，反而模糊了焦點，造成不可收拾的局面。因此，加強心理建設和溝通技巧，放下身段，誠實溝通，實為今日從醫者必修的通識課程。

在醫院方面，醫院主管應以建立安全、效率和品質的醫療環境為職志。所謂的安全是要保障就醫的安全，包括醫護人員和病患，而效率在於以有限的資源做最大的運用，從診療動線，電腦硬軟體改善，人員訓練來著手。提升品質除了在於醫療品管之外，醫護人員生活品質，也須兼顧。

其次，設立法律顧問與醫療糾紛保險制度，專責處理醫療糾紛，並由層峰充分授權，設置危機管理小組，宣示無罪罰通報系統，找出醫療疏失的關鍵，解決醫病紛爭，支持與保護受害者（受害者也不一定是病患，醫護人員也須兼顧），設立如同藥害保險制度一樣的無過失賠償，結合健保署、保險公司、醫院和本人，讓受害者在責任釐清前，先得到補償和保護。

院方應該以正面態度處理意外事件，建立無責難的通報系統、蒐集資料、分析錯誤的原因，而思因應之道，避免一味的苛責和處罰個人，阻礙其上進之路，但對於一犯再犯者，須個別輔導，糾正不當言行並追蹤改善方案的結果。對於惡意犯行者，應公開資料，客觀釐清權限，追討其應負責任，公家機關那種敷衍和鄉愿考績制度，無助於醫療現場安全的改善。

醫政機關應定期召開醫療糾紛研討會，暢所欲言，經驗交流，不指名道姓，不對號入座，主旨在於找出問題根源，面對問題，尋求最適當解決和預防，必須放下自尊的偽裝，真誠地溝通，在自由溝通意見中，激發創意，提升醫護同仁防範醫療疏失的能力。

此外，加強醫護人員人文素養和訓練，走出封閉的象牙塔，專業的醫療知識以外，如何建立臨床路徑，加強實證醫學，可視為在職專業訓練的必修課程。至於溝通技巧、績效管理、醫學倫理、情緒管理等課程，宜當作終身教育學分來加強。

警政機關應以公權力介入，防制不理性的到院抬棺抗爭行爲，回歸理性的判斷，須知抗爭不會帶來眞相，暴力只有徒增傷害。我們應該加強社會教育和法治觀念，矯正社會大衆仇醫心態，反制惡霸律師趁火打劫之卑劣行徑，徹底杜絕不理性的抗爭暴力行爲。

美國國家醫學研究所（Institute of Medicine）於 1999 年出版了《*To Err Is Human*》，即「人會犯錯」，明白指出犯錯原本人性，並不可恥，但有錯不改，不從錯誤中學習，才是大錯。

有鑑於醫療疏失與糾紛的頻仍發生，民國 93 年 11 月 4 日衛福部首次舉辦全國性的病人安全週活動，爲病患之安全意識之提升開啓了新的里程碑，鼓勵大家提報醫療疏忽事件，坦誠溝通，進而提供經驗學習和環境改善的契機，將病患安全概念深植於病患、家屬以及醫護團隊心中。以實事求是的態度來面對醫療疏失，謀求改善良方，才能有效的防止，進而減少因醫療疏忽，造成病患與醫護人員身心的傷害。

第三節　勞工安全衛生

任何單位、任何事業之新進人員，都必須接受相當時數之環境簡介和安全教育，醫護人員也一樣，這是權利也是義務，其中還包括設備介紹，健康檢查，防火訓練，演習和滅火器使用等。

法源

- 醫師雖然不適用〈勞動基準法〉，但是屬於勞工保險範圍（公家醫療院所醫師爲公保），護理人員亦屬於勞保範圍。
- 醫院新進人員，不論醫護，都須上職前教育訓練，以確保工作環境之安全，其內容保括標準作業程序、緊急事故處理、消防演練和大量傷患演練，未依規定上課有罰則。

- 一般安全衛生教育訓練課程，包括法規概要、工作守則、作業自動檢查、標準作業程序、緊急事故應變處理、消防於急救常識暨演練，其他與勞工作業有關之安全衛生知識。
- 一般安全衛生教育訓練之時數，新僱勞工依實際需要排定時數，不得少於三小時，違反者依照職業安全衛生法第 46 條規定，處新臺幣三千元以下罰鍰。
- 法源基礎爲〈職業安全衛生法〉，其中規定院長爲雇主，而醫護人員爲勞工（本法所稱勞工，謂受僱從事工作獲致工資者）。本法所稱雇主，謂事業主或事業之經營負責人。
- 第 20 條規定，勞工體檢和勞安教育訓練爲勞工之權利和義務，否則處新臺幣三千元以下罰鍰（第 46 條）。朝令夕改，法規混亂，宜請教專責機關確認。

員工保健

急診爲高度危險的特殊單位，員工體檢應該每半年執行一次，預防注射應該優先施打，急診職場安全檢查要定期且確實執行，除此以外，急診醫護人員心理衛生也要注意，以解除其緊張和壓力，特別是新進人員需要鼓勵和支持，才能防止畏縮與怯場，對於長年效命於急診者，也需要強迫輪休和娛樂，注意排班不可過多、不可太密集，以防職業倦怠和厭戰心理。

一、〈勞工健康保護規則〉，一般體格檢查包括：(1)既往病歷及作業經歷之調查。(2)自覺症狀及身體各系統之物理檢查。(3)身高、體重、視力、色盲及聽力檢查。(4)胸部 X 光攝影檢查。(5)血壓測量。(6)尿蛋白及尿潛血之檢查。(7)血色素及白血球數檢查。(8)血糖、血清丙胺酸轉胺酶（SGPT）、肌胺酸（Creatinine）、膽固醇及三酸甘油脂之檢查。(9)其他必要之檢查。

二、第 11 條規定，雇主對在職勞工，應就下列規定期限，定期實施一般健康檢查。

- 年滿六十五歲以上者，每年檢查一次。
- 年滿四十歲以上未滿六十五歲者，每三年檢查一次。
- 未滿四十歲者，每五年檢查一次。

三、除了身體檢查之外，心理衛生也很重要，急診主管可以和精神科醫師合作，每年以國人專有之憂鬱量表來檢測急診醫護人員憂鬱指數，進行個別會談了解心理狀態，舉辦急診生涯講座，安排休閒活動紓解壓力，適度排班防止過勞，達到身、心、靈之平衡，以永續急診戰力。

四、工作場所安全包括提供個人安全防護設備、洗手設備、尖銳物品處理、廢棄物回收處理和下班前可使用淋浴設備。

五、公共安全檢查：建物、危險設備和升降電梯應每年一次，消防和作業環境則每半年一次。

六、〈廢棄物清理法〉：生物醫療廢棄物、尖銳物品、基因物品、感染以及其他，必須分門別類放置，清運前依規定必須低溫儲藏，0℃ 以下可儲藏三十天，5℃ 以下七天，5℃ 以上則一天。

教育訓練

員工作業場所安全包括員工教育訓練和消防安全設備，員工教育訓練方面：(1)職前勞工安全衛生講習每月舉辦一次。(2)勞工安全衛生講習每半年一次。(3)消防安全講習每半年一次。(4)災害搶救，傷患救護及消防聯合演練每半年舉辦一次。

安全設備

- 消防安全設備方面：(1)滅火器必須放在工作場所二十公尺距離之內，工作場所必須有防火裝置。(2)警報器，受信單位。(3)排煙設備。(4)避難逃生設備，逃生指示圖，避難器具，緊急照明設備，疏散方向和安全門設置。

- 二十四小時監視系統和管理中心。
- 醫療人員衛生安全中心諮詢電話，勞安室電話與電子信箱，保全單位與管理中心電話。

職場霸凌防治

年輕醫護人員初入醫療院所工作，很容易受到老鳥威脅和欺凌，或被迫參與不法行爲，成爲共犯結構，狐群狗黨往往產生劣幣逐良幣效應，更加造成醫療院所職場爲不友善環境，乃至於引發醫療事業之經營危機。

其中職場性騷擾，甚至鬧出醜聞，妨礙視聽，必須及早提出防治方案和設立處置流程。依據〈性騷擾防治法〉，界定性騷擾的最重要因素是依被害人的感覺與意願，意即違反他人意願而向他人實施與性或性別有關的行爲，造成對方嫌惡與厭惡，不當影響他人的正常生活進行，都算是「性騷擾」（表 11-4）。醫療院所是個具體而微的社會，年輕醫護人員，尤其是護理人員，進入這樣的專業保守的環境，雖然不至於稱爲叢林野獸，但仍需要監督、保護和帶領，以策安全。

在法律規範上，本來並沒有「性騷擾」三個字，而是以傳統的民、刑事法律規定來處理。刑事部分主要是〈刑法〉的「妨害性自主罪章」，民事部分主要是侵權行爲損害賠償，另外還可以〈社會秩序維護法〉的「以猥褻的言語、舉動或其他方法調戲異性」處新臺幣六千元以下罰鍰來懲處加害人。

爲了防微杜漸，有效處理性騷擾議題，立法院陸陸續續通過了〈性別工作平等法〉第三章性騷擾之防治、〈性別平等教育法〉第四章校園性侵害、性騷擾及性霸凌之防治及〈性騷擾防治法〉，規範雇主事前預防及事後善後責任。根據三法適用範圍與主管機關的區別說明於表 11-5。

表 11-4 〈性騷擾防治法〉性騷擾的明確定義

- 以他人順服或拒絕該行爲，作爲其獲得、喪失或減損與工作、教育、訓練、服務、計畫、活動有關權益之條件。（交換型）
- 以展示或播送文字、圖畫、聲音、影像或其他物品之方式，或以歧視、侮辱之言行，或以他法而有損害他人人格尊嚴，或造成使人心生畏怖、感受敵意或冒犯之情境，或不當影響其工作、教育、訓練、服務、計畫、活動或正常生活之進行。（敵意工作環境型）

表 11-5 與性侵害有關的三法源

法源	目的	適用範圍	主管機關
性別工作平等法	保障工作權	• 雇主性騷擾受僱者或求職者 • 受僱者執行職務期間被他人騷擾	勞動部、地方政府勞動局性別工作平等委員會
性別平等教育法	保障受教權	性騷擾事件之一方爲學校校長、教師、職員、工友或學生，他方爲學生者	教育部、地方政府教育局性別平等教育委員會
性騷擾防治法	保障人身安全	不適用兩性工作平等法及性別平等教育法者，例如公共場所、大眾運輸工具上的性騷擾行爲，發生在工作場所的非雇用關係人員	內政部、地方政府社會局性騷擾防治委員會

*資料來源：內政部家庭暴力及性侵害防治委員會

處置

(1)主管職責與態度決定一切，上樑不正下樑歪，在很多醫療院所得到的明證。(2)在職教育，加強兩性平權意識教育。(3)宣示安全職場運動，舉辦活動鼓勵參與。(4)擬定與公布霸凌與性騷擾投訴處理標準流程。(5)革除性騷擾、暴力傾向和反社會行爲等不適任的醫護人員。

預防

(1)避免任意開黃腔，注意謹言慎行。(2)維護就醫環境之隱密性。(3)任何檢查只要碰觸女性病患身體，都要事先溝通。(4)男醫師需碰觸女性病患身體隱私處時，務必要有女性護士在場幫忙，以免徒增困擾和誤會。

面對投訴

在健保的體制下，醫療業淪爲服務業，醫病關係惡化，把醫療當消費的病人則抱怨很多，動輒投訴，憑添醫護人員困擾，其中無厘頭的投訴很多，很多處理投訴的方式也很無厘頭，打擊士氣，無益醫療，值得探討。

例如制酸劑、維他命、洟腸藥等健保規定自費，引發病人不滿， 但是病人不向健保署投訴，卻向醫院投訴，讓醫師揹黑鍋，達到羞辱醫師的目的；其實投訴醫師並非明智之舉。

醫學並非科學，每個病人都是不同的個體，無法像科學實驗那樣精準，不適合大量生產的看診方式，應以實證醫學爲臨床處置做基準。所以在診療上可以取得醫學界之共識，避免歧異、橫生枝節。某位病人堅持要醫師擠壓蜂窩性組織炎傷口，但傷口任意擠壓只有加重感染蔓延，經解釋不聽而投訴，造成醫師的困擾。醫療不是做生意， 病人也不是顧客，所以不可迷信「顧客永遠是對的」。

在經濟不景氣的年代，很多人就醫是另有所圖，必須小心。例如病人闌尾炎開刀後不適就回來責備醫師誤診、轉診時對院外救護車收費不滿而投訴轉診不當等，面對這樣無厘頭的投訴，可以四兩撥千金回應，堅守醫療處置過程，在態度上則必須溫和婉約，展現慈悲的同理心以化解病人的怨懟。

此外，對於外來要求打針，例如痲藥成癮者，或要求打抗生素、排卵藥者，根據衛福部規定，盡量讓這些人回到原醫院或是轉診醫學中心處理，以免好心助人反而惹上麻煩；現在醫病關係緊張，打預防針過敏會怪罪護士、幫病人預約門診被當作推卸責任，多一事不如少一事，安全第一。

在健保體制下，行醫者必須應該有所爲有所不爲，醫療有很多灰色地帶，秉持良心才對得起自己；只是病人形形色色，各有所圖，教養背景各有不同，很多人並非理性而有教養，任意投訴報復對醫護人員並不公平，面對投訴，應發揮高度 EQ，遵循醫療程序，以理直而氣緩態度面對不理性病人，化解無謂紛爭，謹言慎行，和顏悅色，四兩撥千斤，不可讓病人抓到見縫插針的機會，才是明智之舉。

其實對有些投訴者而言，個人對象不重要，他是對整個團隊抗議，所以投訴應當作是共業，例如星巴克咖啡曾被摻入洗碗精，客戶不是控告該名疏忽員工（他們根本互不認識），而是向星巴克提出三百萬賠償要求，星巴克是否開革該員工，其實並不影響客戶之告訴，更非客戶訴求，但被開革的員工必然懷恨在心，對客戶對企業都不好。同理，處理投訴，隨意怪罪第一線的醫護人員反而勞而無功，主管要有擔當，更要有智慧來面對和處理投訴。如何處理投訴，其原則說明如下：

1. 不具名投訴之黑函不受理。
2. 投訴要立即反應，曠日持久徒增困擾。
3. 不理性投訴，要理性以對，不可隨之心情起伏。
4. 防止撰寫投訴狀者本身記述有失客觀，應該錄音、錄影或是對質。投訴黑函常被院方利用到派系鬥爭與抹黑個人，不只醫病之間，醫護之間亦然，必須注意。
5. 病人投訴必有一個引爆點，投訴時決不會只談單一理由，而是會加油添醋，而且事事皆放大苛求，此乃人性。例如廁所沒備衛生紙、醫生開藥沒有藥到病除、地板不潔等，都會併入投訴理由以擴大事端反而模糊焦點。

6. 第一線醫護人員必須接受客服訓練、應對進退禮節和EQ增進課程。
7. 投訴者、被投訴者、處理投訴者、旁觀者、全院同仁，大家通通不能置身事外，要學習互敬互重，責任和權利兼顧，切忌不可讓同仁單獨面對投訴，要發揮團隊精神，大家一起來，讓投訴者無法鎖定替死鬼。
8. 處理投訴，要冷靜與婉轉，不需要對質，避免傷到醫護人員自尊，對投訴過失無則嘉勉，有則改進，平心以對；何況投訴有助於客戶抒發情緒，總比訴諸暴力或法庭好。
9. 垃圾裡淘金。從投訴中找到有建設性、可以改善部分，善用投訴幫忙改善醫療環境，由下向上建議，往往不如外部投訴有效。
   - 例如浣腸劑要病人自費引起不滿，是否由院方自行吸收，或是改用更經濟實惠製品。
   - 或是轉診時生齟齬，被鄰近醫院投訴，所以要敦親睦鄰，加強和附近醫院溝通，考慮是否自行吸收轉診救護車費用，行前溝通清楚。
   - 或是病人對醫師處置容或有疑義，藉著投訴得到第二意見證實可靠，如處理蜂窩性組織炎需要擠膿否，搬到臉書網站大家公開討論，以實證醫學說明，正好可以讓醫護人員學到一課。
   - 部分醫院員工常常利用投訴假冒病人名義當成勾心鬥角的工具，抒發內心不滿，主管要特別小心處置；昏庸的主管，處置投訴不當，常常造成離職潮，甚至急診開天窗，並不罕見，害人害己，於事無補，反而敗壞團隊精神和氣氛。

第四節　離院前衛生教育

處理病人之後，醫師和護士都有責任對病人進行衛生教育，並且發給衛教單張，提醒病人應該注意事項，且請病人簽收確認，減少雙方認知差距，防止衍生無謂的糾紛。

由於一般人對於醫療專業的理解能力有限，有賴於圖文並茂與熟悉的語言來溝通，改善之策在於將衛生教育資料寫入急診電腦程式中，隨出院藥單同時修改印出，可以隨時因應病人情況而修正，而能節省擺設衛教單張空間，病人在急診處理告一段落之後，醫護解說後交給病患，簽名於病歷，等於重新檢視處置過程，可以防止疏漏，進而提升服務品質，改善病患滿意度。

其次，也可以列印衛教單張，陳列於急診出院處，以供出院前對病人衛教解說，同時方便有興趣的病人或是民眾取用，不只是疾病方面，也可以針對衛生保健方面，例如洗手、飲食衛生、預防注射、安全防範等方面來準備，予以電子化運用智慧型手機掃描，可以獲得更進一步的資訊。

各種衛教單張之設計，有賴醫護人員用心巧思，針對當地常見疾病和民眾閱讀能力來規劃，相關資料也可以向各種醫學會、基金會、醫政機關、藥廠等單位索取，或是從各種相關網站下載，如疾管署衛生教育 http://www.cdc.gov.tw/、國民健康署健康九九 http://health99.hpa.gov.tw 等單位。有關衛生教育單之詳細說明請見如下：

一、由各醫院急診衛生教育單張種類，也可以看出該急診常見疾病，值得急診醫護人員注意，加強該種急重症方面之知識。各社區有不同急重症型態，也有不同病人背景，例如外僑集中地區或是城鄉社會底層地區，在各種語文使用和說明方式，應有不同因應之策，如多國語文使用和繪圖表示、在院內羅致各種語言人才備用。

二、衛生教育單張改良建議：(1)統一格式。(2)避免重複。(3)訂正錯誤。(4)隨時代進步而修改增補資訊。(5)因地因時因人而調整。(6)合併用藥與過敏注意事項。(7)主動提供民眾健康資訊。(8)電腦化以節省存放空間。(9)操作程序：①病患處理完畢，列印衛教單張奉上，留下簽名條黏貼病歷上，確認無誤。②儲存於電腦，以電子郵件寄出，廣被四海隨時印出。③常年配合衛生機關，進行衛教，推行保健政策。④以明信片印出，寄給病患問候兼衛教，增進醫病關係。⑤多國語言版，包括英語版、日語版、泰語版、印尼語、越南語，以及圖畫解說。⑥從網路新聞媒體下載實際案例來輔助說明，以加深印象，例如頭部外傷後數日併發硬腦膜下出血案例、胸部外傷不久發現肋骨骨折或血氣胸，都是常見引起醫病糾紛之案例，應事先說明清楚以免後患。

三、筆者從事急診多年，歷經大中小各家醫院急診洗禮，拜多年來流離各院之賜，得以收集各家醫院衛教資料參考，截長補短整理如下，除了可以加強個人之急診能力，有溫故知新之效，還得以一窺各院對於衛生教育之重視程度。

由痛風失控看衛教缺失

痛風很少受到重視，大多數病人都是痛風發作才來急診就醫，即使是高知識分子，也會久病生厭、不想長期服藥控制，故有賴醫護人員提醒，我們蒐集急診痛風發作病人資料：(1)登錄身分；(2)疼痛指數；(3)門診哪一科；(4)長期控制藥物副作用；(5)衛教有無；(6)第幾次發作？第一次是何時？(7)有否安排門診追蹤？(8)有否抽血檢測尿酸以確診？(9)是否有固定服藥控制？(10)藥物劑量調整與否？(11)是否定期追蹤腎臟與肝臟功能變化？

結果顯示：在兩個月內收集到 17 個痛風病人，15 位男性、2 位女性，平均年齡 48.3 歲，發病史六年左右。其中只有 24% 曾經接受過衛教，29%

對痛風有概念，12% 有固定門診追蹤，其尿酸控制不佳（平均 8.1 ± 2.0），由於平均年紀還輕，尚未見到明顯肝腎臟功能惡化（BUN/CR = 19/1.3）。

由此可知：(1)痛風病人未能長期有效控制，顯示衛教不足。(2)現今專責痛風醫師太少，病人抱怨常掛不到號。(3)病人往往等到痛風發作才就醫，保健觀念偏差。(4)醫師對病人治療不完整，未安排進一步檢查，只是給予症狀處理，未能安排長期門診追蹤。(5)病人缺乏定期檢測尿酸和肝腎功能。(6)治療痛風藥物副作用大，無法根治，造成病人排斥與厭倦。

建議改善措施如下：(1)病人須徹底了解痛風，須終生服藥控制，可以上網查詢、自修或是請教專家。(2)不能期待醫師有空好好解說，因爲門診病人太多了，必須有衛教護理師幫忙。(3)開具長期慢性處方箋，省得常常跑醫院。(4)每次看診例行檢測尿酸值，調整藥物劑量。(5)固定一位家庭醫師長期追蹤，醫師必須有效控制且定期檢討調整用量。(6)自我健康護照定期登錄。(7)標準化處置，以減少差異與時間因應門診大量病人。(8)設置衛教專科護理師，幫忙醫師對病人詳加說明。(9)社會教育由痛風專科醫師講演來宣導保健常識。(10)病人可以自購簡易偵測器隨時檢測尿酸值。(11)鼓勵藥廠製藥改善痛風製藥之劑型和副作用。

由急診痛風病人看慢性病控制成效，可以發現在現今健保制度下，民眾對於健康之意識和認知仍有偏差，必須靠衛生教育來改善；而醫療單位也必須反省診療方式對於病人和慢性病控制，仍有不足甚至草率之處。在病人方面必須透過教育以啓發其智慧，學習保健之眞諦，輔導其自我健康管理技術，善用健保資源來控制慢性疾病，達到改善宿疾和促進健康之目的。

除了痛風以外，其他慢性疾病包括糖尿病、高血壓、高血脂等之長期控制，仍有很多有待改善之空間。慢性病之控制，首先要有自覺和決心，然後增進對該疾病之知識，結合健保資源，配合生活作息來求改善。

第五節　感染管控

各種急症包括傳染病，會隨季節變遷而有變化，所以嚴密注意疾病管制署發布之感控通報，配合季節變換注意掌控時節各種急症特性，有助於早期發現，避免誤診。

容易感染的族群爲遊民、老人、小孩、窮人、愛滋病患、慢性病如肺結核、尿毒症、糖尿病患者，在急診遇到這些病人要有感染管控之意識。老人和小孩必須要問疫苗接種史，遊民和窮人則照會社工，運用社會的資源來照顧，有傳染病之虞者則照會次專科包括感控小組接手，即使過程複雜，也得堅持原則。

感控品質之維持，需要相當耐心與毅力，尤其根據督導全院洗手習慣的感控小組報告，最難溝通的竟然是醫師。事實上，衛生習慣不佳或是本身有富貴手，無法徹底洗手者，先天上可能不適任醫療工作。任何人就算不在上班時段，也應該養成良好衛生習慣、勤洗手，感冒發燒時要戴口罩，在家隔離休息，打噴嚏時要有遮蓋口鼻的禮貌，盡量避免出入公共場所，這是現代公民應有的公共道德。

傳染病通報

急診雖忙，忙中不容出錯，也不能以忙碌推拖通報之責任，寧可誤報，不避麻煩，不可放過任何可疑傳染病。對於疾病治療，必須體認做好通報工作才算完整，及早發現傳染病，以免挨罰之外，還可避免醫療糾紛，盡到該注意當注意之責，而得免法律追究之麻煩。

一、罰責：(1)醫師對傳染病有通報之責任，發現傳染病或疑似傳染病時，未依限（第 39 條）通報，處九萬元以上，四十五萬元以下罰鍰。(2)醫療（事）機構所屬人員違反第 39 條規定，併處該醫療（事）機構三十萬元以上，一百五十萬元以下罰鍰。

二、通報流程：(1)發現疑似通報傳染病。(2)收集檢體。(3)塡具通報單先傳眞給衛生局。(4)檢體與通報單轉交感控室送交衛生局。(5)等待衛生局所確認結果，修正診斷。

針扎處置與預防

針扎（Needlestick injury）之定義爲執行醫療相關職務時受到針頭或是其他尖銳物之傷害，而暴觸（Blood and body fluid exposure）定義爲執行醫療相關職務時接觸到病人體液之汙染。根據全國各醫療系統估計，暴觸 80% 爲針扎事故，主要發生於冬季，白天 57%，以護士最常見 61%，其次實習醫師也常是受害者 8%，清潔人員 4%。針扎發生率高卻僅有不到 20% 通報，造成醫護人員感染傷害以外，也是職業傷害之範疇。

針扎疏失防治工作不論如何徹底，也無法完全根絕，疏忽在所難免，針扎並非個人問題，不可歸罪個人疏失或是無能，是和整個體制系統相關，必須從系統改善著手。也就是從可以改善的系統著手，比如使用回潰式安全針筒、針帽單手回扣、使用後不回套、直接投入針筒收集箱、手術完畢，器械尖端保持同一方向、針頭以持針器夾住等，從小養成良好習慣視爲外傷訓練之標準動作。要堅持原則到底絕無妥協，久而久之就變成習慣動作，而且是優良的好習慣，此知易而行難，正是成功之關鍵所在。

受到針扎，先要清洗傷口，向主管、感控小組提出報告，按照標準流程，完成處理，包括以下：

1. 職業傷病通報。
2. 職業傷病門診掛號。
3. 針扎檢測項目
   - 病人：HbsAg、Anti-HBc、Anti-HCV、Anti-HIV、VDRL、TPHA。

- 被針扎者：HbsAg、Anti-HCV、Anti-HIV、Anti-HBc、VDRL、TPHA、GOT、GPT。

4. EPINeT針扎通報系統：http: //epinet.Cmesh.org.tw/hp.asp。

表 11-9　傳染病分類型通報

類別	通報時限	傳染病名稱
第一類	24小時	天花、鼠疫、嚴重急性呼吸道症候群、狂犬病
第二類	24小時	白喉、傷寒、登革熱、流行性腦脊髓膜炎、副傷寒、小兒麻痺症、桿菌性痢疾、阿米巴性痢疾、瘧疾、麻疹、急性病毒性A型肝炎、腸道出血性大腸桿菌感染症、漢他病毒症候群、霍亂、德國麻疹、多重抗藥性結核病、屈公病、西尼羅熱、流行性斑疹傷寒、炭疽病
第三類	1週內	百日咳、破傷風、日本腦炎、結核病（除多重抗藥性結核病外）、先天性德國麻疹症候群、急性病毒性肝炎（除A型外）、流行性腮腺炎、退伍軍人病、侵襲性b型嗜血桿菌感染症、梅毒、淋病、新生兒破傷風、腸病毒感染併發重症、人類免疫缺乏病毒感染、漢生病（Hansen's disease）
第四類	24小時	疱疹B病毒染症、鉤端螺旋體病、類鼻疽、肉毒桿菌中毒
	1週內	侵襲性肺炎鏈球菌感染症、Q熱、地方性斑疹傷寒、萊姆病、兔熱病、恙蟲病、水痘併發症、弓形蟲感染症、流感併發重症、布氏桿菌病
	1個月	庫賈氏病
第五類	24小時	裂谷熱、馬堡病毒出血熱、黃熱病、伊波拉病毒出血熱、拉薩熱、中東呼吸症候群冠狀病毒感染症、新型A型流感

法定及新興傳染病個案（含疑似病例）報告單

請保護病人隱私權

醫院資料	醫院／診所		院所代碼		電話	
	診斷醫師		院所地址	縣市　鄉鎮市區　街路　段巷　號		

1. 患者資料						
	患者姓名		性別	□男 □女	出生日期	年　月　日
					身分證字號／護照號碼	
	國籍	□本國 □其他____ 居留身分 □外籍勞工 □外籍人士 □大陸人士 □外籍配偶 □大陸配偶 □未知	電話	公 家 手機	婚姻狀況	□未婚 □已婚 □喪偶 □離婚 □分居 □未知
	居住所	縣市　鄉鎮市區　村里　街路　段巷　弄號　樓之	職業		動物接觸史（近3個月內）	□無 □有____

2. 病歷與日期						
	病歷號碼		發病日期	年　月　日	旅遊史（近3個月內）	□無 □有　地點____ 期間　年　月　日 至　年　月　日
	主要症狀		診斷日期	年　月　日		
	住院情況	□是 □否 □轉院 日期　年　月　日 轉至____院所	檢體採檢	□有 □否	死亡日期	年　月　日
	報告日期	年　月　日	衛生局收到日	年　月　日	疾病管制局收到日	年　月　日

（續）

3. 疾病資料

□天花　□鼠疫
□嚴重急性呼吸道症候群
□狂犬病　□炭疽病
□H5N1 流感　□H1N1 新型流感
第二類傳染病：
□白喉　□傷寒
　□登革出血熱／登革休克症候群
□流行性腦脊髓膜炎
□副傷寒
□小兒麻痺症
　□急性無力肢體麻痺
□桿菌性痢疾
□阿米巴性痢疾
□瘧疾　□麻疹
□急性病毒性 A 型肝炎
□腸道出血性大腸桿菌感染症
□漢他病毒症候群
　□漢他病毒出血熱
　□漢他病毒肺症候群
□霍亂　□德國麻疹
□多重抗藥性結核病
□屈公病　□西尼羅熱
□流行性斑疹傷寒

□百日咳　□破傷風
□日本腦炎　□結核病
□先天性德國麻疹症候群
急性病毒性肝炎（除 A 型外）
　□B 型　□C 型　□D 型
　□E 型
　□未定型，
　已檢驗＿＿血清型標記
□流行性腮腺炎　□退伍軍人病
□侵襲性 b 型嗜血桿菌感染症
□梅毒　□淋病
□新生兒破傷風
□腸病毒感染併發重症
人類免疫缺乏病毒感染
　□HIV 感染未發病
　□HIV 感染已發病 AIDS：
　HIV/AIDS 請註明感染危險因子：＿＿＿＿
　W.B. 確認檢驗單位：＿＿＿＿
　RT-PCR 確認檢驗單位：＿＿＿＿
　DNA-PCR 確認檢驗單位：＿＿＿＿
□漢生病

□疱疹 B 病毒染症
□鉤端螺旋體病
□類鼻疽
□肉毒桿菌中毒
□侵襲性肺炎鏈球菌感染症
□Q 熱　□地方性斑疹傷寒
□萊姆病　□兔熱病
□恙蟲病　□水痘
□貓抓病　□弓形蟲感染症
□流感併發重症
□庫賈氏病

第五類傳染病：
□裂谷熱
□馬堡病毒出血熱
□黃熱病
□伊波拉病毒出血熱
□拉薩熱

□其他＿＿＿＿

4. 備註

1.結核病：□抗酸菌塗片：□陽性□陰性□未驗□已驗未出，檢驗時間＿＿年＿＿月＿＿日
　□結核菌培養：□陽性□陰性□未驗□已驗未出，檢驗時間＿＿年＿＿月＿＿日
　□聚合酶連鎖反應 PCR：□陽性□陰性□未驗□已驗未出，檢驗時間＿＿年＿＿月＿＿日
　□典型結核病理報告，檢驗時間＿＿年＿＿月＿＿日，□有肋膜積水
　□胸部或其他 X 光檢查：□正常□無空洞□有空洞，檢驗時間＿＿年＿＿月＿＿日
2.自行檢驗結果：

以下爲衛生單位填寫

承辦（代填）人簽章		科（課）長簽章	

一式二聯：第一聯衛生局留存
紅色者爲二十四小時內通報，黑色者爲一週內通報。綠色者爲一個月內通報、藍色者爲非法定傳染病，診斷後爲疑似者應盡速通報。
※傳染病突發流行，請先打電話或傳眞通知當地衛生局，再上線通報或傳眞或寄此報告單。

圖 11-4　法定及新興傳染病個案（含疑似病例）報告單

隔離病房

自從 SARS 爆發後，每家醫院都成立發燒篩檢站，並依據醫院型態設立隔離病房，SARS 後雖然都已內化，但是隨時都還有重新啓用之可能，特別是面臨有流行性感染之虞者，比如 MERS 流行性感冒、肺結核、不明熱、痲疹等等。舉凡發燒、疫區歸國、有感染之虞者，皆強制送入急診附設負壓隔離病房觀察待床。隨著 SARS 之煙消雲散，發燒篩檢站逐步內化，進而形同虛設，變成雜務倉庫。然而，急診醫護同仁對於潛在傳染可能之疾病，仍然不可掉以輕心。

現階段急診負壓隔離病房主要用於肺結核、水痘、類流感、痲疹等經由空氣和飛沫傳染病人使用。負壓隔離病房設置於急診，旨在保護急診醫護人員和其他病患不受感染之威脅，防止感染擴散，其設備包括：(1)保持房內氣壓小於房外，是爲負壓病房。(2)房外設有前室的緩衝空間。(3)房內每小時換氣 8～12 次。(4)保持負壓值在 -8 Pa/ -4 Pa。(5)出入負壓病房，必須配戴 N95 口罩，更換隔離衣。(6)隔離房內抽風口設於床頭，醫護人員盡量站在床尾。

報告日期：　　年　　月　　日　　　　　　　　　　　　　　　　　　90年9月27日修訂

醫院員工（扎傷者）基本資料	病人（扎傷源）基本資料
姓名：　　性別：　　年齡：	姓名：　　性別：　　年齡：
病歷號碼：	病歷號碼：
工作單位：　職稱：　　年資：	病床號：
B型肝炎標記體檢結果： HBs Ag (　　　)Anti-HBs(　　　)	診斷：
B型肝炎疫苗注射：□是，第______劑；□否	

請逐項填寫清楚：

1. 扎傷發生時間：　　年　　月　　日　　上下午　　時　　分
2. 扎傷發生地點：
3. 扎傷物品種類：□一般注射針頭□胰島素針□蝴蝶針□靜脈注射留置針□導氣針
   □中央靜脈導管留置針□穿刺用針頭□採血針□眞空採血針頭
   □縫合針□手術刀□玻璃製品□其他銳物
   感染性：□是　□否　□不明是否爲感染性
4. 扎傷部位：____________（請參閱背面圖示並註明編號）
5. 扎傷動作：□針頭穿破蓋子而扎傷□蓋回針頭蓋時□幫病人抽血或打針時刺傷自己
   □遭同事意外扎傷□注射後或抽完血從病人身上抽出針頭時
   □用完針頭尚未放入收集盒時□在治療或手術過程中不小心刺傷自己
   □其他：____
6. 扎傷次數：□首次扎傷□曾經扎傷，總共次數____________次（包含此次）
7. 事後處理：□擠血□沖水□優碘消毒□至內科檢查室掛號就診，或□至急診內科掛號就診
   □工作人員抽血檢查□病人抽血檢查
8. 曾經上過預防尖銳物品扎傷課程：□是　□否

醫療過程：

1. 檢驗項目：
   醫院員工：□Anti-HCV　□Anti-HIV　□VDRL　□TPHA　□HBs Ag　□Anti-HBs　□Anti-HBc
   電腦批號　(L0430)　(L0429)　(L0401)　(L0431)　(L0420)　(L0421)　(L0424)
   病　　人：□Anti-HCV　□Anti-HIV　□VDRL　□TPHA　□HBs Ag　□Anti-HBs　□Anti-HBc
2. 藥物治療：□Penicillin-G，處方劑量
   □B型肝炎免疫球蛋白，處方劑量
   □其他藥物
3. 其他處置：　　　　　　　　　　　　　　　　　　醫師簽章______________

單位主管調查結果及處理措施：（夜間或假日由值班主管塡寫）

主管簽章______________

感管小組：

簽章______________

＊本單流程：塡表人→單位主管→持此單及健保卡至內科檢查室掛號就醫（夜班及假日至急診內科）→批價櫃檯收去第二、三聯→第一聯交至院內感染管制小組（以上流程請於扎傷二十四小時內完成）

圖 11-5　尖銳物品意外扎傷報告單

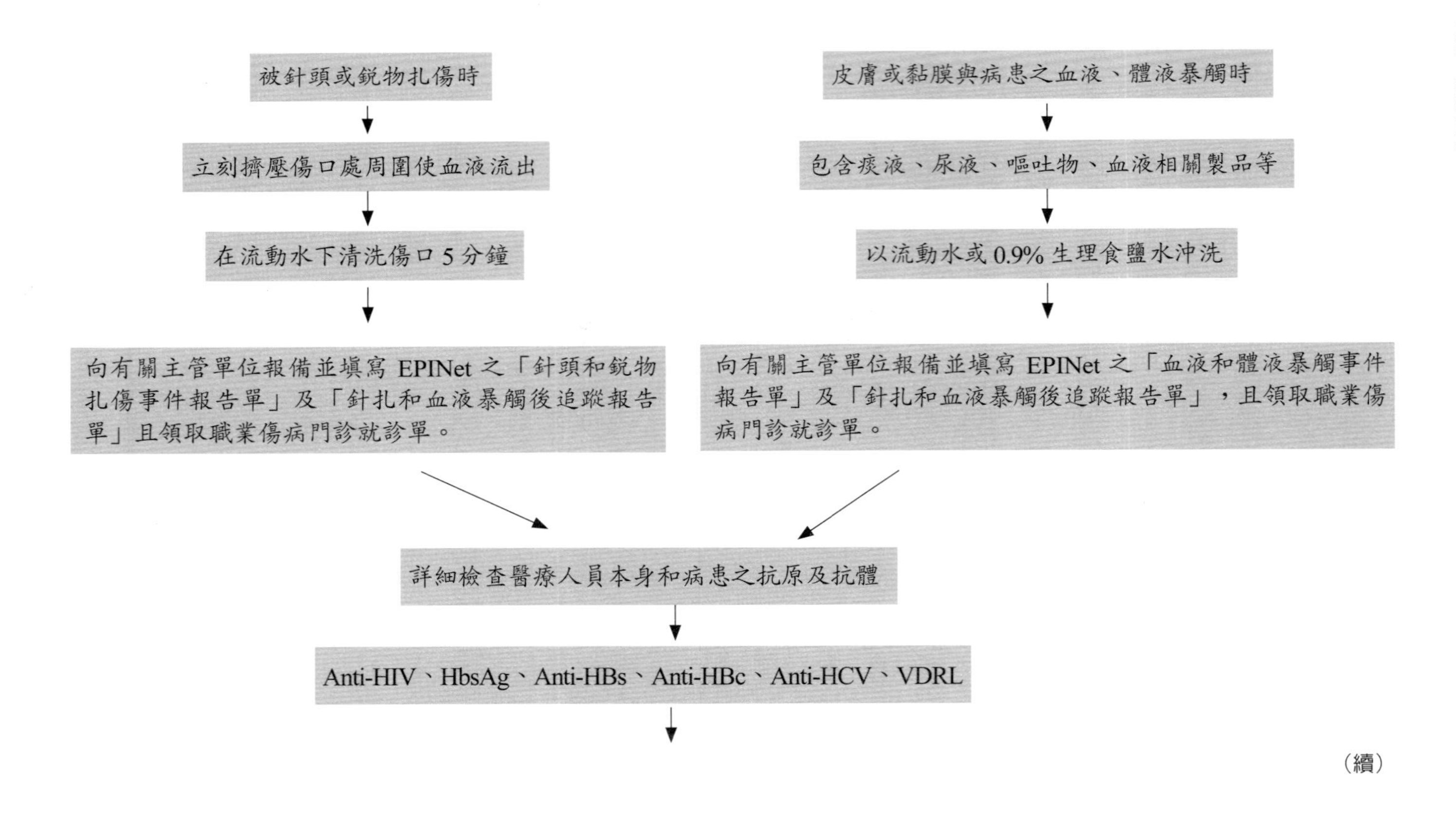
被針頭或銳物扎傷時
立刻擠壓傷口處周圍使血液流出
在流動水下清洗傷口 5 分鐘
向有關主管單位報備並填寫 EPINet 之「針頭和銳物扎傷事件報告單」及「針扎和血液暴觸後追蹤報告單」且領取職業傷病門診就診單。
皮膚或黏膜與病患之血液、體液暴觸時
包含痰液、尿液、嘔吐物、血液相關製品等
以流動水或 0.9% 生理食鹽水沖洗
向有關主管單位報備並填寫 EPINet 之「血液和體液暴觸事件報告單」及「針扎和血液暴觸後追蹤報告單」，且領取職業傷病門診就診單。
詳細檢查醫療人員本身和病患之抗原及抗體
Anti-HIV、HbsAg、Anti-HBs、Anti-HBc、Anti-HCV、VDRL
（續）

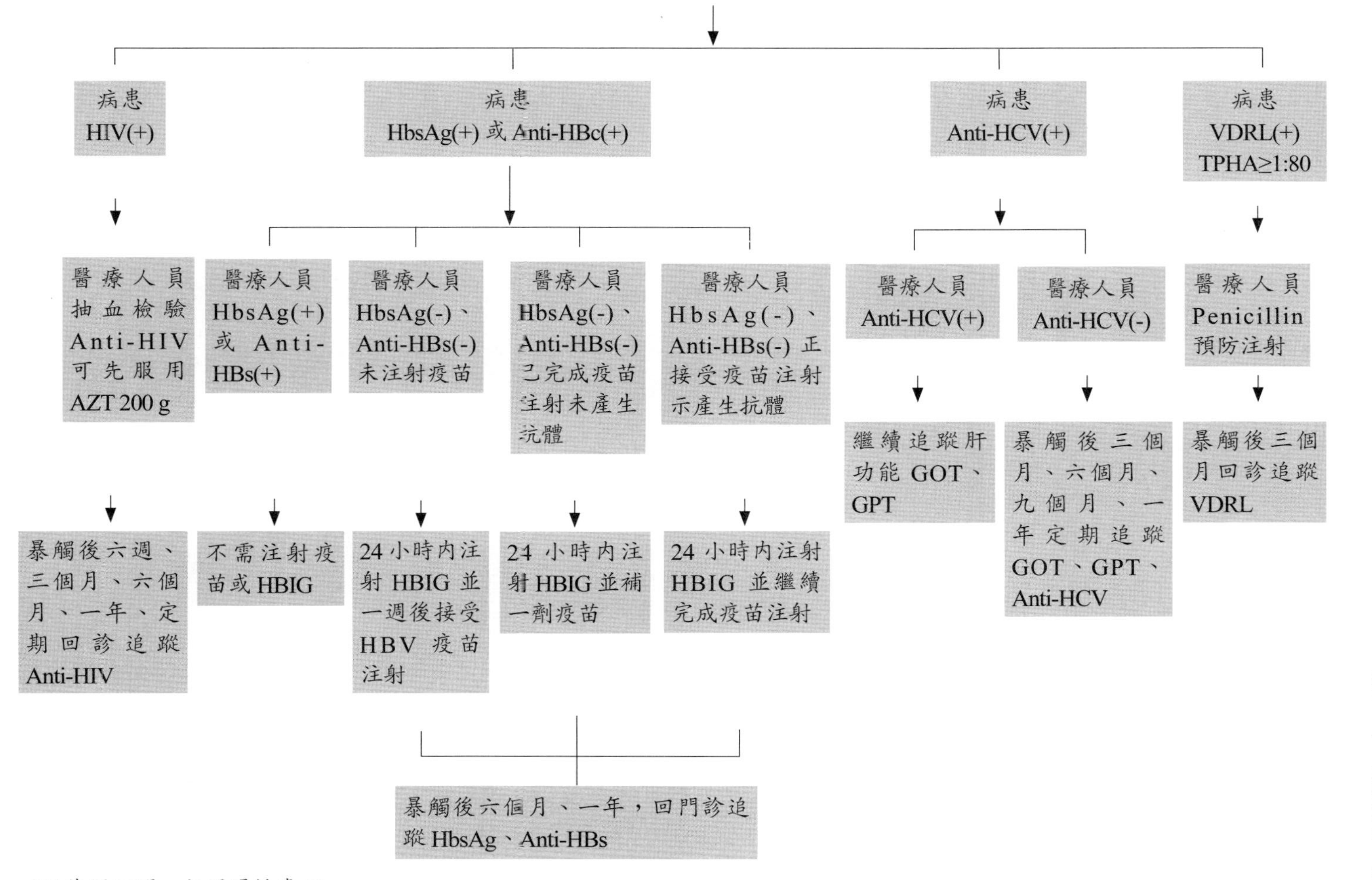

*汙染源不明，視同陽性處理。

圖 11-6　針扎和血液體暴觸後處理流程

新流感管制

急診室診治疑似流感病患標準

1. 步驟一：病人進入急診室（一旦臺灣地區發布流感之確定病例，所有病人就要先進入急診室外面的發燒篩檢站，在發燒篩檢站接受初步的診察）。
2. 步驟二：量體溫，幫病人戴上口罩，評估病人有無流感之條件：
   (1)臨床條件：具有急性發燒呼吸道疾病（Acute febrile respiratory illness），發燒超過攝氏 38°C，且其臨床症狀包括從輕微的類流感（Influenza-like illness）到較爲嚴重的肺炎（Pneumonia）。
   (2)流行病學條件，詢問口訣 TOCC：
   - Travel：最近是否去過 H1N1 流感流行地區？
   - Occupation：從事禽鳥飼養、屠宰、實驗職業？
   - Contact：是否接觸確定病例或極可能病例？
   - Colony：是否有部隊、學校群聚感染？

若(1)、(2)「皆」成立，病人即歸類爲疑似病例（Person under investigation），每一位疑似病例病人都要進行步驟三程序。

3. 步驟三
   (1)通報院內相關單位及通報衛生局。
   (2)採集檢體：在負壓或是通風良好處採檢，醫護人員須穿戴完整 PPE（隔離衣、手套、N95 口罩、髮帽、護目裝備），採集鼻咽或咽喉拭子檢體及血清檢體，塡寫檢體送驗單一併貼妥 Barcode，檢體一律使用二層塑膠袋封口；通知院內感控護理師，檢體送疾病管制署研檢中心昆陽辦公室一樓單一窗口，檢體需要冷藏輸送不可冷凍，並附檢體送驗單。從檢體送抵該窗口開始計算，六小時至兩天會有結果。

(3)評估疑似病例之病患需要住院，或是可以回家居家隔離等待檢驗結果。

- 經醫師診療評估認爲重症有住院必要者，通知疾病管制署，配合安排指定路徑，住進負壓隔離病房接受治療。
- 無住院的適應症，開立抗病毒藥物、配戴口罩並避免搭乘大衆運輸工具，回家進行居家隔離並等候檢驗結果，衛生局人員將至個案家中開立居家隔離通知書。
- 接種疫苗：預防流感最好的方法是接種流感疫苗，健康成年人施打流感疫苗，大約有 70～80% 之保護效果，對於六十五歲以上高危險性之老人，尤其有必要。
- 抗病毒藥物：克流感 Tamiflu 或樂瑞莎成人及十三歲或以上青少年的口服建議劑量爲 75 mg 膠囊，每天兩次，爲期五天。
- 一歲或以上兒童服用 Tamiflu ® 懸浮液的建議劑量見表 11-10。

表 11-10　1 歲或以上兒童懸浮液建議劑量

體重	建議劑量	為期五天
≦15 公斤	30 mg	每天兩次
>15～23 公斤	45 mg	每天兩次
>23～40 公斤	60 mg	每天兩次
>40 公斤	75 mg	每天兩次

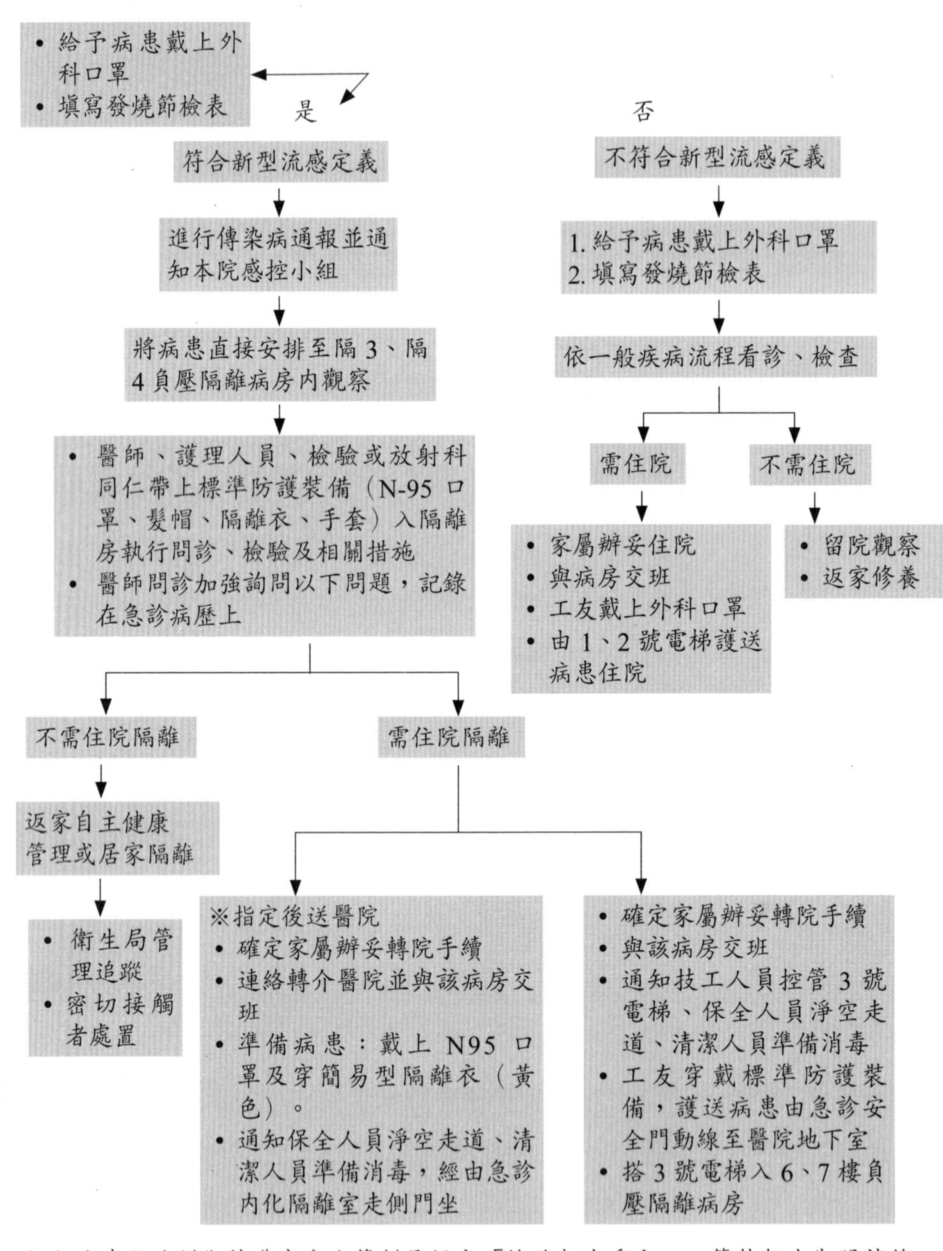

*疑似病患住院判斷請遵守疾病管制局規定「檢驗報告爲主」，等待報告期間請將病患留觀在單獨隔離室內。

圖 11-7　急診室診治疑似流感病患流程

表 11-11　新型流感檢體採檢注意事項

項目	新型流感	
檢體種類	咽喉拭子	血清
採檢目的	病毒分離 病毒檢測	抗體檢查
採檢時間	發病三日內	共須採檢二次： • 急性期：發病 1～5 日。 • 恢復期：第 14～20 病日間採取。
檢注意事項	棉棒採檢後須浸入保存液，保持潮濕	血清量約 3 mL
輸送檢體注意事項	冷藏輸送（不可冷凍）並附檢體送驗單	冷藏輸送（不可冷凍）並附檢體送驗單。
本局收檢體單位	昆陽辦公室單一窗口	昆陽辦公室單一窗口
備註		距第一次採血後 14 天，再進行第二次採血。

肺結核管制

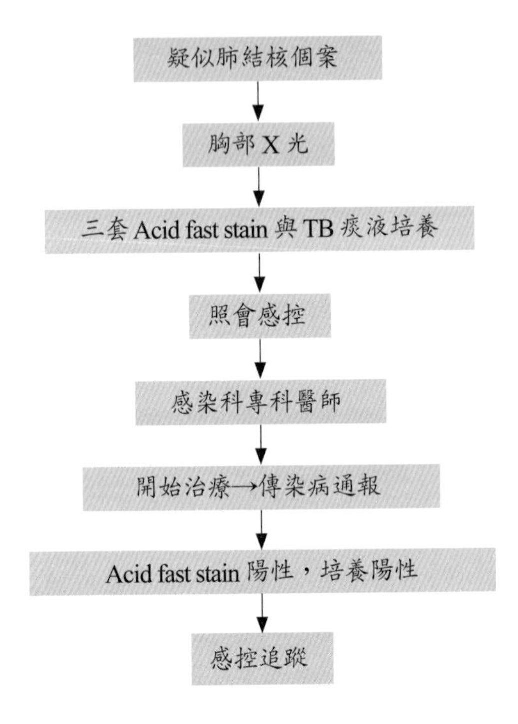

圖 11-8　肺結核管制流程

SARS、MERS 帶來的啓示

SARS 重創臺灣醫療體系，暴露出許多防疫問題與感控漏洞，因應即將到來層出不窮的新興傳染病，急診首當其衝，有必要重新檢討規劃，未雨綢繆，才能從容應戰，創造安全而效率的急診醫療。

SARS 期間發生的問題，驗證現今醫院設計缺失，超大型醫學中心病人密集住院，中央空調失策，造成院內感染之蔓延；醫院為了招攬更多商機，讓各種商店賣場進駐，以期人潮洶湧，門庭若市，病患與家屬混雜，也使醫護人員管控感染倍感吃力。SARS 之所以能長驅直入，重創臺灣醫界，實與醫院管理不當有關。

TOCC

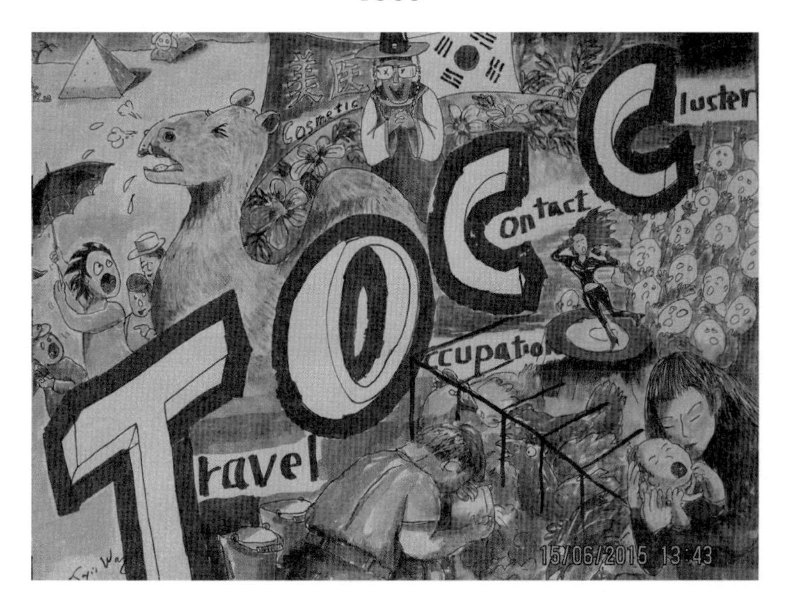

面臨層出不窮之新興傳染病，急診第一線醫護人員，應該如何因應？根據疾管署建言如下：

- 新進人員加強感控教育，疫苗注射，各單位定期感控考核，傳染病通報與追蹤回報，院內抗生素培養抗藥性報告，針扎事件處理和報告，提倡隨時洗手運動。
- 密切注意疾管署疫情報導，配合防疫政策，加強感染感控和通報，尤其要鼓勵醫護人員參與，勇敢面對（TOCC: Travel, Occupation, Contact, Cluster），加強其社會責任感。
- 醫院硬體環境必須重新檢討，通風至上；發燒篩檢站雖然內化，也得隨時重啓備用；院內盡量不附設家屬座椅，減少訪視人等；單向管控人潮動線，消除販賣部與其他和醫療不相干設置，讓醫療回歸專業，勸導民眾減少不必要的就醫行爲。
- 大型醫學中心的規劃過度集中於台北市是否恰當，各方意見紛紜，猶待檢討。醫師訓練要先從PGY1重整，以通識、社區醫學爲導向，不應太著重次專科。

第六節　文書作業

病歷書寫技巧

病歷書寫一向是醫院評鑑之要項，而今因應電子化，書寫病歷和電子病歷力求一致性，反而增加醫師負擔，等於病歷要寫兩次。如何言簡義賅，把握重點，加強打字輸入能力，實有所必要。

- 要點式確實書寫，比如避免寫車禍（Traffic accident），而是寫機車對汽車肇事（Motorcycle to car accident）。避免簡寫，以免讓人看不懂，也造成後來檢討和研究的困擾，事件發生之時、地、人、物，過去史和藥物過敏史也不可或缺。
- 盡量以英文書寫病歷，眞不能達意使用中文也無妨，急診病歷書寫後要求給病人解說、看過、簽名，如此定案。中文病歷爲時勢所趨，現在已經分階段實施中，華人世界終究要回歸到病歷中文化，應該勤練中文輸入，及早因應，並注意專有名詞之公定標準英翻中公布，以取得認知一致性，避免混淆。
- 身體檢查標示異常部分，其他例行檢查若無大礙快速帶過。
- 當護士在進行檢傷和生命徵象測量時，就已經是診療之始；要先傾聽醫師接手做更進一步診療，找出問題，尋求解決，問過的問題除非必要，盡量不要重複。
- 初步臆測（First impression）與最後診斷（Final diagnosis），不盡相同，要在病歷中呈現思考過程，找出誤導思考方向的關鍵，以便日後回顧，追本溯源，不致於毫無頭緒。
- 效法基礎醫學研究學者寫科學論文的構思方式，運用於急診病歷紀錄，成為以病人為中心考量的診療紀錄，這就是所謂的問題導向型診療紀錄（Problem-oriented Medical Record, POMR）。列出問題，按照病情輕、重、緩、急，擬定處置順序，其特徵在於：團隊合作、問題導向、解決問題、監督考核。而後追蹤後續變化直到問題解決，是為病情進展紀錄。

- 病情進展紀錄（Progression note），根據病人的每個問題，以 SOAP 方式來記錄。S：Subjective data，病人主觀陳述資料。O：Objective data，醫護人員檢查發現。A：Assessment，分析與判斷。P：Plan，擬定治療方針和計畫。
- 開立抗生素、電腦斷層和胃鏡檢查時常常被要求要詳加描述理由，免得被健保刻刪，可以把主訴和病史整個拷貝後貼上去，再增補相關資料，增強處置的合理性和必要性。
- 在病歷上盡量以條例式書寫，表現思考過程，有助於釐清問題，也有助於其他人將來查閱病歷時，體會作者之想法和做法。
- 急診處置有時遇到緊急狀況，不能讓醫護人員有時間書寫，可以先以口頭醫囑通知執行，再以電腦醫囑列印出檢驗單，最後才以書寫病歷方式補寫完成所有處置紀錄，病人轉歸之前，要再瀏覽病歷，補足闕漏不足之處。病人留置觀察室，就要視同住院，定時查詢、檢測病情變化，書寫病情進展紀錄，依照 POMR 要領，逐一以 SOAP 解決病人主訴和表現的問題，直到離院為止。

檢傷級數：□Ⅰ□Ⅱ□Ⅲ□Ⅳ　　　　病歷號碼：
科　　別：□內□外□兒□其他　　　　姓名：　　　性別：
非預期□24□48□72小時重返　　　　年齡：　　　床號：

T.P.R: BP: mmhg SpO2: % BW: Kg			Date: 年 月 日時間:
入院狀況			
過去病史	□無 □高血壓 □糖尿病 □心臟病 □消化性潰瘍 □腎臟病 □肝炎 □肝硬化 □肺部疾病 □氣喘 □G6PD缺乏 □中風 ＿＿側無力 □癌症＿＿＿＿ □其他＿＿＿＿		
過敏史	藥物□無 □有 □不清楚	手術	□無□有＿＿＿＿
	食物□無 □有 □不清楚	血型	自訴＿＿＿型 □不詳
家族史	□無□不詳 □高血壓 □糖尿病 □心臟病 □癌症 □其他		
產科史	LMP: EDC: 懷孕:□是 □否 □不確定		
護送人員	□自行 □親友 □119 □警員 □一般救護車 □車禍對方 □護理之家 □其他		
入院方式	□步行 □輪椅 □推床 □抱入 □揹入 □門診轉入 □他院轉入 □其他		

主訴：

現在病史

過去病史
Allergies:
Medication:
Past History:
Last meal:
Event before accident:

第　　頁　　MR0601

圖 11-9　急診病歷

Physical Examination:

	Positive findimgs	*Major Trauma Alert*
General condition		☐ *Airway obstruction* ☐ *C sping control*
Mentality		☐A☐V☐P☐U
Head conjunctiva sclera pupils/LR ENT		☐ *Depression Fx* ☐ *Trachea deviation* ☐ *Subcu emphysema* ☐ *Nose* ☐*Ear drum* ☐ *Oral bleeding*
Neck		☐ *JVE*
Chest & lungs		☐ *Unequal B.S* ☐ *Open Pneumo* ☐ *Flail chest*
Heart		☐ *Dangerous Zone w'd*
Abdomen		☐ *Open wound* ☐ *Gut exposure* ☐ *Ascites* ☐ *Silent B.S*
Back & spine		☐ *Spinal tenderness*
Extremities		☐ *Pulsation x 4*
Exogenitalia		☐ *High riding prostate*
Digital exam.		☐ *Anal tone* ☐ *Blood*
Ataxia Barbinski sign Cranial n. Diplopia EOM F-N-F Hearing Motor Sensory DTR		***Primary survev:*** *Airway obstruchtion* *Massive hemo-pneumo* *Fiail chest-Open pneumo* *Cardiac tamponade* ***Secondary survev:*** *Aorta, Bronchus, Cardiac, Daphragm, Esophagus, Hemo-thorax, Phneumo-thorax*

X-ray findings:

Chest(PA & lateral)

☐***no obvious finding***

EKG:

KUB

☐***no obvious finding***

Sono:

CT:

☐***no obvious finding***

初 步 診 斷 ：

____

____

____

醫 師 簽 章

圖 11-10　英文病歷

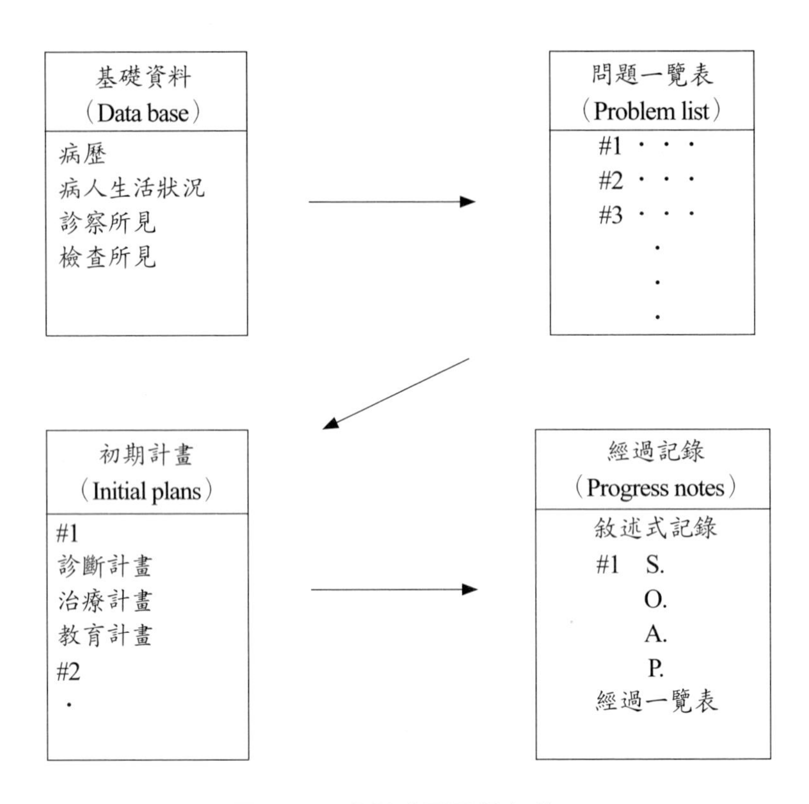

圖 11-11 急診病歷記錄方式

診斷書

急診常常需要開立各種診斷書，過去常常很官僚地給病人橫加很多限制，例如深夜和週末不能蓋關防大印、非原先看診醫師不得開立診斷書、開立診斷書要身分證等；近來便民至上，已有大幅改善。其法源依據爲醫療法第 76 條：醫院、診所如無法令規定之理由，對其診治之病人，不得拒絕開給出生證明、診斷書、死亡證明書或死產證明書。開給各項診斷書時，應力求愼重，尤其是有關死亡之原因。前項診斷書如係病人爲申請保險理賠之用者，應以中文記載，所記病名如與保險契約病名不一致，另以加註方式爲之。醫院及診所對於非病死或可疑爲非病死，應報請檢察機關司法相驗。

話說回來，若是病歷書寫不清楚，傷口記錄不全，病人到門診要求開立診斷書，但門診醫師看不懂，可能別人想要代勞也很難辦到，這又回歸到要好好書寫病歷，利己利人，視為急診醫學訓練之基本動作。醫療法施行細則第 53 條第 2 項規定，醫院、診所對於就診或轉診途中死亡者，應參考原診治醫院、診所之病歷記載內容，於檢驗屍體後，掣給死亡證明書。違者將依醫療法第 102 條規定，處新臺幣一萬元以上五萬元以下罰鍰，並令限期改善，屆期未改善者，按次連續處罰。各種證明書，說明如下：

- 就醫證明：一般請假用。
- 甲種診斷書（甲診）：驗傷訴訟用，須繪圖度量大小，仔細描述傷勢。
- 乙種診斷書（乙診）：申請保險理賠，請假，轉院時使用。
- 死亡診斷書（死診）：在醫院住院不治死亡者開立死診，到院前死亡（Out hospital cardiac arrest, OHCA）、外傷致死或任何有他殺嫌疑者需司法相驗，請檢察官配合法醫開立死診。臨終留一口氣送回家者，由醫師先行開立乙診；出院回家，家屬確定斷氣後，再請當地鄰里長配合衛生所醫師以行政相驗開立死診。
- 其他：出生證明、殘障鑑定、身心障礙評量等並非急診業務，可以轉診給原先專科主治醫師處理，不必勉強代勞。

書寫重點說明如下：

1. 診斷名、醫囑、簽名、日期、職章與醫師證書字號。
2. 甲種診斷書之診斷必須明確描述傷口大小、形狀和深度，讓法院能夠一目了然，否則讓法官看不懂，發出出庭作證傳票，還得跑法院作證說明，徒增麻煩。
3. 診斷要求明確而精準，比如避免寫「腦中風」，而是寫成「腦出血」或是「腦栓塞」；避免只寫「車禍」，而是寫出「自述機車對汽車車禍」，或是「自述腳踏車自跌」等；更精確說明病因，可以避免混淆。

4. 死亡診斷書盡量避免寫心肺衰竭、腦死等死亡過程，而是應該記錄更明確的病因，前後有因果相關，比如肺癌病人因併發肺炎而後導致敗血症死亡者，可以寫成敗血症——肺炎——肺癌，最後再補上其他相關疾病如糖尿病、腦出血等。
5. 乙種診斷書常遇到問題
   - 病人要求寫出病因，比如因公受傷，被某人毆打或是被傳染之類，應該告知醫師並非現場目擊者，很難照辦，但是可以取得雙方妥協，寫成「病人自述公出遭遇事故……」，寫好讓病人過目，雙方取得認同後印出發給。
   - 病人要求醫囑建議休息日數來請假，准假與否並非醫師職權，應由病人之單位主管決定，此點要和病人溝通。若是病人執意，可以寫成疾病恢復估計日數，如感冒約一週，傷口拆線約一週，而骨折復原則大約 6～8 週等估計復原日數。
   - 來院時間和出院時間，可以依照急診病歷來院紀錄補上。
   - 代替其他主治醫師開立診斷書，應先知會原主治醫師，以示尊重，並請示書寫時應注意要點。
   - 有關重大傷病或是巴氏量表等傷殘證明，有待職業醫學科、精神科、復健科等原次專科醫師認定，非急診職權，不必強求。

刻刪申覆

全民健保下，除了病人之部分負擔外，醫療營收主要來自於健保給付，而健保署財政日益窘困，刻刪頻繁；病人在健保下就醫便宜又便利，醫療濫用無法根絕，此乃人性使然。醫師在各方勢力角逐和壓迫下，頓成弱勢，本業經營益發困難，於是轉攻管理、法律，甚至另謀財路者有之。

醫療院所針對健保刻刪，成立因應小組，參酌各科意見，找出健保署刻刪指標和模式，追蹤動態變化，提供醫師參考，避免刻刪，建議如下：

- 各種檢查之適應症要書寫完備，特別是高額檢查如電腦斷層，核磁共振等項目，要詳細舉出非做該項檢查不可的理由。
- 盡量避免套餐式醫囑，很容易被挑出毛病。
- 隨時注意健保署政策之轉變和加強稽核方向，提供醫師參考。
- 加入健保署參加病歷稽核工作。
- 書寫申覆要根據實證醫學來捍衛用藥與檢查之必要性，附上論文出處比較有說服力。
- 持續對刻刪案件持續進行申覆，不放棄。醫師大多工作繁忙，沒有耐心與政府單位周旋，往往吃悶虧做白工，有賴文書人員鍥而不捨的精神和耐性，持續申覆到底，據理力爭不已，堅持到底，總有收穫。

第七節　國際緊急醫療救援與轉送

隨著國際交流頻繁，出國旅行、探親和洽公成爲常態，旅客在海外遭受傷害或是罹患疾病時，可以透過國際性的救援公司連絡安排，將會委託急診醫師出馬協助，提供迅速、安全而便利的海外救援轉送服務。

救援公司分布世界各大城市，擁有聯絡、協調、諮詢人力，隨時待命接受委派，而急診醫師也常接受委任，成爲其短期任務之派遣人力。必須擁有急診專業醫師訓練、熟悉各種急重症和併發症之處理、外文能力、溝通能力、有效簽證護照、相當體力、克服時差能力，才能在有限時間內，圓滿達成任務。

以離島空中醫療轉送（Aeromedical evacuation）而言，常見病患爲男性（67%），六十歲以上，常見急重症爲頭部外傷（18.1%），敗血症

（10.2%），腦中風（10.2%），心血管疾病（9.0%）為主。

醫療轉送（Medical evacuation）和諮詢，也是在醫院體系以外的行醫方式，透過保險公司和信用卡公司結合起來的醫療服務網，經由承接此一任務的醫療轉送公司之安排，派遣急診專科醫師出勤探訪、評估、接送回國。為了確保旅遊安全，出門前應先了解當地感染和治安等問題，也就是要有「健康第一，安全至上」的危機意識，危邦不入、亂邦不居，才不致遭池魚之殃。一旦出事，須先與我國駐外單位聯絡求援，再尋求醫療轉送公司之協助，以事先投保的旅遊平安險與信用卡之保障，得到最安全最完備的救援。

除了野戰醫院的訓練外，救護車出勤的訓練，也是一位醫師、尤其是急診醫師生涯教育中不可或缺的一項。現行之雙軌救護，就是由醫院派出醫護人員至現場先行搶救，再護送轉回醫院繼續治療，可以增進救災的效率。然而救護車出勤非常危險、辛苦、緊張，實需要年輕又有熱忱的人才投入，另一方面出勤工作也很刺激、有趣，眞正能救人於難而很有成就感。

處置

(1)通報。(2)緊急醫療評估和建議，作最壞打算和最好準備。(3)醫療轉送決策。(4)轉送工具包括救護車、直升機、火車、船艦、飛機。(5)醫療物資、緊急措施、藥品、器械、病歷。(6)救援團隊包括醫師、護士、司機、嚮導。(7)出發前要沙盤推演，模擬實況來化解種種可能危機，才不至於遇事便手忙腳亂。(8)保持密切聯絡，確保通訊暢通。

飛行安全

1. 物理因素包括氣壓、噪音、震動、亂流、冷熱、速度。
   - 氣壓異常因素在中耳疾病、潛水夫病、氣胸、穿刺傷、石膏固定病人會有影響。

- 上飛機前石膏可以事先鋸開，氣胸胸管夾住來防止意外，其他若有體內氣體殘留導致意外之疑慮，可以延後一週轉送。
- 振動造成心肺功能惡化與暈機效應，必須事先加強固定，減少震動，登機前服用暈機藥物。

2. 感染防範：特別是空氣感染如肺結核須注意確認有無，和航空空司簽具保證安全切結書。
3. 生理因素包括缺氧、缺水、時差、睡眠不足。
   - 需要注意缺氧狀況為心肺疾病（COPD、asthma、AMI、angina）、貧血（Hb < 8）和神經疾病（腦中風、癲癇發作）都須審慎評估危險性，提出因應方案。
   - 機艙內空調乾燥造成病人缺水，應該補充水分，防止尿量減少與分泌物變得濃稠。
4. 其他疾病包括精神病、孕婦、小兒、肥胖等特殊情況，都須小心評估與擬定對策。

轉院規範

過去各醫院間轉院，雖無明文規定，秉持互相尊重的精神，自有默契，也就是轉院前先問床，雙方急診交班，而以病人安全為最高原則。後來發生人球案，震驚全國，也讓衛生主管體認到，徒善不足以為政，徒法不足以自行，很多急診醫護人員缺乏認知與應變能力，胡亂轉院，也有胡亂投訴衛生局來修理轉診醫院的行為，衛生局只知裁罰，搞得急診苦不堪言，所以擬定轉院規範，設置電腦網站記錄轉診流程並監督急診醫護人員確實奉行，以防不法、逾矩行為。

旅遊安全

根據政府公布的旅遊危險地區和流行性感染地區，應盡量避免前往，免得自找麻煩。若不幸非去不可，可以參考疾病管制署之建議，事先施打疫苗保護。比如到東南亞要注意瘧疾、恙蟲病、霍亂、痢疾和治安等問題，出發前服用奎寧、四環素，禁食當地生冷食品。

旅遊最好還是到一些先進自由國家比較好。出門在外除了謹言愼行之外，調整時差財不露白、結伴同行也有必要，以免淪爲盜匪覬覦之目標。

第八節　急診醫師生涯規劃

急診醫師比較理想的訓練方式是在醫學中心受訓，中小型醫院資源有限，特別是以營利導向的私人醫院，並不適合教學。健保下醫療原本是社會資產、非營利事業，最好是進入名門正派的醫學中心，接受各次專科洗禮，雖然待遇比較低、工作比較辛苦，但是訓練正統而完整，有名師指點也比較容易通過專科考試。在取得急診專科醫師後，再視當時情況留任、深造，或是轉任。

急診醫師工作繁忙而辛苦，工時長又要值夜班，且要承受比別科更高的感染和醫療糾紛風險，雖然自民國 83 年以來已有急診專科醫師制度，但其專業地位並未提升，所承受的壓力仍然很大。急診此行終不久長，長年辛苦打拚若不知調整，恐有過勞死之虞。如果不能轉型或提升，就得及早轉出。

急診醫師很難從一而終做到退休，然而和其他科比較起來，升遷機會較大而且待遇較高，可以不受病人人數、醫師經驗和名望限制，所以應趁年輕完成訓練，通過急診三大考驗：夜班、大量病患、暴力，而休息、運動和營養不可或缺，盡量保持體力和精神穩定，調整心態，適應環境變遷，等待時機轉進。

本書的宗旨，在於教導急診年輕一輩的醫護人員，讓他們能夠及早獲得急診醫學之專業能力，可以自由自在行醫，放諸四海皆能適應良好。但是，醫療本是團隊的工作，一人獨當一面風險太高，急診醫護人員也要順應時代潮流，學習團隊合作和同仁相處能力，尤其是在研究發展方面，如果要在醫學界揚眉吐氣，造成影響力，建立人才濟濟的團隊是不可或缺的。

急診三大考驗

夜班、暴力和大量傷患，視爲急診醫護人員之三大考驗，也是很多人受不了這樣的壓力而離開急診的理由。但是，對於急診現職人員，以及有心加入急診醫學這一行的醫護人員來說，學會適應和面對，克服夜班、暴力和大量傷患這三大挑戰，才是刻不容緩的課題，也因如此，才能彰顯出急診醫師之本事。

由於這三大考驗之切身關係，急診醫學會也曾經多次舉辦座談會和研討會，提出許多建言，以下僅就急診前輩之建議、本人之體驗，以及相關資料整理與有心者共享。

夜班

大自然春去秋來、花開花落、自有定時，鳥兒、蟲兒，甚至潮漲汐落、都有定則，人體內也有一個生物時鐘，告訴我們何時該吃、何時該睡。只是隨著科技的進步，藥物的研發，人類可以不聽從身體的指令上床睡覺，電燈的發明可以把黑夜變成白天，冷暖氣可以改變季節氣溫，人生苦短，行樂要及時，古人也思秉燭夜遊。

然而睡眠時差與健康之間有密切關係，根據研究，睡眠不定時行業的人，例如常輪班的工廠作業人員、空姐、機師、護士，比較容易得癌症，甚至過勞死。此外，根據患者的日常作息來給藥的話，可以增進癌症的治療效益，其實傳統中醫也早就了解藥物劑量與給藥時機密不可分。

夜班是急診科不可避免之惡，人類原本是日出而作、日落而息的農業社會，進化到了今天這樣工業化的社會，估計所有工業化的現代國家，有 1/4 的勞動人口必須輪值夜班。值夜班帶來時差之調適困難，在於生理上一心想要恢復常態，但是急診工作環境不能盡如人願，夜班若是不能得免，則要想辦法調適。

適應方法為每個月夜班若能集中幾天上完，而不要參差不齊，或是急診成員協定，輪流該月固定上夜班，上完夜班就會回家休息，不必再出席日間會議或活動，不規律中創造規律作息，凡此種種，皆有助於改善夜班帶來之困擾。

睡眠的訓練是有必要的，特別是常常要通宵而長時間工作者，應該訓練自己隨時抽空就能入睡補眠，這需要訓練心志，放鬆自己，排除雜念，強迫自己立刻睡著，可以參加禪修課程訓練，以意志力控制呼吸、思考，忘掉身體的痠痛和凡俗牽累。據說禪修大師甚至可以訓練到控制心跳，打坐幾十個小時，由於身心得以放鬆，可以在短時間內獲得最有效率的休息和體力恢復（圖 11-12），在參加一些乏味而冗長的例會，立即沉睡的訓練正好派上用場。

急診工作繁忙而緊張，加上長時間值班與通宵達旦，常常造成自主神經失調，需要有效率的休息來恢復，禪修、運動、補充維他命，甚至藉由宗教信仰支撐，只要是能安頓身心的方法都可以接受，盡量避免使用藥物，除了後遺症和養成依賴之考量外，其實真正有效而安全的藥物，還是自己身體的自然恢復能力。

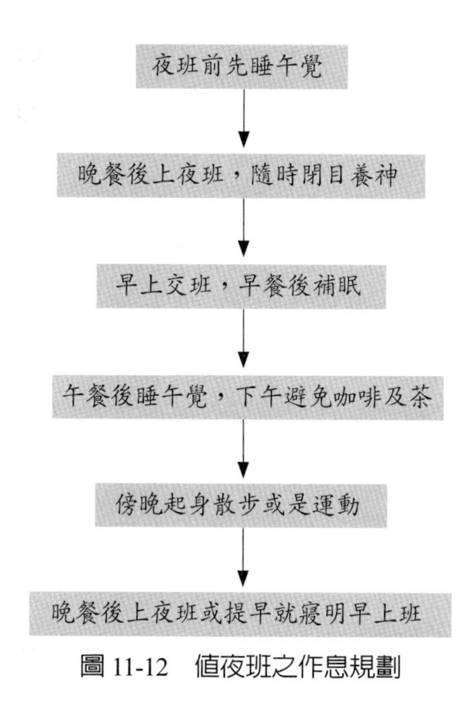

圖 11-12　值夜班之作息規劃

待年長後逐漸退居二線，從事行政、教學和研究工作，但是大醫院升遷競爭激烈，常常難免派系鬥爭與政治傾軋，壓力很大，所以有過勞死之虞，很不值得。若真是不能適應這樣的環境，只有轉到中小醫院，乃至於個人開業之準備，拿得起放得下，也是柳暗花明又一村。

- 補充維他命 B 與 C 以抗壓與穩定神經。
- 避免攝食垃圾食品，以免發胖，應進食蔬菜、水果、優酪乳，確保體內環保，排除宿便。
- 睡眠訓練：定錨式睡眠，禪定睡眠，避免使用藥物，以腹式呼吸學習放鬆，室內關燈保持黑暗與安靜以利入睡。
- 上夜班時若凌晨三點或下午兩點左右可以小睡一下，精神差很大，若規定不能小憩者，有空就起來走走，活動活動，避免失神，妨礙臨床判斷。深夜造訪急診之病患，除非藥物成癮或精神病患，較少是無病呻吟者，和白天的急診病人不同，而且夜間醫院支援人力不足，很容易輕忽而發生醫療疏失，必須謹慎小心，仔細推敲，徹底找出病因所在，及早安排檢查和治療。

- 以適度運動、晒太陽、散步克服時差，每天三十分鐘日照以訓練大腦分辨日夜時差。
- 最終目的在於脫離夜班，因為夜班終究不符健康原則，連續夜班以三晚為限。
- 若是不上夜班則提早入睡，第二天恢復常態生活。
- 順向式排班（白→小夜→大夜）較合乎生理節奏。

大量病患

造成大量病患產生的原因，在於短時間內發生天災人禍，例如地震、海嘯、火山爆發、墜機、火災、食物中毒、快速傳染病以及人為的恐怖活動，一時之間，許多人同時受害至當地醫療機關，導致急診人力和資源無法應付的程度。

另一方面，由於醫政規劃失當，中小型醫院萎縮，乃至於倒閉，以致病人集中於醫學中心，灌爆急診甚至癱瘓急診。在醫學中心的急診，其實每天都在上演大量病人之壅塞戲碼，對急診醫師，也是一種災難。制度導引行為，必然要靠合理的制度規劃來疏解醫學中心之人潮，讓所有醫院包括診所、地區醫院、區域醫院和醫學中心各盡其職，職有其專司，才是正道。

長時間緊繃著值班，面臨大量病患，在在給予急診醫護人員很大的壓力。而今進入健保時代，各院紛紛裁減人力，增加工作量，縮減薪資，對於急診同仁而言，更是如同雪上加霜，造成厭戰畏戰心理，也因此增加誤診及投訴的可能。難怪急診醫護人員經常性的演出集體離職，流動率高。醫護人員也是人，正常人實在很難長期面對這樣的壓力，若是急診管理不能創造安全與效率的職場環境，急診醫護人員要識時務，知進退。

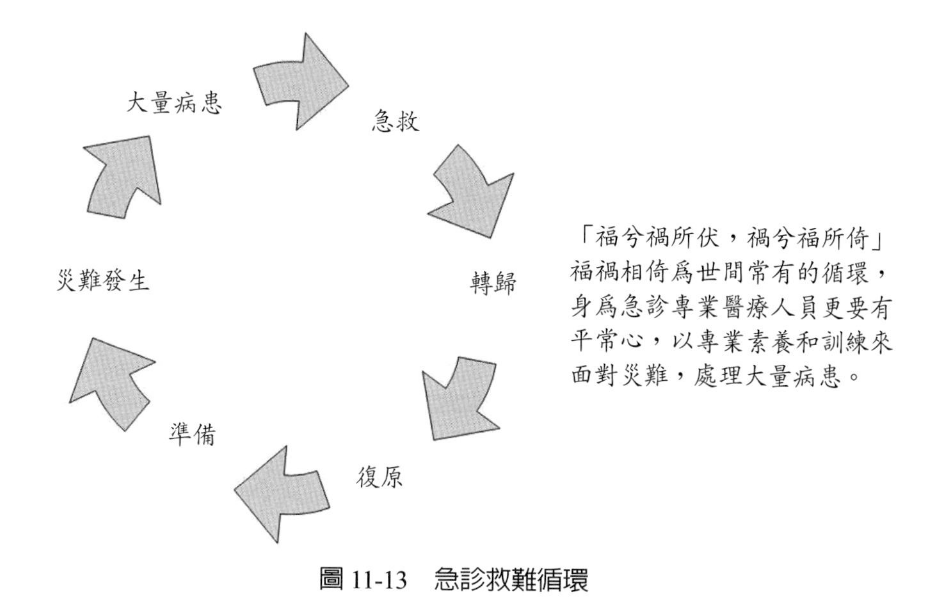

圖 11-13　急診救難循環

研究急診擁塞問題，可以從幾個指標來判斷，包括等待時間、等待人數和等待空間。等待時間包括檢傷至看診時間、看診時間、處置時間、簽床至入院，以及滯留急診時間；等待人數包括退掛人數、醫師每小時看診人數、病人與醫師人數比例和轉診人數；在空間方面包括急診空間、觀察室、隔離室和診療動線設計。

要解決大量病人之急診壅塞問題，應該從三方面著手，包括急診入口、急診本身和急診出口，也就是從緊急急診醫療之體制、急診分級制度、檢傷制度訓練來解決急診入口人潮；從急診空間設計、看診動線、急診管理、急診醫師診療技巧著手改善急診本身問題；由照會、加護病房、開刀房與病房調控，以及轉院機制來改善急診出口問題；最後再透過社會教育來開導民眾，改變就醫習慣和就醫觀念偏差等多方面來努力。

一、首先就急診醫師本身，如何面對大量病患，在看診技巧方面需要相當訓練如下：

- 判定標準：當病人暴增，超過急診資源可以處理程度時，一般訂爲該院床數之 5%，由急診醫師啓動大量病患通報，向全院廣播求援，號召醫護人員集結急診參戰。
- 如何一次看十個病人？的確是有技巧的，善用資源轉移人潮，分派病人各自作檢查，抽血、驗尿、照 X 光、心電圖，各自帶開以分散人潮。不需在一個病人身上花太多時間，不必一次做到完，而是採取跳躍式處理法讓所有病人雨露均霑，讓每個病人同時多少都有處理到。
- 先行照會次專科下來幫忙，不必等所有檢查都完備。
- 通知照會社工來安撫病人解決病人的非醫療性問題。
- 醫師接管檢傷，明辨輕、重、緩、急，把輕症病人轉給門診分擔，通知消防隊本院狀況，疏散病人至附近醫院。
- 每位病人發給號碼牌，口頭醫囑先行，電腦開單，護士據醫囑執行，最後空閒時再補寫書面病歷。
- 費時耗力之縫合，和打石膏固定等操作，需要平時熟練操作之專科訓練，或是權宜轉給開刀房或照會骨科接手。
- 檢傷之後再檢傷，隨著病人處理與病情變化，再次檢傷剔除穩定與輕症，集中心力在急重症病人身上；把握重點，病情雷同、檢傷同級的輕症病人，可以一次同時處理，快速結案。
- 號召家屬、警衛、志工，所有可用的閒置人力大家一起來幫忙，團隊精神之發揮要看平時的訓練和默契培養。
- 銜枚應戰，不可發怒，處理大量病患，正是考驗急診醫師專業的時刻，其中包括意志、耐性、體力、技術和天賦，不能亂軍突圍，克敵致勝，就會被淘汰被擊潰，從急診職場敗下陣來。不可回嘴，以免引來更多責難，惹來更多麻煩，讓公關人員來應付記者，照會社工和志工來安撫家屬，保全來排除騷擾者。

二、在急診管理方面，擬定大量病患應變對策如下：

1. 接獲大量傷患通報，轉急診部護理站：
   - 護理站記錄災難地點、狀況、人數。
   - 報告急診醫師、護理長。
2. 依序通知：
   - 啓動大量傷患處置，廣播（999）全院醫療人員待命支援。
   - 急診醫師及院長。
   - 內、外科醫師、護理部派員待命支援。
   - 調度室救護車待命。
   - 視狀況需要動員全院相關單位人員，包括志工與社服人員待命支援。
   - 視狀況需要呼叫院外急診部醫療人員回院待命支援。
3. 護理長負責依序執行：
   - 啓動大量傷患器材，備血、靜脈點滴、醫材與藥物、識別背心和臂章。
   - 騰空急救區，安置留觀病人到急診留觀區。
4. 成立救護指揮中心，在場最高主管擔任指揮官：
   - 編組：醫師一名，護理人員一名、外科助理人員一名。
   - 查明是否需要派出救護小組到災變現場。
   - 對隨後支援的醫護人員繼續編組待命。並視狀況需要調度動員或召回院外員工支援。
   - 通知病房與加護病房並要求人員待命。
5. 設立急救治療區：
   - 檢傷站：設立於急診大門警衛室前，派發傷票戴於左手。

- 急救區：急診室。
- 重症留觀區：急診留觀床。
- 輕傷留觀區讓資淺醫護人員處理即可。

6. 回報衛生局急救情形並上網通報。

三、在緊急醫療體制方面，根據衛福部以及急診醫學會建議如下：

- 到院前檢傷分流，訓練現場 EMT 做初步檢傷，讓救護車把病人送到最適合醫院急診來急救。
- 急救責任醫院分級，依據各院急診能力，分成一般、中度、重度三個層級。各層級醫院分司不同檢傷層級之病人，另外設立特殊單位包括外傷中心、心血管中心、中風中心、周產期照護中心、兒科重症照護中心等一級單位，來因應特殊族群和傷病。
- 醫院管理全面電子化，縮短處理文書時間，資訊公開，讓全國各院床位透明化，避免人球慘案重演。
- 區域策略聯盟，建立社區醫療網，貫徹轉診制度。
- 增加論質計酬方式，根據處置內容和品質計價，擺脫論件計酬、按量計價之困境。
- 強化慢性病個案管理模式，減少因急性發作轉送急診機會。

最後，要透過媒體與通識教育，向社會大眾宣導，急診是處理緊急重大疾病之所在，最好是備而不用，不是用來拚業績的便利超商，大家要有共識，才能正常經營，沒事盡量不要上急診，讓大家學習有效率又安全的就醫策略，若無家庭醫師強烈建議和推薦，盡量不要到醫學中心就醫，能夠行走就不必叫救護車，遵從EMT的專業判斷，到適當醫院就醫即可。

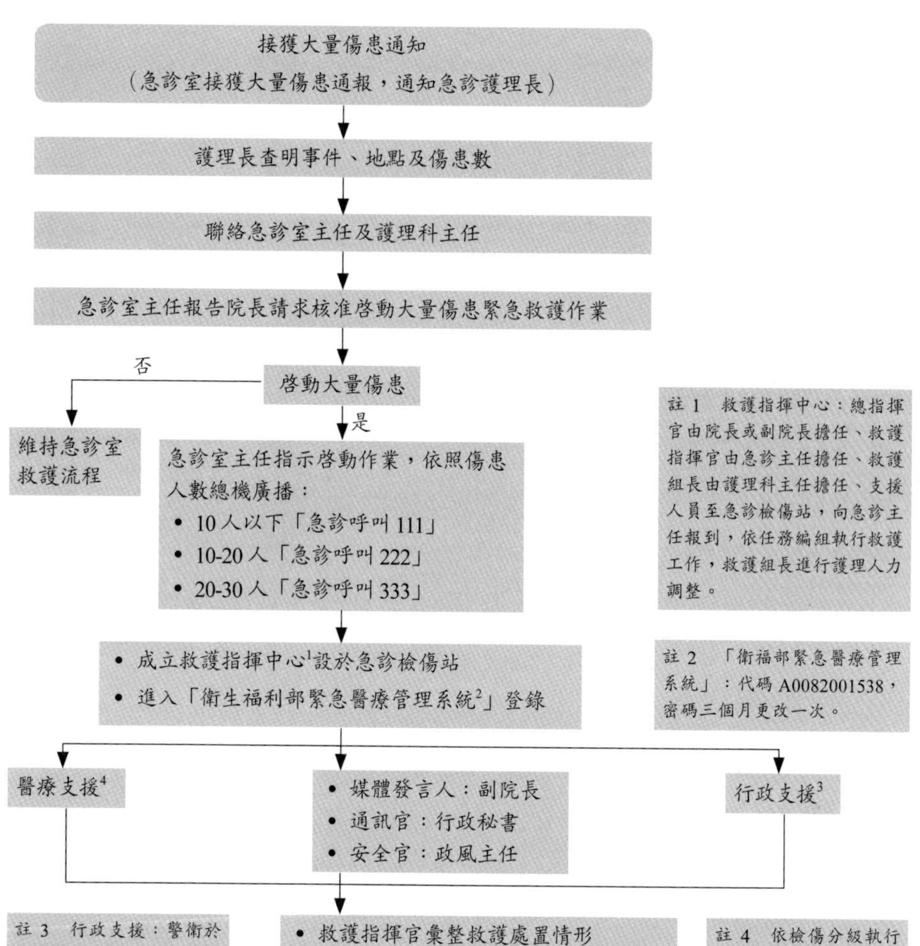

註3　行政支援：警衛於急診門口指揮交通、掛號室加批掛人員於急診支援、衛材庫房提供大量傷患衛材補充、人事調派，傳送人員加派人力協助急診作業、社工人員於急診協助安撫病人及家屬、司機及救護車於急診待命，協助救護支援及病患轉送、總務室負責照相蒐集資料，傷患資料書面整理、營養室提供相關工作人員膳食、會計於解除大量傷患後統計相關財務支出及未來需要採購之設備、物料推估。

總指揮官宣布解除大量傷患作業

1. 文書組彙整傷患動向備查、統計傷患人數：
   - 依輕中重分類總計
   - 傳眞災害報告資料
   - 統計動員人數
   - 上述資料由急診護理長登錄「衛生福利部緊急醫療管理系統」
2. 衛材庫房盤點衛材，藥庫盤點藥品之消耗
3. 總指揮召集各科主任進行檢討

註4　依檢傷分級執行緊急醫療救護：
檢傷區—急診檢傷站，重傷區—急診急救室，中傷區—急診8-10床留觀區、急診內科留觀區，輕傷區—急診1-7床留觀區，藥庫提供救災藥品，放射、藥局、檢驗加派人力協助急診作業，處置後留觀區—門診大廳候診區、A棟一樓大廳、往生室B1。

圖11-14　大量傷患緊急應變救護作業

急診暴力

暴力包括言語恐嚇和暴力行爲，廣義定義還包括性暗示、性騷擾以及偏執狂式的跟蹤行爲。易滋生暴力之狀況爲夜班，藉酒裝瘋，緊急狀況，與病人接觸時，除了精神病外，發怒必有其因，是以有徵兆可循。

由於急診暴力對於急診醫護人員安全威脅以及心理影響很大，所以急診醫學會也針對急診暴力這個議題召開多次研討會，大家交換意見，由調查報告可知，曾受暴力攻擊者占 37%，而遭受威脅者占 79%，而以非醫學中心較多（43% vs. 25%），威脅方式則以言語威嚇居多（76%），主要禍首來自於病患和家屬。暴力犯常爲男性、二十幾歲、低社會階層、無業、居無定所、酗酒嗑藥者；至於受害者以女性、資淺醫護人員居多。

加強急診安全之要求，是急診同仁共同的期望，其重點在於：

1. 加強急診保全與警衛裝備，裝設監視錄影，規定駐衛警主動介入制止喧譁病患。
2. 與警方保持聯絡熱線，對於暴力傷害病患先報警，以防後續暴力發生
3. 訓練醫護人員察言觀色，及時查覺潛在危險分子，隨機應變，並且加強自衛能力以及設置逃生管道。
4. 喧譁鼓譟病患、酒醉、流氓、民代、暴力受害者，皆屬檢傷一級，立即處理。
5. 病患與醫護人員避免獨處一室，家屬協商盡量於院外進行。
6. 至於急診環境動線是否改採開放或封閉式，則沒有絕對之關係。
7. 防患未然，展現急診安全人力和裝備，不容歹徒有可乘之機。

根據問卷結果調查，以上七點，雖然醫護同仁界皆對第一點抱持最大期待（56%），但卻認爲第三點最實用（35%），苟全性命於急診亂世，唯有自求多福爲要。

急診原本是非之地，要常保持警覺，趨吉避凶，以免遭池魚之殃，在硬體設計上要保留後門，不容醫護人員被逼入死角毫無退路而受害。而今醫院爲了節約成本，大多將醫院安全外包給保全公司處理，良莠不齊，難以信賴，尤其以私人醫院問題叢生，在這樣危險的職場環境上班，必須戒愼。

病人要抓狂前必有徵兆，要相信直覺，當病人頻頻看錶、坐立不安、言語急促、咬牙切齒、拍桌子、眼色變化或是突然不發一語時，就必須提高警覺。保持安全距離，打不過就要跑得快，即所謂「Fight or flight」或「Armstrong or legstrong」。

判別暴力發生原因，若是和醫療無關，例如小偷、討債、強盜或是黨派族群鬥爭者，讓專業維安人員介入即可，醫護人員不必多事。

當發生糾紛時，保全人員應該及時警覺介入，並按下求援信號，站在病人與醫師之間。醫護人員應該冷靜以對，以低沉穩定、不挑釁的言語來跟病人溝通。

面對急診暴力，不可落單，強調團隊合作，不可讓醫護一人面對危險，亦不應強出頭，應該強調處理流程之合乎院規，非一人可更改，運用社工、公關、法律顧問等很多單位來協調，不可讓暴徒找到單一對象而有可乘之機。在急診暴力發生後第二天，就要通報上級，召開檢討會，建立共識，改善流程，乃至於加強警民合作，設立通報熱線。

急診本是非之地，而今乃多事之秋，社會經濟低迷，影響人心安定，而脫序行爲與日俱增，醫療與保全各有專業，醫療人員沒有必要參與防衛工作，但是要增進自保能力，機警應變全身而退，以免無妄之災。

總之，急診醫學會建議做法如下，可供各家醫療院所參考，唯有建立安全可靠的急診職場環境，才能留住急診人才，並吸引年輕醫護人員加入急診工作的行列。

- 增加保全人力和素質。
- 醫護人員應整肅儀容，謹言慎行，所以自重而後人重。
- 醫護人員防身術訓練，在於自保防身，避免受害，預防勝於補救。
- 防暴演習，Armstrong 或 leg strong，不能壓制暴徒就得跑得比暴徒快。
- 保持警覺監控危險份子，包括酒醉、精神病患、藥物濫用者、家暴、刺青者、群聚滋事者，應以暴力防範 888 暗號廣播，悄悄布局召集支援人力，通報系統，警民熱線評估實況，可進可退。
- 以團隊面對暴力，團結醫、護、社工、保全、公關、精神科、工務、志工、警方、法律顧問和醫院管理階層。不可單獨行動，一夫當關實在沒有必要。
- 訓練，動員演習，約束訓練，藥物約束（Haldol 或 Valium），提升危機意識和危機處理訓練。
- 教育訓練包括察覺、溝通、通報、啓動、評估，並以文宣和海報，宣導醫院安全與防護的決心。
- 召開研討會，以急診暴力事件爲例，每次暴力事件後要醫院高層召開會議檢討改善，討論和反省。
- 環境整備，逃生門規劃，監視器，出入管制，燈光照明與設置投訴信箱與電子郵件，以供不滿民衆有發洩管道。

臨危不亂，指揮若定，就能夠逢凶化吉、克服困難，達成救人拯溺的任務，彰顯出急診醫學之專業本位，也再次證實急診訓練，足以提升急診醫護人員逆境求生的能力，並凸顯其冒險犯難、見義勇爲之人格特質。

急診人生成功之條件

急診並非輕鬆、讓人愉快的行業，而今健保制度導引診療行爲，以至於中小醫院連連倒閉，醫學中心急診每天都在上演大量傷患，壓力很大，所以急診醫師罹患心肌梗塞猝死時有所聞。急診醫師要知所進退，謹記「前車覆，後車鑒」的道理。

過去我們以院爲尊，每個醫護人員都想找到一家有名望的醫院工作，任勞任怨從一而終；只是醫院高層不一定會體恤醫護人員，尤其是遇到危機時刻，例如 SARS 期間、經濟蕭條時，年輕醫護人員被迫趕上前線，遇缺不補，減薪加班，現實環境並非友善。

但是，大環境一日瞬變，委屈順服也不一定能夠苟且偷生，醫院也不再是安身立命、長治久安之所，只有奮發圖強，厚植本身實力，最好是擁有一種無可取代的能力，才有可能突破困境，轉危爲安。

所以，人生價值要重新創造，個人品牌要積極建立，但事實上急診界並沒有團隊品牌，且有個人差異，此差異來自於每位醫護人員專業的個別差異，包括技術（不會做氣切，則造成呼吸窘迫病人之延誤）、學術（不會研究寫論文很難存活於醫學中心），以及品格（偏差行爲難逃法網與同儕排斥）差異。

急診醫師應該與時俱進來做調適，隨著年歲增長，對於工作內容和生活品質之間要有所取捨，轉進行政工作，不然就要轉職到次一級醫院比較輕鬆的急診單位，或是轉進加護病房、健檢、教職，甚至自行開業，逐漸脫離急診第一線戰場，才是明智之舉。

在今天這個變化快速莫測的時代，自我的價值固然要自己來創造，成功的意義更要自己來定義，急診人擁有特殊專業，隨處都有工作機會，再加上對救人濟世的熱情、積極任事的態度，遇到知人善任的醫院老闆，就可以創造成功的職場生涯，但是成功的人生不只如此，家庭和樂，身體健康，人際關係良好，面面俱到，才是圓滿的人生。

專業本位

本書之撰寫，目的在於教育有志於急診醫學之醫護人員，不但在急診醫學專業知識和技術有所精進，也在醫學倫理和社會責任有所認知，所以道一以貫之，可以放諸四海而皆準，讓每位急診醫護人員隨遇而安，到處可以行醫，成爲醫學界自由自在的急診遊俠。

急診醫學之專業訓練要項，彙編成爲急診醫學訓練計畫，得以通過醫院教學評鑑，且確實執行，才算是眞正教學醫院前輩應盡之天職。反過來說，醫學生也必須按部就班，循序漸進，不可投機取巧，很多住院醫師輪到發表時，往往收集過去教材，編成類似醫學院學生時代那樣的「共同筆記」，代代相傳，棄教科書和醫學雜誌於不顧，矇騙過關，其實是自欺欺人。

在過去十多年來，我們親眼目睹醫界生態變遷，急診職場環境惡化，急診醫學科淪爲人力仲介公司之承包事業，急診醫師飽受欺凌迫害，成爲如同游牧民族般的到處流浪，朝不保夕，也讓急診醫學成爲非常不穩定的職場生涯型態，並且影響到急診醫療品質，這是非常不好的現象。

身爲急診專業醫師，可以隨遇而安，到處行醫，隨時充電，利用急診醫學會相關課程，包括 ATLS、ACLS、APLS、ETTC 等來溫故而知新，抱持金剛經的教誨：「應無所住，而用其心」，惟有謙卑才得深造有得，可以在不同環境行醫，累積各地特殊病例經驗，和書本知識互相印證，並結交各路志同道合朋友，正是人生旅程中相當珍貴的回憶。

正面態度

面對挑戰時，要如何冷靜應付，有賴平時訓練，這是急診醫學訓練之專業本位，而醫院對急診應充分授權，就能讓急診醫師專心致志，臨危不亂，發揮長能。急診醫師在急診能夠做到什麼程度，端視急診醫師本身之能力和動機，想做則有無限可能，不想做則摸魚打混過日子，急診醫師個人間之優劣，高下得以分辨。

反過來說，如果平時訓練不足，而院方處處掣肘，藐視急診專業，就會出現退縮行爲，甚至倒行逆施，而今各家醫院有急診黑店之惡名者，不在少數。到頭來醫師和病人，都必須爲此種惡劣的管理，付出慘痛的代價。

急診醫師不可太逞強，所有病人照單全收，以免因爲自己不堪負荷而遺誤病人，且有違良心，必須以病人之安危做首要考量，強留自己能力不及之病人是自找麻煩，或是給後線病房醫師燙手山芋；反之，不管病人的輕、重、緩、急如何都推拖不看，這在那些來急診兼差醫師是很常見的現象，這也是尸位素餐，過猶不及。

其次，民眾就醫心態偏差，喜好到處就診，因此急診常見到陌生病人，對於病人之病史和背景難以掌握，固然不利於診療，尤其是急重症病人，但反過來說這正是急診之挑戰，考驗急診醫護團隊的專業能力，如何成爲素昧平生的病人生命中的貴人，見義勇爲，急診醫療的專業價值就在這裡。

全民健保實施後，帶給醫療院所極大的衝擊，「君子固窮，小人窮斯濫矣」。面對嚴苛環境，人的反應考驗其品格，有人壓榨醫護人員，訛詐健保，假藥眞賣，趁火打劫病人，甚至鬧出人球案件，層出不窮。其中最爲普遍的反應是醫護人員懷憂喪志，以致怠忽職守，有賴正面態度之發揮，提振積極任事之精神，放棄行醫致富之妄想，回歸濟世救人之熱忱職志，需要給予醫護人員更多的鼓勵和支持。其次，就要利用輿論和學會的力量，對那些唯利是圖的醫管惡霸嚴格監督，懲處不法，以回歸正常體制。

廣結人脈

醫療是人力密集產業，原本是講求人際關係，非團隊合作難以成就，學習與人相處，進而成爲可以信賴的夥伴，非常重要，尤其急診作業只是把關和穩定病情，接下來要交班給其他次專科來接手。這也是爲何急診和加護病房必須加強合作關係之所在，有鑑於此，而有急救加護醫學會乃至於重症醫學會之產生。

急診醫學本是自由自在的行業，擁有一技之長，就可以到處行醫，當急診人要跳巢時，也有賴原先建立之人脈來指引迷津和推薦，找到另一條出路。特別要小心那些離職率高（管理不善）的醫院以及主管滿口保證而時起爭議者（不誠實），以免誤上賊船，平白浪費時間、糟蹋人才。

急診並非穩定行業，急診醫師升任、轉職、排班、照會、交班，仰仗各行各業友朋之處甚多，唯有廣結人脈，成爲良師益友，成爲生涯規劃之後盾。

在管理方面，急診主任要有八面玲瓏的身段，善於揣摩上意，安撫下屬，合縱連横，才能高枕無憂。在健保時代，面臨經營危機，被迫出走，繳械者比比皆是，爲了確保急診待遇權益，於是急診人力仲介公司紛紛成立。然而要建立一個強而有力的急診團隊，除了基本成員之本職學能需要提升外，彼此之間之共識和合作默契也有必要。雖然進入急診醫學這一科的人各有所圖，但是基本的尊重與體諒，互信互重，才是維持團隊緊密合作之基礎，也才有安全而有效率之急診品質之體現。

誠信品格

急診工作雖然辛苦，但確實是清白維生，不必標新立異討好病人、也不須假仁假義譁衆取寵，站在醫療最前線，披星戴月辛苦値班，在關鍵時刻發揮救人拯溺力量，對素昧平生的病人伸出援手，做急重病患者生命中的貴人，這是人生價值之最高境界，也是理直氣壯的醫療生涯。

在醫療現場，我們常看到醫護人員徇私舞弊，醫院高層貪汙腐化，唯利是圖，干涉診療行爲者不在少數。急診醫師應該要堅定立場，以病人之安全和權益爲念，恪遵急診處置標準流程，不造假、不欺騙；爲了正義，不向官僚市儈低頭，堅持到底；遇到不肖急診同仁，胡爲亂作之際，也要不惜割袍斷義，才是好醫生的風範。此所謂威武不能屈、貧賤不能移、富貴不能淫，時難年荒，關鍵時刻正好考驗品格！

當然，面對權勢和誘惑時，有時很難正面抗衡，常常必須委屈求全，但是專業固然是本位，誠信品格更是第一，有所爲有所不爲，才能出汙泥而不染，甚至可以全身而退。所謂：「狡兔有三窟」，既然醫療事業動盪不安，醫院高層朝令夕改無可信賴，鐵打的衙門流水的官兒，醫師也要努力學習業外專長，結交外援，預留後路。

事實證明，那些貪婪的政客，唯利是圖的小人，後來都得到應有的報應，這也驗證急診醫師的品格至上，而專業本位不容汙衊。在好的急診崗位上，急診醫師的能力才能充分發揮；即使在腐敗的地方，秉持專業本位，至少也可以自保，柳暗花明又一村，再造急診醫學界的光榮典範。所以，誠信品格，才是最重要的，無可取代的能力，放之四海皆準。

危機處理

從事急診工作十多年，每天遇到的都是急重症病人，隨時都可見到危機四伏的場面，我見證到人類面臨危險時之各種反應，其實和人類歷史上之進化過程頗有雷同之處，也就是優勝劣敗，適者生存。不只病人如此，醫護人員之間也是這樣，急診也時常出現管理危機，也正好考驗醫院管理階層應變能力和智慧。

不良反應

常見到的不良反應如下：(1)抓狂（Panic）。(2)盲從暴動，旅鼠行爲，例如火場盲目跳樓。(3)昏厥（Fainting），例如處理小病人時，旁觀的家長暈倒。(4)視若無睹（Ignore），例如漠視不法行爲。(5)臨陣脫逃，例如SARS期間很多醫護人員抗命曠職。

面對危機時，很多剛踏入急診這一行的年輕醫護人員也會呈現環境休克、目瞪口呆、驚慌失措的表現。有些人乃以發脾氣掩飾恐懼適應不良爲理由而離職，造成急診超高離職率。但是，也有很多留下來的人，很快地進入狀況，從而得心應手，甚至有出類拔萃之表現。這也證實面對危機、處理危機，是可以後天訓練得來的。

正確反應

面對危機，正確反應如下所示：

- 冷靜以對，以深呼吸、靜坐、放鬆，安撫自己也安撫人心。
- 收集資料：品質、可信度、查證（Quality、Validation、Verification, QVV）。
- 評估情況，界定危機爲何。
- 列出危機可能引發狀況、狀況分析、發生率、預防、偵測和矯正。
- 各種狀況之判斷，以緩、急、輕、重區別處理次序，專注於緊急重大事件，轉移無足輕重事務給其他人處理，以免分心。
- 列出可選擇方案，兩權相害取其輕。
- 集結人力：整編、分組、分派任務。
- 廓清環境：隔離家屬、記者、路人甲，淨空進入和退出之道。
- 果敢行動，一股作氣解決問題。
- 事後檢討改進經驗分享、傳承。

危機處理的訓練

爲了適應環境變遷、面對危險、處理危機，相當的訓練是有必要的，其中包括在精神方面和技術方面：保持警覺、全神貫注急重症、演習走位、經驗傳承、技巧學習、本職學能、建立團隊、合作精神、鼓舞士氣、急診實戰、經驗累積。

就以面對 SARS 和新流感來說，各大醫院莫不戰戰兢兢，全力備戰，啓動發燒篩檢站、整備防護裝備、增設負壓隔離病房、加強教育訓練、實施演習走位、嚴密注意疾管署資訊，唯恐防疫長城功虧一簣。但是其中最重要的，應是鼓舞士氣，加強管理，以免百密一疏，讓悲劇重演。

居今經濟衰頹，風雨飄搖之世，健保岌岌可危，必須及時喚起急診醫護人員危機意識，加強急診本職學能之訓練，發揮同舟共濟的精神。以積極果斷的行動來捍衛生命，勇敢面對危機，才有可能化險爲夷，共度難關。其實人生難關亦復如是也。

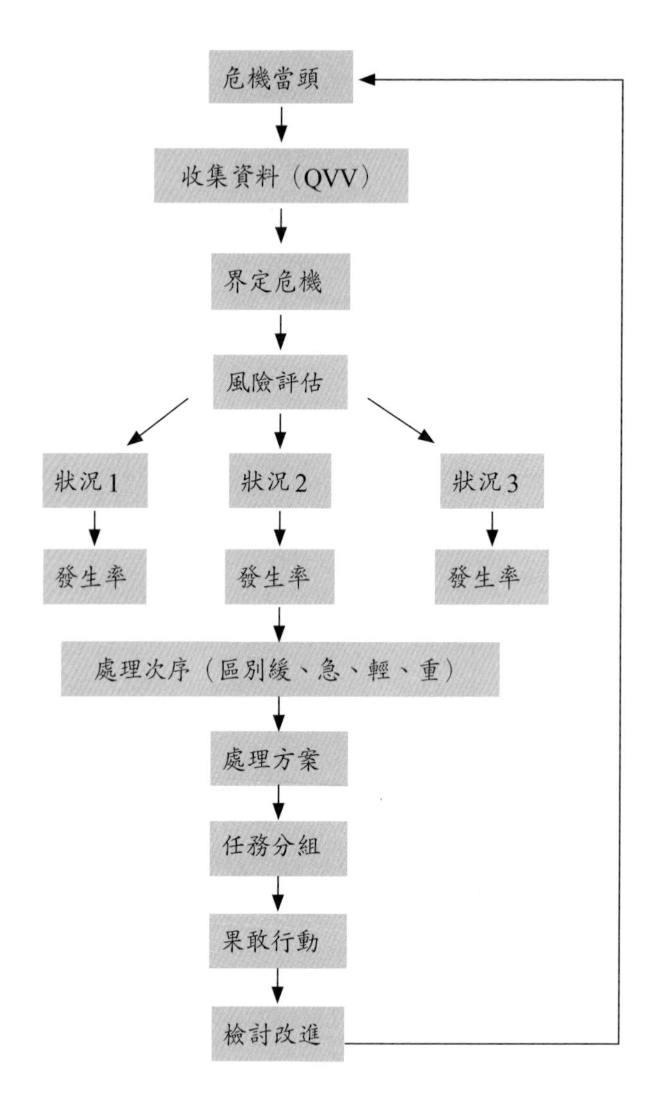

圖 11-15　危機處理程序

參考文獻

1. 一般醫學訓練報導。財團法人醫院評鑑暨醫療品質策進會，2005。
2. 山本俊一譯。《誤診》。中央洋書出版部，1989。
3. 尹萍譯。《病人狂想曲》。臺北市：天下遠見，1999。
4. 文經社編輯。《怎樣一眼看透人》。臺北市：文經社，1992。
5. 王大方譯。《暴行少年》。臺北市：商訊文化，2000。
6. 王國新。《醫心一得》。巡弋公司，2000。
7. 王國新等。《意外傷害防治》。臺北市：五南，2002。
8. 王榮德。《公害與疾病》。臺北市：健康世界，1998。
9. 弘兼憲史。《危機就是轉機》。臺北市：麥田，一版，2003。
10. 江智惠譯。《疼痛——不受歡迎的禮物》。臺北市：智庫文化。
11. 羽白清。《病歷的正確寫法》。臺北市：合記，一版，2005。
12. 何曼德。《我的教育、我的醫學之路》。臺北市：新新聞。
13. 何權峰。《展現最好的你》。臺北市：精美出版社，2000。
14. 余漢儀。《兒童虐待》。臺北市：巨流圖書，1995。
15. 吳程遠譯。《神經外科的黑色喜劇》。臺北市：天下遠見，2000。
16. 李良修。《走過帕金森幽谷》。臺北市：天下遠見。
17. 周志中。《急診室暴力》。臺北市：力大圖書，2007。
18. 柯慈著，孟祥森譯。《屈辱》。臺北市：天下遠見，2001。
19. 岡田清等。《醫療事故紛爭之預防》。醫學書院，1997。
20. 林明慧等譯。《誤診預防手冊》。臺北市：月旦，1997。
21. 林進財。《青少年問題檔案》。臺北市：商鼎文化，1995。
22. 柿田章等。《醫療事故醫療訴訟防止與對策》。日總研出版，1999。
23. 胡幼慧。《新醫療社會學》。臺北市：心理，2001。

24. 胡勝川。《急診醫師與緊急醫療救護》。臺北縣：金名圖書，1992。
25. 胡勝川。《圖解兒童急救應變手冊》。臺北市：臺灣麥克，1996。
26. 夏樹譯。《找對醫院一看對醫生》。臺北市：如何，2001。
27. 徐亨。《急救理論與技術》。中華紅十字會，1998。
28. 張元玫。淺談病人安全事件。《全聯護訊》，2009; 68: 8-11。
29. 張寧恩譯。《槍響之後》。天下雜誌，2001。
30. 張慧英。《危機處理聖經》。臺北市：天下遠見，2001。
31. 莊靜君。《一隻狗的遺囑》。臺北市：皇冠，2001。
32. 許自齊。胃出血患者的餵食。《臺北市醫師公會會刊》，2008; 52; 11: 44-48。
33. 郭佑民等。冠心病介入性治療與繞道手術結果之比較。《臺北市醫師公會會刊》，2008; 52; 10: 20-22。
34. 都正。《青少年自殺防治手冊》。臺北市：金菠蘿文化，1995。
35. 陳正芳。《候診室裡的菩薩》。臺北市：商智文化，2003。
36. 陳美君譯。《嬰兒暨兒童急救指南》。臺北市：五南，一版，2008。
37. 陳虹樺。《醫療糾紛》。臺北市：合記，2003。
38. 陳重華。對刺絡針雜誌封面標題之省思。《臺灣醫界》，2009; 52: 150-1。
39. 陳進明。急診醫師的法律危機管理。《J Emerg Crit Care Med》. 2001; 12: 16。
40. 陳萱芳譯。《第二意見》。臺北市：天下遠見，2002。
41. 勞安教育訓練。臺北縣立三重醫院，2009 年 2 月 3 日。
42. 勞倫斯．岡薩雷斯。《冷靜的恐懼》。臺北市：張老師文化，一版一刷，2009。
43. 曾育裕。《醫護法規》。臺北市：五南，2004。

44. 黃達夫。《用心聆聽》。天下遠見，1999。
45. 詹廖明義。《醫療疏失的眞相》。臺北縣：安立，2004。
46. 卓俊辰。《運動與健康》。國立空大，1996。
47. 廖月娟譯。《生病、生病，Why？》臺北市：天下遠見，2001。
48. 廖月娟譯。《急診室的瞬間》。臺北市：先覺，2000。
49. 廖月娟譯。《最稚齡的科學》。臺北市：天下遠見，2002。
50. 瑪莎．史圖特著。《4% 的人毫無良知，我該怎麼辦？》臺北市：商周，一版，2007。
51. 賓靜蓀譯。《你的醫生在想什麼？》臺北市：天下生活，2000。
52. 劉振華等。《誤診學》。臺北市：藝軒，1998。
53. 編輯部。《中老年人的保健》。健康世界，1990。
54. 蔡行瀚等。我國離島急重症病患之空中醫療轉送實務經驗。J Emerg Crit Care Med 2003; 14: 99-108。
55. 鄭振煌譯。《西藏生死書》。臺北市：張老師文化。
56. 魯宓譯。《誰來下手》。臺北市：張老師文化。
57. 賴金鑫。《運動醫學講座》。健康世界，1999。
58. 賴鈺嘉。《檢查你的醫師》。臺中市晨星，1999。
59. 醫生爲什麼會犯錯。公共電視節目錄影帶，2002。
60. 醫事紛爭預防學室伏章郎。日經社，1990。
61. 譚健民。併發症與醫療事故的相互關係。《臺北市醫師公會會刊》，2004; 48: 1-4。
62. 蘇嘉富。輪班不適應症候群。《臺灣醫界》，1997; 40: 15-6。
63. 范碧玉等。《病歷書寫參考指引》。臺北市：合記，五刷，2007。
64. 陳建華等譯，David Sprigings著。《急症醫學》。藝軒，一版，2004。
65. A handbok for preventing violence in health Care. Wada Koji, Mcdical view, 1st

edition, 2008.

66. A manual of death Certificate, Takatori Takehiko, Sato Yoshinobu, Ohshima Tohru. 1st edition, Ishiyaku Publishers Inc. 1997.
67. A manual of death CertifiCate, Takatori Takehiko, Sato Yoshinobu, Ohshima Tohru. 1st edition, Ishiyaku Publishers Inc. 1997.
68. Occupational blood and infectious body fluid exposures in a teaching hospital: a three-year review. Wen-Bin Hsieh, Nan-Chang Chiu, et al. J Microbiol Immunol Infect. 2006; 39: 321-7.
69. First aid handbook. Pippa Keech, Hermes House, Anness Publishing Ltd, 2010.
70. Emergency medicine manual. O. John ma, et al. The McGraw-Hill Companies. Inc. 2004.

跋

我感謝你，總編，若非你鍥而不捨的催逼，我是無法完成這本書的！

我花了一整年時間來編寫這本書，另加半年來校正。每天早起，搭捷運上班，一邊看診、一邊教書、一邊讀書，相互驗證，內心十分充實，下班時也很開心，想到今天又印證了幾個病例，隨手修正一些本書內容，這種溫故知新的過程，對我而言很有趣，老實說，這種教科書的寫作方式是很愉快的。

多年來我看遍了有關急診的著作，中文、英文和日文皆有，也參與過無數次有關急診的講習和會議，從事急診醫療二十多年了，歷遍數十家醫院，也見識了各種實況，造就我今天這個急診專科醫師的自己。我學得很快，實力日有增長，我是急診一夫當關的大將，事實上，在很多小醫院裡，急診現場往往就只剩一位醫師苦撐而已，如何自救救人，是有技巧的。

所以我回顧過去的經驗，加入自己的觀點和做法，並且運用繪圖來表現，這樣寫作的方式，讓我自己也感覺有趣。對我而言，這本急診教戰守則並非僅爲急診年輕一輩的醫護人員所寫，其實也是爲我自己而寫，這並非回憶錄，這本書算是急診的備忘錄、處置的清單，隨時可以提醒自己，在急診處置過程中是否有所疏漏，而且應該隨時增補闕漏。

我的人生不只是醫學而已！我可以證明！

我當然知道醫學界最近幾年的變化，然而坐困愁城不是我的作風，我可以從外科改行到急重症科，從臨床轉而從事教學，從醫療轉而寫作，從繪畫進而開設部落格，從聽音樂到學小提琴，我就是不安於室積極開拓自我的人生藍海。我學得很快，而且越來越能抓住重點，反覆操練，與時俱進，提升了自己的視野和能力。

羅蘭夫人說：「自由自由，天下古今多少罪惡假汝之名以行之。」人生最珍貴的是自由，只是在錯綜複雜的醫學界，醫護人員常常身不由己捲入白色巨塔的紛爭，飽受來自於健保制度和行政體系的壓迫。然而，急診這一行，在醫療各科中算是比較自由的，急診醫護人員也常被人當作是醫界遊俠，雖然不受挾制，卻也常被排擠，很難進入主流。所以放棄行醫以致富的幻想，自由行醫以濟世救人，我想，這才是急診人最大的幸福。

「學海無涯，唯勤是岸。」今日種種，有異於昨日，但是明日又有新解。所以，作爲急診之專業醫護人員，有必要保持終身學習的精神和對時代變遷之敏感度，隨時充實新知，隨機應變調整作爲，跟上時代，才能學養兼備，站在急診最前線，發揮一夫當關，救亡圖存的力量。

永保學習的熱忱和充電的能力！

只要念茲在茲，用心體會，就可以不拘小節，不拘形式，隨時隨地充電，補充知識的缺口，比如欣賞「急診室的春天」錄影帶、閱讀「急診室的瞬間」、參加安寧醫療講習會、聆聽早會病例報告、實地操作動物實驗、隨時隨地增進自我的能力，潛移默化中隨時準備接受急診未來的挑戰。問題在於去蕪存菁，而化繁爲簡，將理論轉爲實用，讓知識的傳達可以立即派上用場。現今教科書太制式化，ACLS 了無新意，會議乏味耗時，而基礎研究曲高和寡，反而造成進步的阻礙。

年輕醫護人員要勇敢面對醫學界衰敗的現實挑戰！絕不低頭！絕不妥協！寧可失業，不失專業！

松下幸之助曾言：「路是無垠地寬廣。」急診之路也是無限的寬廣，我期待急診界的同仁、我的學生，都能堅守崗位，發揮長才，保持勇敢、積極而正直的態度來經營急診，就是要勇敢地面對危機以化險爲夷、積極地處理難題而不推託、正直地斥退邪門歪道而不同流合汙。上班專注於工作，下班後全心生活，所以事業和家庭都能兼顧，身心皆得平衡。事實上，急診醫護人員在急診現場，看盡生老病死之人生百態，應有覺悟，就是要盡其在我，珍惜苦短人生啊！

我在急診方面的淺見如此，必然隨著時日而有更新，更別說政令與機構之更迭；朝令夕改，變才是永遠的不變，所以應該更加努力，用心經營，將個人臨床心得隨時記錄，增補本書疏漏錯誤之處，若能得到大家之指正，得以日新月異，自當感激不盡。

聯絡處：

臺北市士林區格致路 203 號 3 樓之 8

電子信箱：wangkwosyin@yahoo. com. tw

部落格：醫林漫話部落格

臉書：王國新

索引

五劃

六劃

七劃

八劃

九劃

十劃

十一劃

十二劃

十三劃

十四劃

十五劃

十六劃

十七劃

十八劃

十九劃

二十劃以上

國家圖書館出版品預行編目資料

急診醫學／王國新著. 一一二版.
一一臺北市：五南, 2015.10
面； 公分
ISBN 978-957-11-8343-5（平裝）
1.急診醫學
415.22 104019015

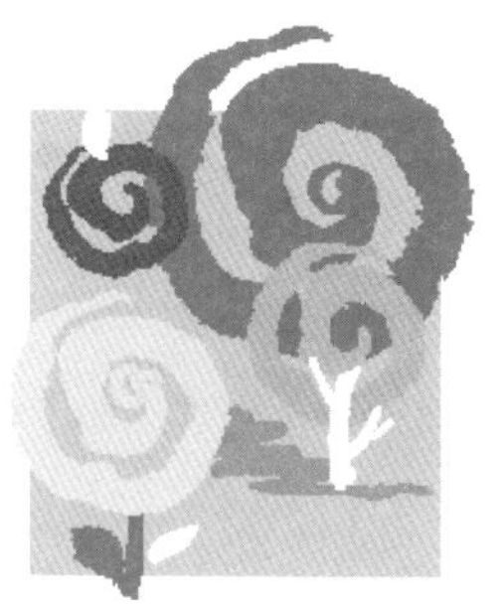

5J33

急診醫學

作　　者— 王國新（21.3）
發 行 人— 楊榮川
總 編 輯— 王翠華
主　　編— 王俐文
責任編輯— 金明芬
插　　畫— 王國新
封面設計— 斐類設計公司
出 版 者— 五南圖書出版股份有限公司
地　　址：106台北市大安區和平東路二段339號4樓
電　　話：(02)2705-5066　　傳　　真：(02)2706-6100
網　　址：http://www.wunan.com.tw
電子郵件：wunan@wunan.com.tw
劃撥帳號：01068953
戶　　名：五南圖書出版股份有限公司
法律顧問：林勝安律師事務所　林勝安律師
出版日期：2010年 4 月初版一刷
　　　　　2015年10月二版一刷
定　　價：新臺幣650元

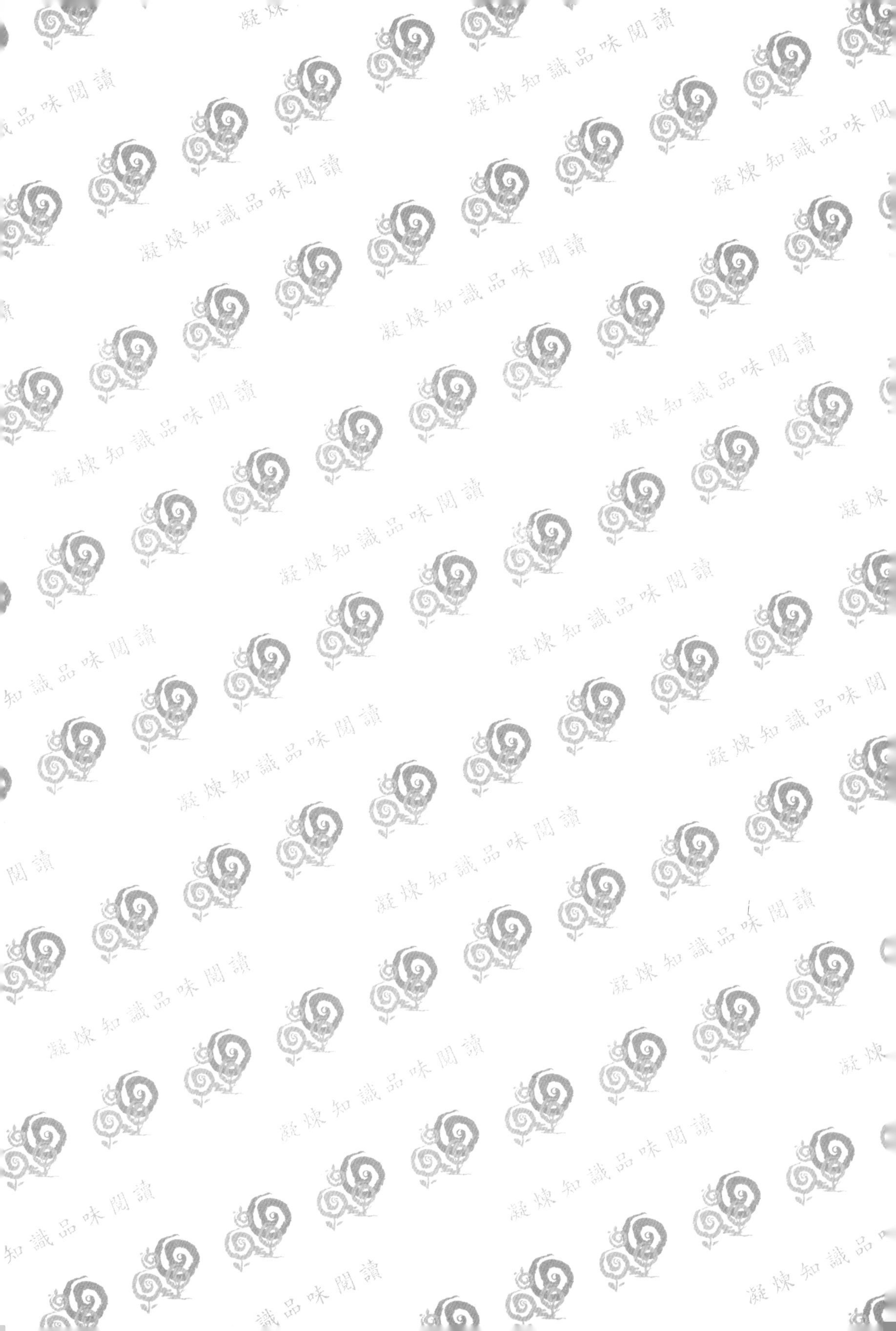

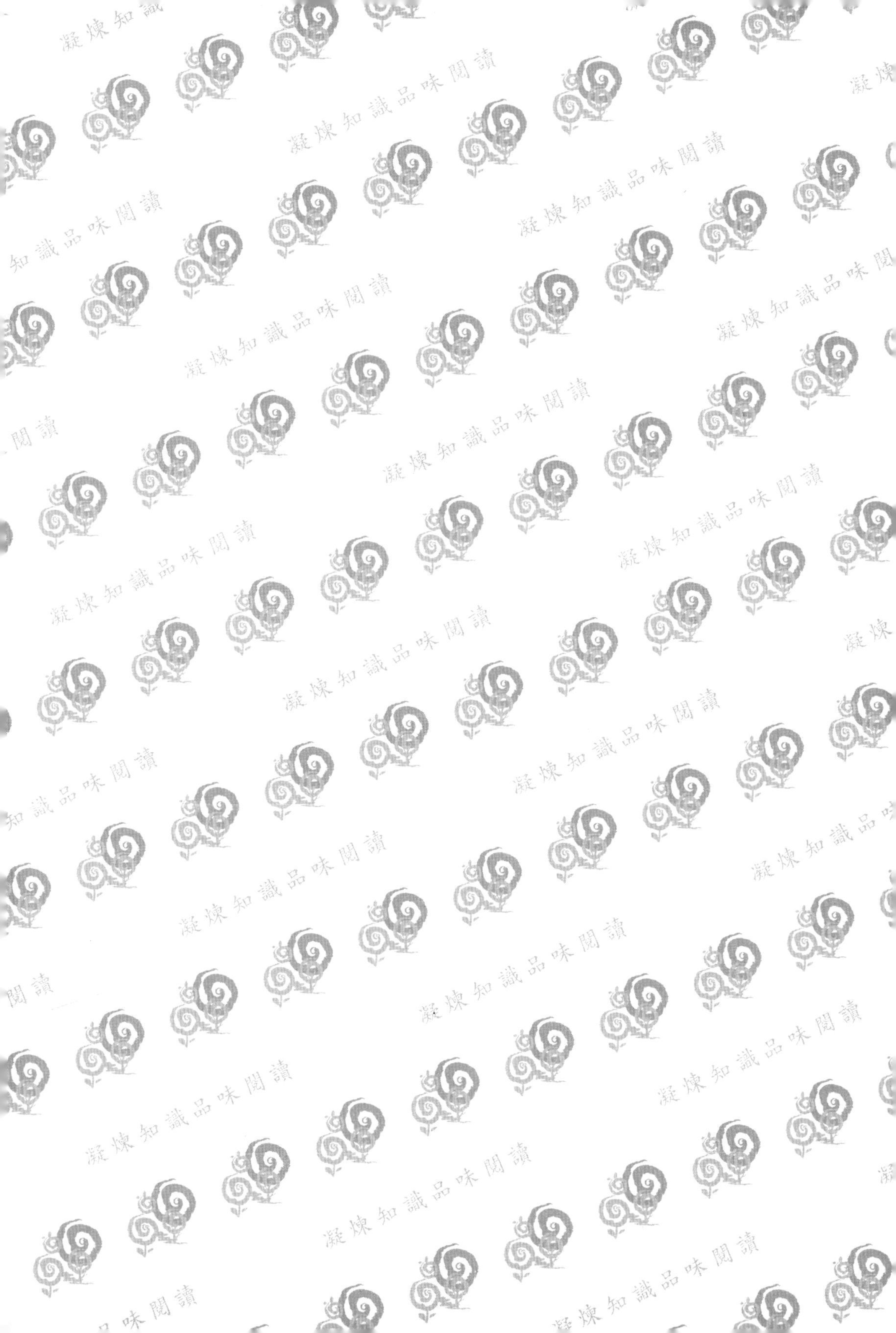
凝煉知識品味閱讀